JOE CROSS

Reboot with Joe

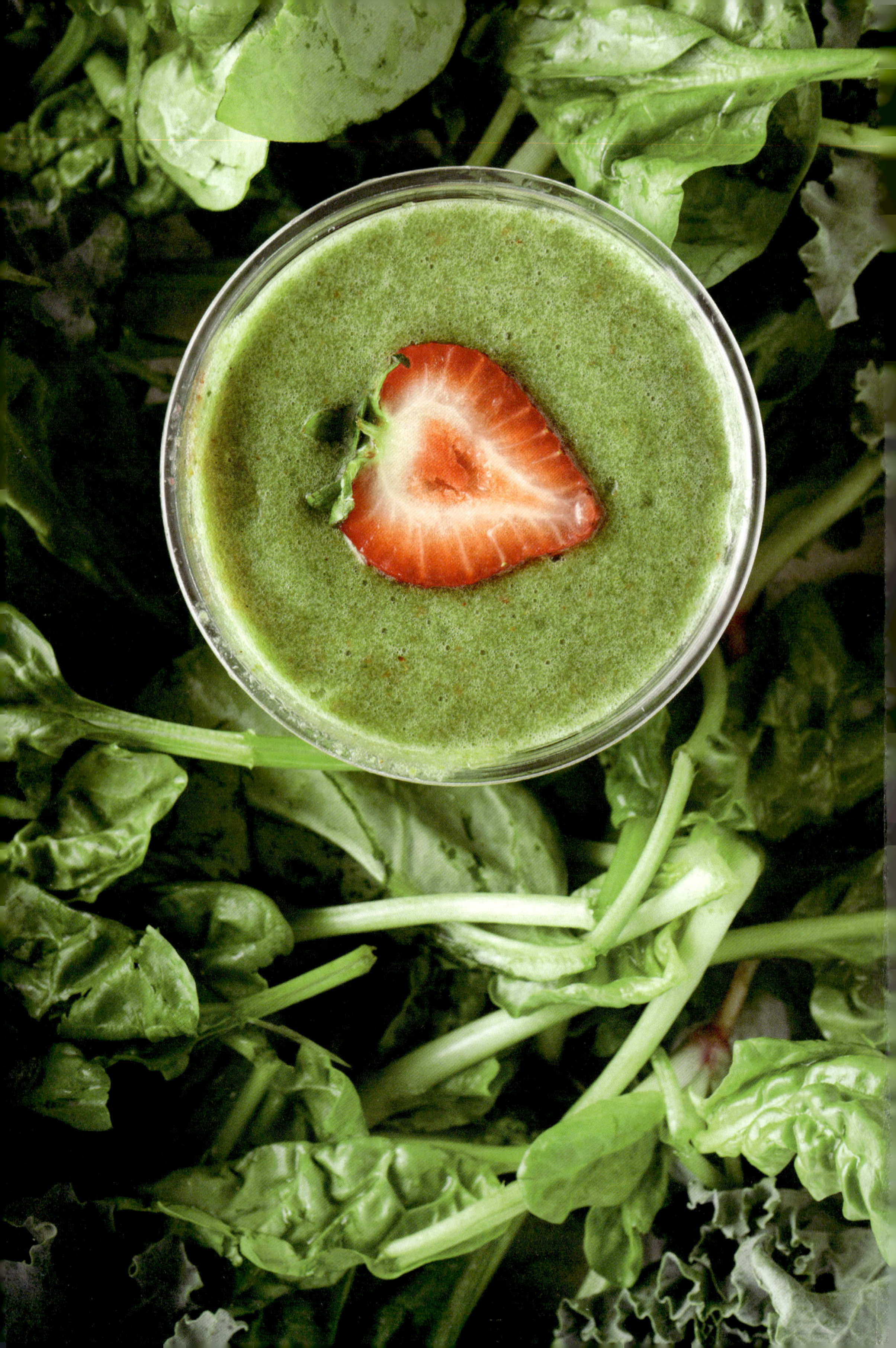

JOE CROSS

Reboot with Joe

DIE SAFTKUR

Unimedica

Joe Cross

Reboot with Joe · Die Saftkur

1. deutsche Auflage 2016

2. deutsche Auflage 2016

ISBN 978-3-944125-64-0

Titel der englischen Originalausgabe:

The Reboot with Joe Juice Diet

Übersetzt aus dem Englischen von Bärbel und Velten Arnold

Layout und Satz von Nicole Laka www.nima-typografik.de

Cover layout: Narayana Verlag

Cover Photo © Joe Cross

Herausgeber: Unimedica im Narayana Verlag, Blumenplatz 2, 79400 Kandern, Deutschland

Tel.: +49 7626 974 970-0, E-Mail: info@unimedica.de,

Homepage: www.unimedica.de

Dieses Buch ist allen gewidmet, die den Film gesehen, die rebootwithjoe.com-Webseite besucht, mir einen Tweet gesendet, eine Nachricht auf meiner Facebook-Pinnwand geposted, mir eine E-Mail geschickt oder mich auf der Straße oder einem Flughafen angesprochen und mir erzählt haben, wie viele Tage sie rebooted haben, welches Saftrezept ihr Lieblingssaftrezept ist, mir ihr »Vorher-Foto« gezeigt und dabei dieses Lächeln aufgesetzt haben, in dem zum Ausdruck kam, wie viele Pfunde sie verloren oder wie viele Medikamente sie abgesetzt haben, oder mir einfach nur »Danke« gesagt haben – Sie können sich gar nicht vorstellen, wie sehr jeder Einzelne von Ihnen mich inspiriert. Ich fühle mich zutiefst geehrt und bin äußerst dankbar.

Inhalt

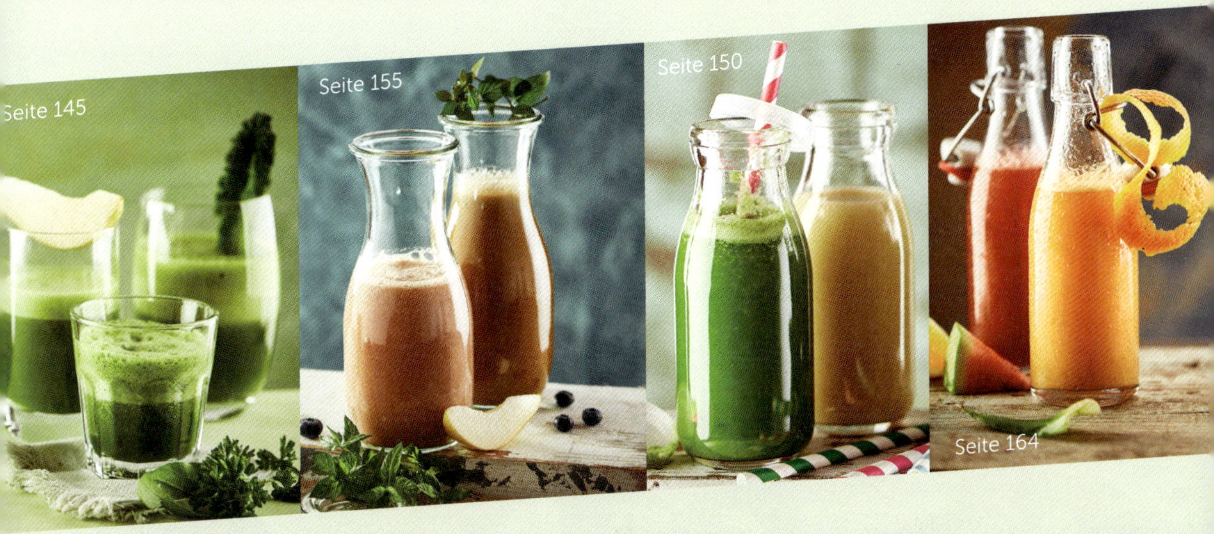

SECHS DIE REZEPTE 134

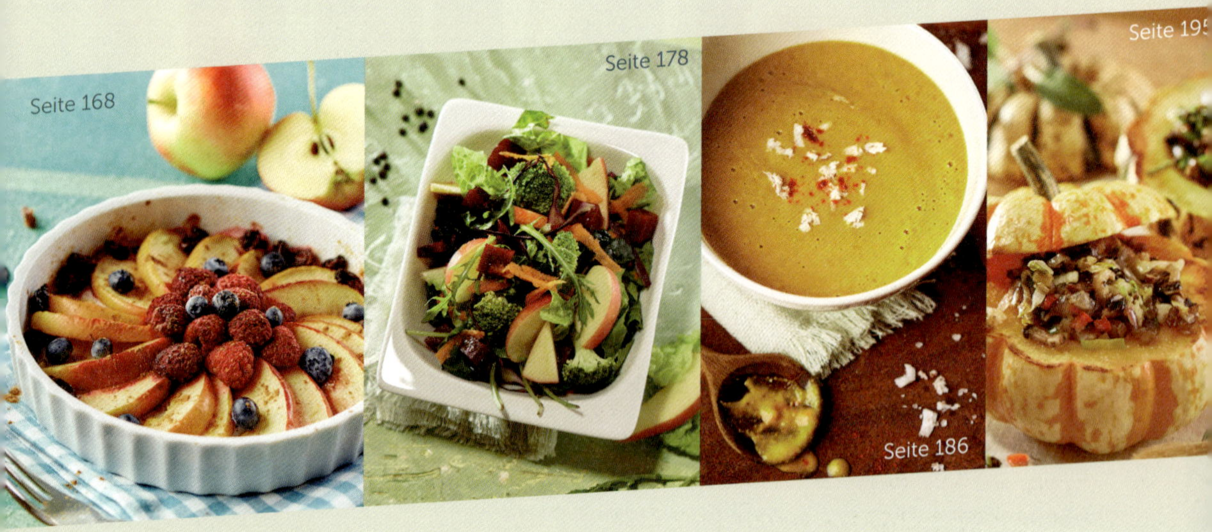
Seite 168
Seite 178
Seite 186
Seite 19

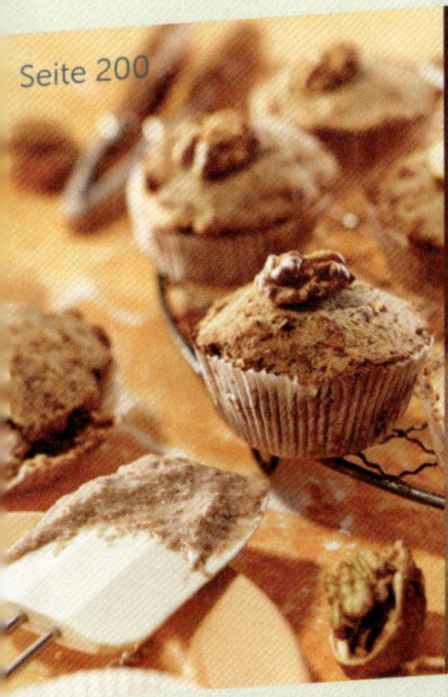
Seite 200

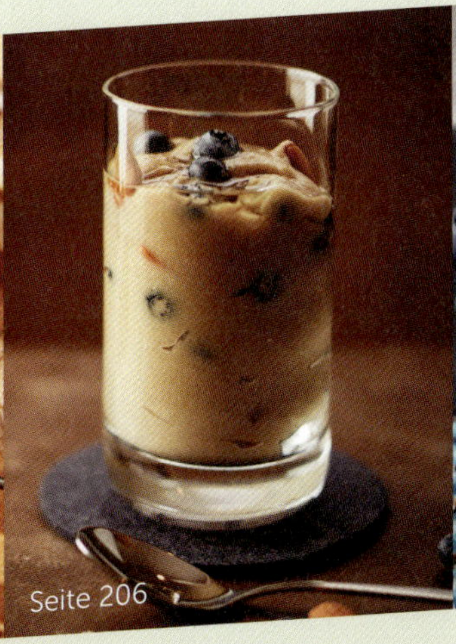
Seite 206

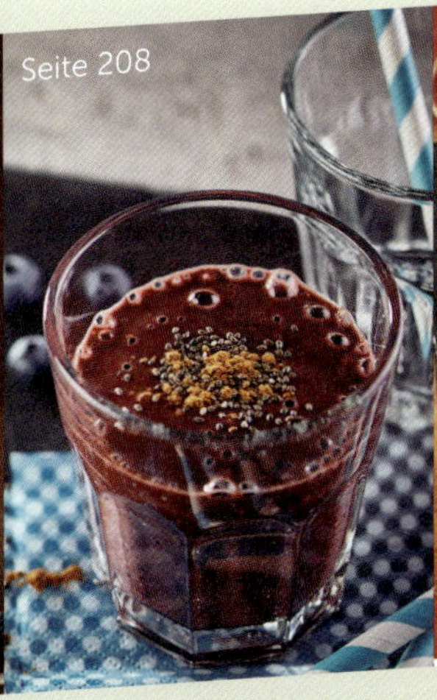
Seite 208

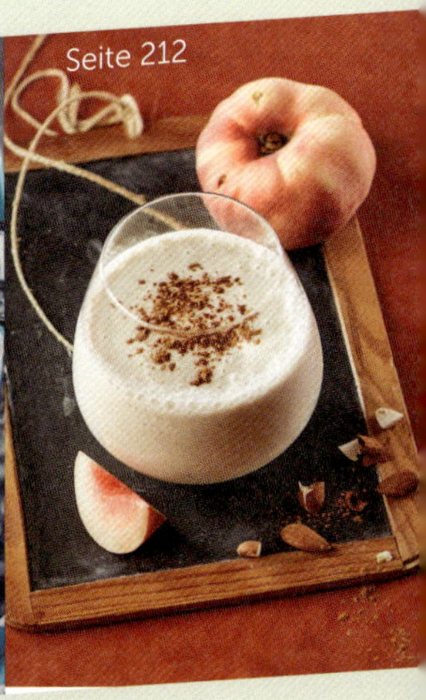
Seite 212

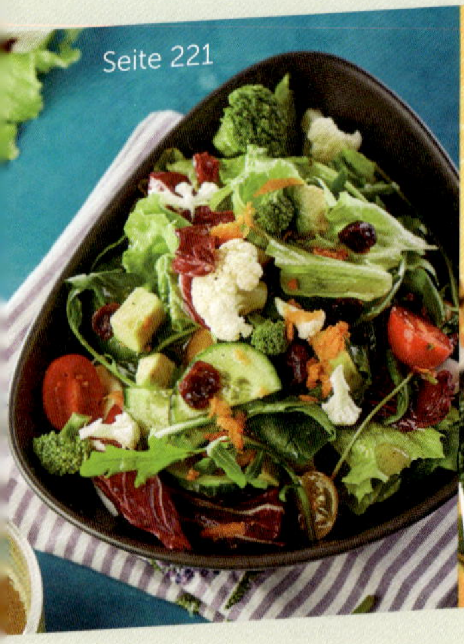
Seite 221

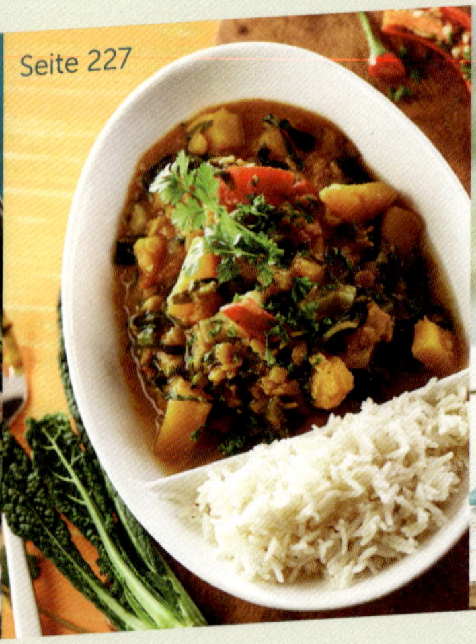
Seite 227

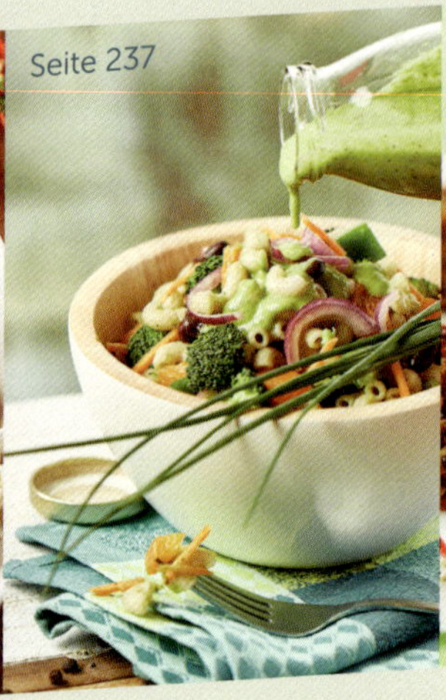
Seite 237

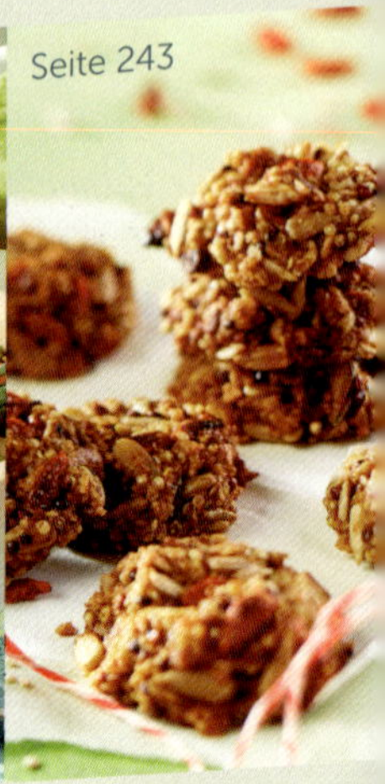
Seite 243

ACHT GRUNDLEGENDE HINWEISE ZUM REBOOT . . 270

NEUN NACH DEM REBOOT 306

ANHANG 328

Haftungsausschluss

DIE IN DIESEM BUCH dargelegten Ansichten und Meinungen haben einzig und allein die Absicht zu informieren. Diesem Buch liegt das Verständnis zugrunde, dass der Autor und der Verlag keinerlei medizinischen Rat erteilen und die in ihm enthaltenen Informationen nicht darauf abzielen, medizinischen Rat zu ersetzen oder dazu benutzt zu werden, jegliche Krankheiten, gesundheitliche Beschwerden, Erkrankungen oder Verletzungen zu diagnostizieren oder zu behandeln oder als Grundlage für Verschreibungen zu dienen.

Der Autor dieses Buches und der Verlag, der es veröffentlicht, übernehmen keinerlei Verantwortung und keine Haftung für jeglichen Schaden und jegliche Beeinträchtigung, die direkt oder indirekt auf die Umsetzung, Anwendung oder Auslegung der in diesem Buch enthaltenen Informationen zurückzuführen sind oder von denen behauptet wird, dass sie auf die Umsetzung, Anwendung oder Auslegung der in diesem Buch enthaltenen Informationen zurückzuführen sind.

Bevor Sie mit irgendeiner Diät beginnen, die auf *Reboot mit Joe – das Wunder des Saftfastens* beruht, konsultieren Sie bitte Ihren Arzt oder Medizinexperten, den Sie üblicherweise zu Rate ziehen.

Reboot mit Joe – das Wunder des Saftfastens kann keine individuellen Resultate oder gesundheitlichen Effekte garantieren, vorhersagen oder prognostizieren. Die in den USA für die Zulassung von Lebensmittelzusätzen und Arzneimitteln zuständige Food and Drug Administration hat keine der in diesem Buch aufgestellten Behauptungen einer Bewertung unterzogen.

Danksagungen

MEIN DANK GILT

- Den mehr als 10 Millionen Menschen, die den Film *Fat, Sick and Nearly Dead* gesehen und die in ihm enthaltene Botschaft weiterverbreitet haben.
- Den mehr als 500.000 und immer mehr werdenden Mitgliedern der Reboot-Gemeinschaft, die eine Bewegung inspiriert und gegründet haben.
- Kari Thorstensen, Susan Ainsworth, Amie Hannon, Shane Hodson, Brenna Ryan, Jamie Schneider, Sophie Carrel, Chris Zilo, Ameet Matura, Jessica Paz, Erin Flowers, Sarah Mawson, Lisa Merkle, Hayley Schilling, Hana Choi, Sean Frechette, Natalie Steiner, Vernon Caldwell und Allison Floam – dem Reboot-Team –, die die Reboot-Gemeinschaft mit Leib und Seele hegen und die Mission von »Reboot with Joe« unterstützen.
- Ein spezielles Dankeschön geht an Jamin Mendelsohn und Kurt Engfehr, die seit den Dreharbeiten zu *Fat, Sick and Nearly Dead* weiter mit mir zusammengearbeitet und sämtliche Vorhaben der »Reboot-mit-Joe«-Mission mit exzellentem kreativem Input gespeist haben.
- Stacy Kennedy, leitende Ernährungswissenschaftlerin im Ernährungsteam des Bringham & Women's Hospital / Dana-Faber Cancer Institute. Sie hat mir seit den Dreharbeiten zu *Fat, Sick and Nearly Dead* in ernährungswissenschaftlichen Fragen als Beraterin zur Seite gestanden und mich unterstützt. Ohne ihr Wissen und ihre Hilfe beim Erstellen der Reboot-Pläne und -Programme und ohne ihre Beiträge zu der Webseite rebootwithjoe.com wäre es nicht möglich gewesen, dieses Buch zu schreiben.
- Unseren Reboot-Ernährungswissenschaftlerinnen Claire Georgiou, Isabelle Smith, Abigail Hueber, Rachel Gargano und Emma Laskey, die Rebooter während der Durchführung des Programms geduldig beraten, Fragen beantwortet, auf der Webseite rebootwithjoe.com Ratschläge erteilt und zu dem Inhalt dieses Buches in erheblichem Maße beigetragen haben.
- Den medizinischen Beratern des »Reboot with Joe«-Programms – Dr. med. Dr. rer. nat. Ronald Penny, Dr. med. Carrie Diulus und Dr. med. Adrian J. Rawlinson –, die (genau wie Stacy Kennedy) dafür gesorgt haben, dass die Fakten stimmen, und die die Vorzüge des Rebootens verfechten.

- Susan Boothby, die diesem Buch Form und Gestalt gegeben hat. Und Leigh Haber, die mir dabei geholfen hat, meine Stimme in geschriebene Worte zu fassen.
- Robert Mac, der mich ursprünglich angespornt hat, *Fat, Sick and Nearly Dead* zu drehen.
- Sarah Hammond und dem Team von Hodder & Stoughton sowie dem Team von Greenleaf Book Group für ihre Beratung und ihren Einsatz, mit dem sie dieses Buch auf den Markt gebracht haben.

Ein Hoch auf den Saft!

Vorwort von Dr. med. Joel Fuhrman

ALS ICH JOE CROSS VOR EINIGEN JAHREN zum ersten Mal getroffen habe, hatte er sich gerade vorgenommen, gesünder zu leben. Er wollte abnehmen, von den ihm verschriebenen Medikamenten loskommen und lernen, gesündere Nahrungsmittel in seine alltägliche Ernährung mit einzubeziehen, und zwar auf eine Weise, die dauerhaft Bestand haben sollte. Für ihn hieß das, diese Umstellung erst einmal durch einen, wie er es nannte, »Reboot« in Gang zu bringen: Er wollte für eine begrenzte Zeit ausschließlich aus pflanzlichen Produkten hergestellte Säfte zu sich nehmen. Da ich schon lange ein Verfechter einer eher pflanzenbasierten Ernährung bin, die meiner Meinung nach dazu beiträgt, länger zu leben und viele jener Krankheiten zu vermeiden oder zu lindern und zu bekämpfen, die oft unmittelbare Folgen unserer im Westen typischen, aus minderwertigen Nahrungsmitteln bestehenden Ernährung sind, habe ich Joes Vorhaben stark unterstützt. Mitte der 1990er-Jahre habe ich ein Buch mit dem Titel *Fasting und Eating for Health* geschrieben, und meine folgenden Bücher – von *Eat to Live: Das wirkungsvolle, nährstoffreiche Programm für schnelles und nachhaltiges Abnehmen* bis hin zu meinem neusten *Werk Diabetes einfach wegessen: Das erfolgreiche Ernährungskonzept gegen Diabetes Typ 2* – behandeln im Wesentlichen Zusammenhänge zwischen Krankheiten und Ernährung und die Bekämpfung von Krankheiten durch gesunde Ernährung. Im Laufe der Jahre habe ich jede Menge Patienten kennengelernt, die verzweifelt Wege gesucht haben, um ihre Leiden zu lindern, mobiler zu werden oder ihr Leben zu verlängern, doch mir ist nur selten jemand begegnet, der so entschlossen war wie Joe Cross, weshalb ich sehr gerne seiner Bitte nachgekommen bin, seinen Reboot kontrollierend zu begleiten, und ihm Vorschläge gemacht habe, als es darum ging, über Ernährungsumstellungen nachzudenken – große und kleine. Ich habe ihm alles, was ich über die Zusammenhänge zwischen Krankheiten und Ernährung herausgefunden habe, mitgeteilt – wie im Laufe der Zeit auch meinen anderen Patienten und meinen Lesern – und mit Bewunderung zugesehen, wie erfolgreich Joe sein Vorhaben in die Tat umgesetzt hat und wie er mit seinem ersten Film und seinem Buch von sich reden gemacht hat.

Seit 1935 haben die Krebserkrankungen, die zweifellos mit Fettleibigkeit in Zusammenhang stehen – unter anderem Darmkrebs, Brustkrebs, Nierenkrebs sowie Gebärmutterschleimhautkrebs – von Jahr zu Jahr zugenommen. Als ich das Vorwort zu Joes erstem Buch geschrieben habe, habe ich dort festgestellt, dass ich »glauben« würde, dieser Zuwachs könne auf minderwertige, industriell hergestellte Lebensmittel und auf Fast Food zurückgeführt werden. Doch in Wahrheit gibt es in dieser Hinsicht keinen Raum mehr für irgendwelche Zweifel, falls es denn je welche gegeben haben sollte: Die Nahrungsmittel, nach denen viele in der westlichen Hemisphäre lebende Menschen regelrecht süchtig sind, sind genau die Nahrungsmittel, die für sie am schädlichsten sind und im Verdacht stehen, viele Erkrankungen zu verursachen. Zum Beispiel wurde der Zusammenhang zwischen dem Konsum tierischen Proteins und einem insulinähnlichen Wachstumsfaktor (IGF-1), der diverse Krebsarten fördert, im Laufe der vergangenen fünf Jahre in zahlreichen Studien bestätigt. Was bedeutet das? Es ist klar, dass wir die Aufnahme tierischen Proteins bei unserer Ernährung reduzieren müssen, um unser Risiko, an Krebs zu erkranken, zu verringern, und dass wir mehr pflanzliche Produkte zu uns nehmen müssen.

Es hat mich überhaupt nicht überrascht, dass Joes Film *Fat, Sick and Nearly Dead* bei so vielen Menschen einen Nerv getroffen hat. Ich weiß, was die Fans dieses Films durchmachen. Sie haben genug von den »Heilmitteln« und »Heilkuren«, die ihnen zur Verfügung stehen und in Wahrheit gar keine Heilmittel und Heilkuren sind – sondern überwiegend aus verschriebenen Medikamenten bestehen, die im besten Fall die Symptome der Betroffenen in Schach halten und oft überhaupt nicht dazu beitragen, die Ursachen der Leiden zu bekämpfen. Sie haben genug von den üblichen Abspeck-Diäten, bei denen sie vielleicht eine Zeit lang Gewicht verlieren, obwohl ein vorübergehender Gewichtsverlust keine Lösung ist. Tatsächlich kann es sogar schädlich sein, wenn eine solche Diät letztendlich dazu führt, dass man schnell wieder zunimmt. Außerdem berücksichtigen diese Diäten nur selten den Mangel an ausreichend vorhandenen Mikronährstoffen, der den typischen täglichen Speiseplan eines Westlers kennzeichnet – kurz gesagt: Sie gehen das Problem Ernährung versus Kalorien nicht an. Das Experiment, das Joe in Angriff nahm, war eines, das bei vielen meiner Patienten funktioniert hat – wenn sie bereit waren, sich darauf einzulassen. Können Menschen ihr System so umstellen, dass es Nahrungsmittel bevorzugt, die auf natürliche Weise gesünder sind und das, was ich »giftigen Hunger« nenne – Gieren und suchtartiges Verlangen nach ungesunden Speisen – hinter sich lassen? Ich weiß ganz sicher, dass sie es können.

Die Qualität unserer Ernährung kann einfach beurteilt werden. Die erste Frage lautet: »Wie viele Mikronährstoffe pro Kalorie enthält die Nahrung, die Sie zu sich nehmen?« Die gleiche Frage kann auch auf folgende Weise gestellt werden: »Nehmen Sie Nahrungsmittel zu sich, die Ihnen die kraftvollen Vitamine, Mineralien und sekundären Pflanzenstoffe geben, die Sie benötigen, um zu optimaler Gesundheit zurückzufinden?« Zweitens: »Wie viele Makronährstoffe nehmen Sie in Form von Fetten, Kohlehydraten und Protein zu sich? Nehmen Sie die Menge zu sich, die Sie benötigen, um Ihren Körper mit Energie zu versorgen, ohne zu viele Kalorien zu sich zu nehmen?« Drittens: »Vermeiden Sie potenziell giftige Substanzen wie Transfettsäuren, und begrenzen Sie die Aufnahme ungesunder Inhaltsstoffe wie Natrium (Salz)?« Der Reboot ist darauf ausgerichtet, Ihr System schnell mit den Mikronährstoffen zu fluten, die es benötigt, während Sie zugleich von den potenziellen Vorteilen profitieren, die aus dem Verzicht auf Dinge wie Koffein, Alkohol, Fleisch, Milchprodukte und industriell hergestellte Lebensmittel resultieren – Dinge, an die Ihr Körper sich im Laufe der Zeit gewöhnt hat, die ihm jedoch Mehrarbeit abverlangen, um ihn am Laufen zu halten. Wenn Sie einen Reboot durchführen, unternehmen Sie Schritte, um das Verlangen nach diesen Dingen zu unterdrücken.

Joe wäre der Erste, der Ihnen sagen würde, dass ein Reboot nicht die ultimative Lösung ist, um optimale Gesundheit zu erlangen und das Erkrankungsrisiko zu minimieren oder Krankheiten zu lindern und zu bekämpfen. Aber ein Reboot kann ein entscheidender erster Schritt auf dem Weg zu einem gesünderen Lebensstil sein und dazu beitragen, Ihnen jene geistige Klarheit und die physische Energie zu geben, die Sie benötigen, um zu einer besseren Lebensführung zu finden.

Aber es geht nicht nur um Sie oder um ein einziges Individuum. Wir befinden uns mitten in einer voll ausgebrochenen Gesundheitskrise. Für die Behandlung all der Leiden, die eine Folge unserer schlechten Ernährung sind, entstehen gewaltige medizinische Kosten, die auf unseren Volkswirtschaften lasten. Es gibt sogar Studien, denen zufolge in den USA etliche Fälle, in denen Kreditnehmer mit der Zahlung ihrer Hypotheken in Verzug geraten, zumindest teilweise darauf zurückgeführt werden können, dass der Zahlungsverzug durch Schulden zur Begleichung medizinischer Behandlungen bedingt ist. Das ist nicht nur ein Problem eines einzelnen Menschen.

Was als eine US-amerikanische Gesundheitskrise begann, wird in rasantem Tempo auf der ganzen Welt zu einem Problem, da Lebensmitteltechnik und billiges Fast Food sich global verbreiten und damit zugleich auch unsere Essgewohnheiten. Währenddessen setzen unsere Regierungen und die Verantwortlichen unserer medizinischen Einrichtungen als »Heilkur« auf einen erhöhten Zugang zu Medikamenten, um die Symptome, unter denen wir leiden, in den Griff zu bekommen. Aber sind Medikamente wirklich die Lösung für die explosionsartige Zunahme von Fettleibigkeit, Diabetes, Herzkrankheiten und Krebs, die wir erleben? Oder sind diese Probleme vielmehr auf einen Lebensstil und eine Ernährungsweise zurückzuführen, die Krankheiten verursachen? Meiner Meinung nach sollten wir uns lieber genau anschauen, wie wir uns richtig ernähren und wie wir die Qualität unseres Nahrungsmittelangebots verbessern, anstatt auf Medikamente zu setzen.

Ich wiederhole etwas, das ich seit Jahren sage: 95 Prozent aller durch Herz-Kreislauf-Erkrankungen verursachten Todesfälle und 80 Prozent aller durch Krebs verursachten Todesfälle können allein durch den Übergang zu exzellenten Ernährungsgewohnheiten und deren Beibehaltung vermieden werden. Das ist die schlichte Wahrheit. Tatsächlich muss niemand aufgrund von gesundheitlichen Problemen sterben, die von Herz-Kreislauf-Erkrankungen herrühren. Diese sind nahezu immer vermeidbar. Die körperlichen Beschwerden, das Leiden und die verlorenen Lebensjahre, die auf das Konto dieser Erkrankungen gehen, sind nahezu in Gänze das Ergebnis von Unwissenheit über richtige Ernährung. Zu einer gesunden Ernährung überzugehen, kann den Verlauf chronischer Krankheiten im wahrsten Sinne des Wortes umkehren; es kann Herzerkrankungen, Diabetes, Fettleibigkeit und Schlaganfälle vermeiden, die Lebenserwartung spürbar erhöhen und dazu beitragen, gesund alt zu werden. Eine exzellente Ernährung kann Menschen davon befreien, bestimmte Medikamente nehmen zu müssen, und es ihnen ermöglichen, spürbar und nachhaltig von ernsten Erkrankungen wie Asthma, chronischer Migräne, systemischem Lupus erythematodes, Fibromyalgie und Arthritis zu genesen.

Das ist kein Hirngespinst – das Ziel ist in Sichtweite. Ich habe Patienten gesehen, die kurz vorm Aufgeben waren und wieder aufgeblüht sind, indem sie sich die dem menschlichen Körper innewohnenden Heilungskräfte zunutze gemacht haben. Dies kann durch eine exzellente Ernährung erreicht werden, und auf dem Weg, die Abhängigkeit von industriell verarbeiteten Lebensmitteln zu durchbrechen, kann ein Reboot ein beeindruckender erster Schritt sein. Wenn unsere Körper richtig ernährt werden, können sie tatsächlich die wunderbaren Selbstheilungsmaschinen sein, die zu sein ursprünglich ihre Bestimmung war.

In vielerlei Hinsicht ist Mäßigung ein guter Ratschlag, doch wenn es um die Frage geht, wie viel von unserer Ernährung aus industriell verarbeiteten Lebensmitteln, Junkfood und Fast Food bestehen sollte, glaube ich, dass diese Dinge komplett von unserem Speiseplan gestrichen werden sollten. Als ich Joe zum ersten Mal getroffen habe, bestand seine Ernährung zu einem sehr großen Anteil aus industriell verarbeiteten Lebensmitteln und Junkfood, und um all dies aus seinem Leben zu verbannen, bedurfte es drastischer Maßnahmen. Joe hatte beschlossen, das Ganze mit einer 60-tägigen Saftfastenkur anzugehen, die dazu bestimmt war, sein System zu »rebooten« und ihm die Chance zu geben, so schnell wie möglich von den schädlichen Medikamenten, die er nahm, loszukommen und wieder dazu zurückzufinden, gesunde, natürliche, wirkliche Nahrungsmittel genießen zu können.

Joe und ich haben uns die gleiche Lebensaufgabe zum Ziel gesetzt: anderen Menschen dabei zu helfen, gesünder zu werden; diejenigen zu bestärken, die sich von Krankheiten befreien wollen, die durch schlechte Ernährung verursacht werden, und die von den ihnen verschriebenen Medikamenten loskommen wollen; Menschen instand zu setzen, ihr suchtartiges Verlangen nach bestimmten Lebensmitteln zu überwinden und ein angenehmeres, längeres Leben zu leben und sich dabei wohler zu fühlen.

Joe ist der lebende Beweis dafür, dass das möglich ist, und Sie können auch einer sein.

Oktober 2013

Einführung

IM JAHR 1998 LEBTE ICH MEINEN TRAUM. Ich dachte, ich wäre der König der Welt.

Da war ich also, ein 32-jähriger Kerl auf dem Höhepunkt seines Daseins. Ich verdiente gutes Geld, stand rund um die Uhr unter Strom und lebte und arbeitete und schöpfte aus dem Vollen. Anstatt in die Fußstapfen meines Vaters und meines Bruders zu treten und Arzt zu werden, hatte ich die Schule mit siebzehn beendet, die Uni übersprungen und mich direkt auf eine Karriere im Finanzbusiness gestürzt. Ich fand meine Berufung als Broker an der Sydney Futures Exchange, wo ich den ganzen Tag lang neben anderen Typ-A-Börsenhändlern auf dem Parkett stand, Zahlen und Beträge in den Raum rief, versuchte, billig zu kaufen und teuer zu verkaufen, und dabei sah, wie mein eigener Gewinn im Gleichschritt mit meinen in Sekundenbruch-

Joe mit einundzwanzig auf dem Parkett der *Sydney Futures Exchange*. Bis zu seinem Reboot waren dies die letzten Jahre, in denen ihm noch eine Hose der Größe 46 passte.

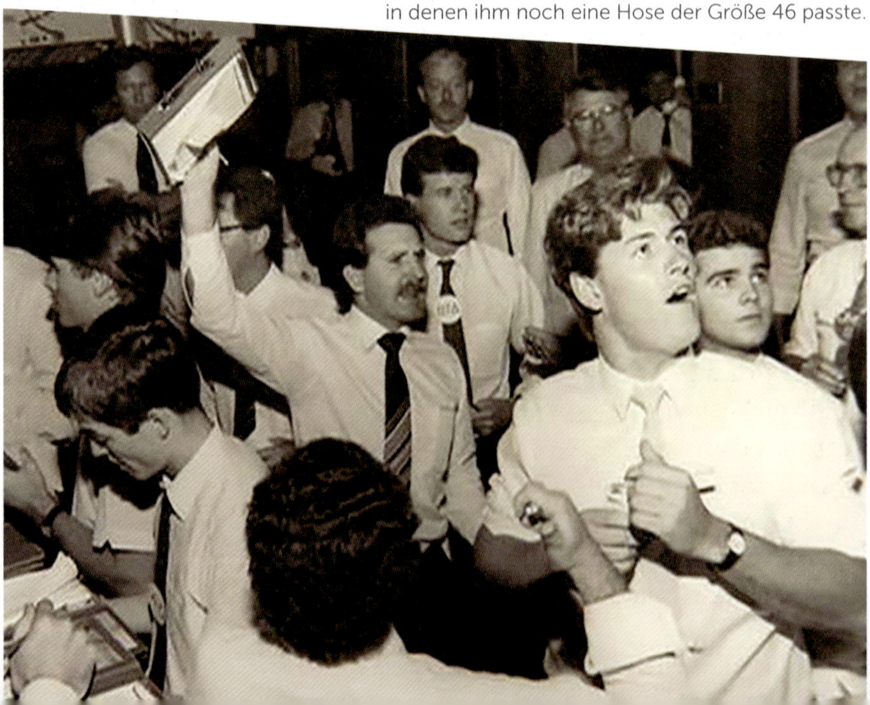

teilen getroffenen Entscheidungen stieg oder fiel. Ich war der Prototyp eines Daytraders. Der Druck war enorm, aber der damit verbundene unglaubliche Adrenalinrausch machte einen jungen, großspurigen Mann wie mich geradezu süchtig – und die Bezahlung war astronomisch. Als meine Freunde ihre Universitätsabschlüsse machten, brachte ich bereits eine halbe Million Dollar nach Hause und pflegte einen Lebensstil, der zu diesem Gehalt passte.

Meine Freizeit ging ich genauso an wie meine Arbeit – mit einer Leidenschaft für Exzesse, inklusive Trinken, Rauchen, üppigen Abendessen in Restaurants und jeder Menge Partys. Da ich wettkampfmäßig Rugby spielte, redete ich mir ein, der gleiche sportliche Typ zu sein, der ich auf der High School gewesen war. Und ich machte mir weiter etwas vor, selbst dann noch, als ich mich mit achtundzwanzig sowohl vom Börsenparkett als auch vom Rugby verabschiedet und mein eigenes Unternehmen gegründet hatte; selbst als ich nach diesem Wechsel während sämtlicher Stunden, in denen ich wach war, nur noch am Schreibtisch saß, auf einen Computerbildschirm starrte und mir sieben Tage die Woche rund um die Uhr Gedanken um jede einzelne Entscheidung machte, die ich getroffen hatte; selbst dann noch, als meine Hosenbundweite praktisch von einem Tag auf den anderen von 91 auf 111 Zentimeter gewachsen war. Im Rückblick würde ich sagen, dass das Einzige, was ich während jener Zeit trainierte, meine Kunst des Leugnens war! Obwohl ich beim Kauf meiner Kleidung immer größere Größen brauchte und dazu überging, mein Hemd nicht mehr in die Hose zu stecken, sondern lose darüberhängen zu lassen, machte ich mir keine allzu großen Sorgen. Schließlich war ich ein Kerl, und solange ich Geld scheffelte und meine Freunde mich für einen witzigen Zeitgenossen hielten, musste doch alles bestens sein, oder?

Im Juli 1998 war ich auf einer Geschäftsreise in San Diego, Kalifornien, und hatte mich behaglich in einer Suite im Four Seasons eingerichtet. Ich hatte gerade eine Partie Golf beendet und war ziemlich zufrieden mit mir. Ich spannte aus und sah ein wenig fern, als meine Hände und Füße plötzlich anfingen entsetzlich zu jucken und auf einmal mit Quaddeln überzogen waren. Ich fing an, mich an den betroffenen Stellen wie wild zu kratzen, doch so heftig ich auch kratzte, es nützte nichts, um den Juckreiz zu lindern. Nach einer Stunde zogen sich die Quaddeln über meinen gesamten Körper, und ich fühlte mich wie ein zum Platzen aufgeblasener Ballon: Meine Nase, mein Mund und meine Augen waren zugeschwollen. Ich blickte in den Spiegel und dachte, dass mir der Elefantenmensch entgegenstarrte. Ich ging verschiedene Möglichkeiten durch – hatte ich eine giftige Pflanze angefasst oder etwas gegessen, das mir nicht bekam? Mir fiel nichts ein. Ich wusste nur, dass das, was mit mir passierte, nicht gut war.

Ich rief den Rezeptionisten an, der einen Arzt bestellte. Dieser verabreichte mir entzündungshemmende Medikamente und verpasste mir mit einem

EpiPen eine Adrenalininjektion, die mir jedoch so gut wie keine Linderung verschaffte. Schließlich rief ich meinen Vater in Australien an, der mich anwies, sofort nach Hause zu kommen. Also eilte ich zum Flughafen und nahm den Zweiundzwanzig-Uhr-Flug nach Sydney. Die folgenden dreizehn Stunden waren die schlimmsten Stunden meines Lebens. Ich hatte Schmerzen, war nur noch ein Häufchen Elend, mir tat alles so weh, dass ich keinen Augenblick still sitzen oder liegen konnte (man stelle sich nur vor, wie heiter das für den Passagier auf dem Platz neben mir gewesen sein muss). Nach der Landung fuhr ich direkt ins St. Vincent's Hospital, wo man mir Blut abnahm, eine Biopsie durchführte, mir intravenös eine Palette an diversen Medikamenten verabreichte, Kernspintomogramme anfertigte, Ultraschalluntersuchungen durchführte und mich eine Woche lang zur Beobachtung dabehielt.

Schließlich bekam ich eine Diagnose – chronische Nesselsucht, eine Autoimmunerkrankung, die dazu führt, dass der Körper auf so gut wie jede Art von Stress oder Berührung mit einer heftigen, schmerzhaften allergischen Reaktion antwortet. Die Ärzte stellten eine Kombination aus vier Tabletten zusammen, und als ich sie genommen hatte, verschwanden die Symptome sofort. Solange ich die Tabletten morgens und abends nahm, war ich beschwerdefrei. Dankbar und erschöpft dachte ich bei mir: »Wow, die Wunder der modernen Medizin. Wie glücklich ich mich schätzen kann, im Jahr 1998 zu leben.«

Aber die Sache hatte einen Haken: Sobald ich aufhörte, die Tabletten zu nehmen oder auch nur die Dosierung reduzierte ...WUMM! Die Quaddeln waren schlagartig wieder da, der Schmerz kehrte zurück, und das Jucken begann erneut mit aller Heftigkeit. Bis dahin war ich ein- oder zweimal in meinem Leben krank gewesen, und es hatte sich jedes Mal um eine Krankheit gehandelt, die mit einer kurzen Einnahme von Antibiotika bezwungen werden konnte. Und wie viele andere Menschen, die in einer Umgebung zu Hause sind, in der sie unter starkem Druck stehen (oder die gerne auf einer Party bleiben, bis wirklich der Allerletzte gegangen ist), nahm ich hin und wieder eine Tablette gegen Kopfschmerzen, zur Linderung eines Katers oder als Hilfe zum Einschlafen. Ich habe Tabletten gegen Schmerzen genommen. Aber ich war normal, eben wie alle anderen auch.

Doch tagein, tagaus dem Zwang unterworfen zu sein, diese starken Medikamente nehmen zu müssen – darunter auch Steroide –, war schon etwas völlig anderes. Ich nahm jeden Tag bis zu 60 Milligramm Prednison, was nach normalen Maßstäben eine sehr hohe Dosis ist. Doch selbst mit den Tabletten kehrten die Symptome zurück, sobald ich irgendeine Aktivität durchführte – und damit meine ich, sobald ich zum Beispiel am Strand entlangspazierte oder Einkäufe trug. Ich konnte es nicht glauben.

Und so landete ich, nachdem ich mich fünfzehn Jahre lang für den König der Welt gehalten und die Nase hoch getragen hatte, mit voller Wucht auf dem harten Boden der Tatsachen. Meine Güte, war ich wütend. Aber ich war nicht wütend auf mich selbst, weil ich meinen Körper misshandelte und mit meinen Kräften Raubbau betrieb. Ich war auch nicht wütend auf meine ungesunde Ernährung, meine Exzesse oder den extremen Stress. Nein, ich war wütend auf die Welt. Es war ein Fall von »Warum ich?« Während ich diese Worte niederschreibe, fällt es mir schwer, es zu glauben, aber ich hatte Selbstmitleid. Warum ich?

Im Laufe der folgenden acht Jahre suchte ich jeden nur erdenklichen Experten auf. Ich ging zu Top-Ärzten und zu Spezialisten und begab mich auf der Suche nach einer Pille, einer Therapie oder irgendeiner Möglichkeit für eine schnelle Heilung in alle möglichen Krankenhäuser. Nach vielen leeren Versprechen und keinerlei Lösungen hatte ich entsetzliches Selbstmitleid und suchte Trost, indem ich noch mehr aß, noch mehr trank und noch mehr rauchte. Ich wurde immer dicker, aber das überrascht Sie wahrscheinlich nicht, oder?

Ich versuchte es mit alternativen Heilmethoden – Akkupunktur, Medizinmännern, chinesischen Kräutern, Schlammbädern ... Was auch immer es gab, ich habe es ausprobiert. Ich habe einen Haufen Geld ausgegeben, Bücher gelesen, das Internet durchforstet und mich dabei die ganze Zeit weiter ernährt wie immer – zuckerreich, fetthaltig, salzhaltig – und Koffein, Nikotin und Alkohol konsumiert. Und fortan hatte ich zusätzlich zu meiner Nesselsucht auch noch hohen Blutdruck und einen extrem hohen Cholesterinspiegel.

Ich weiß, was Sie denken, während Sie diese Zeilen lesen – dass ich ein Idiot war. Und ich stimme Ihnen zu. In Wahrheit wusste ich tief in meinem Innern irgendwie, dass mein Lebensstil, meine Ernährungsweise, meine

Hier sehen wir Joe eine Woche, bevor er mit seinem Reboot loslegte. Es war durchaus ernst zu nehmen, als er im Scherz sagte: »Ich sehe aus, als hätte ich ein Schaf verschluckt.«

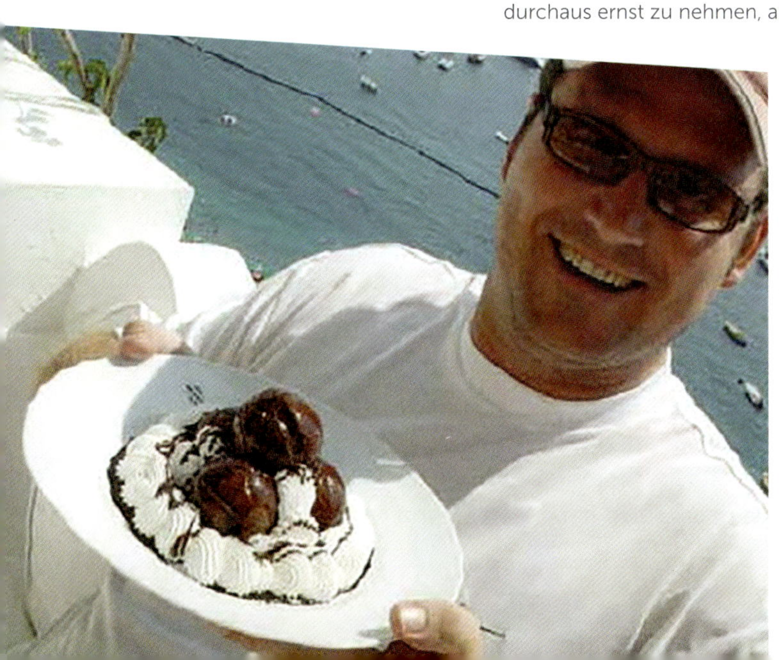

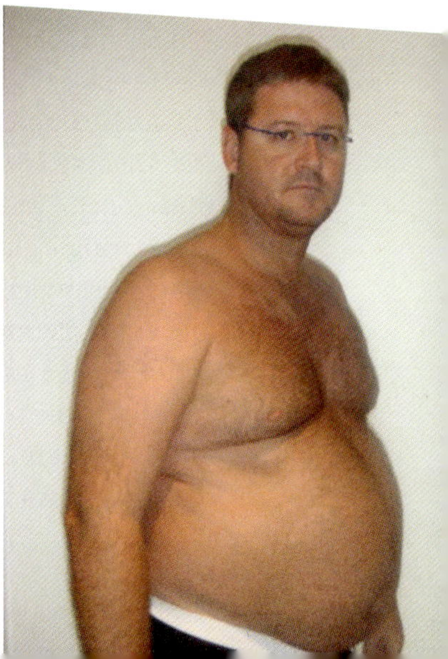

mangelnde Bewegung, mein Schlafverhalten, mein Nikotin- und Alkoholkonsum die Dinge waren, die ich angehen musste, aber ich war zu feige, dieser Wahrheit ins Gesicht zu sehen. Ich wollte, dass es eine andere Lösung geben solle. Ich war nicht bereit, meine Cheeseburger, meine Pizza und meine Schnell-Fraß-Gerichte aus dem China-Imbiss aufzugeben. Ich wollte eine einfache Lösung, und ich wollte, dass sich irgendjemand anders diese Lösung einfallen ließ und sie mir präsentierte. Ich sourcte meine Gesundheit sozusagen aus und zahlte einen ziemlich hohen Preis dafür.

Begeben wir uns im Schnellvorlauf ins Jahr 2006. Es ist der Abend vor meinem vierzigsten Geburtstag. Zur Feier des Tages ging ich unter anderem mit sechzehn Freunden in ein chinesisches Restaurant. Im Laufe des Abends habe ich schätzungsweise zehn Gläser Bier, locker eine ganze Flasche Wein und vermutlich eine halbe Flasche Wodka in mich hineingekippt und ein ganzes Päckchen Zigaretten geraucht, vielleicht auch zwei. Außerdem habe ich so viel chinesisches Essen verputzt, dass man damit ganz China hätte ernähren können. Keine Frage, es war ein super Abend, und die Feier ging bis drei Uhr morgens.

Am nächsten Tag wachte ich gegen elf Uhr auf. Ich stand in meinem Geburtstagsanzug im Badezimmer und betrachtete mich in dem Ganzkörperspiegel. Ich bin nicht sicher, wie es dazu kam – vielleicht lag es daran, dass ich jetzt tatsächlich eine Vier vorne hatte –, aber ich hatte ein »Aha-Erlebnis«. Ich brachte gut 145 Kilo auf die Waage und schluckte seit acht Jahren Tag und Nacht Pillen. Ich war fett, krank und beinahe tot. Ich sage »beinahe tot«, weil ich jederzeit damit rechnete, einen Herzinfarkt zu bekommen. Mein Bauchumfang war so gewaltig, dass ich die Nase voll davon hatte, ständig gefragt zu werden, wann denn der Entbindungstermin für die Zwillinge anstünde.

Als ich in den Spiegel blickte, kam ich mir vor wie in einer Zeitmaschine. Wie war aus dem jungen Sportler, der ich einst gewesen war, diese Giftmülldeponie in Form eines menschlichen Wesens geworden?

In diesem Moment beschloss ich, meinen Dämonen entgegenzutreten. Ich musste mein Leben ändern. Ich musste mich ernsthaft darauf konzentrieren, eine Lösung für meine Gesundheitsprobleme zu finden. Und mir kam in den Sinn, dass ich doch ein erfolgreicher Geschäftsmann war und es im Grunde genommen mein Geschäft war, Probleme zu lösen. Wie wäre es also, wenn ich meine Gesundheitsprobleme als ein Geschäft betrachtete und eine Lösung suchte, um die Weichen dafür zu stellen, glücklicher und gesünder zu leben?

Und so begann die Reise, die zum Ziel hatte, mich zu retten. Sie begann mit einer Phase, in der ich ausschließlich Saft aus frischen Früchten und frischem Gemüse zu mir genommen habe, gefolgt von einer Phase, in der ich auch gegessen habe, jedoch ausschließlich pflanzenbasierte Kost, und all das ist in diesem Buch dokumentiert, sodass auch Sie es ausprobieren können. Ich habe beschlossen, den Prozess »Reboot« zu nennen, denn meine Absicht war, meinem absolut gesunden Körper, mit dem ich geboren wurde, einen Neustart zu ermöglichen.

Soll ich Ihnen etwas verraten? Letztendlich fand ich heraus, dass das Ziel darin bestand, mir nicht länger selbst im Weg zu stehen. Dass ich aufhören musste, mich mit Nahrungsmitteln vollzustopfen, die nur vorgeben, welche zu sein, Zeug, das in Schachteln und Tüten verkauft wird und voller unaussprechlicher Zutaten ist. Ich ging davon aus, dass Mutter Natur wusste, was sie mit Früchten und Gemüsepflanzen tat, indem sie all das Sonnenlicht in ihnen speicherte und die Menschheit seit Jahrtausenden mit ihnen ernährte. Als ich anfing, mich eingehender mit dem Thema zu beschäftigen, erfuhr ich auch, dass der Reboot es meinem Körper ermöglichen würde, sich sehr schnell dieses industriell verarbeiteten, raffinierten Mists zu entledigen, den ich massenweise in mich hineingestopft hatte. Außerdem würde ich meinen Körper mit reichlich Wasser rehydrieren, Koffein und Salz von meinem Speiseplan streichen, meinem Verdauungssystem sozusagen Urlaub gewähren, indem es keine Überstunden mehr machen musste, um Nahrungsmittel zu zersetzen, für deren Zersetzung es eigentlich nicht geschaffen ist, und meinen Körper mit Nährstoffen fluten.

Sie wollen wissen, wie es gelaufen ist? Das kann ich Ihnen sagen: Es war die beste Investition, die ich je getätigt habe.

Diese sechzig Tage waren eine Offenbarung. Die Klarheit und die Energie, die ich gespürt habe – die intensivste Klarheit und Energie, die ich überhaupt je gespürt habe –, verliehen mir die physische Kraft und die mentale Weitsicht, um meine Prioritäten zu überprüfen und einen neuen Plan dafür zu entwickeln, wie ich weitermachen wollte. Ich habe diese sechzig Tage in dem Film *Fat, Sick and Nearly Dead dokumentiert* (siehe www.fatsickandnearlydead.com) und den Film Freunden, Verwandten und anderen gezeigt, die jeweils Vorführungen für zwanzig bis dreißig Zuschauer organisiert haben. Und von da an schlug das Ganze immer höhere Wellen. Mir wurde bewusst, dass mein Problem keinesfalls einzigartig war und nur mich betraf – und dass die Lösung, auf die ich gestoßen war, vielleicht auch anderen Menschen würde helfen können, so wie sie mir geholfen hatte.

Zeitsprung ins Jahr 2014 – heute. Ich bin 47 Jahre alt, und die Tage, in denen ich Prednison nehmen musste, liegen hinter mir. Ich bringe nur noch 103 Kilogramm auf die Waage, mal ein bisschen mehr, mal ein bisschen weniger, und meine Nesselsucht ist verschwunden. Ich werde nur sehr selten krank. Ich habe mehr Energie, als ich es je für möglich gehalten hätte. Heute lechze ich förmlich nach Obst und Gemüse. Ich rauche nicht mehr, ich trinke keine

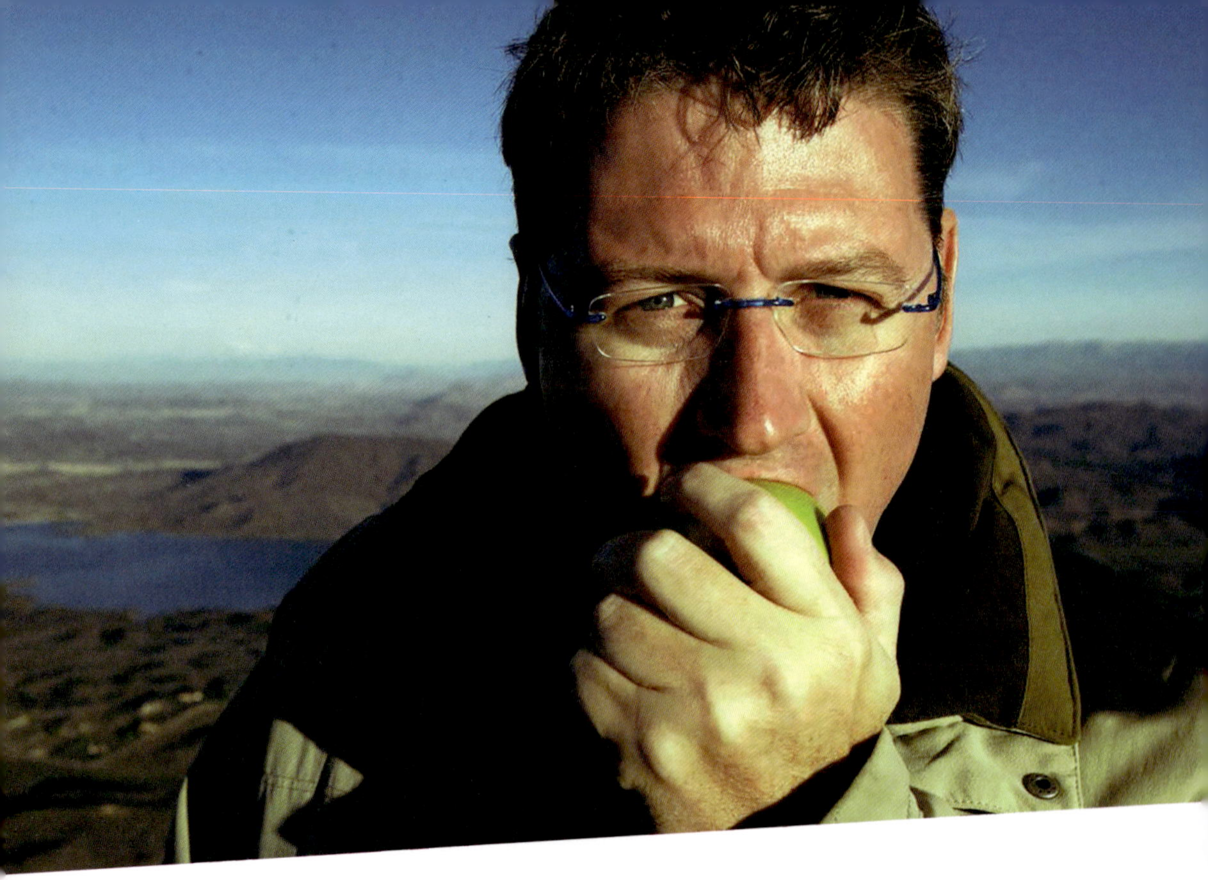

Joes erste feste Nahrung nach sechzig Tagen Saftfasten – ein Apfel. Er feierte seinen Erfolg mit einer Ballonfahrt über San Diego, Kalifornien. Zu diesem Zeitpunkt hatte Joe 37 Kilogramm abgenommen und nahm nur noch eine Tagesdosis von 2,5 mg Prednison. Er war auf bestem Wege, gar keine Medikamente mehr nehmen zu müssen.

Softdrinks mehr und auch keinen Alkohol. Ich esse durchaus gelegentlich tierische Lebensmittel, aber überwiegend solche, die aus dem Meer stammen. Verstehen Sie mich nicht falsch – ich bin kein Heiliger, alles andere als das. Aber ich habe gelernt, dass es gefährlich ist, wenn man, was sein Verhältnis zum Essen angeht, nur in den Kategorien »gut« und »schlecht« denkt. Immer zu sagen, »dies kann ich nicht zu mir nehmen« und »das kann ich nicht zu mir nehmen«, ist eine Taktik, die vielleicht eine Zeit lang gut gehen mag, aber es ist keine Strategie, die langfristig Erfolg verspricht. Das Wichtigste ist, nett zu sich selber zu sein und das Ganze mit einer positiven Grundeinstellung anzugehen, selbst wenn die Veränderungen, die man im Laufe des Prozesses vornimmt, nur kleine Veränderungen sind. Kleine Veränderungen können Großes bewirken.

Während ich dieses Buch schreibe, wurde *Fat, Sick and Nearly Dead* weltweit von nahezu 10 Millionen Menschen gesehen. Ich widme mich nicht nur dem Anliegen, selber gesünder zu leben, sondern fühle mich auch Ihnen allen da draußen verbunden, die Sie danach trachten, Ihr Leben in neue Bahnen zu lenken. Unsere Reboot-Bewegung hat Millionen von Menschen dazu inspiriert, ihre Gesundheit in die eigenen Hände zu nehmen – und jetzt ist es meine Aufgabe, Sie dazu zu inspirieren, es ebenfalls zu tun.

Bitte glauben Sie mir: Ich weiß, dass es nicht leicht ist. Sein Verhalten zu ändern ist schwer. Aber ich weiß auch aufgrund eigener Erfahrung, dass nichts lohnenswerter ist, als seine Gesundheit und seine Lebenskraft zurückzugewinnen. Sie können es. Etwa siebzig Prozent aller Erkrankungen, unter denen wir derzeit leiden, sind auf unseren Lebensstil zurückzuführen. Sind Sie bereit, sich damit abzufinden? Wenn Sie dieses Buch lesen, haben Sie diese Frage bereits mit »nein« beantwortet. Gemeinsam, Schritt für Schritt, jeder für sich, können wir »ja« dazu sagen, länger, gesünder und glücklicher zu leben, und genau das werden wir auf diesen Seiten tun.

Ein Hoch auf den Saft!

Was ein paar Monate und ein Reboot bewirken können. Hier sehen wir Joe in Miami am South Beach, einen Monat nach Beendigung seiner sechzigtägigen Saftfastenkur. Zu diesem Zeitpunkt nahm er noch Medikamente und ernährte sich ausschließlich pflanzenbasiert.

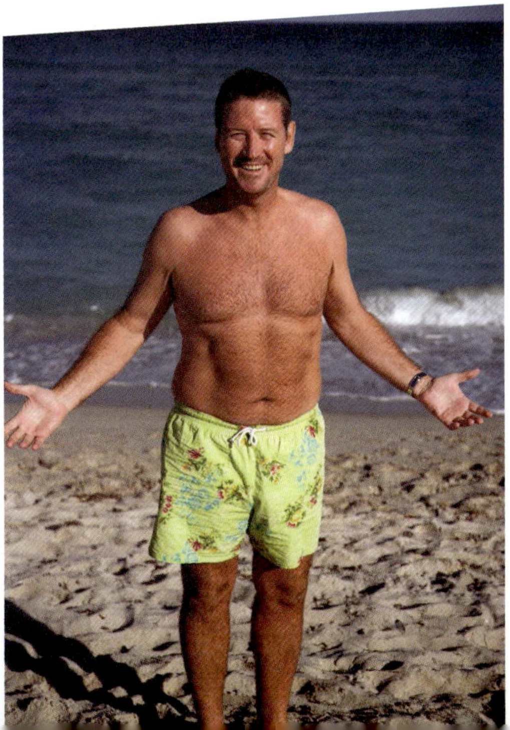

EINS

KEINE DIÄT, SONDERN EINE ART ZU LEBEN

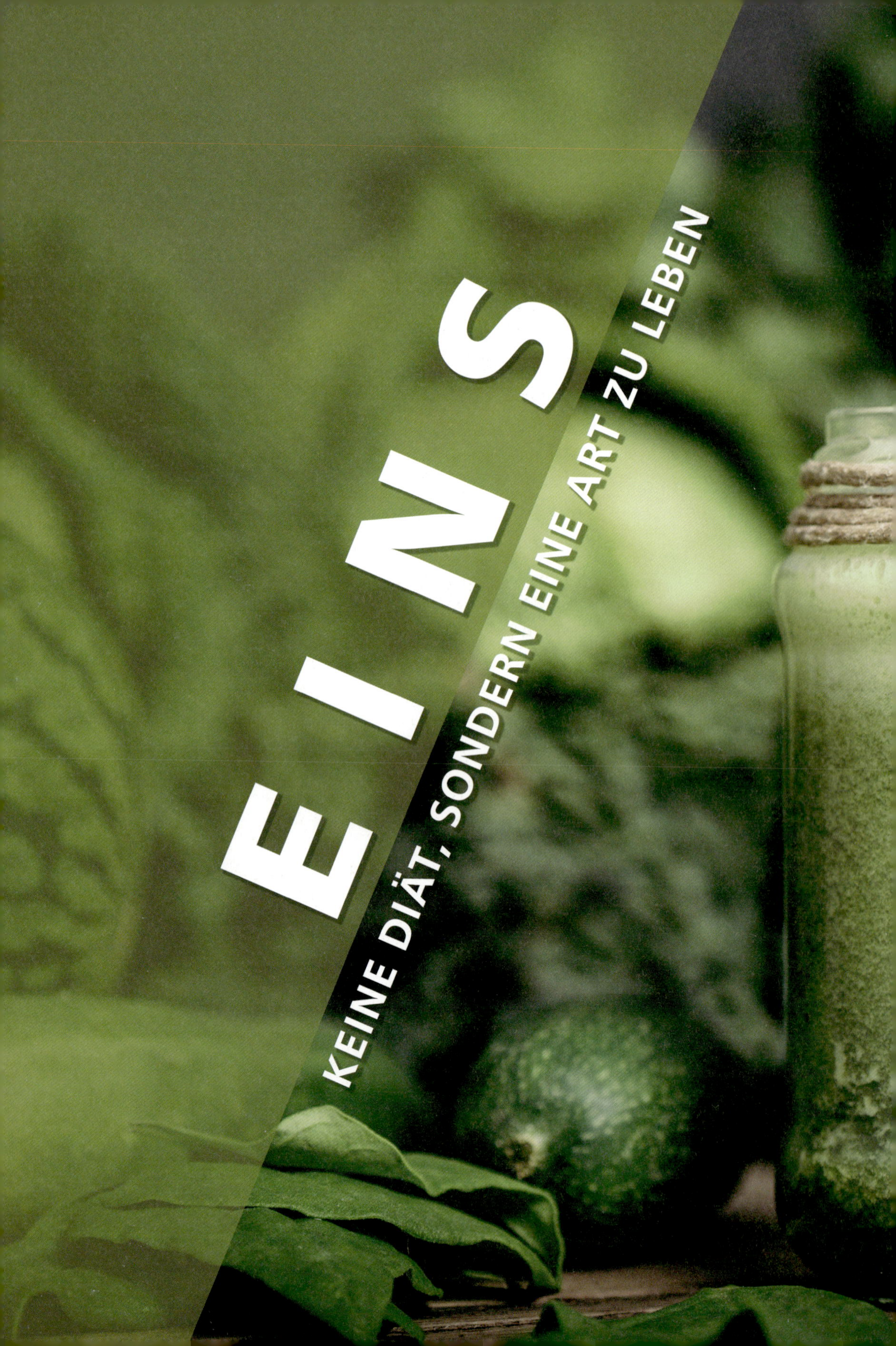

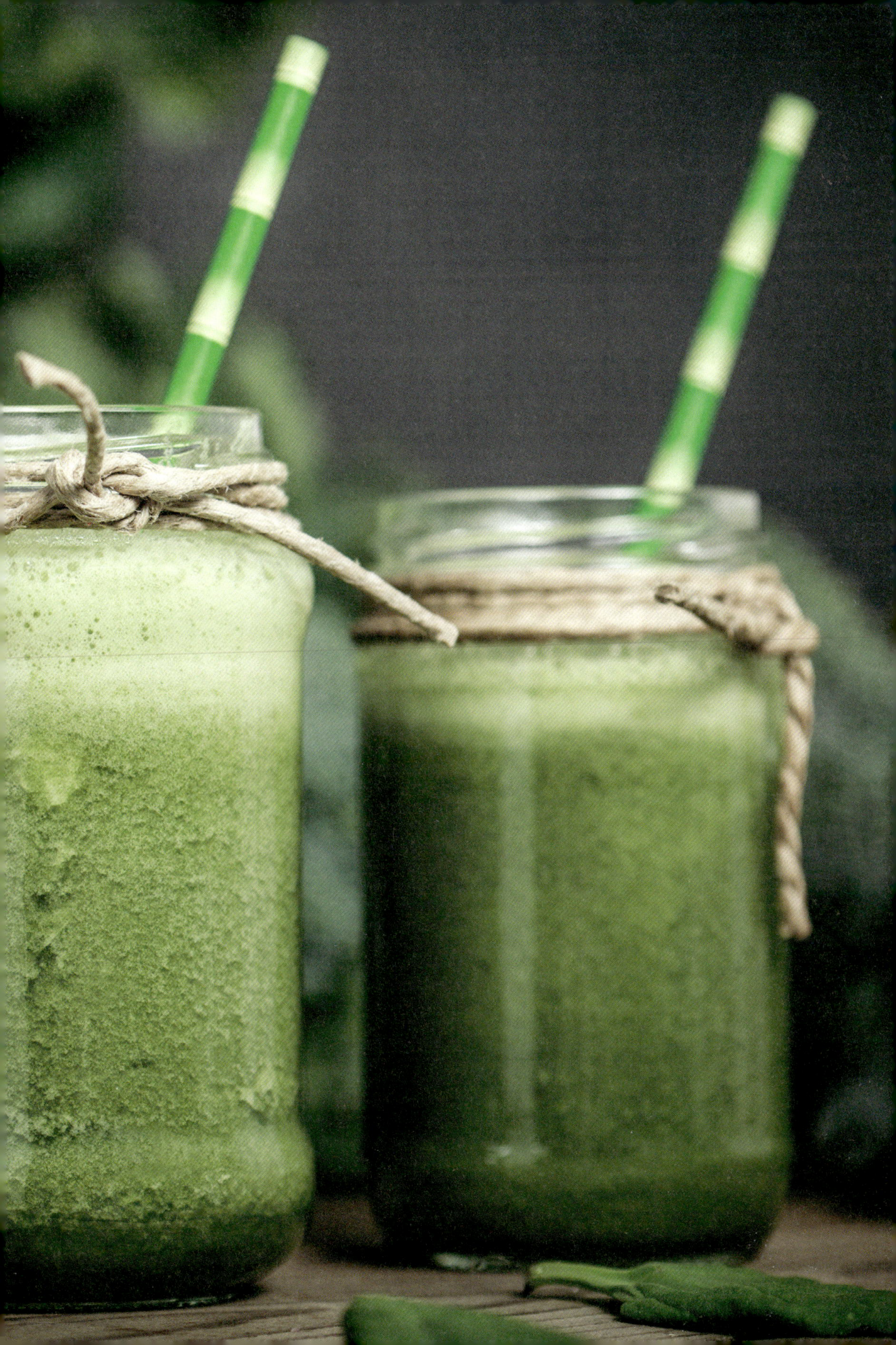

WIR BEGEBEN UNS GEMEINSAM auf eine Reise, deren Ziel es ist, Ihr Leben zu rebooten, und ich möchte Ihnen die Informationen und die Hilfsmittel zur Verfügung stellen, die Ihnen das so leicht wie nur irgend möglich machen. Lassen Sie mich Ihnen also zunächst ein paar praktische Dinge mit auf den Weg geben, die ich meiner eigenen Erfahrung verdanke.

Erstens: Halten Sie es einfach. Jeder von uns hat es in der Hand, besser zu leben. Und mit »besser« meine ich »zufriedener«. Wer, bitte schön, möchte nicht zufriedener sein? Wenn Sie je krank waren, werden Sie mir zustimmen, dass gesünder zufriedener ist. Gesünder ist also das Gleiche wie zufriedener. Es ist also an uns, gesünder zu sein, damit wir zufriedener sein können. Alles klar?

Zweitens: Sie sind der Chef. Bis zu einem gewissen Grad sind wir alle selber für unsere Gesundheit verantwortlich. Ich bin weder ein Arzt noch ein Wissenschaftler noch ein Experte – ich bin einfach nur jemand wie Sie. Aber ich habe gelernt, dass ich für meine eigene Gesundheit verantwortlich bin. Ich bin der oberste Boss, der Marketing-Chef, der Leiter der Finanzabteilung und der Putztrupp. Ich bin alles in einem. Nun ist es ja so, dass jeder gelegentlich mal krank wird – und viele Menschen erkranken ernsthaft einfach so, ohne dass irgendeine ersichtliche Ursache dafür benannt werden könnte. Ich möchte, dass Sie sich die erstaunliche Tatsache vor Augen führen, die ich selber erfahren habe, als ich mit meiner Reise begonnen habe: *Siebzig Prozent aller Krankheiten, unter denen wir heutzutage leiden, sind auf unseren Lebensstil zurückzuführen.*[1]

Als ich die Zusammenhänge schließlich verstanden habe und mir dessen bewusst geworden bin, dass mein Leiden wahrscheinlich etwas mit meinem Lebensstil zu tun hatte, war ich hoch motiviert, weil ich mir ausrechnete, dass ich eine 70-prozentige Chance hatte, meine Krankheit allein durch eine Änderung meines Lebensstils zu heilen.

Drittens: Die Lösung ist offensichtlich (und nicht originell). Ich kam zu dem Schluss, dass es nur eine Möglichkeit gab, um herauszufinden, ob ich zu jenem 70-Prozent-Lager gehörte – dem Lager derjenigen, die sich ihre Krankheiten selber zufügen: nämlich ein menschliches Versuchskaninchen zu werden und meinen Lebensstil radikal zu ändern. Mir ein paar Drinks weniger zu genehmigen und mich öfter mal von meinem Stuhl zu erheben und mich ein bisschen zu bewegen, würde nicht ausreichen. Also beschloss ich, nichts mehr zu mir zu nehmen, was Mutter Natur nicht im Angebot hatte. Im Prinzip stellte ich die Uhr zurück auf eine Zeit, zu der die Menschen Dinge gegessen haben, die in der Erde gewachsen sind, von Sonnenlicht genährte Produkte und nicht solche, die in Labors hochgezüchtet oder unnatürlich gefärbt werden. Nachdem ich ausgiebig in mich gegangen war, recherchiert, geredet, nachgedacht, gelesen und in der Ecke Gesichter gezogen habe, beschloss ich, mich selber zu einer zweijährigen harten Mühsal (so erschien es mir zumindest damals) zu verurteilen und nur noch Pflanzen, Früchte, Gemüse, Nüsse, Bohnen und Samen zu mir zu nehmen.

Außerdem würde ich mit einer extremen Version beginnen – und mich 60 Tage lang ausschließlich von dem Saft frischer Früchte und frischen Gemüses ernähren.

Viertens: einfach = wirksam. Es stellte sich heraus, dass ich gar nicht die kompletten zwei Jahre durchhalten musste. Letzten Endes blieb es bei 60 Tagen reinem Saftfasten und 90 Tagen Saftfasten plus pflanzenbasierter Kost. Das ist jetzt sieben Jahre her, und ich habe seitdem nie wieder irgendwelche Medikamente gegen meine Krankheit genommen. Ich werde nur selten krank und gebe gerne zu, dass ich einer der Anführer des 70-Prozent-Lagers war.

Sind Sie bereit, mich auf meiner Reise zu begleiten? Dann lassen Sie uns rebooten!

Was ist falsch an der durchschnittlichen westlichen Ernährung?

Lassen Sie uns im Sinne unseres Vorsatzes, die Dinge einfach zu halten, alles, was Sie je verzehrt haben, »Energie« nennen anstatt »Essen«. Na gut, fast alles ... Als ich zwei Jahre alt war, musste ich auf die harte Tour lernen, dass ein Knopf nicht verdaut werden kann. Aber nahezu alles, was wir verdauen können und auch tatsächlich verdauen, ist Energie. Wenn wir uns die durchschnittliche heutige westliche Ernährung anschauen, können wir feststellen, dass die gesamte Energieaufnahme sich aus drei Quellen speist:

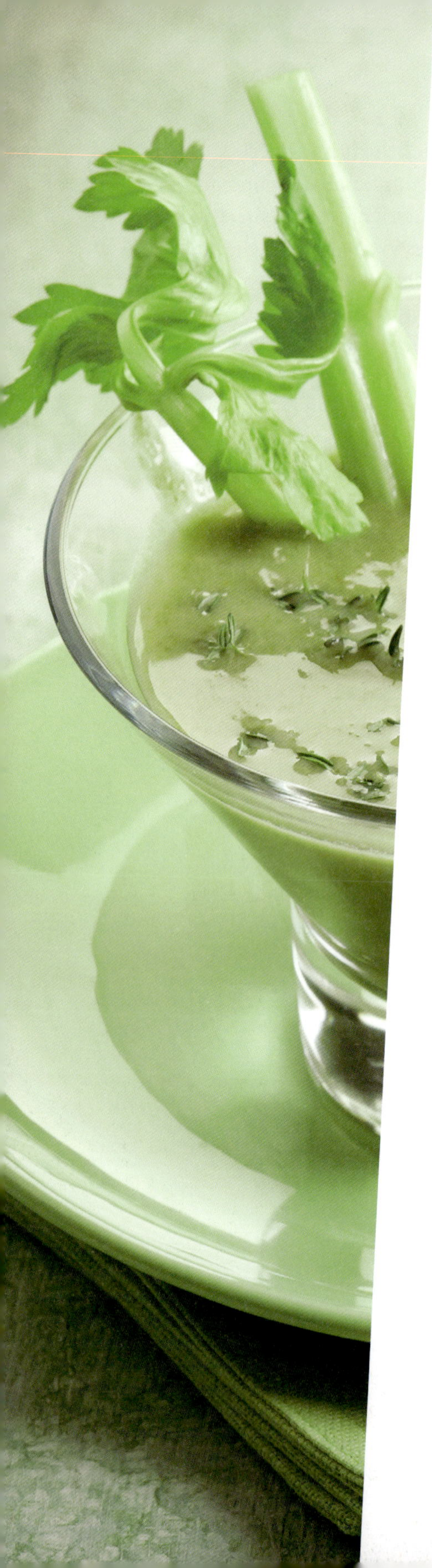

1. Mehr als 60 Prozent dessen, was wir verzehren, um uns Energie zuzuführen, nehmen wir in Form von industriell verarbeiteten Lebensmitteln zu uns, die sehr nährstoffarm sind.[2]
2. Etwa 30 Prozent dessen, was wir regelmäßig konsumieren, basiert auf tierischen Produkten – Huhn, Steak, Milch, Käse, Joghurt und dergleichen –, die uns Proteine und andere Nährstoffe zuführen, aber nur einen Teil einer gesunden Ernährung darstellen.
3. Die verbleibenden 10 Prozent stammen aus Früchten, Gemüse, Nüssen, Samen und Vollkorn. Aber freuen Sie sich nicht zu früh, denn 3 Prozent dieses Anteils stammen aus Kartoffeln, überwiegend in der Form von Pommes frites.

Was der durchschnittlichen westlichen Ernährung fehlt, ist die richtige Balance. Von den Nahrungsmitteln, von denen wir die meisten benötigen und die am gesündesten für uns sind, essen wir die wenigsten – und zwar bei Weitem. Anstatt uns den Großteil der erforderlichen Kalorien in Form von Nahrungsmitteln zuzuführen, die unsere Körper mit dem Brennstoff versorgen, den sie benötigen, und sie mit den Nährstoffen zu versorgen, die ein gesundes Leben begünstigen (also im Wesentlichen durch den Verzehr pflanzenbasierter Produkte in ihrer natürlichen Form), stopfen wir uns mit kalorienreichen Nahrungsmitteln mit niedrigem Nährwert voll. Daher haben Junkfood-Produkte, minderwertige Lebensmittel, ihren Namen, denn ihr Konsum führt leicht zu einer übermäßigen Aufnahme von Kalorien oder Energie, was eine unerwünschte Gewichtszunahme zur Folge hat. Außerdem führt ihr Mangel an Nährwert dazu, dass unsere Körper gleichzeitig überfüttert und unterernährt sind. Viele dieser sogenannten »Lebensmittel« begünstigen das Gegenteil dessen, was man von einer gesunden Ernährung erwarten würde – Entzündungen, Verstopfung, Lethargie, Herzkrankheiten, Diabetes – und bereiten den Weg für Erkrankungen. Und das Verrückte ist, dass die meisten dieser intensiv industriell verarbeiteten Junkfood-Produkte so designt wurden, dass sie zum einen schnell verdaubar sind *und* uns nach immer mehr von ihnen lechzen lassen. In Fernseh-Werbespots gepriesen und in Supermarktregalen präsentiert, oder dank des Dufts, der Pizzerien und Hamburger-Imbissen entsteigt, scheinen diese Produkte einfach unwiderstehlich zu sein.

Ich habe diese Kategorie von Speisen immer mit dem »Vergnügungsviertel der Stadt« assoziiert. Man kann durch die Einkaufspassagen oder die Straßen jeder x-beliebigen Stadt flanieren und findet sie überall: teigige, salzige Brezeln; vor Ketchup triefende Hotdogs; Hörnchen voller Softeis; Salamipizzastücke; gebratenen Reis. Ich habe den ganzen Tag im Vergnügungsviertel der Stadt verbracht. Und zu der Zeit, zu der ich das getan habe, hat mein Körper den Preis dafür gezahlt.

Es ist natürlich nichts Verwerfliches daran, ein *bisschen* Zeit im Vergnügungsviertel der Stadt zu verbringen. Wir sind schließlich alle Menschen und verlangen nach der Art von Befriedigung, die wir mit diesen Speisen assoziieren. Das Problem ist nur, dass du an einem Tag noch ein zehnjähriger gesunder Junge bist, der genug Energie hat, um seine Eltern in den Wahnsinn zu treiben, und am nächsten Tag bist du auf einmal vierzig und kannst deine Zehen nicht mehr berühren – oder nicht mal mehr sehen, weil dein Bauch im Weg ist. Das passiert, wenn man sich übermäßig den Verlockungen im Vergnügungs-

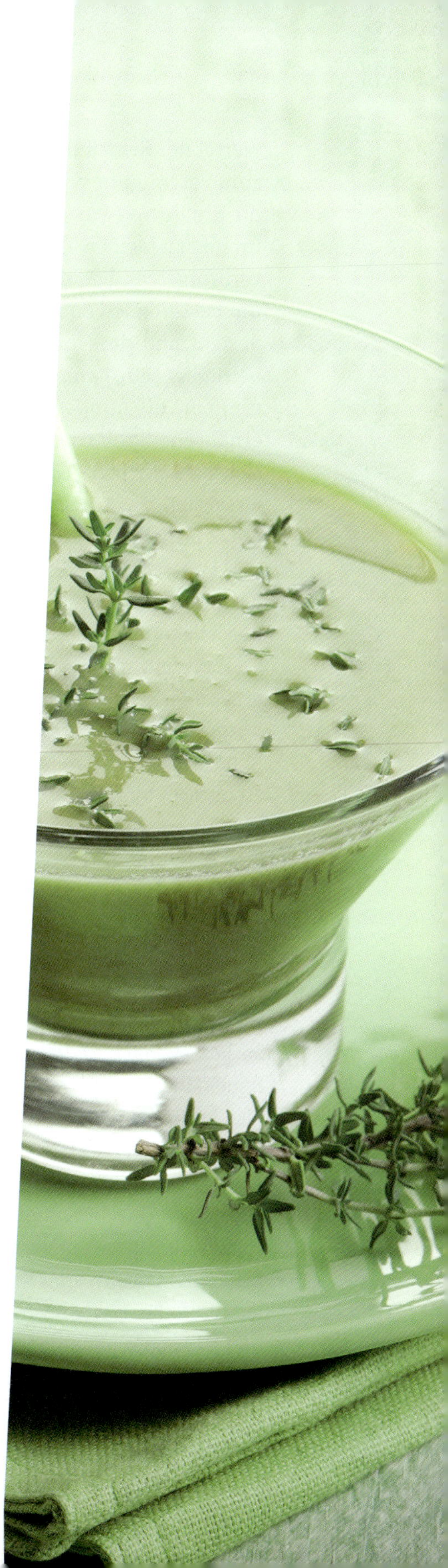

viertel der Stadt hingibt. Doch hier kommt die gute Nachricht: Der Zutritt zum Vergnügungsviertel ist nicht für immer verboten. Die Lösung liegt darin, die Ernährung grundlegend umzustellen, den größten Teil der Zeit im – um im Bild zu bleiben – für ihr Funktionieren unentbehrlichen Teil der Stadt zu verbringen und dem Körper die Nahrungsmittel zuzuführen, die er benötigt, um bestmöglich zu arbeiten. Da industriell verarbeitete Nahrungsmittel so designt sind, dass Ihr Körper immer mehr von ihnen verlangt, werden Sie nie befriedigt sein, ganz egal, wie viel Sie auch davon in sich hineinstopfen. Aber wenn Sie die minderwertigen Lebensmittel, von denen Sie sich regelmäßig ernähren, durch frische Frucht- und Gemüsesäfte ersetzen, wird Ihr Körper sich auf natürliche Weise neu einstellen und mehr von den gesunden Produkten verlangen, die Sie ihm geben, anstatt nach den ungesunden zu lechzen, die er bisher gewohnt war.

Das ist die gute Nachricht: Je mehr gesunde Nahrung Sie zu sich nehmen, desto mehr werden Sie davon haben wollen. Wenn Ihre Ernährung sich also überwiegend aus natürlichen und pflanzenbasierten Produkten zusammensetzt und nur zu einem geringen Anteil aus minderwertigen, industriell verarbeiteten Lebensmitteln und anderen die Gesundheit und die Effizienz Ihres Körpers keinesfalls fördernden Dingen, ist es nicht das Ende der Welt, wenn Sie *doch* mal beschließen, einen Ausflug in das Vergnügungsviertel der Stadt zu unternehmen – Sie und Ihr System werden dann in der Lage sein, damit klarzukommen.

Ach, und übrigens, für all die Obst- und Gemüsefans da draußen – und ich hoffe, dass es deutlich mehr von Ihnen gibt, wenn Sie dieses Buch beendet haben: Ich sage nicht, dass der Verzehr von Obst und Gemüse kein Genuss ist. Im Gegenteil: Heutzutage gibt es nur wenig, das mir besser schmeckt. Aber da unsere Gaumen, unsere Sinne und unsere Essvorlieben durch billige, industriell verarbeitete Lebensmittel neu ausgerichtet wurden, haben wir vergessen, dass der Verzehr von Obst und Gemüse ein Genuss sein *sollte*. Wir haben aufgehört, nach diesen Dingen zu verlangen. Lassen Sie mich Ihnen also helfen, Ihren Appetit auf Obst und Gemüse wiederzuentdecken, so wie ich es getan habe. Damit zu beginnen, nach Früchten und Gemüse zu verlangen, anstatt nach diesem liebgewonnenen Burger oder nach Pommes, macht einem das Durchbrechen des Junkfood-Teufelskreises leichter, als es durch reine Willenskraft zu versuchen. Glauben Sie mir, denn ich habe es selber ein Dutzend Male mit aller Kraft durch reine Willenskraft versucht und bin nach jedem Versuch wieder in den tröstenden Armen von Sara Lee, Ben & Jerry und Dr Pepper gelandet.

Warum eine pflanzenbasierte Ernährung?

Die Bestandteile komplexer Nahrungsmittel (und damit sind wirkliche Nahrungsmittel gemeint, kein Junkfood) können in zwei grundlegende Kategorien unterteilt werden: (große) Makronährstoffe und (kleine) Mikronährstoffe. Unsere Körper brauchen beide, doch die meisten Menschen nehmen viel zu viele Makronährstoffe auf und nicht ausreichend Mikronährstoffe.

Einfach ausgedrückt handelt es sich bei Makronährstoffen um Proteine, Kohlenhydrate und Fette, die in Hülle und Fülle in industriell verarbeiteten Lebensmitteln, Milchprodukten und in rotem Fleisch enthalten sind. Mikronährstoffe hingegen sind all die Vitamine, Mineralstoffe und in Pflanzen enthaltenen Phytonährstoffe, die unseren Körpern dabei helfen, effektiv zu funktionieren und somit dazu beitragen, Krankheiten abzuwehren. Insbesondere Phytonährstoffe besitzen Eigenschaften, die unsere Körper bei der Abwehr von Giften unterstützen. Pflanzenbasierte Nahrungsmittel wie Obst, Gemüse, Vollkorn, Gewürze, Kräuter und dergleichen sind reich an Mikronährstoffen. In Pflanzen wurden Tausende von Phytonährstoffen identifiziert, darunter auch Antioxidantien, die eine entscheidende Rolle dabei spielen Infektionen zu bekämpfen und Zellen zu schützen. Die Apfelsine ist ein gutes Beispiel. Wir wissen alle, dass Apfelsinen Vitamin C enthalten, aber darüber hinaus enthalten sie 169 weitere Phytonährstoffe, die alle miteinander zusammenarbeiten, um unser Immunsystem zu stärken. Das sind 170 Gründe, die für den Verzehr einer frischen Apfelsine sprechen!

Es ist wichtig zu verstehen, dass wir, auch wenn unsere Erbanlagen es gut mit uns gemeint haben und wir unser Leben kerngesund beginnen, die Maschine am Laufen halten müssen, sprich, dafür sorgen müssen, dass die diversen Systeme des Körpers richtig mit Brennstoff gespeist und feingesteuert werden und dass wir all das mit gesunden Lebensgewohnheiten unterstützen müssen, wozu auch eine gesunde Ernährung gehört. Gesunde Gene können eben nicht alles. Wenn wir gewohnheitsmäßig nach Zucker, Koffein, Zigaretten, Alkohol oder Salz gieren, dauert es nicht lange, bis uns diese Gewohnheiten Probleme bereiten. Auch wenn es uns kurzfristig Befriedigung verschaffen mag, unsere ganze Zeit im Vergnügungsviertel der Stadt zu verbringen, werden wir irgendwann anfangen, für all die Vergnügungen, die wir dort finden, bezahlen zu müssen, indem wir krank werden.

Sobald ich auf eigenen Beinen stand, habe ich bis zu meinem vierzigsten Geburtstag wie auf einer Wippe gelebt: Ich habe zugenommen, mich immer unwohler gefühlt, bin immer depressiver und verunsicherter geworden und habe dann vorübergehend ein paar Kilo abgenommen, indem ich eine Diät gemacht habe, nur um mir anschließend alle Pfunde wieder anzufressen. Rückblickend weiß ich, dass ich eine ungesunde emotionale Beziehung zum

Essen hatte. Ich war ein gesundes Baby und ein gesundes Kind mit gebildeten Eltern, die beide im Gesundheitsbereich gearbeitet haben – meine Mutter ist ausgebildete Krankenschwester, mein Vater ein bekannter Orthopäde. In unserer Küche gab es neben ein paar Süßigkeiten jede Menge gesunde Lebensmittel, und meine Eltern haben immer dafür gesorgt, dass meine Geschwister und ich Zugang zu einer erstklassigen Ernährung hatten. Doch sobald ich aus dem Haus war, verspielte ich mein Glück und führte ein ungesundes Leben.

Schon als Kind habe ich Essen als Trostfutter genutzt, sogar schon in der Grundschule, wo ich häufig gehänselt wurde. Wir sind damals oft umgezogen, und es war nicht einfach für mich. Wenn ich nach der Schule nach Hause kam, genehmigte ich mir heimlich eine Coca Cola oder eine große Schale gezuckerter Cornflakes. Oder einen Cheeseburger oder ein Stück Pizza. Man spule dreißig Jahre vor, und da war ich – zigtausend Cheeseburger und Eisbecher später, zu denen sich ein allgemeiner Hang zur Schlemmerei gesellte, die zudem von etlichen spätnächtlichen Trinkgelagen und unzähligen gerauchten Zigaretten begleitet wurde – ein Typ, der mit seinem Geist, seinem Körper und seiner Seele trotz seines Erfolges nicht im Reinen war.

Für mich war das die Finsternis vor der Morgendämmerung. In dieser Krise fand ich meine Chance, mich zu ändern. Indem ich die Prinzipien des Fastens mit den schlichten gesundheitsfördernden Vorzügen einer pflanzenbasierten Kost verband und diese Art der Ernährung für eine gewisse Zeit einhielt, begann sich mein Körper von ganz allein neu einzustellen. Und so entstand das Reboot-Projekt. Ich habe mein System rebootet, indem ich mit einem 60-tägigen Saftfasten losgelegt habe, und auf einmal war ich wieder lebendig – lebendiger, als ich jemals zuvor gewesen war. Und deshalb werde ich Ihnen helfen, den gleichen Weg zu gehen – wenn Sie dazu bereit sind.

Was ist ein Reboot?

Ein Reboot ist etwas anderes, als einfach nur Kalorien zu zählen oder eine Diät zu machen. Er ist eine kraftvolle Methode, das System zu hydrieren und auf Hochtouren zu bringen, indem man zu 100 Prozent flüssige, durch Sonnenlicht umgewandelte, stärkende, pflanzenbasierte Energie zu sich nimmt. Die in pflanzlicher Nahrung enthaltenen Nährstoffe versorgen unseren Körper am effizientesten mit Energie und dem, was er benötigt, um zu funktionieren. Paradoxerweise essen zwar viele von uns zu viel, gleichzeitig sind wir jedoch, was wirkliche Nahrung angeht, regelrecht unternährt. Es kann einem leicht passieren, dass Monate ins Land ziehen und man sich dessen bewusst wird, dass man die ganze Zeit nur Junkfood zu sich genommen hat. Wie ich bereits sagte, ist ein Reboot keine Diät – tatsächlich ist es sogar eine Anti-Diät. Das Prinzip ist einfach: Wenn wir uns eine Zeit lang auf eine Weise ernährt haben, die keinen hohen Anteil an pflanzlicher Nahrung beinhaltet, wird eine extreme Umstellung, die darin besteht, *nur* noch pflanzliche Nahrung zu essen und zu trinken, unseren Körper dazu bringen, wieder so optimal zu funktionieren, wie Mutter Natur es ursprünglich vorgesehen hat. Dadurch, dass Sie während des Reboots *nur* Obst, Gemüse und Wasser zu sich nehmen – und damit meine ich zu 100 Prozent – wird dies Ihre inneren Systeme so weit instand setzen, dass sie wieder in Topform arbeiten. Glauben Sie mir, Sie *werden* Ihre alte Form und Ausstrahlung zurückgewinnen! Sie werden sich fühlen, wie Sie sich fühlen sollten, und wissen, wie es sich anfühlt, gut ernährt zu sein. Dann können Sie auf dem, was Sie gelernt haben, aufbauen und nach und nach herausfinden, woraus sich Ihr neuer, normaler Speiseplan zusammensetzen sollte, damit Sie Ihre neugewonnene gesunde körperliche Verfassung beibehalten und sogar noch verbessern können. Ich sage, dass ein Reboot eine Anti-Diät ist, weil eine bloße Reduktion der Kalorienzufuhr unsere Probleme nicht löst. Anstatt uns ausschließlich darauf zu konzentrieren, die Aufnahme von Kalorien zu begrenzen, sollten wir unser Augenmerk auf die Nährstoffe legen, die wir zu uns nehmen.

Als wir den Film *Fat, Sick and Nearly Dead* gedreht haben, habe ich zwei komplette Monate lang ausschließlich frische Säfte getrunken. Anschließend habe ich während der folgenden drei Monate zusätzlich zu den Säften auch feste pflanzliche Kost zu mir genommen, was bedeutet, dass ich mich fünf Monate lang ausschließlich von pflanzenbasierten Produkten ernährt habe.

Was ich brauchte – und das ist auch der Grund dafür, weshalb ich mich auf einen Plan einließ, den meine Freunde für verrückt hielten –, war eine Methode, die mir dabei half, den Teufelskreis meiner Essgewohnheiten zu durchbrechen und mein System wieder auf Null zu setzen. Die meisten Studien zeigen, dass Ernährungsweisen, die reich an Obst und Gemüse sind, das Risiko senken können, an Krebs, Herzleiden, Schlaganfällen, Diabetes und sogar psychischen Leiden zu erkranken.[3] Eine der einfachsten Methoden, Ihren Speiseplan mit deutlich mehr pflanzlicher Kost anzureichern, ist die, sie in Form von Saft zu sich zu nehmen, und das gilt insbesondere, wenn Obst und Gemüse normalerweise nicht regelmäßig auf Ihrem täglichen Speiseplan stehen. Außerdem ist es ja kein Geheimnis mehr, dass die Zubereitung von Saft Spaß macht. Sie verschafft Ihnen eine kreative Aufgabe, indem Sie verschiedene Früchte und Gemüsesorten miteinander kombinieren und die Geschmacksrichtungen herausfinden, die Ihnen besonders zusagen. Das Zubereiten und Trinken frischer Säfte kann zu einer neuen angelernten Verhaltensweise werden, die Ihnen dabei hilft, Ihre Aufnahme von Nährstoffen massiv zu steigern, indem sie Ihrem Körper einen schnellen Zugriff auf die verdaulichen Enzyme gestattet, die normalerweise in den Fasern der Früchte und des Gemüses eingeschlossen sind. Sie können Ihr System mit jeder Menge Vitamine, Mineralien und Phytonährstoffe fluten, jenen pflanzlichen Bestandteilen, die dafür sorgen, dass Sie stark und gesund bleiben und zudem auch noch dazu beitragen, dass Sie fantastisch aussehen. Und all dies erreichen Sie, ohne Ihrem Verdauungssystem Überstunden abverlangen zu müssen. Und das Beste von allem ist: Ein Reboot stellt Ihre Geschmacksknospen neu ein, sodass es Ihnen von Tag zu Tag leichter fällt, diesen Weg der Ernährung weiter zu beschreiten.

Ein Reboot hilft Ihnen dabei, ...

- Ihr System auf Null zu stellen, sodass die Nahrungsmittel, nach denen Sie verlangen, gesunde Produkte sein werden
- Ihre Pfunde purzeln zu lassen
- Ihr Immunsystem zu stärken und Ihren Körper zu entgiften
- eine schöne, reine Haut zu bekommen
- die Verdauung zu fördern und Entzündungen zu reduzieren
- Ihr Energielevel zu erhöhen.

Wir sind zum Rebooten geschaffen

Seitdem wir auf diesem Planeten sind (und was den *Homo sapiens* angeht, sind das gut 200.000 Jahre), gibt es drei essenzielle Dinge, die uns am Leben erhalten haben: Luft, Wasser und Nahrungsmittel. Ohne Luft können wir höchstens fünf bis zehn Minuten leben. Ohne Wasser können wir, abhängig von den Bedingungen, nicht länger als ein paar Tage überleben. Aber die Frage, wie lange wir überleben können, ohne zu essen, ist nicht so eindeutig zu beantworten. Das hängt ganz davon ab, wie viel Energie der Körper, um den es geht, eingelagert hat. Stellen wir uns zum Beispiel vor, zwei Menschen überleben wie durch ein Wunder einen Flugzeugabsturz im Südpazifik und landen auf einer einsamen Insel. Es gibt dort jede Menge Möglichkeiten, um Schutz vor den Widrigkeiten der Natur zu finden, und reichlich Wasser, aber nichts zu essen. Einer der Überlebenden wiegt 225 Kilogramm, der andere 45 Kilogramm. Welcher von beiden würden Sie sein wollen? Wir wissen nicht, wie lange jeder der beiden überleben würde. Aber wir wissen, dass derjenige, der mehr Muskeln und Fett auf den Rippen hat, länger überlebt, bevor sein Körper anfängt, die eigenen Organe als Nahrungsquelle zu verwerten, was passiert, wenn Menschen verhungern.

Was die Geschichte der Menschheit angeht, ist es erst seit relativ kurzer Zeit so, dass uns jederzeit ohne Weiteres Nahrungsmittel zur Verfügung ste-

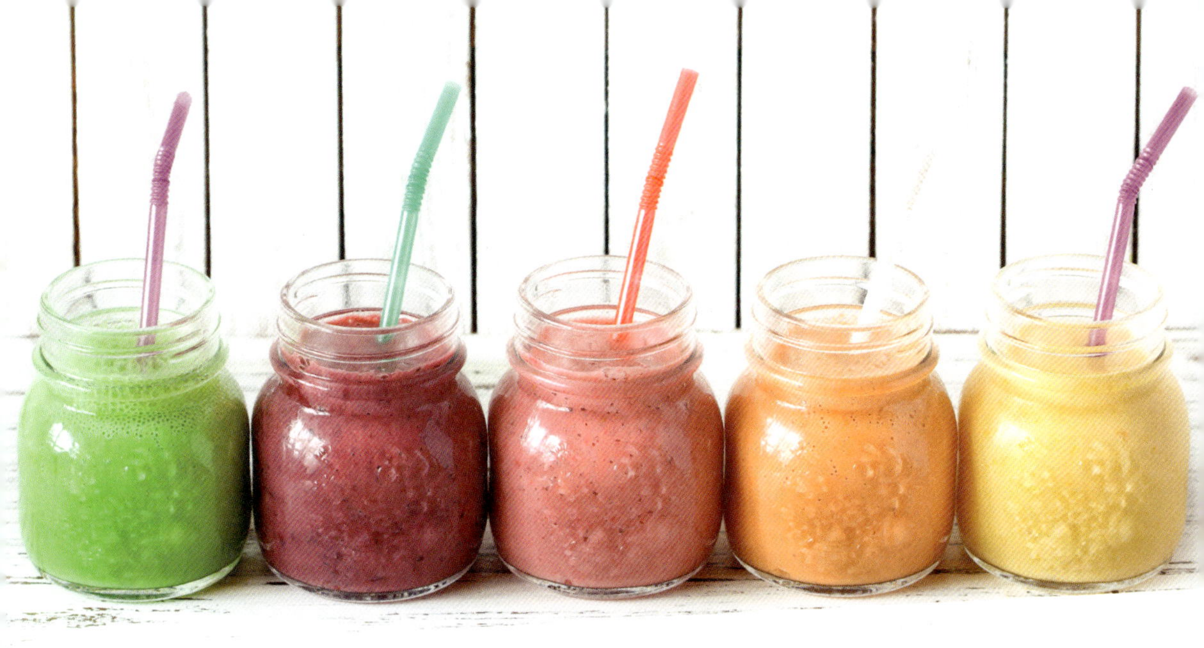

hen, wie es heutzutage der Fall ist – in Geschäften, Restaurants, in unseren Kühlschränken und auf unseren Tischen. Doch bevor die Menschen damit angefangen haben, Landwirtschaft zu betreiben, haben unsere Vorfahren den Großteil ihres Daseins als Sammler und Jäger mit der Nahrungssuche verbracht, wofür sie sehr viel Zeit und Energie aufbringen mussten. Im Laufe der Evolution haben unsere Körper die Möglichkeit entwickelt, Energie in Form von Fett einzulagern, sodass unsere Vorfahren in Zeiten von Nahrungsmittelknappheit nicht sofort zum Sterben verurteilt waren, sondern ihre Körper sich der eingelagerten Energie bedienen konnten. Wenn wir heute zu viel essen, lagern unsere Körper immer noch Energie in Form von Fett ein, als würden sie sich auf die magere Zeit vorbereiten, in der wir nichts zu essen haben – eine Zeit, die jedoch nie kommt. So werden wir immer dicker und verbrauchen auch nicht mehr die Energie, die unsere Vorfahren einstmals für die Nahrungssuche aufbringen mussten. Es ist ein Teufelskreis – ein Teufelskreis, den ein Reboot durchbrechen kann.

Ein Reboot macht sich die natürliche Eigenschaft des Körpers zunutze, sich selbst neu einzustellen, wenn etwas nicht richtig funktioniert. Da Ihr Körper träge davon geworden ist, dass Sie zu viele Dinge essen, die ihm das Leben schwer machen, ist er oftmals langsam damit, sich in der Weise neu einzustellen, wie er es tun würde, wenn er in Topform arbeiten würde. Und an dieser Stelle setzt der Reboot ein. Ein Saft-Reboot ermöglicht es Ihnen, weiterhin die tägliche Ration an Kalorien aufzunehmen, die Sie benötigen, indem er Ihnen nährstoffreiche, von Sonnenlicht gespeiste Nahrungsmittel zuführt, die dem Körper dabei helfen, die richtige Balance wiederherzustellen. Während eines Reboots steigern Sie die Aufnahme der für Ihren Bedarf erforderlichen Mikronährstoffe schrittweise bis auf 100 Prozent. Wenn die richtige Balance wiederhergestellt ist – und Sie sich, vielleicht zum ersten Mal in Ihrem Erwachsenenleben, wach, klar, energiegeladen und ausgeruht fühlen – können Sie nach und nach andere Arten von Kost hinzufügen und sehen, welche Produkte die neu gefundene Balance wieder in Schieflage bringen und welche nicht.

Ist es wirklich so ein radikaler Schritt?

Wenn man anderen zum ersten Mal das Konzept eines Reboots erläutert, mag es in deren Ohren vielleicht ziemlich drastisch klingen. Ihre Freunde werden Sie womöglich für verrückt erklären – genauso wie meine Freunde mich für verrückt erklärt haben. Und in vielerlei Hinsicht ist das Konzept auch verrückt, was wahrscheinlich einer der Gründe dafür ist, dass es mir so gut gefällt. Es bietet einem die Möglichkeit, auf einen Schlag all seine Gewohnheiten zu ändern. Anstatt mit dem üblichen Kaffee und Gebäck steuert man sein Büro morgens mit einem grünen Saft in der Hand an. Und anstatt mittags zu überlegen, ob es einen nach einem Sandwich oder nach einem Nudelgericht gelüstet, entscheidet man nur, welche Früchte und welches Gemüse man in seinem Saft haben möchte. Um vier Uhr nachmittags, wenn viele von uns ihren letzten Kaffee zu sich nehmen oder sich einen kurzfristigen Zuckerschub in Form von Plätzchen oder Schokolade verabreichen, ist es Zeit für einen weiteren Saft. Mit jedem Saft, den Sie während Ihres Reboots trinken, sagen Sie: »Ich will etwas ändern.« Ein Reboot setzt Sie instand, Ihre herkömmlichen Gewohnheiten abzustreifen, neue Verhaltensweisen anzunehmen und all dies gleichzeitig zu tun. Das ist ziemlich radikal. Ich persönlich habe gerne ein wenig von einem Rebellen, erst recht, wenn es so einer guten Sache dient.

Die biologischen Grundlagen eines Reboots

Unser Körper ist jeden Tag während jeder einzelnen Sekunde damit beschäftigt zu entgiften. Wenn wir ein- und ausatmen, auf die Toilette gehen, schwitzen oder uns die Nase putzen, befreien wir unseren Körper von Verunreinigungen. Ihre Leber, Ihre Nieren, Ihr Gedärm, Ihr lymphatisches System und Ihre Haut helfen alle mit, Gifte und Abfälle auszuscheiden. Idealerweise würden all diese Systeme jederzeit einwandfrei funktionieren, doch die Art und Weise, in der wir diese Systeme warten, ist alles andere als ideal. Sie verstopfen, entzünden sich, kommen aus dem Takt und werden langsam, weil wir sie zu stark unter Druck setzen und ihnen nicht den erstklassigen Brennstoff geben, den sie benötigen. Das bedeutet, dass wir es unseren natürlichen Entgiftungsprozessen durch unseren Lebensstil unnötig schwer machen. Alkohol und Kaffee bringen sie durcheinander. Chemikalien, die in unserer Umgebung vorkommen – Herbizide, Pestizide, Fungizide, petrochemische Produkte, Haarfärbemittel, Nagelpolitur, Reinigungsmittel – tragen allesamt dazu bei, unsere natürlichen Entgiftungssysteme zu strapazieren, ganz zu schweigen von all den uns verschriebenen Medikamenten, die wir zu uns nehmen. Darüber hinaus stopfen wir uns auch noch mit tierischen Proteinen, gesättigten Fettsäuren, künstlichen Süßstoffen und Zusätzen, Konservierungsmitteln, raffinierten Kohlenhydraten, Zucker, Transfettsäuren, industriell verarbeiteten Lebensmitteln und so weiter voll. Die US-amerikanische Gesundheitsbehörde CDC (*Centers for Desease Control*) hat in ihrem vierten Bericht über die Umweltchemikalien, denen Menschen ausgesetzt sind, (*Fourth Natural Report on Human Exposure to Environmental Chemicals*) festgestellt, dass in menschlichem Blut und Urin im Durschnitt mehr als 200 Chemikalien nachgewiesen werden konnten, von denen 75 Prozent bei der US-Bevölkerung noch nie zuvor gefunden worden waren.[4] Viele dieser Chemikalien sind für Menschen bekanntermaßen schädlich.

Wenn unsere Körper, was ihre Entgiftungsfähigkeit angeht, an die Grenze ihrer Leistungsfähigkeit stoßen, weil sie all diese zusätzlichen Gifte ausscheiden müssen, fangen die Dinge an, falsch zu laufen. Anstatt sie auszuscheiden, lagert der Körper sie in Organen, Körpergewebe und Zellen ein. Dort nagen sie an unserer Gesundheit und tragen zu Ermüdung, Entzündungskrankheiten, Funktionsstörungen des Immunsystems, Gewichtszunahme, Herzkrankheiten und der Entstehung von Krebs bei. Was vermag ein Reboot also angesichts dessen zu bewirken?

Ein Reboot hat einen durchschlagenden Effekt auf die Fähigkeit des Körpers, sich neu einzustellen, was den Entgiftungsprozess beschleunigt und unterstützt. Wenn Sie den Köper mit Mikronährstoffen fluten, helfen Sie ihm dabei, wieder in Schwung zu kommen und richtig zu funktionieren.

Sind Sie bereit für eine kleine Geschichtslektion?

Während der meisten Zeit unserer Existenz auf der Erde haben die Menschen sich in erster Linie von Pflanzen ernährt. Unsere Vorfahren haben wild wachsende Pflanzen gesammelt und gegessen und sich nur dann von Tieren ernährt, wenn die Jagdzeit gut war. Es war eine extrem mühselige, körperlich anstrengende Lebensweise. Um zu überleben, wenn es weder Tiere zu jagen noch Pflanzen zu sammeln gab, haben die menschlichen Körper wie Kühlschränke gearbeitet und aufgenommene Nahrung eingelagert, damit unsere Vorfahren Zeiten der Not überstehen konnten.

Erst um 8000 v. Chr. haben Menschen damit begonnen, Schafe zu halten.

Es war das erste Mal, dass bewusst Tiere gehalten wurden, anstatt sie einfach nur zu jagen. Das änderte in Bezug auf unsere Essgewohnheiten alles. Auf einmal mussten unsere Vorfahren keine Fallen mehr aufstellen oder auf die Jagd gehen, um Nahrung zu beschaffen, und infolgedessen mussten sie sich deutlich weniger körperlich verausgaben, um satt zu werden. Und das war lange bevor Nahrungsmittel industriell hergestellt, verarbeitet und designt wurden und so weiter – und natürlich lange bevor unser Lebensstil noch träger wurde und wir Autos hatten, um uns fortzubewegen, und Fernseher, die uns dazu anhalten, stundenlang vor ihnen zu sitzen.

Erstaunlicherweise kann die epidemische Fettleibigkeit, unter der unsere Gesellschaften heute leiden, laut Daniel E. Lieberman, Professor für Evolutionsbiologie des Menschen an der Harvard University, bis zu diesem Prozess der Umstellung der Ernährungsgewohnheiten zurückverfolgt werden. Wenn man das Ganze aus der evolutionsgeschichtlichen Perspektive betrachtet, kann man verstehen, warum mehr als jeder zweite Erwachsene Großbritanniens und zwei Drittel der in den USA lebenden Erwachsenen übergewichtig und fettleibig sind. Wie Lieberman in einem im Jahr 2012 in der *New York Times* erschienenen Artikel feststellte, ist die grundlegende Ursache für Fettleibigkeit in einer langfristigen Unausgewogenheit der Energiebilanz zu finden – indem man wochen-, monate-, jahrelang mehr Kalorien aufnimmt, als man verbraucht. Und dazu kommt auch noch, dass den industriell verarbeiteten Lebensmitteln, die wir heutzutage oft zu uns nehmen, die Nährstoffe entzogen wurden und sie stattdessen mit minderwertigen Zusätzen inklusive jeder Menge Zucker, Öl, Salz und Chemikalien angereichert werden. Oder wie Lieberman es ausdrückt: Menschen haben sich dahin entwickelt, nach Zucker zu verlangen, diesen einzulagern und zu verwerten. Zigtausende Jahre lang waren unsere Essgelüste und unsere Verdauungssysteme perfekt ausbalanciert und aufeinander abgestimmt, weil Zucker knapp war. Abgesehen von Honig waren die meisten Nahrungsmittel, die unsere sammelnden und jagenden Vorfahren zu sich genommen haben, nicht süßer als Möhren. Die Erfindung der Landwirtschaft hat zu einer Verbreitung stärkehaltiger Nahrungsmittel geführt, aber erst in neuester Zeit haben technologische Verfahren dafür gesorgt, dass Zucker allgegenwärtig ist.

Die Nahrungsmittelindustrie hat ein Vermögen damit verdient, dass wir immer noch Steinzeitkörper haben, die nach Zucker verlangen, jedoch mittlerweile im Weltraumzeitalter leben, in dem Zucker billig und reichlich vorhanden ist. Schluck für Schluck, Häppchen für Häppchen, werden immer mehr von uns immer dicker, weil wir unser normales, tief in uns verwurzeltes Verlangen nach einer wertvollen, leckeren und einstmals knappen Ressource nicht kontrollieren können. Wenn Sie sich also dafür geißeln, übermäßig im Vergnügungsviertel der Stadt zu sündigen, *lassen Sie das*. Es hat nichts mit Willenskraft zu tun.

Das ist übrigens keinesfalls einfach nur eine Verschwörungstheorie oder eine lahme Ausrede dafür, warum es uns so schwerfällt, uns gesund zu ernähren. Michael Moss hat in seinem Buch *Das Salz-Zucker-Fett-Komplott: Wie die Lebensmittelkonzerne uns süchtig machen* den Aufwand und die Mühen untersucht, die Lebensmittelkonzerne darauf verwenden, um dafür zu sorgen, dass ihre Produkte so unwiderstehlich sind, dass sie regelrecht süchtig machen. Moss hat mit Lebensmittelwissenschaftlern von Firmen gesprochen, deren Bandbreite von Kraft bis Kellog's reicht, und herausgefunden, wie sie einen Mix aus Zutaten zusammenstellen, die speziell darauf ausgerichtet sind, unser Glückszentrum im Gehirn anzusprechen, um zu erreichen, dass die Produkte uns so köstlich erscheinen, dass wir nie zufrieden sind, wenn wir nur ein wenig von ihnen zu uns nehmen – sondern immer mehr davon haben wollen. Ein weiterer Grund, sich von alldem zu befreien und einen Reboot durchzuführen.

Den Blick genießen

Ich bestreite nicht, dass Junkfood gut schmecken und einem sogar ein kleines Glücksgefühl bescheren kann, aber die deutliche Klarheit, die Euphorie und die Leichtigkeit, die man im Laufe eines Reboots verspüren kann, sind etwas völlig anderes – es ist, als ob man alles von den Wipfeln der Bäume aus überblicken würde, als ob man aus den Tiefen eines Tals aufstiege und sich plötzlich auf dem Gipfel eines Berges befände. Der Blick von da oben ist fantastisch. Die Energie, die man verspürt, ist unglaublich. Der Grund dafür ist ein wenig paradox: Wir haben einen natürlichen Überlebensinstinkt. Wenn wir leichten Hunger verspüren, sind unsere Sinne geschärft. Wenn Sie mit einem Reboot beginnen, verspüren Sie zunächst nur dieses quälende Hungergefühl, leichte Gereiztheit und Abgeschlagenheit oder andere Symptome, die Sie daran erinnern, dass Sie etwas essen müssen. Alles in Ihnen ist darauf ausgerichtet, Ihren Zellen Nährstoffe zuzuführen, das Funktionieren Ihres Körpers zu sichern. Aber Sie brauchen während dieser Phase nur ein wenig durchzuhalten, und dann passiert ein paar Tage nach dem Beginn des Reboots etwas Interessantes: Ihr Körper hört auf, Ihnen diese Hungersignale zu senden. Er erinnert sich an die Zeiten, in denen Lebensmittel nicht rund um die Uhr zur Verfügung standen, stellt sich auf ein neues Stadium ein und hilft Ihnen dabei, sich zu beruhigen, damit Sie sich darauf konzentrieren können, Nahrung zu finden. Sie können auf einmal besser sehen, klarer denken und ruhiger schlafen. Der Körper weiß intuitiv, dass er Ihnen dabei helfen kann, über diese Phase hinwegzukommen und dass Sie ihn dafür mit Nahrung belohnen werden. Sie beginnen, eine Art von Euphorie zu verspüren, ein Glücksgefühl, das diesmal nichts mit Junkfood oder einem Zuckerhoch zu tun hat – sondern das daher rührt, dass Ihr Körper Ihnen sagt: weiter so!

Erfolgsgeschichte

ES WAR NOCH NICHT LANGE HER, dass Kitten Brown gut 200 Kilogramm wog. Sie war einen Meter siebzig groß und zwischen dreißig und vierzig, konnte sich jedoch kaum noch aus dem Lehnstuhl erheben, in dem sie ab einem gewissen Zeitpunkt auch die Nacht verbrachte. Sie erinnert sich daran, wie oft sie sich vor ihren Kindern wegen ihres Gewichts geschämt hat, aber am schlimmsten war es, als sie ins Badezimmer krabbeln musste, weil ihr das Gehen zu weh tat. Ihr linkes Bein war extrem angeschwollen und hatte sich dunkelviolett verfärbt, weshalb sie dazu gezwungen war, mit Krücken zu gehen. Sie konnte keine Damenschuhe mehr tragen – oft trug sie die ihres Vaters. Sie litt unter extremen Kopfschmerzen und Schlafstörungen. Da sie keine Krankenversicherung hatte, ging sie nur selten zum Arzt, doch als sie schließlich ihr Bein untersuchen lassen musste, wurde sie abgewiesen, und man riet ihr, erst mal abzunehmen und dann wiederzukommen. Sie konnte nicht mehr mit dem Auto fahren, da sie sich nicht mehr hinters Lenkrad zwängen konnte, was bedeutete, dass sie nicht mehr auswärts arbeiten konnte. Sie hing von ihrem bei ihr lebenden Freund ab, der die Einkäufe erledigte und ihre drei Jungen versorgte. Er hielt es nicht für erforderlich, dass sie abnahm, und in den Lebensmitteln, die er kaufte – die meisten kalorienreich und industriell verarbeitet waren – spiegelte sich diese Ansicht wider.

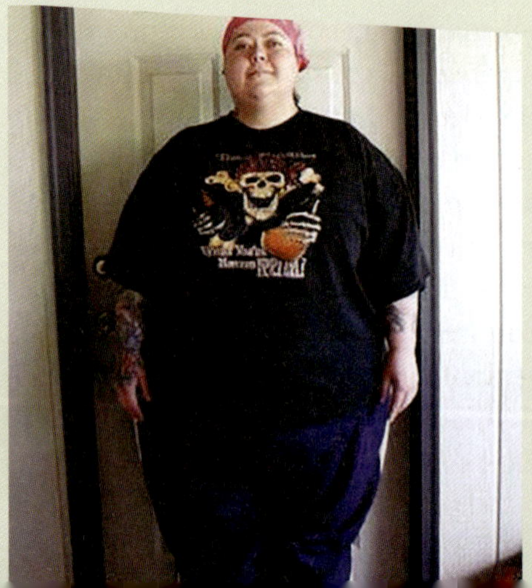

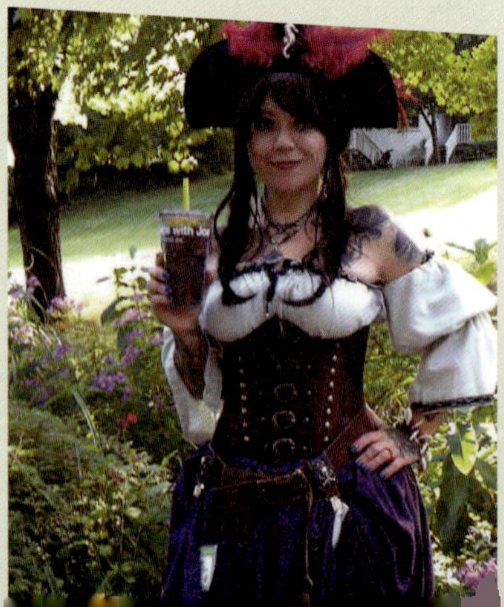

Nachdem ihr Vater die Diagnose erhalten hatte, dass er Diabetiker war, fand Kitten irgendwie die Kraft, ihren Freund zu verlassen, und zog mit ihren Jungen nach Colorado in die Nähe ihrer Eltern. Und dort sah sie zum ersten Mal *Fat, Sick and Nearly Dead*. Der Film war bei ihren Eltern, die ebenfalls beide übergewichtig waren, gut angekommen, und sie dachten, dass er auch Kitten gefallen könnte. Als sie ihn das erste Mal sah, brach sie in Tränen aus. Die Entschlossenheit und die Willenskraft, die sie auf der Leinwand sah, rührten sie und brachten sie dazu, sich zu fragen: »Warum bin ich mir selber nicht wichtig genug, um das Gleiche zu tun wie Joe?« Sie hatte es mit nahezu jeder Diät versucht, doch selbst, wenn sie es geschafft hatte, ein paar Pfunde zu verlieren, hatte sie diese anschließend immer wieder zugenommen. Sie beschloss, einen Reboot auszuprobieren.

Am Anfang war es hart, doch sie sah bald Resultate. Als sie anfing, hatte sie vor, es einfach mal ein paar Tage lang auszuprobieren, doch nach einer Woche machte sie weiter. Sie hatte auf einmal mehr Energie. Ihre Kopfschmerzen ließen nach. Sie machte weiter. Nach zwei Wochen begann ihr geschwollenes Bein dünner zu werden. Nach einem Monat war es nicht mehr verfärbt. Schließlich war es wieder ganz normal.

Während ich dieses Buch schreibe, ist Kitten runter auf 86 Kilogramm und immer noch erfolgreich dabei, weiter abzunehmen. Sie ernährt sich überwiegend vegetarisch und macht sich zweimal am Tag Säfte. Es geht ihr nicht rundum perfekt, aber sie genießt ihre neu gewonnene Klarheit und Mobilität. Sie ist glücklich und mit großer Freude Mitglied der Saft-Gemeinschaft, die ihr jede Menge Zuspruch spendet. Tatsächlich identifiziert Kitten sich so sehr mit der Gemeinschaft, dass sie unter dem Titel »Kitten the Juice Pirate« – »Kitten die Saftpiratin« – einen eigenen Blog ins Netz gestellt hat. Sie hat diesen Titel gewählt, weil sie weiß, dass Kinder Piraten lieben, was zweifellos auch einer der Gründe dafür ist, dass ihre eigenen Jungen ebenfalls angefangen haben, Säfte zu trinken. Während sie vorher mitansehen mussten, wie ihre Mutter immer dicker und kränker wurde und sich oft schämte und gedemütigt fühlte, sehen sie sie heute glücklich, mobil und schlanker werdend. Sie kann mit ihnen spielen, Freizeitparks besuchen – und sogar mit ihnen Wasserrutschbahnen hinuntersausen, was ihr vorher niemals möglich gewesen wäre. Die Jungen sind sehr wichtig für Kitten, wenn es darum geht, sie auf ihrem Weg zu unterstützen, und helfen ihr dabei, bei der Stange zu bleiben. Das Safttrinken hat das Leben der ganzen Familie komplett verändert.

Kittens Geschichte ist eine von diversen Erfolgsgeschichten, die Sie in diesem Buch finden werden. Ich hoffe, ihre Geschichte und die anderen, die Sie noch lesen werden, inspirieren Sie genauso, wie sie mich inspiriert haben. Für weitere Informationen lesen Sie die anderen Erfolgsgeschichten auf unserer Webseite www.rebootwithjoe.com (nur Englisch).

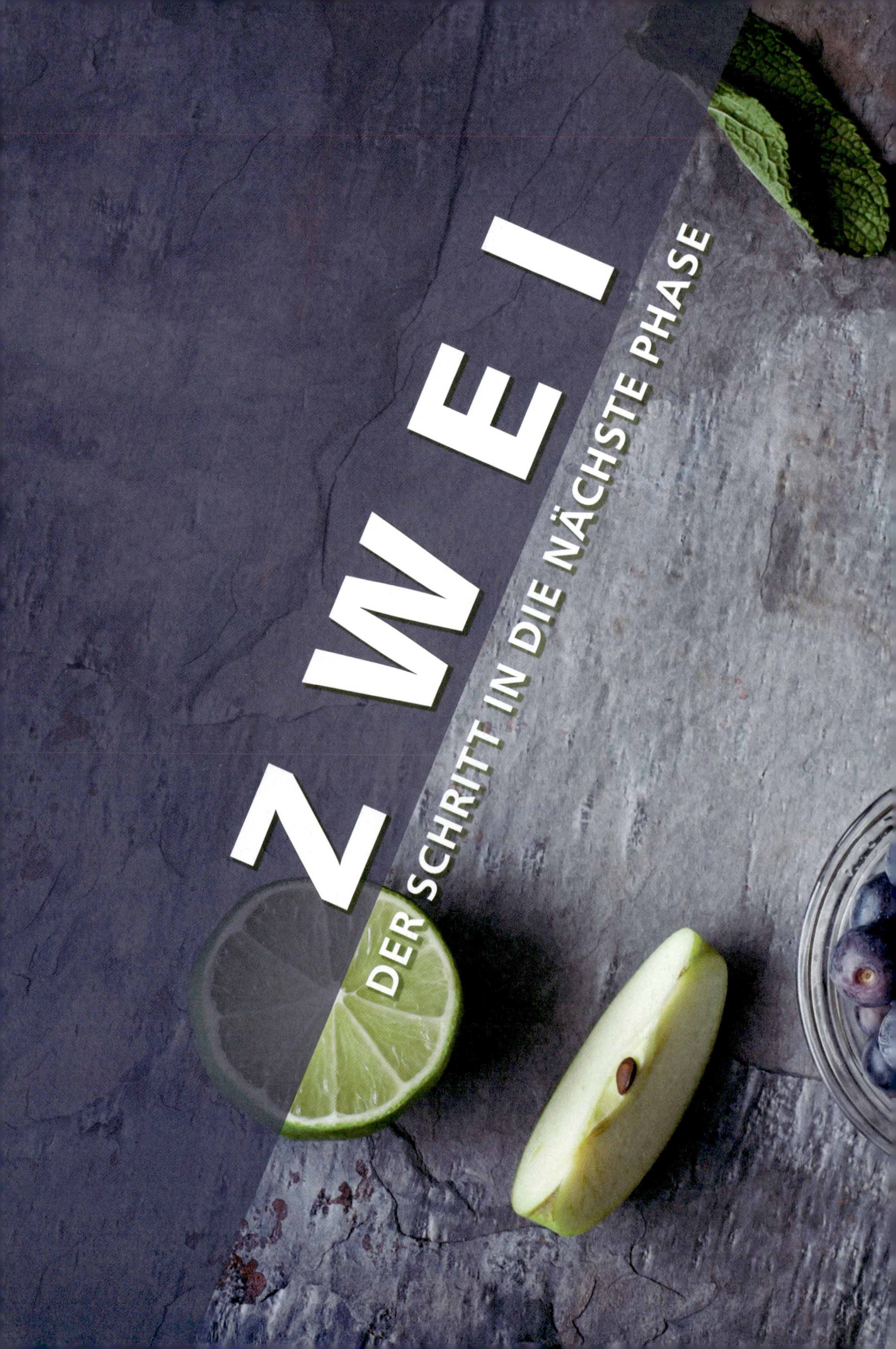
ZWEI
DER SCHRITT IN DIE NÄCHSTE PHASE

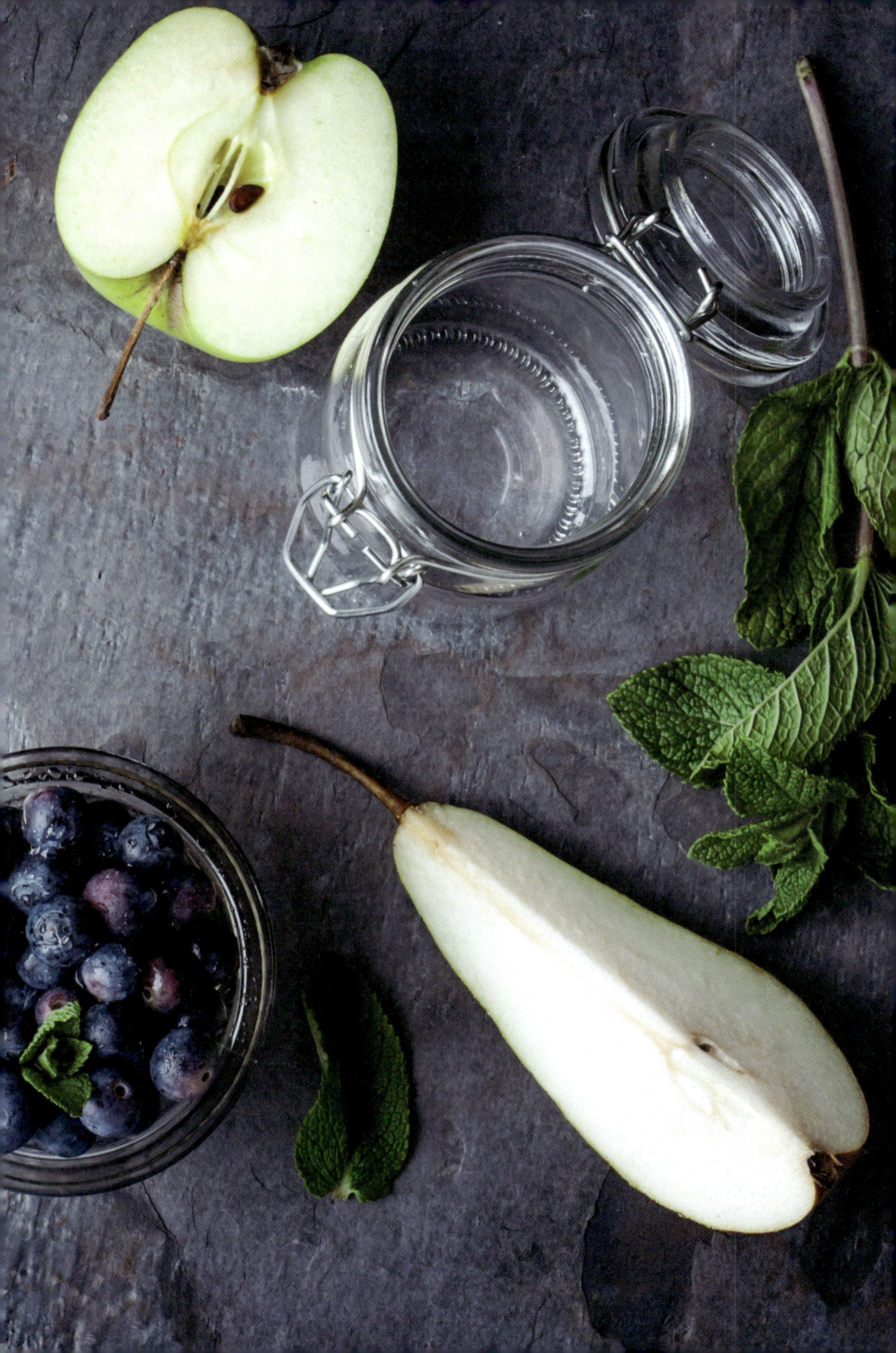

NACHDEM SIE JETZT ANGESTACHELT SIND, gilt es nun, Sie mental vorzubereiten, damit Sie bereit sind, sich auf eine großartige Erfahrung einzulassen und ihr Leben zu rebooten!

Zuerst ein Wort über »Willenskraft«. Das ist ein Begriff, den die Leute im Zusammenhang mit Diäten ständig im Mund führen – und mit dem sie jenen in uns wohnenden Polizisten meinen, der unseren kriminellen Drang, uns übermäßiger Schlemmerei hinzugeben, in Schach hält. Wir denken, wenn wir übermenschliche Willenskräfte haben, können wir jede Art von Entbehrung durchstehen. Wenn wir hingegen rückfällig werden und unseren Vorsatz brechen, halten wir uns für schwach und reden uns ein, keine Willenskraft zu haben. Aber hier ist eine Blitzmeldung: *Willensstärke ist keine Charaktereigenschaft*, sondern etwas, das mit Vertrauen zu tun hat. Dr. Russel Kennedy zufolge, einem von mir geschätzten Experten, dessen Wissen zu meinem Verständnis der Dinge beigetragen hat, müssen wir uns Willenskraft wie einen Muskel vorstellen, wie etwas, das trainiert und ernährt werden muss und Ruhepausen braucht. Um Ihre Willenskraft aufzubauen wie einen kräftigen Muskel, der in der Lage ist, schwere Lasten zu heben, bedarf es ausdauernden Trainings, und zwar keines Trainings für einen Sprint, sondern für einen Ultra-Marathon. Wenn Sie also einer Versuchung erliegen, reden Sie sich nicht ein: »Das liegt daran, dass ich keine Willenskraft habe.« Wenn Sie so denken, werden Sie nie das Vertrauen haben, das Sie benötigen, um sich einer Herausforderung zu stellen und bei der Stange zu bleiben. Ignorieren wir diese Stimme, die uns sagt »Das kann ich nicht«, denn in der Schlacht Sie gegen Oreo bekommen Sie immer wieder eine neue Chance, und wenn Sie dafür trainieren, können und werden Sie diese Schlacht gewinnen.

Hier ist also eine Ihrer Aufgaben, wenn Sie rebooten: Bauen Sie Ihre Willenskraft auf. Trainieren Sie sie, indem Sie sie einsetzen, stärken Sie sie mit Schlaf und richtiger Ernährung. Wenn wir müde oder hungrig werden, lässt unsere Willenskraft nach. Wenn Sie mit Hunger einkaufen gehen, werden

Sie nicht nur dringend etwas essen wollen, Sie werden wahrscheinlich auch nicht die Willenskraft haben, die Sie benötigen, um einen Apfel einem Schokoriegel vorzuziehen. Nachdem Sie diesen Schokoriegel verspeist haben, wird Ihr Körper noch weniger mit Nährstoffen versorgt und Ihre Willenskraft noch schwächer sein. Wie stoppen Sie diese Abwärtsspirale? Indem Sie Ihre Willenskraft dadurch trainieren, dass Sie sich selbst erlauben, sich für jede kleine positive Veränderung, die Sie hinbekommen haben, gut zu fühlen. Es sind diese kleinen Siege, die Ihr Vertrauen aufbauen werden. Wenn ich zum Beispiel morgens aufwache und ein Päckchen Oreo-Kekse zum Frühstück esse, wird es mir schwerfallen, meine Willenskraft zurückzugewinnen. Der Zug ist abgefahren, und ich habe für den Rest des Tages ein Muster vorgegeben. Wenn ich aber Haferflocken und einen Saft frühstücke, kann ich mich nicht nur gut fühlen, weil ich mich für etwas Gesundes entschieden habe, sondern ich habe meine Willenskraft genauso genährt wie meinen Körper.

Es ist natürlich wichtig, richtig zu trainieren, sonst kann es passieren, dass Sie Ihr Vertrauen und Ihre Willenskraft schwächen, anstatt sie zu stärken. Wenn Sie sich zum Beispiel zu viel vornehmen und sich zu hohe Ziele stecken, die Sie letzten Endes nicht erfüllen können, wird dies Ihr Vertrauen und Ihr Selbstwertgefühl schwächen, und Sie werden anfangen an Ihrer Fähigkeit zu zweifeln, überhaupt *irgendetwas* hinzubekommen. Halten Sie sich, wenn Sie etwas nicht schaffen, vor Augen, dass Sie unweigerlich Rückschläge erleiden *werden* und Ihr Endziel vielleicht nicht gleich beim ersten Mal auf direktem Weg erreichen, aber lassen Sie nicht zu, dass dies Ihr Vertrauen schwächt. Wenn Sie einen Marathon laufen und bei Kilometer 37 aufgeben müssen, werden Sie doch nicht sagen »Ich habe kein Laufvermögen«, oder? Sie werden zu der Einsicht gelangen, dass Ihr Laufvermögen in dem gegebenen Moment nicht ausreichte, um das gesetzte Ziel zu erreichen, aber dass Sie nah dran waren. Und alle anderen werden von Ihrem Laufvermögen wahrscheinlich beeindruckt sein und nicht auf die Idee kommen, Sie eine lahme Ente zu nennen. Mit ein bisschen mehr Training werden Sie es schaffen die ganzen 42,195 Kilometer zu laufen.

Ich behaupte, dass Sie sich, wenn Sie sich selber als nicht gut, schwach und desolat bezeichnen, für Dinge entscheiden werden, die diesen Etiketten gerecht werden und ihnen zusätzliche Nahrung verleihen. Beginnen Sie also damit, Ihre Willenskraft zu stärken, um die Stimme, die Ihnen solche Dinge einredet, zum Schweigen zu bringen, und setzen Sie sich selbst auf Erfolgskurs. Denken Sie daran, dass kleine Veränderungen (sowohl positive als auch negative) im Laufe der Zeit Großes bewirken können.

Welche Rolle spielen Emotionen?

Während meiner Reise, auf die mein Reboot mich geführt hat, sind mir Zehntausende von Menschen begegnet, die wie ich mit Ernährungsproblemen zu kämpfen haben. Bei den meisten von ihnen war das übermäßige Essen – wie bei mir – nicht einfach nur darauf zurückzuführen, dass sie Hunger hatten. Es gibt eine emotionale, bis in die Kindheit zurückreichende Komponente, die mit dem Essverhalten zu tun hat und auch beeinflusst, wie man sich insgesamt in seiner Haut fühlt. Aber es ist wichtig zu verstehen, dass es auch etwas damit zu tun hat, wie unsere Gehirne vernetzt sind.

Dr. Russell Kennedys Ausführungen darüber, wie Emotionen und Essverhalten sich gegenseitig beeinflussen, haben mir wirklich die Augen geöffnet. Seine erste These lautet, dass Menschen nicht nur essen, um ihre Körper mit Brennstoff zu versorgen. Die Sache ist komplizierter. Wir sind soziale Wesen, und zu essen ist ein zentraler Bestandteil dieser sozialen Komponente. Als Babys haben wir geweint, wenn wir Hunger hatten, aber auch, wenn wir müde waren oder uns alleine gefühlt haben. Um uns zu beruhigen, hat man uns die Brust gegeben, und dadurch haben wir gelernt, dass Ernährung auch eine emotionale, psychologische und physische Bedeutung haben kann.

In seinen Vorträgen greift Dr. Kennedy auf das Triune-Brain-Konzept zurück, um zu beschreiben, wie unsere Gehirne Hunger wahrnehmen. Dieses von dem US-amerikanischen Arzt und Hirnforscher Paul D. MacLean entwickelte Konzept sieht das Gehirn durch die Brille der Evolutionsgeschichte, was es möglich macht, es mit den Hirnen unserer fernen Cousins auf dem Stammbaum des Lebens zu vergleichen.

1. Der »niedrigste« Teil unseres Gehirns ähnelt in seiner Struktur und seinen Funktionen dem Gehirn von Reptilien. Tiere mit einem Reptiliengehirn wie Alligatoren essen nur, weil sie essen müssen; es geht dabei einzig und allein um physiologische Bedürfnisse. Ihr Gehirn sagt ihnen, dass sie Nahrung brauchen, und sie tun, was erforderlich ist, um dieses Bedürfnis zu stillen. Punkt. Zu essen hat keinerlei Bedeutung und nichts mit Genuss zu tun, es basiert nicht auf einer Belohnung, und Tiere mit Reptiliengehirnen essen in der Regel allein.

2. Der mittlere Teil unseres Gehirns, der bei Säugetieren zu finden ist, ist für Emotionen, Belohnungen, Zusammenhänge und Erinnerungen zuständig. Wenn dieser Teil vorhanden ist, erhält unsere Nahrungsaufnahme eine soziale Komponente und eine, die etwas mit Belohnung zu tun hat. Nehmen Sie zum Beispiel Hunde: Der Hundekuchen, den sie bekommen, wenn sie ein Kunststück vollführen, hat nichts damit zu tun, dass sie

hungrig sind und Nahrung brauchen, sondern sie erhalten ihn als Belohnung. Tatsächlich können Sie einen Hund auch dazu bringen, die gleichen Kunststücke zu vollbringen, indem Sie ihn nicht mit Essen belohnen, sondern zum Beispiel mit Liebkosungen, Lob oder Aufmunterungen. Der Hunger von Menschen kann ebenfalls in Form von emotionalem Hunger daherkommen, und die Befriedigung der emotionalen Bedürfnisse kann mit einem positiven Erlebnis verbunden sein – zum Beispiel, indem man die Gesellschaft von Freunden genießt –, aber oft hat dieser Hunger auch mit anderen Abwägungen und dem Bedürfnis nach Bestätigung zu tun.

3. Der obere Teil unseres Gehirns ist in evolutionsgeschichtlicher Hinsicht der am höchsten entwickelte und nahezu ausschließlich beim Menschen zu finden. Er enthält Strukturen, die es uns ermöglichen, Dingen Sinn und Bedeutung zu geben, Urteile zu fällen, Entscheidungen zu treffen und uns an sozialen und kulturellen Ritualen zu beteiligen. Dieser Teil des Gehirns beherbergt auch das Zentrum unserer geistigen Fähigkeiten und die Willenskraft. Was die Frage angeht, warum Menschen essen, können wir nun also noch einen weiteren Grund hinzufügen – Bedeutung. Wenn uns zum Beispiel der Duft von frisch gebackenem Blaubeerkuchen in die Nase steigt, erinnert uns der Geruch vielleicht an den Kuchen, den unsere Großmutter uns immer gebacken hat, als wir klein waren. Und wenn wir uns bei unserer Großmutter geborgen und von ihr geliebt gefühlt haben, bekommt der Blaubeerkuchen eine neue Bedeutung für uns. Er ist dann nicht mehr einfach nur ein Dessert, das man verspeisen kann – er steht für Akzeptanz, Sicherheit, Zugehörigkeit und Familie.

Was bedeutet all das also für diejenigen von uns, die allein durch Willenskraft und selbst auferlegten Zwang versuchen aufzuhören, zu viel zu essen? Einfach ausgedrückt, ist es eine Taktik, die zum Scheitern verurteilt ist. Die Bedeutung, die der obere Teil unseres Gehirns mit Essen assoziiert, kann die Botschaft, die ein anderer Teil des Gehirns aussendet – »du hast keinen Hunger« – mühelos übertrumpfen. Sie wollen vielleicht abnehmen und auf den Teil ihres Gehirns hören, der sagt »keinen Kuchen«, aber ein anderer Teil des Gehirns sagt: »Dieses Stück Kuchen zu essen, wird dir das Gefühl vermitteln, geliebt zu werden«. Der Prozess, der zu der Entscheidung führt, ob wir das Stück Kuchen essen oder nicht, ist kompliziert, und es einfach mit »gut« oder »schlecht« zu etikettieren, hilft uns nicht viel weiter. Wir müssen Möglichkeiten finden, mit deren Hilfe wir genau diese Gefühle von Zufriedenheit und Befriedigung dadurch verspüren, dass wir innerhalb der Grenzen bleiben, die wir uns selber gesetzt haben. Und das ist genau der Grund, weshalb ein Reboot meiner Meinung nach funktioniert. Wenn Sie ein paar Tage durchgestanden haben und sehen, dass Sie abnehmen und sich gesünder fühlen, beginnen Sie, Vertrauen zu fassen, stolz auf sich zu sein und Befriedigung zu empfinden. Und Obst und Gemüse erhalten für Sie eine neue Bedeutung.

Es ist in meiner kulturellen DNA

Schätzungen zufolge besteht jeder menschliche Körper aus mehr als drei Billionen Zellen. Das ist das fantastische Wunder, das Sie ausmacht. In jeder dieser Zellen gibt es das sogenannte Mitochondrium, und darin wiederum befindet sich Ihre DNA. Einfach ausgedrückt ist es Ihr Bauplan. Und wo kommt dieser Bauplan her? Von Ihren Eltern und deren Eltern und so weiter zurück durch die Generationen Ihrer Vorfahren. Tatsächlich beruht dieser Bauplan auf den 10.000 genetischen Austauschen, zu denen es gekommen ist, seitdem der Homo sapiens existiert.

Das ist Wissenschaft. Menschen haben Nobelpreise dafür gewonnen, diese Erkenntnisse herausgearbeitet zu haben. Auch wenn ich nicht erwarte, für die Theorie, die ich Ihnen jetzt unterbreite, einen Preis zu gewinnen, behaupte ich, dass uns allen noch ein weiterer Typ von DNA innewohnt, etwas, das ich »kulturelle DNA« nenne. Was bedeutet das? Es bedeutet, dass alle Interaktionen, an denen wir im Laufe unseres Lebens beteiligt waren, und alle Orte, an denen wir gewesen sind, eine immense Auswirkung auf unsere Gewohnheiten und darauf haben, wie wir die Welt sehen. Ich habe zum Beispiel zuvor erwähnt, dass ich als Kind oft gehänselt wurde. Ich hatte sehr wenige Freunde, aber ich hatte einen, der immer da war, sieben Tage die Woche, rund um die Uhr – einen Freund, der mich nie im Stich gelassen hat. Dieser Freund war ein Freund namens Zucker. Selbst heute noch sagt mir meine kulturelle DNA, die Teil meines Bauplans ist, der mein Verhalten bestimmt: »Bist du alleine, gestresst oder aufgebracht? Dann lass uns diesen Freund um Hilfe bitten. Nehmen wir ein bisschen Zucker zu uns.« Allein das Wissen um diese Schwäche ist ein wirksames Instrument, das mir dabei hilft, Wege zu finden, damit umzugehen.

Selbsterkenntnis ist eine wesentliche Voraussetzung, wenn wir unsere Art und Weise, in der wir auf bestimmte Speisen reagieren, ändern wollen. Wenn Sie beschlossen haben, dass Sie Ihr Essverhalten ändern wollen und sich dessen bewusst geworden sind, welche Rolle Essen in Ihrem Leben gespielt hat – wie bereiten Sie sich emotional auf die Reise vor, auf die der Reboot Sie führen wird? Ich empfehle drei Schritte:

- Seien Sie ehrlich.
- Blenden Sie alles Negative aus.
- Bleiben Sie diesmal standhaft.

Im Folgenden werde ich auf jeden Punkt im Einzelnen eingehen.

Seien Sie ehrlich

In der Vergangenheit war ich sehr oft nicht ehrlich zu mir. Ich wusste, dass ich mein Essverhalten ändern musste, aber ich habe immer nach Schnelltherapien und nach Möglichkeiten gesucht, die es mir gestatteten, den bequemsten Weg zu nehmen. Ich habe die Augen vor der Wahrheit verschlossen. Wenn ich in der Öffentlichkeit gegessen habe, habe ich mir nur eine Vorspeise und ein Hauptgericht bestellt, aber anschließend, wenn ich allein war, habe ich mir noch zwei Pizzas kommen lassen. An Sonntagnachmittagen hockte ich herum, schlürfte Softdrinks, stopfte ganze Packungen Cookies, Kuchen und komplette Großpackungen Eis in mich hinein – locker 3000 Kalorien auf einen Schlag. Die Abende waren ausgedehnte Zucker-, Fett- und Salz-Orgien, und Sie können sich vorstellen, wie sich das auf meinen Schlaf ausgewirkt hat.

Nun liegt es an Ihnen zu entscheiden, aus welchen Nahrungsmitteln Sie Ihre Energie beziehen wollen. Wenn Sie bereits gewaltige Mengen an pflanzenbasierter Nahrung zu sich nehmen, nicht krank werden und in Bestform sind, brauchen Sie dieses Buch nicht. Andernfalls ist ein Besuch im Spiegelkabinett, in dem Sie sich selbst eingehend prüfend betrachten können, ein guter Ort, um mit der Reise zu beginnen. Wenn wir uns ändern wollen, besteht der erste Schritt darin, ehrlich zu uns selbst zu sein. Dies zu verstehen ist ungeheuer wichtig, weil ein Reboot eine persönliche Reise ist.

Blenden Sie alles Negative aus

Wir gehen so hart mit uns selbst ins Gericht, insbesondere, wenn es darum geht, wie wir aussehen. Ich habe keine harten Fakten, um diese These zu stützen, aber ich vertrete die Theorie, dass in der westlichen Welt mindestens jede und jeder zweite über Vierzigjährige nach der morgendlichen Dusche vor dem Spiegel steht und sich voller Abscheu fragt: »Was ist bloß mit dir passiert?«

Wir können uns selbst unser schlimmster Feind sein. Wir stehen auf, ziehen uns an und denken dabei die ganze Zeit an die endlosen Aufgaben, die wir an dem vor uns liegenden Tag zu bewältigen haben, und wie anstrengend es sein wird, alles zu schaffen. Bevor der Tag auch nur begonnen hat, glauben wir, dass er furchtbar werden wird. Wenn Sie den Tag damit beginnen daran zu denken, dass es ein schlechter Tag werden wird, wird er auch genauso werden – das ist jedenfalls meine Meinung. Wie ändern wir also dieses Selbstgespräch, das in unserem Kopf stattfindet, und beginnen den Tag damit, uns vorzustellen, dass er großartig werden wird?

Eines der ersten Dinge, die ich an mir merke, wenn ich mich gesund ernähre – und die mir auch bei anderen Rebootern auffallen – ist, dass man automatisch ein besseres Lebensgefühl hat, wenn man dazu übergeht, seinem Körper den richtigen Brennstoff zuzuführen. Wenn Sie schon dehydriert, erschöpft oder mit einem Kater aufwachen, fällt es Ihnen sehr viel schwerer, aus dem Bett zu springen und sich auf den vor Ihnen liegenden Tag zu freuen. Die Kraft des Positiven kann als Katalysator für einen selbst wirken und sich darauf ausweiten, wie Sie andere Menschen und die Welt sehen und Ihre Perspektive von Tag zu Tag und von Moment zu Moment verändern.

Es ist auch wichtig, nicht nur in Betracht zu ziehen, wie Sie sich selber sehen, sondern auch, wie Sie andere Menschen sehen und beurteilen. Menschen, die andere barsch kritisieren, sind häufig mit sich selbst unzufrieden. Ich habe gemerkt, dass ich, nachdem ich beschlossen hatte, in meinem Leben ein paar größere Veränderungen vorzunehmen, nicht nur mir selber gegenüber nachsichtiger geworden bin, sondern auch anderen Menschen mit mehr Mitgefühl begegne. Ich habe mich selber immer als jemanden gesehen, der fett ist, und die anderen waren für mich entweder ebenfalls fett oder eben nicht. Heute sehe ich keine fetten Menschen mehr. Ich sehe nur noch eine Menge Menschen herumgehen, die überschüssige Energie in ihren Körpern eingelagert haben. Fett ist nichts anderes als überschüssige Energie, die eingelagert wurde und darauf wartet verwendet zu werden. Jetzt ist es an der Zeit, sie zu verwenden.

Bleiben Sie diesmal standhaft

Als ich die Reise angetreten habe, auf die mein Reboot mich geführt hat, musste ich mich fragen: »Warum wird es diesmal anders sein als bei all meinen anderen Versuchen, mich zu ändern?« Doch irgendetwas in mir hat gesagt: »Joe, diesmal heißt es: Jetzt oder nie.«

Bis dahin hatte sich meine Beziehung zum Essen dem natürlichen Genesungsprozess von Mutter Natur immer wieder in den Weg geschoben. Ich hatte sogar den Versuch unternommen, Millie Katter, eine der besten auf gesunde Ernährung spezialisierten Köchinnen Sydneys, zu engagieren, die mir helfen sollte, bei der Stange zu bleiben. Sie kam jeden Tag und bereitete mir ein köstliches, gesundes Mittagessen zu. Millie die Verantwortung für meine Küche zu übertragen war ein brillanter Schachzug, bis ich anfing, hinter ihrem Rücken heimlich zu sündigen. Zum Mittag aß ich, was sie mir zubereitet hatte, aber abends ging ich aus und gab mich dekadenten Schlemmereien hin, auch wenn ich ihr das wohlweislich verschwieg.

Und das war nur ein Beispiel dafür, wie ich versuchte, so zu tun, als ob ich es schaffen würde. Manchmal schlemmte und soff ich drei Monate lang und gab mich der hemmungslosen Völlerei hin, um mich anschließend in einen Spa einzubuchen und das ganze Spiel danach wieder von vorne zu beginnen oder einen anderen Weg zu finden, um der Wahrheit, was mein Dasein anging, aus dem Weg zu gehen.

Als ich mich schließlich selbst verpflichtete, den Reboot durchzuführen, musste ich mir sagen, dass ich diesmal gewissenhaft dabeibleiben würde. Dass der Mensch, den ich reinlegen würde, wenn ich nicht standhaft bliebe, ich selber sein würde.

Sie können nicht scheitern

Ich liebe das Scheitern. Es ist gut zu scheitern. Zu scheitern bedeutet, dass man es versucht hat. Ich behaupte, dass viele von uns Dinge nicht ausprobieren, weil sie Angst davor haben zu scheitern. Meiner Meinung nach ist das Leben danach zu bemessen, welche Risiken man eingegangen ist und welche Belohnungen man erhalten hat. Ich glaube, wenn Sie mit Menschen reden, die auf dem Sterbebett liegen, werden sie sich nicht wünschen, mehr Zeit im Büro oder auf dem Golfplatz verbracht zu haben. Ich denke, Sie werden vielmehr feststellen, dass sie sich wünschen, mehr Risiken eingegangen zu sein. Von den erfolgreichsten Menschen, die mir begegnet sind, hatten die meisten mehr Misserfolge als Erfolge auf dem Konto. Wenn Sie also nervös sind oder befürchten, bei Ihrem Reboot zu scheitern, denken Sie noch mal darüber nach. Wenn Sie sich also auf einen Reboot einlassen und es am ersten Tag nur bis zum Abendessen schaffen, bevor Sie zusammenbrechen und aufgeben, schlage ich vor, dass Sie sich ansehen, was Sie gelernt haben und anders machen könnten, und es noch einmal versuchen.

Aber hier ist ein Geheimnis. Es ist wirklich schwer, bei einem Reboot zu scheitern. Oft legen die Leute mit der Absicht los, einen 30-, 15- oder 10-Tage-Reboot durchzuführen, und am fünften Tag brechen sie vorzeitig ab und haben das Gefühl, gescheitert zu sein. Halten Sie mal einen Moment inne. Warum ist das ein Scheitern? Diese Menschen haben ihr System gerade fünf Tage lang mit Nährstoffen geflutet. Ich kann darin kein Scheitern erkennen. Wenn Sie es so sehen, gehen Sie viel zu hart mit sich ins Gericht. Aber egal, weil ich eine Typ-A-Persönlichkeit habe, habe ich verstanden – mir ist klar, was hinter einer solchen Denkweise steckt. Sie haben sich vorgenommen, 10 Tage lang durchzuhalten, Sie haben fünf Tage geschafft und das Gefühl, ihr Ziel verfehlt zu haben. Einigen wir uns darauf, das Ganze im positiven Licht zu sehen.

Wenn Sie sich während Ihres Reboots einen Ausrutscher erlauben und etwas essen oder trinken, das in dem Programm eigentlich nicht vorgesehen war, heißt das nicht, dass Sie das Handtuch werfen und aufgeben müssen. Wenn Sie Ihrem Körper das Geschenk gemacht haben, ihn einen ganzen Tag oder eine ganze Woche lang mit Nährstoffen zu fluten, sollten Sie ziemlich stolz auf sich sein, selbst wenn es ein Stück Pizza geschafft haben sollte, sich auf Ihren Speiseplan zu schmuggeln. Und vielleicht hat dieses Stück Pizza Ihnen gar nicht so gut geschmeckt, wie Sie erwartet haben, weil Ihre Geschmacksknospen bereits begonnen haben, sich ebenfalls neu einzustellen. Konzentrieren Sie sich nicht auf einen kleinen Fehler. Es ist eine kleine Unebenheit in der Straße und kein riesiges Schlagloch, deshalb ist es einfach, weiter den Kurs zu halten.

Viele Menschen, die bereits mehrere Tage Saftfasten hinter sich haben, fragen mich, ob sie mit dem Reboot gescheitert sind, wenn sie einen Salat gegessen haben. Die kurze Antwort auf diese Frage lautet »nein«. Sie haben sich vorgenommen, für eine bestimmte Zeit nur Obst und Gemüse zu sich zu nehmen und es auf die Weise zu tun, die für sie am besten funktioniert. Es funktioniert bei jedem anders.

Hier in unseren Reboot-Büros haben wir vor Kurzem einen gemeinsamen 7-Tage-Reboot durchgeführt, und jeder ist die Sache anders angegangen. Ameet dachte, er würde essen und trinken, hat es jedoch für einfacher befunden, nur Säfte zu sich nehmen. Kari hingegen hatte sich vorgenommen,

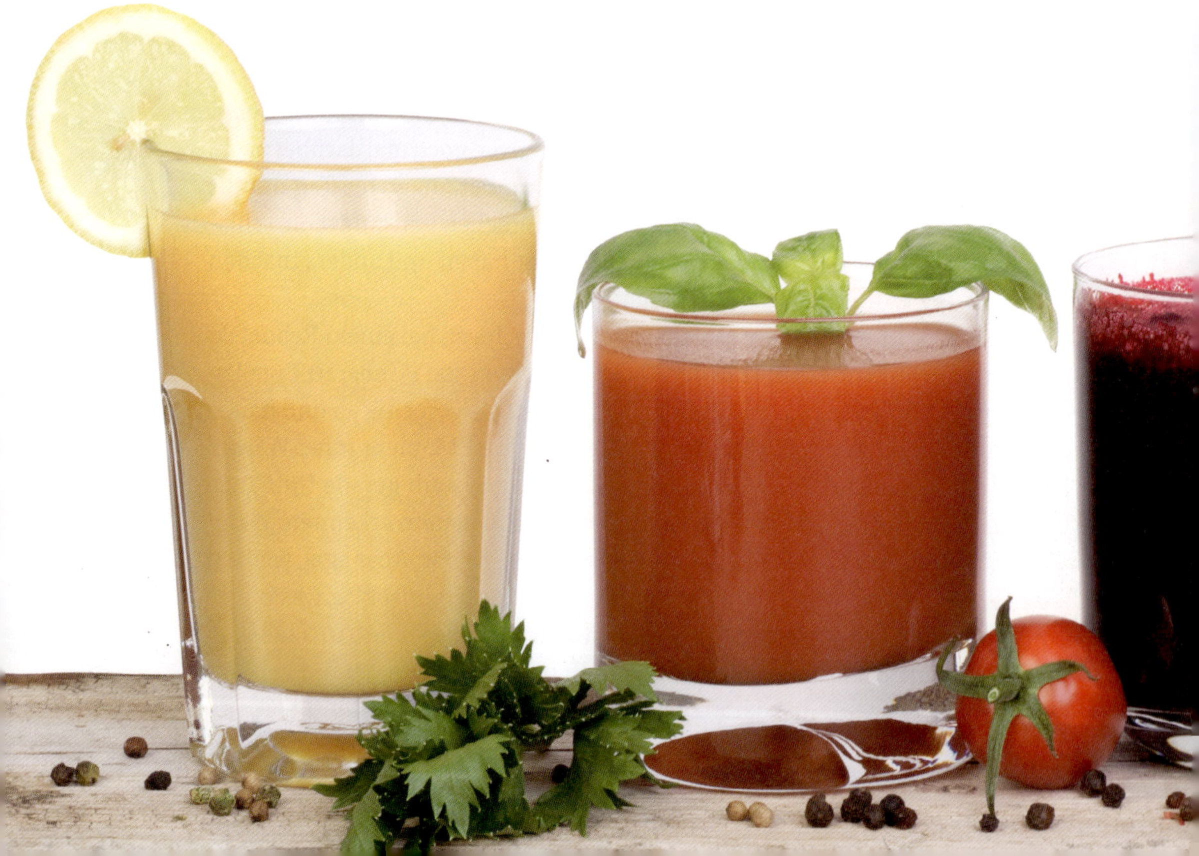

nur Säfte zu trinken, jedoch festgestellt, dass es ihr leichter fiel, tagsüber bei den Säften zu bleiben, sich abends aber mit Ihrem Mann und ihrem Sohn hinzusetzen und eine ausschließlich aus Gemüse bestehende feste Mahlzeit zu sich zu nehmen. Jamin hatte bereits eine Einladung zu einer großen gesellschaftlichen Veranstaltung angenommen, die in die Mitte ihres Reboots fiel, weshalb sie sich selbst erlaubte, einmal zu sündigen und sich auch zwei Biere zu genehmigen, doch danach hat sie umgehend mit dem Saftfasten weitergemacht. Chris war von der Idee unseres gemeinschaftlichen Reboots nicht so angetan und war nicht sicher, ob er überhaupt die ganzen sieben Tage lang mitmachen würde. Doch wie sich herausstellte, fühlte er sich nach dem sechsten Tag so gut, dass er beschloss weiterzumachen und einen kompletten 30-Tage-Reboot durchzuführen. Keiner von ihnen ist »gescheitert«. Sie haben alle deutlich mehr Obst und Gemüse zu sich genommen, und jeder von ihnen hat abgenommen und sich besser gefühlt. Obwohl sie das Ganze in unterschiedlicher Weise angegangen sind, waren sie alle erfolgreich.

Sie können bei einem Reboot nicht scheitern, lassen Sie also nicht zu, dass die Angst vor einem möglichen Scheitern sich Ihnen bei Ihrem Versuch, gesünder zu leben, in den Weg stellt. Gehen Sie nicht mehr so hart mit sich ins Gericht. Gönnen Sie sich selbst etwas Gutes, und konzentrieren Sie sich darauf, das zu tun, was erforderlich ist, damit es Ihnen besser geht.

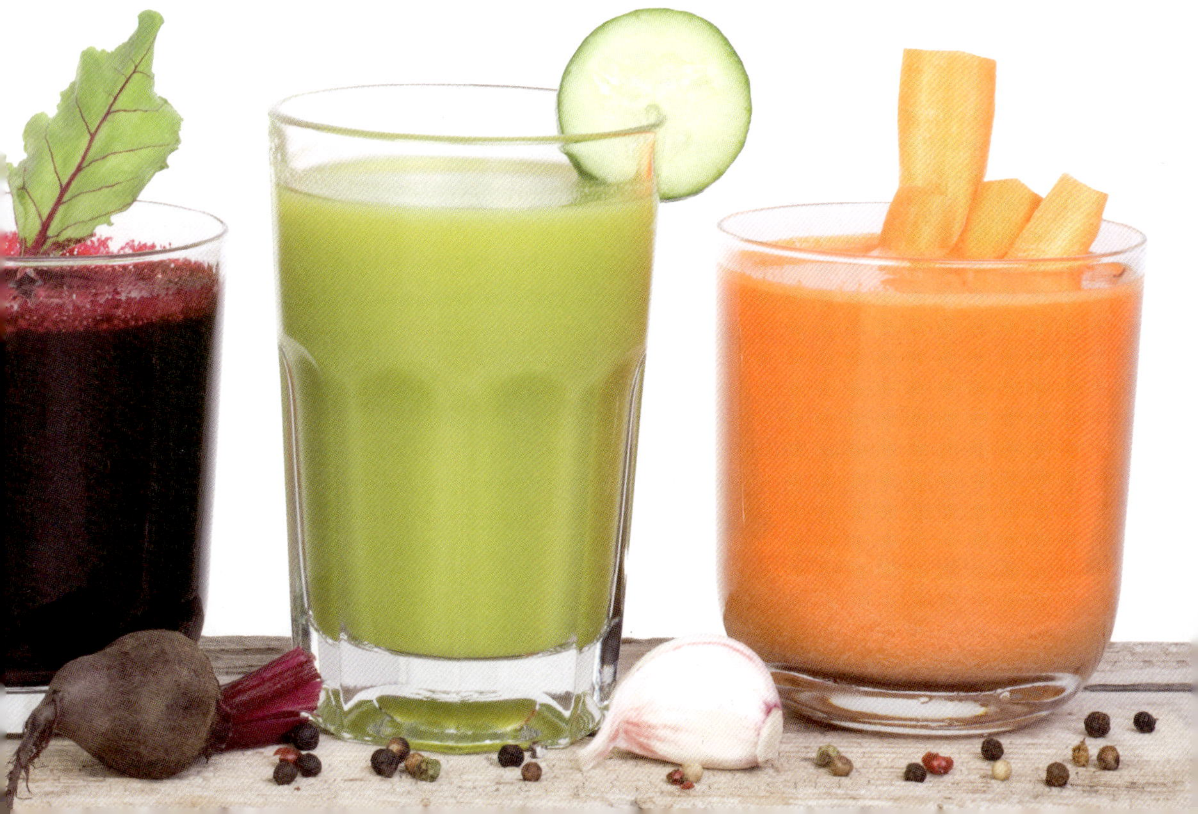

ERFOLGS-GESCHICHTE

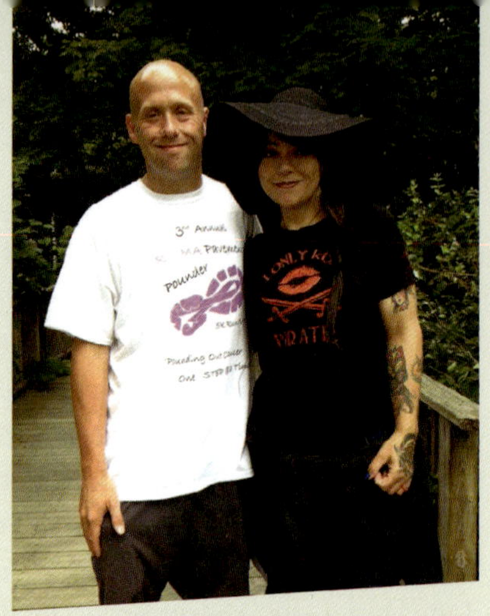

BRIAN ROBERTSON ist 34 Jahre alt und einen Meter zweiundsiebzig groß. Als er sein Höchstgewicht hatte, wog er 158 Kilogramm. Während der meisten Zeit seines Erwachsenendaseins litt er unter den Folgen multipler Sklerose (MS), auch wenn er die Diagnose erst im Jahr 2002 erhielt. MS ist eine den Körper schwächende fortschreitend verlaufende Autoimmunkrankheit, bei der T-Zellen, die eigentlich körperfremde Eindringlinge attackieren sollen, vom Gehirn eine falsche Botschaft erhalten und stattdessen das Nervensystem angreifen, was zu Entzündungen führt, die die Nerven schädigen. Bisher kennt man keine Möglichkeit, diese Krankheit zu heilen, aber Ärzte verschreiben Prednison, um die Symptome in den Griff zu bekommen – dieselben Steroide, die mir zur Behandlung meiner Nesselsucht verschrieben worden waren. Als Brian seine Diagnose erhielt, wog er gut 114 Kilogramm, doch das Prednison führte dazu, dass er rasch zunahm. Das machte ihm das Leben noch schwerer, da er bereits unter hohem Blutdruck litt und die Symptome seiner MS-Erkrankung ihn oft dazu zwangen, einen Rollstuhl zu benutzen. Als Vater von drei Kindern fragte er sich: »Wie kann ich ein guter Vater sein, wenn ich nicht arbeiten kann, mich oft nicht richtig fortbewegen kann und so krank bin?« Den Tiefpunkt erlebte er im Jahr 2005, als er mit seiner Familie einen Freizeitpark besuchte. Nachdem er 45 Minuten lang vor einer der Attraktionen in einer Schlange angestanden hatte, konnte er seinen Sohn bei der Fahrt nicht begleiten, da der Sicherheitsgurt nicht um ihn herum passte – Brian war zutiefst beschämt.

Er probierte viele Diäten aus (insbesondere erinnert er sich an eine Kohlsuppendiät, die dafür bekannt ist, Blähungen zu verursachen), und normalerweise gelang es ihm, einige Pfunde abzunehmen, die er jedoch rasch wieder zulegte. Nachdem er die Diäten komplett aufgegeben hatte, wurde er zunehmend von Depressionen befallen und fing an zu glauben, dass dies nun einmal sein Schicksal sei – dass er eben so war, wie er war und sich damit abfinden musste. Er schob es auf seine MS-Erkrankung und verbrachte den Großteil seiner Zeit damit, sich selbst zu bemitleiden.

Während dieser Zeit ernährte Brian sich überwiegend von Kohlenhydraten. Er aß kein Gemüse – und wenn doch, dann als Pizzabelag, Cheeseburgerzutat oder in Form von Pommes frites. Er stopfte jede Menge mexikanisches Essen in sich hinein und verspeiste mindestens vier Liter Eiscreme pro Woche, die er mit sechs bis acht Softdrinks am Tag hinunterspülte. Er wusste, dass er abnehmen musste, aber er hatte nicht wirklich einen Zusammenhang zwischen seiner ungesunden Ernährung und seiner schlechten gesundheitlichen Verfassung hergestellt.

Er erinnert sich genau an den Tag, an dem er *Fat, Sick and Nearly Dead* zum ersten Mal gesehen hat. Es war der 26. April 2012. Ein Freund hatte sich einen Film über Saftfasten ausgeliehen und wollte ihm den Film zeigen. Er begann, ihn sich anzusehen, hatte jedoch nach einer halben Stunde genug davon, weil er zu dem Schluss kam, dass das, was er da sah, das Verrückteste war, was er je gesehen hatte. Doch irgendetwas blieb bei ihm hängen. Schließlich nahm er sich den Film noch einmal vor, und diesmal sah er ihn vom Anfang bis zum Ende. Irgendetwas an der Szene im Cowboy Café, in der es darum geht, länger zu leben, damit wir unseren Kindern etwas über das Leben beibringen können, sprach ihn wirklich an. Und dann war da Phil Staples, dessen Geschichte die inspirierende zweite Hälfte des Films ausmacht, und mit dem Brian sich identifizierte.

Er marschierte noch am gleichen Tag ins Lebensmittelgeschäft und kaufte ein paar Dinge ein. Er besprach die Idee einer Saftfastenkur mit seinem Arzt und erhielt grünes Licht. Da er keinen Entsafter hatte, benutzte er einen Mixer. Anfangs hasste er den Geschmack der Smoothies und konnte sie kaum herunterkriegen. Während der ersten Tage hatte er entsetzliche Kopfschmerzen, doch nach vier Tagen verspürte er einen Energieschub. Er dachte: »Es funktioniert!« Er wusste nicht, was er mit all der überschüssigen Energie anfangen sollte, also fing er an, lange Spaziergänge zu machen, bis zu 32 Kilometer am Tag. Am Ende der ersten Woche hatte er sieben Kilo abgenommen. Das bestärkte ihn weiterzumachen. Er setzte die Saftkur in den folgenden zweieinhalb Monaten fort und nahm etliche weitere Kilos ab. Nach zehn Monaten, in denen er weiterhin Säfte trank und sich zudem von gesunder Kost ernährte, hatte er sein Gewicht um die Hälfte reduziert und wog nur noch 82 Kilogramm. Und dann fing er an zu joggen.

Zur Verwunderung seines Arztes und zu seinem eigenen Erstaunen sind die meisten Symptome seiner MS-Erkrankung verschwunden. Er hat nur hin und wieder leichte spastische Krämpfe und leidet nur dann unter getrübtem Sehvermögen, wenn er es mit seinem Training übertreibt. Er trinkt jeden Tag vier Liter Joes Gemeinen Grünen, isst etwa zwölf Salate pro Woche und liebt Spinat. Er lechzt förmlich nach gesunder Kost. Er joggt jeden Tag, an manchen Tagen bis zu zwanzig Kilometer. Vor seiner Umstellung hat er nicht gearbeitet – er galt als erwerbsunfähig. Inzwischen ist er wieder verheiratet und lässt sich zu einem Personal Trainer ausbilden.

DREI

VORBEREITUNG AUF EINEN REBOOT

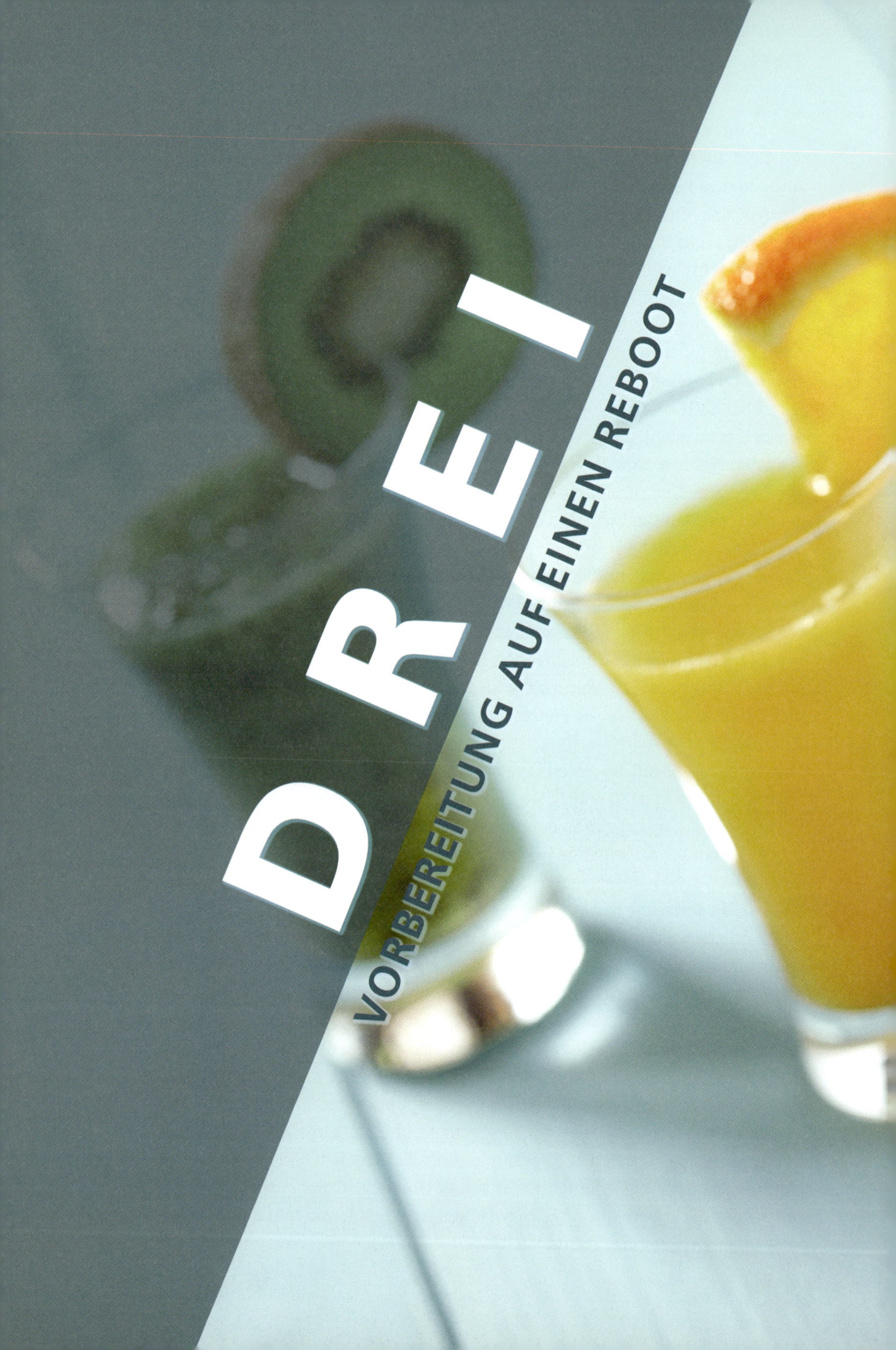

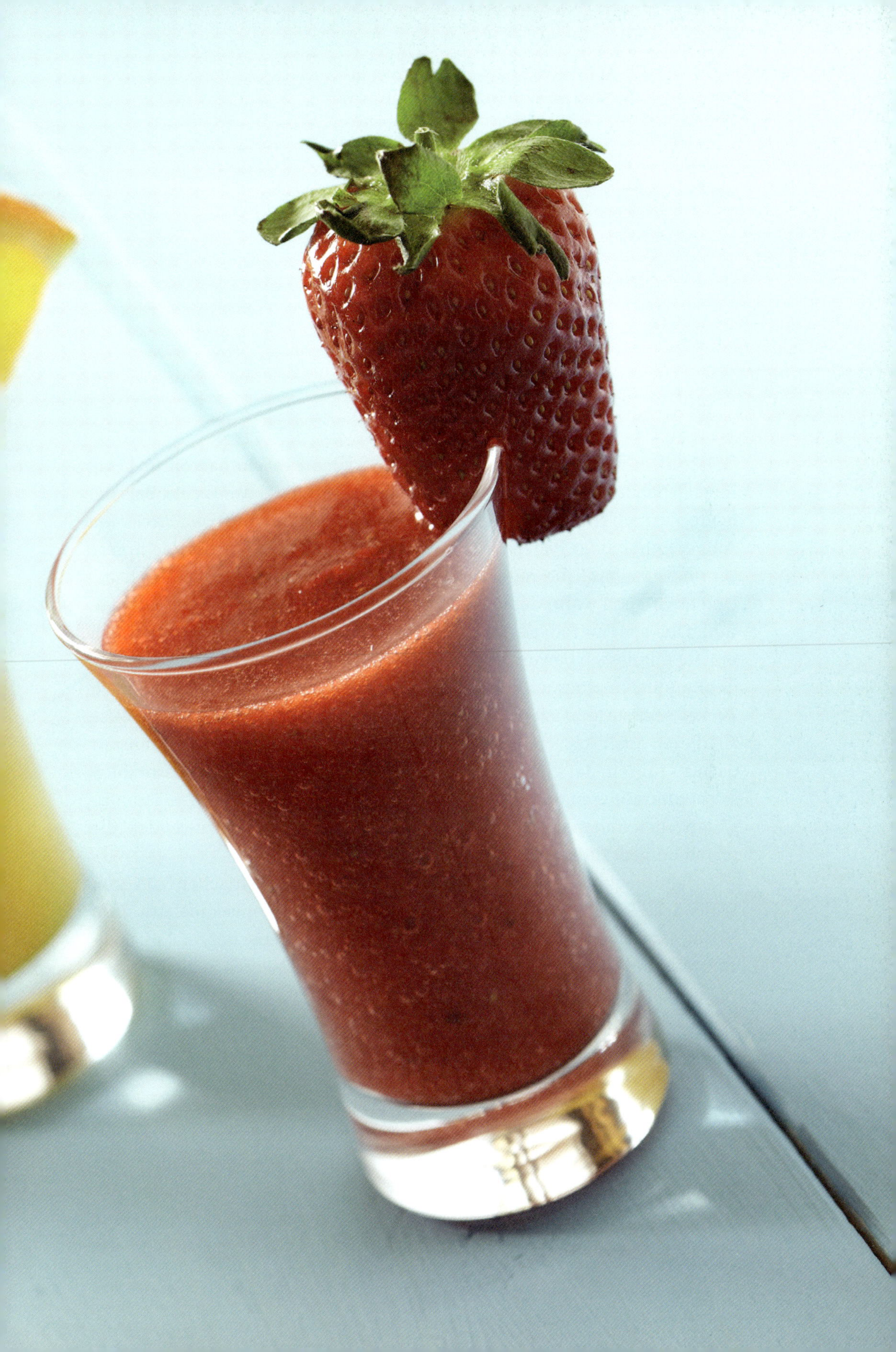

WENN SIE SO SIND WIE ICH, könnte es sein, dass Sie im Laufe Ihres Reboots eine Menge über sich selber erfahren. Ich weiß zum Beispiel heute, dass ich früher auf Stress – und zwar sowohl auf positiven Stress wie Aufgeregtheit oder Begeisterung als auch auf negativen Stress wie innere Unruhe – reagiert habe, indem ich mir zuckerhaltige Speisen zugeführt habe. Und es ist auch wahr, dass mein Urteilsvermögen, wenn ich ein Hochgefühl habe oder extrem gestresst bin, getrübt ist. Es ist ein Teufelskreis. Ich musste mir dessen bewusst werden, dass das Gefühl, gestresst zu sein, oder das Empfinden eines wirklichen Glücksgefühls in mir das Verlangen nach Zucker auslöste, und ich musste einen Weg finden, auf eine gesündere Weise auf diesen Auslöser zu reagieren, auf eine Weise, die mich beruhigte, anstatt dazu zu führen, dass ich mich noch aufgedrehter fühlte. Ich musste mich selbst umtrainieren und lernen, meinem Verlangen bei diesen Anlässen zu widerstehen und mich stattdessen einer Art von Nahrung zuzuwenden, die meine Aufgedrehtheit nicht noch beflügelt.

Heute beginne ich den Tag normalerweise mit einem frischen Saft. Zum Frühstück gibt es abwechselnd Fruchtsalat oder ein Gemüseomelette. Zum Mittag esse ich einen Salat, der Protein enthält, mal tierisches, mal pflanzliches. Nachmittags genehmige ich mir manchmal noch einen Saft oder einen veganen Smoothie. Abends esse ich »normal«. Mein Favorit ist japanisches Essen. Ich liebe mein Sushi, aber was weißen Reis angeht, versuche ich mich zurückzuhalten. Und ich esse Brot, muss jedoch sorgsam darauf achten, dass es für mich ein Leckerbissen bleibt und nicht zur Regel wird.

Es gibt Dinge, die ich seit meinem ersten Reboot vor sechs Jahren komplett gestrichen habe, unter anderem Koffein, Zigaretten, Alkohol und Softdrinks. Wenn ich dieses Buch vor zwei Jahren geschrieben hätte, hätten auch rotes Fleisch, Schweinefleisch und Hähnchenfleisch auf dieser Liste gestanden. Abgesehen von Fisch und Meeresfrüchten habe ich viereinhalb Jahre lang keine tierischen Produkte zu mir genommen, doch nach einer gewissen Zeit hatte ich das Gefühl, nicht mehr komplett darauf verzichten zu müssen. Inzwischen esse ich gerne Biofleisch, das von mit Gras gefütterten Tieren stammt – nicht jeden Tag, aber vielleicht ein- oder zweimal pro Woche.

Meine Lieblingsspeise auf dieser Welt ist Schokoladeneis. Ich habe das Zeug eimerweise in mich hineingeschaufelt. Wenn man mir gesagt hätte, dass ich in meinem Leben nie mehr Schokoladeneis zu mir nehmen können würde, wäre ich kreuzunglücklich gewesen. In Wahrheit hätte ich mir das nicht vorstellen können. Also musste ich irgendeine Art von Kompromiss finden, der berücksichtigte, was meine Ausgangsposition war und wohin ich wollte. Heute gönne ich mir etwa alle zehn Tage ein Schokoladeneis. Ich spare es mir als einen ganz besonderen Leckerbissen auf. Wenn ich bei Ihnen zum Essen eingeladen wäre, und Sie würden mir zum Nachtisch ein Stück Käsekuchen servieren, würden Sie mich nicht dazu bekommen, es zu essen, da ich meinem Körper diese Kalorien- und Zuckerration nicht zuführen würde – ich spare sie mir lieber für mein Eis auf.

Bei Harrods in London gibt es eine Eisdiele, und jedes Mal, wenn ich in England bin, schiebe ich einen Besuch in dieser Eisdiele ein. Ich gehe hin, sitze da und studiere die Eiskarte, obwohl ich sowieso weiß, was ich bestellen werde. Ich genieße es und empfinde dabei keinerlei schlechtes Gewissen. Ob ich es am liebsten jeden Tag tun würde? Tja, ich dachte schon, aber als ich vor Kurzem in Frankreich war, habe ich mir für eine Woche einen Freibrief ausgestellt und beschlossen, mir jeden Tag ein Eis zu genehmigen. Wie es mir dabei ergangen ist? Am vierten Tag ging es mir nicht so gut. Mein Kopf war wie verstopft. Ich fühlte mich lethargisch. Ich hörte nicht mehr richtig gut. Ich war spürbar nicht in Form – ich war so neben der Spur, dass ich während der verbleibenden Tage der Woche kein Eis mehr aß. Ich wollte mich nicht so fühlen, wie ich mich fühlte. Dieses Erlebnis hat mir in hohem Maße die Augen dafür geöffnet, wie empfindlich ich darauf regiere, was ich zu mir nehme.

Warum glaube ich, dass Sie wissen sollten, was ich heute esse? Einfach aus dem Grund, weil ich Ihnen zeigen möchte, dass ein Reboot eine Brücke zu einer neuen Lebensweise ist. Wenn Sie befürchten, dass Sie, wenn Sie sich auf einen Reboot einlassen, nie wieder in einem Restaurant essen, nie mehr ein Glas Wein trinken und sich nie mehr an ein paar Pommes oder einem Stück Pizza gütlich tun können, liegen Sie falsch. Auch wenn ein Reboot für sich genommen ein radikaler Schritt ist, der dazu bestimmt ist, Ihnen auf Ihrem Weg zu einer neuen Lebensweise einen Kickstart zu verpassen, *werden* Sie wieder zur Normalität zurückkehren. Aber das Erstaunliche ist, dass es eine neue Normalität ist, eine Normalität, die Sie wissen lässt, wenn Sie zu weit gegangen sind und was die beste Kost für Ihren Körper ist. Allerdings auch eine Normalität, die Ihnen Bewusstsein und ein wenig Vorsicht abverlangt. Wenn ich die Hinweise meines Körpers ignoriert und so, wie ich es mir vorgenommen hatte, einfach immer weiter Eis gegessen hätte, hätte ich diese neue Normalität verloren.

So, und jetzt lassen Sie uns loslegen ...

Wenn Sie das Prinzip verstanden haben, das hinter einem Reboot steckt, und bereit sind, sich auf diese Reise einzulassen, müssen Sie sich vorbereiten. Wie bei jedem neuen Wagnis, auf das man sich einlässt, ist Planung der Schlüssel zum Erfolg. Je besser Sie vorbereitet sind, umso besser werden Sie sich fühlen, wenn die Tage sich abspulen und bestimmte physische und emotionale Hürden zu nehmen sind. Ich habe diese Lektionen auf die harte Tour gelernt (was vor allem auf meine aus dem Stand erfolgte unglaublich schlechte Planung zurückzuführen war), und ich würde Ihnen die Unannehmlichkeiten, mit denen ich selber zu tun hatte, gerne ersparen. Hier sind also vier grundlegende Dinge, die zu beachten sind, bevor Sie mit Ihrem Reboot beginnen:

1. Vorbereitung
2. Planung
3. Gemeinschaft
4. Selbstvertrauen

Vorbereitung

Wenn Sie einen Reboot durchführen, dürfen Sie eine festgelegte Zeit lang ausschließlich pflanzenbasierte Nahrung zu sich nehmen, und der erste Schritt besteht darin, dass Sie sich sozusagen Ihre Versorgungsstationen vergegenwärtigen, sich also darüber klar werden, wo es bei Ihnen zu Hause, in Ihrem Wohnviertel und in Ihrem Arbeitsumfeld etwas zu essen gibt. Ich habe eine E-Mail von einer Frau bekommen, die mir mitteilte, dass sie ihren Reboot großartig finde, jedoch jeden Tag um fünf vor drei auf die härteste Probe gestellt werde. Um fünf vor drei? Ich war neugierig – normalerweise ist niemand in seinen Rückmeldungen jemals so exakt mit seinen Zeitangaben. Als ich weiterlas, erfuhr ich, dass sie um 14.55 Uhr immer an dem Laden vorbeifuhr, an dem sie es sich zur Gewohnheit gemacht hatte, kurz anzuhalten und sich einen Kaffee und Donuts zu kaufen, bevor sie die Kinder abholte, und zwar an jedem Tag der Woche.

Wenn Sie sich solche täglichen Essgewohnheiten bewusst machen und sich vorab damit befassen, wie Sie diese Gewohnheiten ändern können, wird Ihnen das während Ihres Reboots helfen. Fangen Sie schon damit an, mehr Obst und Gemüse zu sich zu nehmen, bevor Sie tatsächlich mit dem Reboot beginnen. Wenn Sie mit Ihren Kollegen in einem Restaurant Mittag essen, studieren Sie die Speisekarte mit den Augen eines Vegetariers. Denken Sie an Ihre Stammlokale und fragen Sie sich, ob es dort etwas Gesundes auf der Speisekarte gibt. Vielleicht kommen Sie zu dem Schluss, dass es an der Zeit ist, nach neuen Stammlokalen Ausschau zu halten. All dies erleichtert Ihnen den Weg in den Reboot – indem Sie sich die Füße nass machen, bevor Sie ins Wasser springen. Glauben Sie mir, es wird sich auszahlen.

Entscheiden Sie sich für einen Entsafter und kaufen Sie ihn. Stellen Sie ihn bei sich zu Hause auf und experimentieren Sie damit herum. Lernen Sie seine Funktionsweise kennen und beginnen Sie Ihren Morgen mit einem Saft. Mein Lieblingssaft ist immer noch mein Gemeiner Grüner (siehe Seite 149). Werden Sie sich darüber klar, welche Geschmacksnuancen und welche Zutatenkombinationen Ihnen am besten gefallen. Probieren Sie ein paar eigene Rezepte aus. Kreativ zu sein ist Teil des Vergnügens.

Fünf sehr nützliche Tipps, um sich auf einen Reboot vorzubereiten

1. Kaufen Sie sich einen guten Entsafter. Es gibt jede Menge Entsafter in allen möglichen Preislagen. Sie werden feststellen, dass einige leichter zu reinigen sind als andere. Um herauszufinden, welcher Entsafter für Sie der richtige ist, können Sie unsere »Tipps zum Kauf eines Entsafters« (siehe Seite 332 »Welcher Entsafter ist für Sie der richtige?«) konsultieren, auf der Website www.unimedica.de nachsehen oder eigene Onlinerecherchen anstellen.
2. Beginnen Sie deutlich vor dem Start Ihres Reboots damit, frischen Saft in Ihren täglichen Speiseplan einzubeziehen. Trinken Sie mindestens einmal am Tag einen Saft. Das hilft dabei, Ihre Geschmacksknospen neu einzustellen und erleichtert Ihnen die Umstellung auf eine pflanzenbasierte Kost. Wenn Sie gegen irgendwelche Lebensmittel allergisch sind oder auf bestimmte Dinge empfindlich reagieren, achten Sie darauf, eine Liste all dieser Produkte zur Hand zu haben, wenn Sie die Zutaten für Ihre Kost auswählen, und konsultieren Sie unsere Ersatzprodukte-Liste auf 261, um gegebenenfalls andere Zutaten zu finden, die Sie verwenden können.
3. Für einen Reboot, der länger als 15 Tage dauert, empfehle ich eine begleitende medizinische Kontrolle. Für weitere Informationen hinsichtlich eines Gesprächs mit Ihrem Arzt über einen Reboot siehe Seite 336.
4. Fangen Sie zwei Wochen, bevor Sie mit Ihrem Reboot loslegen, damit an, jegliches Junkfood, Produkte aus weißem Mehl, Zucker, frittierte Speisen, Fastfood, industriell verarbeitete Fleischprodukte (z. B. gekochten Schinken, Salami, Bacon, Wurst, Hotdogs und so weiter) sowie Alkohol von Ihrem Speiseplan zu streichen. Reduzieren Sie die Aufnahme all dieser

Produkte und bereichern Sie Ihre tägliche Kost durch mehr Salate, Suppen, Obst- und Gemüsesmoothies, Vollkorn, Nüsse, Samen, Nussbutter, Bohnen und Hülsenfrüchte.

5. Was auch immer Sie tun, *verhalten Sie sich nicht so wie ich vor meinem ersten Reboot*. Ich habe die Tage und Wochen davor damit zugebracht, mich für meinen Entschluss, meine Ernährung umzustellen, zu belohnen, indem ich alles in mich hineingestopft habe, wonach mir der Sinn stand. Dazu gehörte unmittelbar vor meinem offiziellen Start mit meinem Reboot eine mitternächtliche Fressorgie, während der ich mir vor dem Zubettgehen noch zwei Cheeseburger und einen Shake einverleibt habe. Das Ergebnis meiner ungezügelten Schlemmerei war, dass ich die ersten Tage meines Reboots stöhnend, ächzend und von Kopfschmerzen geplagt im Bett verbracht habe – und all das, weil ich meinen Körper nicht in der Art und Weise auf die Umstellung vorbereitet habe, wie ich es hätte tun sollen.

Planung

Legen Sie als Erstes fest, wie lange Sie rebooten wollen. Was sind Ihre Ziele? Haben Sie sich zu oft und zu weit in das Vergnügungsviertel der Stadt hineinverirrt und wollen Sie Ihre Geschmacksknospen neu einstellen und wieder auf den Pfad der Gesundheit bringen? In dem Fall ist ein 15-tägiger Reboot für Sie ideal. Befinden Sie sich in einer ähnlich extremen Situation wie ich vor meinem ersten Reboot? In dem Fall sollten Sie sich 30 Tage vornehmen. Sind Sie auf der Suche nach einer Methode, die Ihnen einen schnellen Energieschub verschafft, und wollen Sie Ihren Kaffeekonsum drosseln? In dem Fall ist ein drei- oder fünftägiger Reboot vielleicht alles, was Sie brauchen. Wenn Sie noch nie einen Reboot durchgeführt haben, sondieren Sie das Terrain mit einem 7-tägigen Reboot. Sie können den Reboot jederzeit verlängern oder einen weiteren durchführen. Zum Erreichen Ihrer Ziele können zwar verschiedene Längen geeignet sein, aber ich empfehle Ihnen, Ihren ersten Reboot auf mindestens fünf Tage anzulegen – darunter schaffen Sie es vielleicht nicht durch die Entzugsphase, nach der Sie diesen erstaunlichen Energieschub und diese Klarheit verspüren, die damit einhergehen, wenn Sie Ihren Körper mit Sonnenlicht in flüssiger Form fluten.

Jetzt, da Sie wissen, wie lange Sie rebooten wollen, sollten Sie den besten Zeitpunkt finden, um mit Ihrem Reboot zu beginnen. Legen Sie nicht einfach Hals über Kopf los. Machen Sie Ihre Hausaufgaben, entwerfen Sie einen Plan. Es ist schön und gut, sich inspiriert zu fühlen und die Gunst des Moments zu nutzen, aber wenn Sie das Ganze in organisierter Weise angehen, wird Ihnen dies dabei helfen, Ihrem Reboot so viel abzugewinnen wie nur irgend möglich. Setzen Sie sich mit Ihrem Terminplaner hin und markieren Sie ein paar Zeiträume, in denen weniger Ablenkungen auf Sie warten – Zeiträume, in denen keine Geburtstage, Hochzeiten, sonstige Feiern oder Urlaube anstehen, die die Durchführung des Projekts verkomplizieren. Versuchen Sie einen Zeitraum zu finden, in dem Sie wirklich in der Lage sind, es auszuprobieren. Wenn Sie beschließen sollten, während Ihres Reboots auf einige Ihrer üblichen geselligen Aktivitäten zu verzichten, weil die Versuchung, etwas zu essen, einfach zu groß wäre, werden Sie in dieser Phase vielleicht sehr viel mehr Zeit alleine verbringen als sonst. Anfangs werden Sie sich erschöpft fühlen und das Verlangen verspüren, sich ausruhen zu wollen, doch im weiteren Verlauf des Reboots werden Sie mehr Energie haben als vorher. Führen Sie Tagebuch, machen Sie sich Skizzen oder klopfen Sie sich einfach nur selbst dafür auf die Schulter, dass Sie diesen kühnen Schritt gegangen sind.

Vielleicht verspüren Sie während Ihres Reboots das Verlangen, sich ein wenig Zeit für sich zu nehmen und sich etwas Gutes zu tun. Wenn Sie es sich leisten können, gönnen Sie sich eine Massage. Wenn Ihr Budget knapp bemessen ist, lassen Sie sich einfache Möglichkeiten einfallen, um sich an den Abenden zu verwöhnen, zum Beispiel, indem Sie eine Stunde Meditations- oder Yogaunterricht nehmen, sich ein herrliches warmes Bad genehmigen oder sich einfach nur ein wenig Zeit für ein paar Dehn- und Streckübungen nehmen. Wenn die Sonne untergeht, neigen wir dazu, Futter für die Seele zu uns zu nehmen, versuchen Sie also, etwas anderes zu finden, um sich abzulenken – gehen Sie spazieren, fangen Sie ein neues Buch an, oder erledigen Sie Arbeit, die Sie schon seit Längerem vor sich herschieben. Ein Reboot ist eine sehr gute Gelegenheit, um im Kopf ein neues Projekt anzugehen, denn

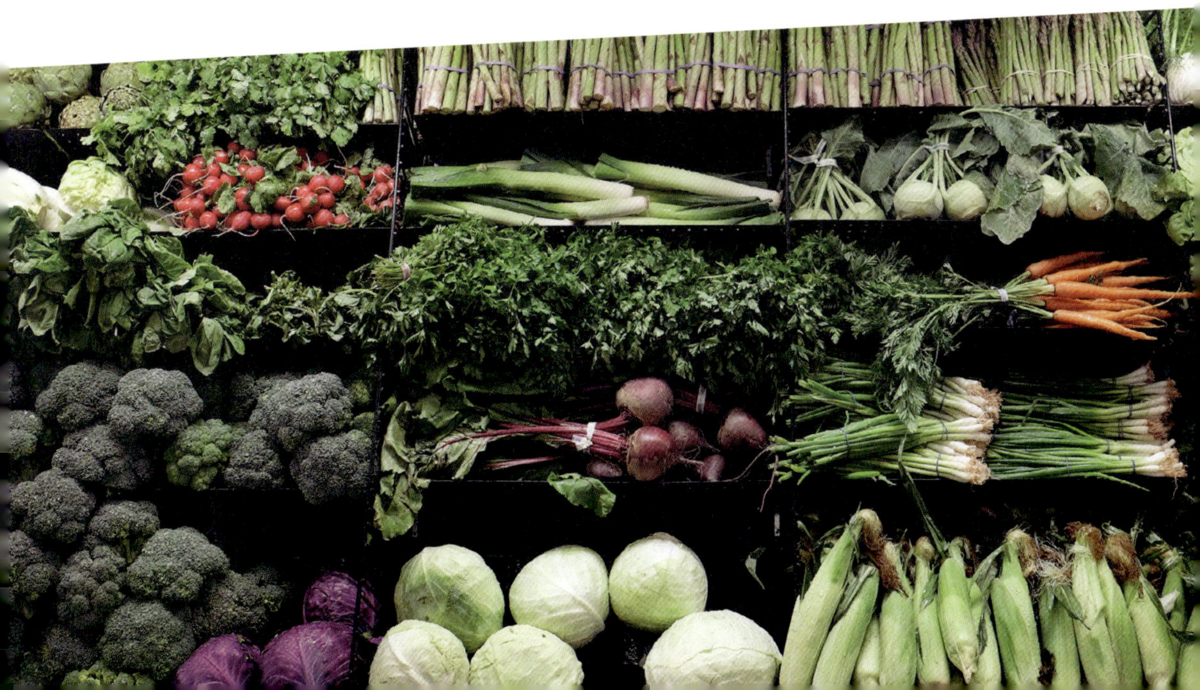

Sie werden feststellen, dass Sie sich viel besser auf etwas fokussieren können, über eine erhöhte Konzentrationsfähigkeit verfügen und besonders produktiv sind. Warum? Weil Sie Ihrem Verdauungssystem eine Pause genehmigen und keinen Gedanken daran verschwenden müssen, was Sie an dem vor Ihnen liegenden Tag essen oder nicht essen, da Sie diese Entscheidung bereits getroffen haben. Ihnen steht einfach mehr Energie zur Verfügung, um den Tag anzugehen. Von den Hochs und Tiefs und den Stimmungsumschwüngen befreit, die mit dem Verzehr von Zucker und Fett einhergehen, werden Sie eine beständige Ruhe finden, die an die Stelle der täglichen emotionalen Achterbahnfahrten tritt, die Sie vorher begleitet haben. Nutzen Sie sie zu Ihrem Vorteil, und reorganisieren Sie diese Abstellkammer, die auszumisten Sie sich vorgenommen haben, oder entspannen Sie sich einfach nur.

Gemeinschaft

Wir leben in einer Welt, die von sechs Milliarden Menschen bevölkert ist, deshalb ist es kaum möglich, irgendwohin zu gehen, ohne einander auf die Pelle zu rücken. Trotzdem herrscht allgemein Einigkeit darüber, dass wir einsamer sind als jemals zuvor. Ich denke, das liegt daran, dass uns der Sinn für Gemeinschaft abhandengekommen ist. In der Vergangenheit haben Menschen die Mahlzeiten gemeinsam eingenommen, nachdem sie eine gemeinschaftliche Anstrengung unternommen hatten, um die Speisen, die es gab, anzubauen, zu jagen oder zu sammeln und zuzubereiten. Nach der getanen Arbeit haben sie sich gemeinsam hingesetzt und die Mahlzeit und die Gesellschaft der anderen genossen. Heute hingegen schnappen wir uns irgendetwas zu essen und stopfen es vor unserem Computer oder vor dem Fernseher in uns hinein. Wir hängen an unseren Telefonen, sitzen in unseren Autos, sind online – wir haben unzählige Möglichkeiten, uns zu isolieren und nur wenige Gründe und Anlässe, als Gemeinschaft zusammenzukommen.

Wenn Sie beschließen, den Reset-Knopf zu betätigen und einen Reboot durchzuführen, werden Sie die Unterstützung Ihrer Gemeinschaft benötigen und haben wollen. Lassen Sie Ihre Familie, Ihre Freunde und Ihre Kollegen wissen, was Sie vorhaben, wie wichtig Ihnen dies ist und wie entscheidend ihre Unterstützung für Sie sein wird. Einige werden vielleicht mitmachen, doch auch wenn nicht, sorgen Sie dafür, dass Ihren Familienangehörigen, Freunden und Kollegen klar ist, dass sie, selbst wenn sie nicht verstehen, was Sie vorhaben oder sie Sie sogar für verrückt erklären, ihr Bestes versuchen müssen, um Sie nicht aus der Spur zu bringen. Bitten Sie sie, in Ihrer Anwesenheit keine Pizza zu essen. Bitten Sie sie, keine indischen oder chinesischen

Take-away-Gerichte zu bestellen. Bitten Sie sie, nichts zu tun, was den unbeabsichtigten Effekt haben könnte, Ihren Reboot zu untergraben.

Werden Sie Teil der Rebootwithjoe.com-Online-Gemeinschaft. Es ist eine großartige Plattform, um andere Menschen zu finden, die ihre Reboot-Erfahrungen miteinander teilen. Gehen Sie es nicht alleine an. Es ist so viel einfacher, mit den Hochs und Tiefs klarzukommen, wenn Sie sich mit anderen darüber austauschen und ihnen Ihre Zweifel und Erfahrungen mitteilen. Nehmen Sie sich vor, die schweren Momente, die Sie durchmachen, genauso mitzuteilen wie Ihre Triumphe. Für jeden, der sich auf diese Reise begibt, verläuft das Ganze in einer Lernkurve.

Während meines 60-tägigen Reboots habe ich die Kamera als meine Gemeinschaft angesehen, genauso wie die Menschen, die mir unterwegs begegnet sind. Sowohl die Kamera als auch die Menschen waren großartige Partner, wenn es darum ging, mich bei der Stange zu halten. Halten Sie sich Ihr Ziel vor Augen, das Sie veranlasst hat, sich auf einen Reboot einzulassen. Wenn das Ganze hart für mich wurde, dachte ich daran, dass meine Zellen einen dringend benötigten Urlaub bekamen. Diese kleinen Gesellen hatten vierzig Jahre lang für mich ihr Bestes gegeben, selbst wenn ich sie misshandelt hatte. Dieser Gedanke sorgte dafür, dass ich bescheiden blieb, indem er mich daran erinnerte, dass es nicht einfach nur um mein Ego ging oder darum, besser auszusehen. Mehr als all dies stand für mich vor allem im Vordergrund, ein für allemal von dem Prednison wegzukommen. Das war meine Hauptmotivation, das Anliegen, das mich antrieb, jede Last auf mich zu nehmen, so wie es Brian, dem Protagonisten der Erfolgsgeschichte auf Seite 30, letztendlich darum ging, sich vor seinen Kindern nicht mehr gedemütigt fühlen zu müssen – darum, sich einfach nur ganz »normal« zu fühlen. Halten Sie sich die Belohnung vor Augen, die Ihnen winkt, und rufen Sie sich immer wieder Ihr Ziel in Erinnerung.

Selbst heute noch – beziehungsweise erst recht heute – versuche ich, kleine Schritte zu machen, aber das große Ganze im Auge zu behalten. Ich möchte keine Medikamente nehmen müssen. Ich möchte selbst mit achtzig, oder wenn ich noch älter bin, mobil sein und einen klaren Kopf haben. Ich möchte nicht in einem Rollstuhl sitzen, wenn ich das irgendwie verhindern kann, und nicht meine ganze Zeit in den Wartezimmern irgendwelcher Ärzte verbringen. Ich will mein Leben auch dann noch so leben können wie heute. Ich will flexibel sein. Ich will mobil sein. Ich will klar denken können und einen Beitrag zum gesellschaftlichen Leben leisten. Ich will in der Lage sein, mich um mich selber zu kümmern und anderen nach wie vor helfen zu können. Ich rufe mir gerne in Erinnerung, dass alles, was ich heute tue, eine Investition in meine Zukunft ist. Wenden Sie diesen Trick bei sich selbst an. Wenn Sie alt genug sind, denken Sie an etwas zurück, das vor zwanzig Jahren passiert ist. Es kommt Ihnen so vor, als wäre es gestern gewesen, stimmt's? Tja, halten Sie sich das vor Augen, und dann denken Sie zwanzig Jahre voraus in die Zukunft. Dieser Zeitpunkt wird schneller da sein, als Sie glauben. Eine Eigenschaft, die uns von anderen Lebewesen auf diesem Planeten unterscheidet, ist unsere Fähigkeit, über unsere Vergangenheit, unsere Gegenwart und unsere Zukunft nachdenken zu können. Warum sollten wir diese wunderbare Fähigkeit nicht zu unserem Vorteil nutzen?

Ich erinnere neue Rebooter auch gerne daran, nett zu sich selbst zu sein und zu versuchen, Selbstkritik und die Neigung, mit sich selbst zu hart ins Gericht zu gehen, hintanzustellen. Wenn man gesund leben will, begegnen einem heutzutage so viele Hürden. Während Ihres Reboots werden Sie jede Menge ungesunde Verhaltensweisen ablegen, die Ihnen im Laufe der Zeit in Fleisch und Blut übergegangen sind. Einige Menschen leben in Gegenden, in denen frisches Obst und Gemüse aus der Region womöglich unerschwinglich oder nicht ohne Weiteres zugänglich ist. Dafür dass Sie das Opfer bringen, einen größeren Anteil Ihres Budgets oder von Ihrer Zeit zu investieren, um gesunde Nahrungsmittel aufzutreiben und zuzubereiten, sollten Sie sich Anerkennung zollen. Wenn Sie kleine Kinder oder einen sehr fordernden Beruf haben, ist es noch schwerer, die Zeit für sich selbst abzuzwacken, die Sie brauchen, um während des Reboots mit allem, was damit verbunden ist, klarzukommen. Klopfen Sie sich also dafür, dass Sie einen Weg gefunden haben, es trotzdem zu schaffen, ruhig selbst auf die Schulter. Und halten Sie sich vor Augen, dass Sie sich, indem Sie sich darauf einlassen, einer Menge Ungewissheiten und vielen mit Emotionen verbundenen »Was-ist-wenn«-Fragen gegenübersehen werden. Werden die Menschen aus unserem Umfeld unser Vorhaben akzeptieren und uns unterstützen? Können wir uns selbst eingestehen, wie dringend wir unsere Lebensweise ändern müssen? Es ist nicht einfach, sich selber harte Fragen zu stellen, aber diese Fragen sind von entscheidender Bedeutung, um uns dabei zu helfen, uns auf unsere Reise vorzubereiten und die Herausforderungen, die vor uns liegen, zu erkennen und meistern zu können.

Selbstvertrauen

In unserem natürlichen Zustand sind wir gesund und befinden uns im Gleichgewicht. Erst wenn wir all dieses Junkfood und all das andere »unnatürliche« Zeug in uns hineinstopfen, vergiften wir unsere Systeme und katapultieren uns selbst aus dem Gleichgewicht. Und wenn wir ehrlich sind, wissen wir, wenn wir uns nicht im Gleichgewicht befinden. Selbst als ich dreimal mehr gegessen habe als alle anderen und so getan habe, als wäre es machomäßig, sich so zu verhalten, und sogar noch vor dem Zusammenbruch meines Immunsystems,wusste ein Teil von mir, dass irgendetwas ganz und gar nicht stimmte.

In unserem Körper haben wir etwas, das ich mir als einen inneren Militärapparat vorstelle – als ob wir unsere eigene Privatarmee hätten, bestehend aus Luftwaffe, Marine, Seal Team Six und einem Haufen Elitekommandos. Das sind die Truppen, die unsere Organe und all unsere Systeme sichern und vor Eindringlingen schützen, vorausgesetzt, wir stellen ihnen die Ausrüstung zur Verfügung, die sie benötigen, um bestmöglich einsatzfähig zu sein. Und was glauben Sie, woraus ihre Ausrüstung besteht? Sie besteht sowohl aus Makronährstoffen als auch aus Mikronährstoffen. Stellen Sie sich die Makronährstoffe als die schweren Waffen vor und die Mikronährstoffe als die Munition. Ihre Truppen brauchen beides. Wenn wir uns nun zu lange ausschließlich mit tierischen Produkten ernähren, schwächen wir unsere Truppen und schneiden sie vom Nachschub ab. Da es sich aber um Ihre Privatarmee handelt, geben die Truppen nicht auf. Sie werfen nicht einfach gleich am ersten Tag das Handtuch. Ihre Truppen leben nur, wenn Sie leben, deshalb gehen sie strategisch vor, was die Stellungen angeht, die sie aufgeben. Als Erstes geben sie die Stellung auf, die am schwersten zu halten ist. Aus Ihrer Sicht können Sie sich diese Stellung als das schwächste Glied in der Kette vorstellen – die Anfälligkeit, für die Sie genetisch am stärksten prädisponiert sind. Bei mir war es Nesselsucht. Bei Ihnen könnte es Migräne sein oder Reizdarmsyndrom oder Diabetes.

Um das Selbstvertrauen zu gewinnen, das ich benötige, um meine Gesundheit in die eigenen Hände zu nehmen, frage ich mich am besten, ob ich meinem Körper gebe, was er braucht, oder ob ich es ihm vorenthalte. Es geht nicht darum, ob ich »gut« oder »schlecht« oder ob ich »fett« oder »dünn« bin. Ich versuche, es mir leichter zu machen, indem ich mich frage: Wie gebe ich meinem inneren Militärapparat das, was er benötigt, um mich zu beschützen? Gebe ich ihm, was er braucht, oder helfe ich dem Feind?

Ihren Grad an Selbstvertrauen hochzuhalten, ist von entscheidender Bedeutung. Fangen Sie nicht an, sich mit Selbstkritik zu überziehen oder an sich zu zweifeln, wenn Sie schwächeln. Was Sie tun, ist anstrengend und mutig. Nutzen Sie den Reboot nicht einfach nur als Hilfe, um Ihre Essgewohnheiten umzustellen, sondern auch dazu, anders über sich selbst zu denken. Gehen Sie alles mit Elan an. Lächeln Sie. Denken Sie an die Freude, die Sie Ihrem Körper bereiten. Sie haben sich vorbereitet. Sie haben Ihre Hausaufgaben gemacht. Sie haben lange auf diesen Moment gewartet. Sie dürfen sich wie ein Rockstar fühlen. Behalten Sie das Ziel im Auge, aber genießen Sie die Schritte, die zu diesem Ziel führen.

Denken Sie darüber nach, wie lange Sie rebooten wollen. Viele Leute, die den Film gesehen haben, wollen sofort mit einem 60-Tage-Reboot loslegen. Ich sage Ihnen nicht, dass Sie das *nicht* tun sollen – wenn Sie auch

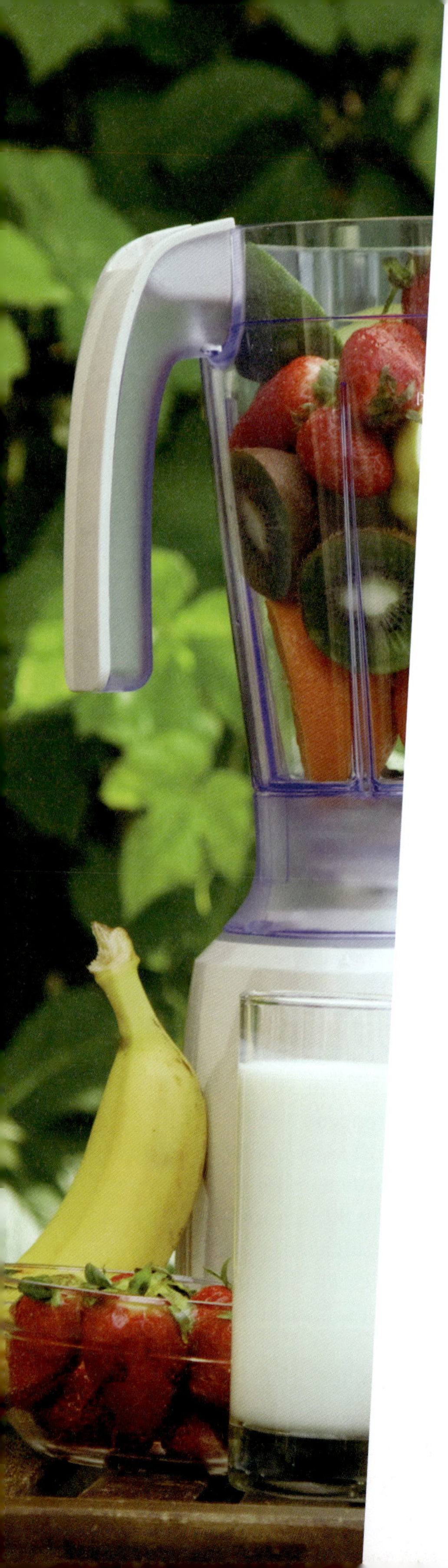

nur annähernd so sind wie ich, würde Sie das erst recht dazu anstacheln, es probieren zu wollen. Aber ich würde Ihnen wahrscheinlich raten, erst einmal mit einem ein- oder zweiwöchigen Reboot zu beginnen und zu sehen, wie es läuft. Wenn es Ihnen gefällt und Sie all die Vorteile verspüren, die mit dem Reboot einhergehen, können Sie für das nächste Mal auf einen längeren Reboot hinarbeiten. Oder wenn Sie Ihr Ziel erreicht haben und sich immer noch großartig fühlen und weitermachen wollen, machen Sie eben einfach weiter. Das Wichtige ist, dass Sie sich bei Ihrem ersten Reboot ein erreichbares, realistisches Ziel setzen, damit Sie die bestmögliche Chance haben, es auch tatsächlich zu erreichen. Und wenn Sie ein Ziel erreichen, stärkt dies Ihr Selbstvertrauen.

Eine gewisse Art von Selbstvertrauen baut sich auch in einem auf, wenn man zu einem Saftexperten wird. Anfangs mag Ihnen der Entsafter vielleicht ein wenig einschüchternd erscheinen. Sie mögen unsicher sein, ob die Säfte, die Sie zubereiten, Ihnen auch schmecken werden, und Sie werden vielleicht zögerlich sein, wenn es an die Auswahl und die Mischung der Zutaten geht. Doch nach ein paar Tagen werden Sie feststellen, dass Sie sich nicht mehr so eng an die Rezepte halten. Sie werden anfangen, Freude an dem Ganzen zu finden. Vielleicht finden Sie sich sogar dabei wieder, bei der Arbeit vor sich hin zu pfeifen und beim Kleinschneiden und Vorbereiten der Früchte und des Gemüses und beim Bedienen Ihres Entsafters Spaß zu haben. Aber es ist auch in Ordnung, wenn der Obst-und-Gemüse-Saft für Sie, wie für einige andere Rebooter, einfach nur Mittel zum Zweck ist. Vielleicht werden Sie nie ein großer Liebhaber grüner Gemüsesäfte, und das ist auch okay. Nicht alle empfinden einen

Reboot auf die gleiche Weise. Konsultieren Sie auf jeden Fall die Anleitung zur Zubereitung der Produkte (siehe Seite 248), um noch ein paar nützliche Hinweise zu erhalten, und führen Sie sich vor Augen, wie wunderbar Mutter Natur es so eingerichtet hat, dass unsere Früchte und unsere Gemüsesorten so ziemlich jede Farbe des Regenbogens widerspiegeln.

Eines meiner Lieblingssprichwörter lautet: »Die Glücksgöttin folgt einem Menschen der Tat.« Der Spruch gefällt mir vor allem deshalb so gut, weil ich glaube, dass ich der lebende Beweis für den wahren Kern bin, der in ihm steckt. Wie ich zuvor bereits festgestellt habe, haben wir keine Kontrolle über die genetischen Faktoren, die wir erben, aber ich habe am eigenen Leib erlebt, dass ich durch Taten, die auf ein gesünderes Verhalten abzielten, gleichermaßen die Möglichkeit erhöht habe, gesund zu werden und zu bleiben. Dem legendären Golfspieler Gary Player wurde nach einer sensationellen Runde Golf, die er mit 63 Schlägen absolvierte, gesagt, dass er einen Glückstag habe, worauf er antwortete: »Ja, je mehr ich trainiere, desto mehr Glück habe ich.« Glück folgt der Tat. Wenn Sie mehr Nährstoffe zu sich nehmen, feuern Sie die Glück bringenden gesunden Gene, mit denen Sie geboren wurden, dazu an, Sie vor Krankheiten zu schützen. Das Wichtigste aber ist: Wenn wir Kuren wie einen Reboot durchführen, die dazu beitragen, dass wir gesünder werden, fangen wir an, uns dessen bewusst zu werden, dass es durchaus Dinge gibt, die wir kontrollieren können, dass dies nichts ist, was zu groß für uns wäre, als dass wir es handhaben könnten. Dass wir in Wahrheit stark und kühn sind und uns ändern können. Und mit diesem Wissen wächst das Selbstvertrauen.

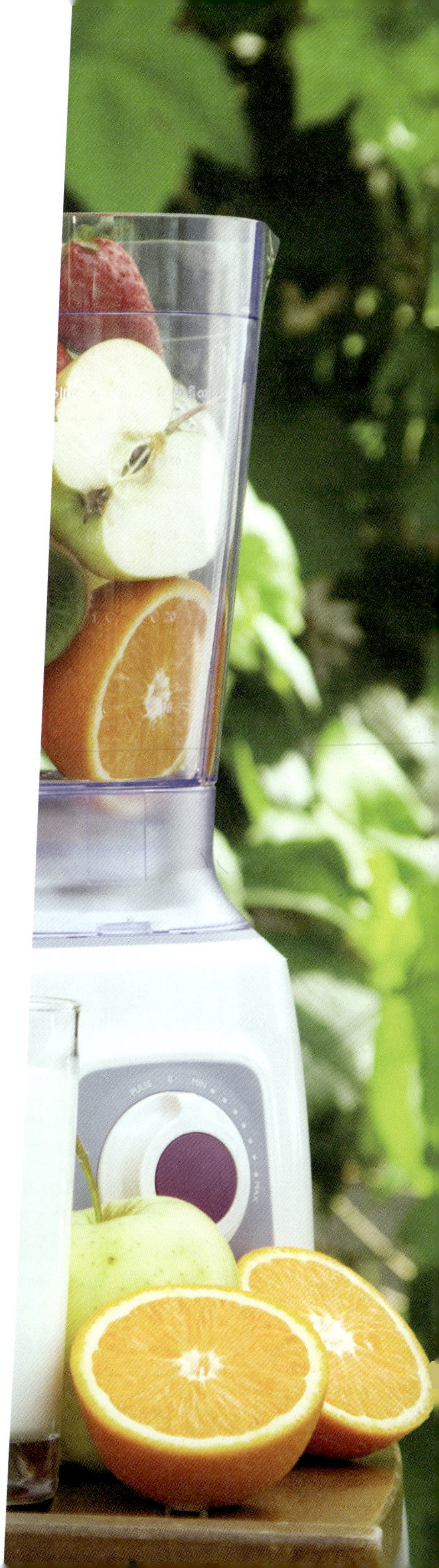

Erfolgsgeschichte

SEIT SEINEM VIERTEN LEBENSJAHR litt Eric Rowley unter lähmenden Migräneanfällen. Mehr als zwanzig Jahre nach dem erstmaligen Ausbruch der Migräne – inzwischen war er auf den ersten Blick ein durchtrainierter und gesunder Feuerwehrmann – machten ihm diese Anfälle immer noch regelmäßig zu schaffen. Eric gab Tausende von Dollars für Arztrechnungen und verschriebene Medikamente aus, um sein Leiden loszuwerden, doch nichts half. Inzwischen litt er an jedem einzelnen Tag seines Lebens unter Kopfschmerzen, und wenn es keine Kopfschmerzen waren, war es ein zweitägiger Migräneanfall, der ihn zwang, im Bett zu bleiben, bis er vorüber war.

Als er zum ersten Mal von einem Freund etwas über das Rebooten hörte, war er ein wenig skeptisch. Er fragte sich, wie es möglich sein sollte, ausschließlich mit Saft zu überleben, denn er war es gewohnt, Steak, Kartoffeln, Gegrilltes und eigentlich alles zu essen, wonach ihm der Sinn stand, da er den Eindruck hatte, dass sein körperlich anstrengender Beruf dazu beitrug, sein Gewicht unter Kontrolle zu halten. Aber er suchte nach einem Mittel gegen seine Migräne, und wenn eine Saftfastenkur womöglich Linderung versprach, war er bereit, sie auszuprobieren. Nachdem er sich *Fat, Sick and Nearly Dead* angeschaut und gesehen hatte, wie erfolgreich Joe und Phil waren und dass Siong nicht mehr länger von Migräneanfällen heimgesucht wurde, war er Feuer und Flamme und bereit, es mit einem Reboot zu versuchen.

Am dritten Tag seines 10-tägigen Reboots erlitt er einen weiteren Migräneanfall. Zu dem Zeitpunkt stellte er das Programm nicht infrage, sondern machte einfach weiter und blieb bei dem, was er sich vorgenommen hatte, nämlich die kompletten 10 Tage durchzuhalten. Er betrachtete den Reboot als seine letzte Anstrengung, die er bewältigen musste, um sein Leiden in den Griff zu bekommen – indem er sich all des schlechten Zeugs entledigte, das sein Problem verursacht hatte.

Nach 10 Tagen hatte er gut zwei Kilogramm abgenommen. Auch wenn dies nicht sein Beweggrund gewesen war, um den Reboot durchzuführen, fühlte er sich energiegeladener und besser gerüstet, um bei seinen sportlichen Hobbys und seiner Arbeit zu glänzen. Außerdem verspürte er keinerlei An-

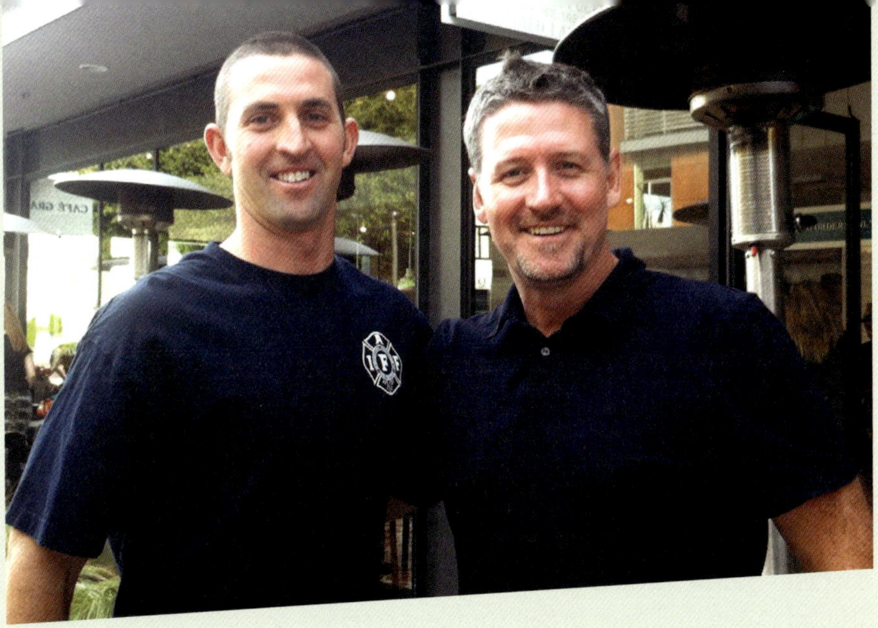

zeichen einer Migräne. Er erwartete, jederzeit von erneuten Kopfschmerzen heimgesucht zu werden oder einen Migräneanfall zu erleiden, doch das war nie mehr der Fall. Nach dem Reboot blieb er auf dem Pfad der gesunden Ernährung – trank mindestens einmal am Tag einen frischen Saft und bereitete sich Obst- und Gemüsesmoothies zu – da ihm klargeworden war, dass er seinen Körper nicht richtig ernährt hatte. Er dachte daran zurück, wie er vier Jahre alt gewesen war und auf einer Geburtstagsfeier einen Hotdog gegessen hatte – und wie er zwanzig Minuten danach mit furchtbaren Kopfschmerzen im Bett gelegen hatte. Jetzt fiel es ihm wie Schuppen von den Augen. Er aß weiterhin mehr pflanzenbasierte Kost sowie Fleisch von mit Gras gefütterten Rindern und mied die Hormone und Antibiotika, die seine Migräne ausgelöst hatten, wie ihm schließlich bewusst geworden war.

Zwei Monate zogen ins Land, und er verspürte immer noch keinerlei Anzeichen von einer Migräne. Er rechnete ständig damit, denn die Kopfschmerzen und Migräne hatten schließlich sein ganzes Leben lang zu seinem Alltag gehört. Er erwartete einfach, von einem weiteren Anfall heimgesucht zu werden, doch es passierte nicht.

Er hat sich nie besser gefühlt als seit dem ersten Tag seines Reboots. Seine Lebensqualität ist enorm gestiegen, und er hat seinen neuen Lebensstil auch auf den Alltag seiner Feuerwehrkameraden ausgeweitet. Steak und Pommes kommen inzwischen seltener zum Mittagessen auf den Tisch, dafür stehen Säfte und Salate häufiger auf dem Speiseplan. Auf der Feuerwache gibt es sogar einen Entsafter. Eric gönnt sich immer noch mindestens einmal am Tag einen Saft, meistens am Morgen, damit er seinem Körper jenen Schub an Nährstoffen zuführen kann, von dem er inzwischen weiß, dass er ihn benötigt, um über den Tag zu kommen.

Womit ich rechnen sollte

Ich habe die kurz- und langfristigen Vorzüge eines Reboots beschrieben, aber es ist ebenso wichtig, dass Sie etwas über die physischen Symptome erfahren, mit denen Sie im Verlauf des Reboots zu tun bekommen könnten, damit Sie gerüstet sind sie zu überstehen und weiterzumachen. Der Entzugsprozess, dem Sie Ihren Körper unterziehen, kann dazu führen, dass Sie sich extrem erschöpft und übellaunig fühlen, vor allem am Anfang. Wie ich in meinem Film dokumentiert habe, ging es mir am Anfang meines Reboots so elend, dass ich mich nur noch unter einem Felsen verkriechen und sterben wollte. Stattdessen legte ich mich ins Bett, zog mir die Decke über den Kopf und blieb dort eine ganze Weile liegen. Ich war extrem reizbar und wollte nur noch Trübsal blasen und mich in Selbstmitleid ergehen.

Wenn Sie sich auch nur annährend ähnlich ernähren, wie ich es vor meinem ersten Reboot getan habe, durchleben Sie vielleicht heftige Entzugserscheinungen, wenn Sie Ihrem Körper Zucker, Fett, Salz, Koffein, Alkohol, Nikotin oder, was auch immer Sie sonst regelmäßig zu sich genommen haben, komplett entziehen. Es ist durchaus möglich, dass Sie 24 bis 72 Stunden nach Beginn Ihres ersten Reboots anfangen, sich zu fragen, ob ich wirklich versuche Ihnen zu helfen, oder ob ich einfach nur verrückt und grausam bin. Ich weiß, dass die ersten Tage furchtbar sein können, aber die Wahrheit ist: Je elender es Ihnen geht – je erschöpfter Sie sich fühlen, je schlimmer die Kopfschmerzen sind und so weiter –, desto dringender benötigen Sie den Reboot. Der Anfang ist am härtesten, wenn Sie nach einer Substanz oder nach mehreren Substanzen, die Sie aufgeben, süchtig sind, und viele von uns sind dies. Aber halten Sie durch. In den meisten Fällen haben Sie das Schlimmste am Ende des vierten Tages (ganz gewiss am Ende des fünften) hinter sich und beginnen Licht am Ende des schönsten Tunnels zu sehen, den Sie je betreten haben.

Machen Sie sich einfach klar, dass kein Anlass zur Sorge besteht, wenn Sie sich am Beginn eines Reboots wie ein Haufen Elend fühlen. Es ergibt Sinn: Der Körper läuft auf Hochtouren, um sich all des Mülls zu entledigen, den Sie ihm zugeführt haben, und Sie sind dabei, bestimmte Essgewohnheiten abzulegen, die Sie vielleicht schon als Kind angenommen haben und bei denen Sie seitdem geblieben sind. Sich in dieser Phase lethargisch und besorgt zu fühlen und unter Kopfschmerzen zu leiden, ist normal, aber halten Sie sich vor Augen, dass Sie sich nicht sehr lange so fühlen werden. Sie werden über diese Schübe von gierigem Verlangen, über diese Angstanfälle und über das Gefühl, mitten in einer Wüste ganz allein zu sein, hinwegkommen. Sie werden bald auf der anderen Seite dieses Gefühlszustandes auftauchen, und dort wird alles anders sein.

Hürden überwinden

Einer der Gründe dafür, warum es in unserer Kultur so schwierig sein kann, zu gesunder Nahrung zu greifen, ist, dass es so leicht, billig und praktisch ist, Junkfood zu essen. Aber wie bei jeder Herausforderung ist es viel einfacher voranzukommen, wenn Sie das Ganze auf mehrere einzelne Schritte herunterbrechen, anstatt daran zu denken, wie gewaltig und unmöglich die vor Ihnen liegende Aufgabe zu sein scheint.

Der chinesischer Philosoph Laozi hat geschrieben: »Eine Reise von tausend Meilen beginnt mit einem einzigen Schritt.« Wenn ich auf dieser Reise eines gelernt habe, war es, dass kleine Veränderungen Großes bewirken können. Und ich weiß auch, dass die Vorstellung, sich vorzunehmen, eine bestimmte Zeit lang ausschließlich Saft aus frischem Obst und Gemüse zu sich zu nehmen, beängstigend sein kann. Ob es die Angst vor dem Scheitern ist, das Grauen davor, seinen eigenen Dämonen gegenübertreten zu müssen oder sogar die Furcht davor, erfolgreich zu sein und mit den Veränderungen klarkommen zu müssen, die mit der Umstellung verbunden sind – es bedarf mehr als nur eines mutigen Moments, um einen Reboot zu beginnen. Es gibt noch einen anderen tollen Spruch: »Spüre die Furcht und überwinde sie.« Kennen Sie dieses Gefühl, wenn man am Meer ins kalte Wasser watet? Und Sie untertauchen wollen, aber erst noch Mut schöpfen müssen, um sich hineinzustürzen? Genauso ist es beim Rebooten. Machen Sie es einfach!

Ein anderes Hindernis ist eher praktischer Natur. Wenn Sie auch nur annähernd so sind, wie ich vor meinem ersten Reboot war, haben Sie wahrscheinlich nicht viel Erfahrung mit Obst und Gemüse. Ich wusste, wie ein Apfel aussieht, und hätte wohl auch noch eine Banane erkannt, aber Palmkohl? Das Saftzubereiten und -trinken wird Ihnen viel leichter fallen, wenn Sie sich an der Obst- und Gemüseauslage zurechtfinden und ein paar einfache Methoden lernen, um die Früchte und die Gemüsesorten vorzubereiten, die Sie verarbeiten werden. Wissen Sie, wie man eine Kiwi schält oder eine Ananas schält und schneidet? Mangos können sich als besonders knifflig erweisen. Antworten auf all dies finden Sie in Kapitel 7 (siehe Seite 244).

Ich verbringe viel Zeit auf Flughäfen, und oft rufen mir Leute, die an mir vorbeieilen, um ihre Flugzeuge zu erreichen, zu: »Hallo Joe ... 9 Kilo in 15 Tagen!« Aber genauso oft, wie mir Erfolgsgeschichten zu Ohren kommen, höre ich: »Ich würde ja liebend gerne einen Reboot durchführen, aber ...« Tja, meiner Erfahrung nach ist ein Aber immer eine Ausrede, eine Methode, Hürden zwischen sich und einer Veränderung aufzubauen, aber Hürden können überwunden werden. Hier sind einige der häufigsten Ausreden, die ich zu hören bekomme, um nicht zu rebooten.

AUSREDE 1: Ich habe noch nie Obst oder Gemüse klein geschnitten.
Glauben Sie mir: Ich habe mich auch nicht besonders gut in einer Küche zurechtgefunden. Aber Saft zuzubereiten ist einfach. Auf Seite 247 finden Sie Informationen dazu, wie Sie die jeweiligen Früchte und Gemüsesorten für die Entsaftung vorbereiten.

AUSREDE 2: Ich bin viel auf Reisen.
Wenn man unterwegs ist, ist es nicht so einfach, aber mit ein wenig zusätzlicher Planung können Sie einen Reboot auch auf Reisen durchführen. Hier ein paar Tipps:

- Ein Kurztrip? Bereiten Sie Ihre Säfte vor der Abreise zu. Frieren Sie sie ein und nehmen Sie sie in einer Kühlbox mit. Gekühlt halten sie sich drei Tage lang.
- Suchen Sie an Ihrem Zielort nach Saftbars.
- Kaufen Sie sich in einem Naturkostladen oder gut sortierten Supermarkt abgefüllte hochdruckbehandelte kalt gepresste Säfte.

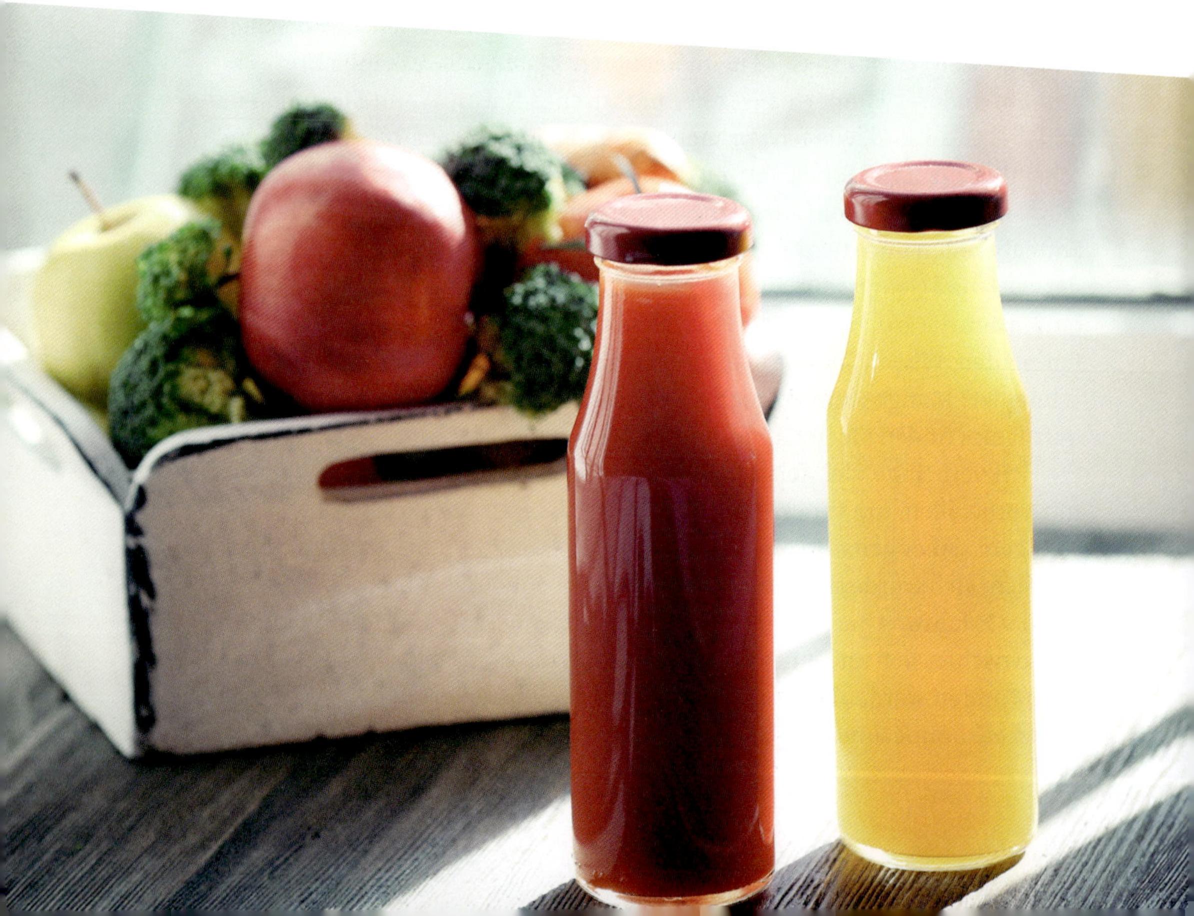

- Bestellen Sie sich Ihren Saft im Voraus. Es gibt viele Dienstleister, die Ihnen frischen, kalt gepressten Saft an die von Ihnen genannte Adresse liefern, unter anderem BluePrint in den USA und Reboot Your Life in Sydney.
- Oder nehmen Sie Ihren Entsafter auf Ihren Reisen einfach mit, so wie ich es getan habe.

AUSREDE 3: Meine Freunde und meine Familie heißen es nicht gut – sie denken, es ist schädlich für mich.

Einige Leute werden Sie für verrückt halten. Andere werden fragen, wie um alles in der Welt so etwas funktionieren kann oder gesund sein soll. Aber spielt das wirklich eine Rolle für Sie? Als ich mit meinem Reboot begonnen habe, habe ich mit meiner Familie und engen Freunden darüber gesprochen, was ich tat. Da sie wussten, wie schlecht es um meine Gesundheit bestellt war, waren sie bereit, mich bei allem zu unterstützen, was mir möglicherweise dabei half, gesünder zu werden, ganz egal, für wie verrückt sie es auch halten mochten.

Einige Freunde haben mich nicht unterstützt, aber das lag daran, dass sie den »alten Joe« mochten, den »Party-Joe«. Meine Gesundheit war ihnen egal. Sie waren nur darauf aus, Gesellschaft zu haben, wenn sie im Vergnügungsviertel der Stadt herumhingen – und ich war für sie nichts weiter als ein Teil ihres Vergnügens. Einige dieser Bekanntschaften haben meine Verwandlung in den Joe, der Gesundheit über Prasserei stellt, nicht überdauert.

AUSREDE 4: Ich kann den Geschmack von Gemüse nicht ertragen und schon gar nicht daran denken, es auch noch zu versaften.

Sie sind nicht allein. Wir hatten eingefleischte Rebooter, die Gemüse gehasst haben – zumindest am Anfang. Hier ein paar Tipps:

- Fangen Sie unkompliziert an, indem Sie nach Geschmackskombinationen Ausschau halten, die Sie tolerieren können.
- Beginnen Sie mit Säften, deren Grundbestandteile Äpfel oder Ananas sind – diese Früchte tendieren dazu, alle möglichen anderen Geschmacksnuancen zu übertünchen.
- Verwenden Sie Gemüsesorten, die nicht über einen allzu starken Geschmack verfügen, zum Beispiel Palmkohl, Sellerie oder Möhren. Machen Sie sich auf diese Weise allmählich mit dem Geschmack vertraut und nehmen Sie dann weitere Sorten hinzu.
- Wenn all das nichts nützt, halten Sie sich die Nase zu, und rein damit! Sie werden feststellen, dass Ihre Geschmacksknospen sich nach und nach umstellen und Ihnen auf einmal ein Saft schmeckt, von dem Sie nie geglaubt hätten, dass er Ihnen schmecken würde. Oder wenn Sie eine bestimmte Gemüsesorte – zum Beispiel Rote Bete – weiterhin verabscheuen, mischen

Sie sie mit der richtigen Kombination aus Früchten und anderen Gemüsesorten, dann kann selbst dieses Gemüse Ihnen auf einmal ziemlich gut schmecken.

AUSREDE 5: Ich habe keine Zeit.
Wirklich? Aber Sie haben sehr wohl Zeit, sich ungesund zu verhalten, zum Arzt zu gehen und Medikamente in der Apotheke abzuholen? Sie kaufen auch jetzt schon ein, kochen, essen auswärts in einem Restaurant oder bestellen etwas und lassen es sich nach Hause kommen – Zeit ist also nicht wirklich das Problem, stimmt's? Das Zubereiten von Saft beansprucht sogar weniger Zeit als zu kochen oder sich etwas zu essen zu bestellen und darauf zu warten, dass es geliefert wird – es sei denn, Sie ernähren sich ausschließlich von Tiefkühlpizza und anderem Fast Food.

AUSREDE 6: Es ist zu teuer.
Stimmt, einen Entsafter und frische Produkte zu kaufen, kann teuer sein. Aber wissen Sie was? Eine ungesunde Lebensweise verursacht die höchsten Kosten. Viele Rebooter finden es gar nicht mehr so teuer, wenn sie all die Kosten für die Dinge mit einbeziehen, die sie aufgegeben haben, zum Beispiel den nachmittäglichen Milchkaffee, süße Snacks, salziges Knabberzeug, alkoholische Getränke und Zigaretten, ganz zu schweigen von dem Geld, das sie allein dadurch einsparen, dass sie gesund sind.

Und es *gibt* Möglichkeiten, die Kosten eines Reboots zu minimieren. Sie können zum Beispiel nach einem gebrauchten Entsafter Ausschau halten und die Zutaten auf Straßenmärkten kaufen. Außerdem können Sie Geld sparen, indem Sie saisonales Obst und Gemüse kaufen und nur bei bestimmten Sorten auf biologische Produkte zurückgreifen. Auf meiner Webseite gibt es jede Menge Spartipps, also gucken Sie sich diese doch mal an.

AUSREDE 7: Ich brauche Protein.
Einige grüne Blattgemüsesorten wie zum Beispiel Palmkohl sind erstaunlich proteinreich. Tatsächlich enthalten einige meiner Tagespläne bei einem Reboot mit Saft und fester Nahrung 30 Gramm Protein, was beinahe der empfohlenen Tagesmenge entspricht. Und wenn Sie einen 15-tägigen oder kürzeren Reboot durchführen, ist es unwahrscheinlich, dass Sie unter Proteinmangel leiden werden. Bei längeren Reboots empfehlen wir Erbsenprotein, Hanfprotein oder Naturreisprotein in Pulverform.

AUSREDE 8: Mein Arzt rät mir davon ab, mich nur von Saft zu ernähren.
Einige Menschen befinden sich in einem gesundheitlichen Zustand, in dem es nicht empfehlenswert ist, sich ausschließlich von Saft zu ernähren. Aber bei

einem Reboot geht es darum, Obst und Gemüse zu sich zu nehmen. Welcher Arzt würde einem Patienten *nicht* raten, mehr Obst und Gemüse zu konsumieren? Konsultieren Sie die Ratschläge auf Seite 336, um mehr darüber zu erfahren, was Sie bei einem Gespräch mit Ihrem Arzt über einen Reboot beachten sollten.

AUSREDE 9: Diäten funktionieren bei mir nicht. Ich nehme ab und lege anschließend alles wieder zu.

Denken Sie daran, dass ein Reboot keine Diät ist, sondern ein »Teufelskreisunterbrecher«, der es Ihnen ermöglicht, eine neue Beziehung zu Obst und Gemüse aufzubauen. Viele Rebooter nehmen zwar wieder etwas zu, nachdem sie ihren Reboot beendet haben (ich habe von den 45 Kilogramm, die ich abgenommen habe, 9 Kilo wieder draufbekommen), aber wenn Sie Ihre Ernährung dauerhaft umstellen – und ein Reboot wird Ihnen dabei helfen, dass dies erfolgreich gelingt –, werden ein Großteil des Gewichtsverlustes und der neugewonnenen Gesundheit von Dauer sein. Sehen Sie sich die Erfolgsgeschichten hier im Buch an, von Menschen die nach einem Reboot dauerhafte Erfolge erzielt haben, und lassen Sie sich davon inspirieren.

AUSREDE 10: Ich kann keiner Versuchung widerstehen und werde scheitern.

Hoffentlich haben Sie in Kapitel 2 die Abschnitte über Willenskraft und Scheitern gelesen und sind sich dessen bewusst geworden, dass Ihre Befürchtung zu scheitern keine Ausrede dafür sein kann, es nicht zu versuchen. Indem Sie Ihre Willenskraft und Ihr Selbstvertrauen durch das Erreichen kleiner Ziele aufbauen – bauen Sie einen Saft pro Tag in Ihren Speiseplan ein, ersetzen Sie eine Mahlzeit am Tag durch einen Saft, oder machen Sie einen 3-Tage-Reboot –, sind Sie auf dem Weg, ihren Obst- und Gemüsekonsum erfolgreich zu steigern. Dabei gibt es kein Scheitern!

Jedem »Aber …« liegt Ihre Furcht davor zugrunde, sich Ihnen selbst und Ihrer Gesundheit gegenüber zu irgendetwas zu verpflichten. Aber indem Sie dieses Buch lesen, haben Sie bereits Ihren Wunsch offenbart, Ihr Leben verbessern zu wollen. Auf geht's. Rebooten wir!

Erfolgsgeschichte

ANGELA VON BUELOW hat immer gerne gegessen. Sie war Gastrokritikerin und selbsternannte Feinschmeckerin. Ihr Leben drehte sich um gesellschaftliche Zusammenkünfte und dekadente Schlemmereien, deshalb war es wenig überraschend, dass sie eines Morgens aufwachte und feststellte, dass sie 32 Kilogramm zu viel auf den Rippen hatte.

Die Anzeige auf der Waage im Badezimmer war nicht ihr einziger Weckruf. Sie hatte zudem von ihrem Arzt erfahren, dass sie unter hohem Blutdruck litt und, wenn sie nicht abnähme, Medikamente nehmen müsse, um das Problem in den Griff zu bekommen. Angela wusste, dass die Einnahme verschreibungspflichtiger Arzneimittel für sie keine Lösung war. Andere Mitglieder ihrer Familie, die ebenfalls mit Gewichtsproblemen zu kämpfen hatten, hatten haufenweise Medikamente eingenommen und infolgedessen ernsthafte gesundheitliche Probleme bekommen. Das kam für sie nicht infrage.

Und wie es das Schicksal so wollte, traf sie einige Wochen, nachdem sie die schlechte Nachricht ihres Arztes erhalten hatte, ihren guten Freund Shane, der mithilfe einer Saftkur abgenommen hatte und wieder gesund geworden war. Shane ermunterte sie, sich gemeinsam mit ihm *Fat, Sick and Nearly Dead* anzusehen. Angela hatte es zuvor ebenfalls bereits mit Saftfasten versucht, jedoch immer unter professioneller Anleitung in einem Spa oder einer Klinik. Sie hätte sich nie vorstellen können, auf sich alleine gestellt eine Saftfastenkur durchzuführen, doch nachdem sie gesehen hatte, wie Joe und Phil ihr Leben neu ausrichteten, war sie ganz angetan und beschloss, ihren Entsafter zu entstauben und ab sofort Säfte zu trinken.

Angela brauchte ein ganzes Jahr, bevor sie so weit war, sich komplett auf einen Reboot einzulassen. Sie setzte sich sofort das Ziel, 22 Kilogramm abzunehmen, und entschied sich für einen 10-Tage-Reboot, um dieses Ziel anzusteuern. Selbst die Erfahrung, die sie während dieser kurzen Zeit machte, reichte ihr, um ihr Leben zu ändern. Sie bediente sich der Gemeinschaft der Saftfreunde auf der Webseite www.rebootwithjoe.com, wurde von ihrer Familie und ihren Freunden unterstützt und setzte alles daran, erfolgreich

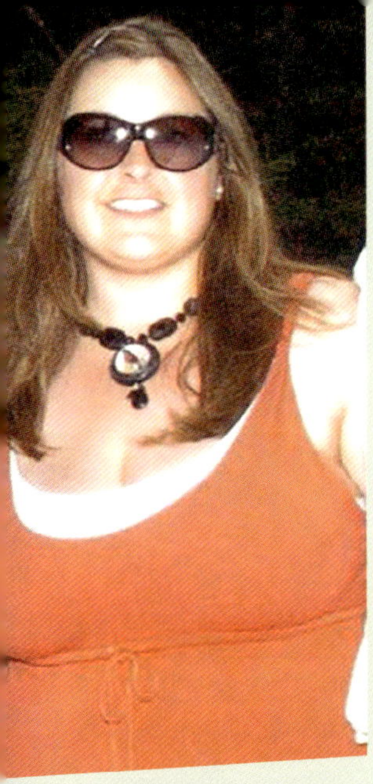
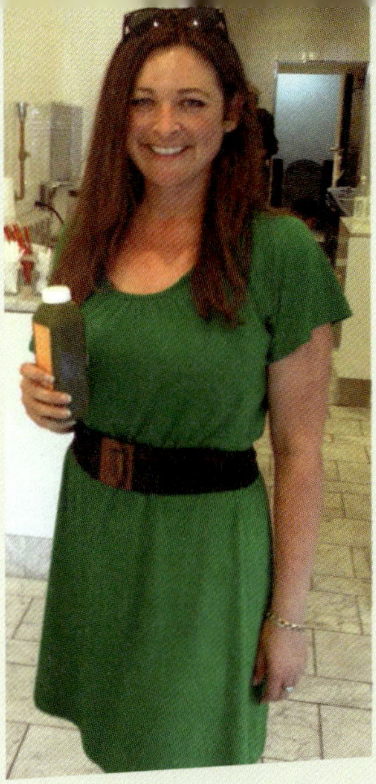
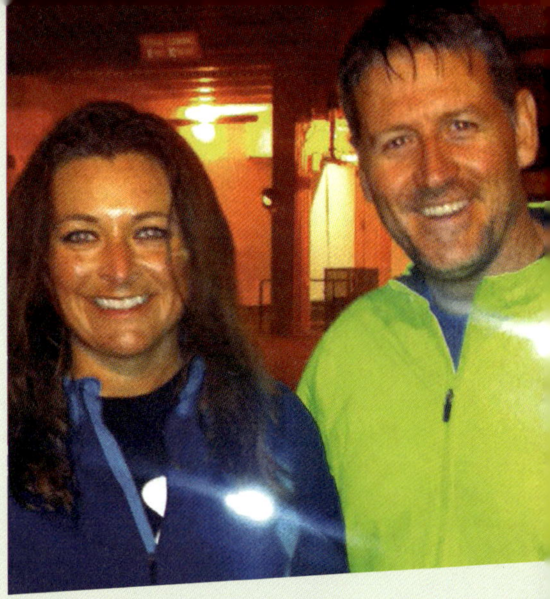

zu sein. Die größte Herausforderung während ihres Reboots bestand für sie darin zu versuchen, weiter am gesellschaftlichen Leben teilzunehmen. Sie ging weiter abends mit Freunden in Restaurants, nahm jedoch ihren selbst gemachten Saft zu sich, während die anderen normal aßen und tranken. Wie sich herausstellte, war die Tatsache, dass sie nichts aß, den anderen viel unangenehmer als ihr selber.

Nach ihrem Reboot sank Angelas Blutdruck auf einen gesunden Wert, ihre Haut wurde reiner, und sie verspürte einen gewaltigen Energieschub. Sie stellte überrascht fest, dass es sie danach verlangte, sich sportlich zu betätigen. Sie fing an zu schwimmen, und am Neujahrstag des Jahres 2012 beschloss sie, anzufangen zu joggen. Bei ihrem ersten Versuch schaffte sie es gerade mal zwei Minuten, doch sie blieb dabei und schaffte nach etwa zehn Wochen gut fünf Kilometer ohne anzuhalten. Schließlich wurden aus fünf Kilometern erst zehn und dann zwanzig, und irgendwann lief sie ihren ersten Halbmarathon.

Der 10-Tage-Reboot verschaffte ihr einen Neustart und das Fundament, auf dem sie ihre gesunde, neue Zukunft aufbaute. Sie sagt, es war das Beste, das sie je für sich selbst getan hat. Seit dem Reboot ist ihre Kleidergröße um fünf Nummern geschrumpft, sie hat fast 35 Kilogramm abgenommen und erfolgreich zwei Halbmarathons absolviert. Inzwischen steht sie anderen zur Seite und schreibt auf der Webseite www.RunningonJuice.com über ihre Erfahrungen.

VIER

REBOOT – SCHRITT FÜR SCHRITT

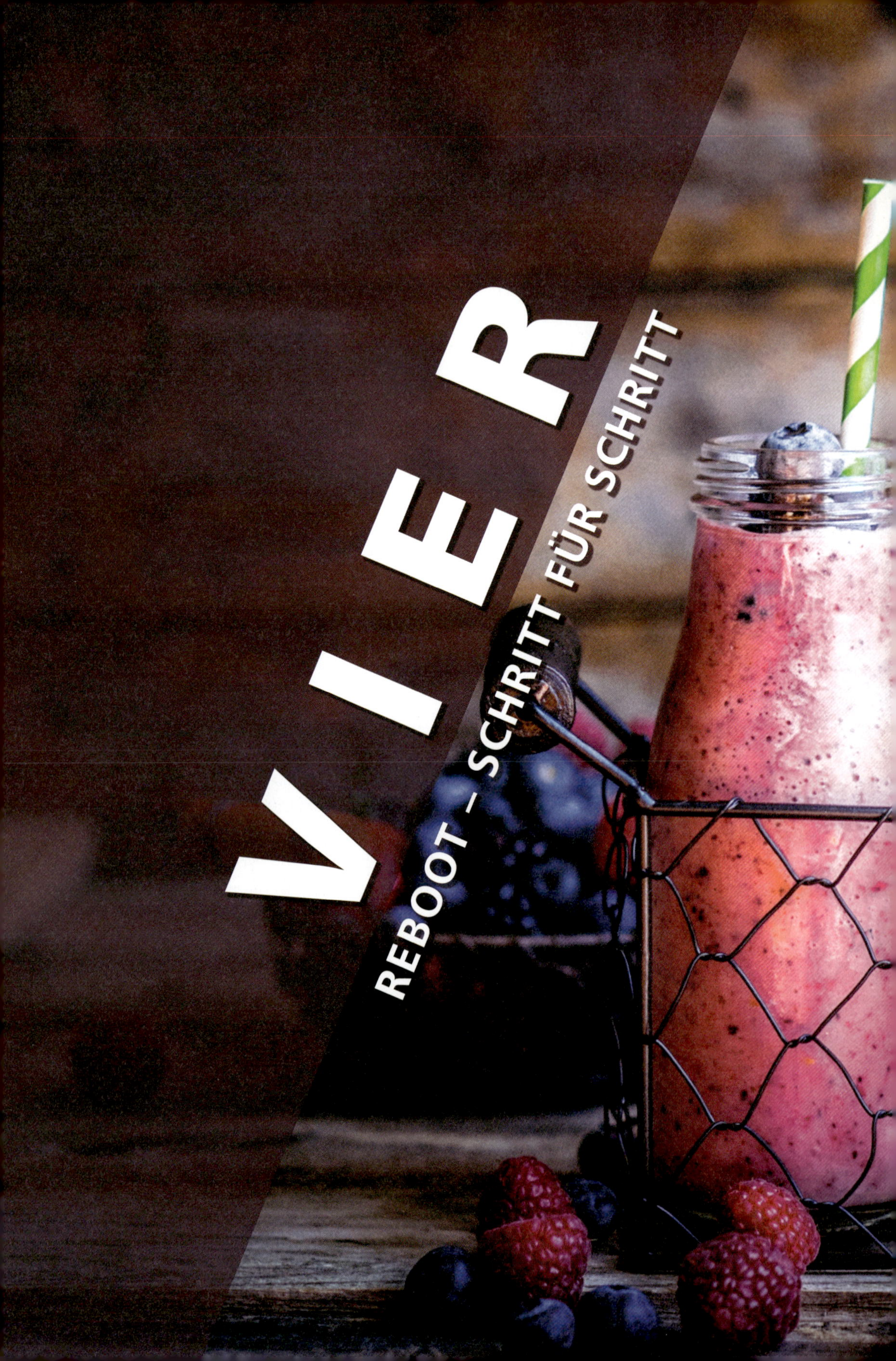

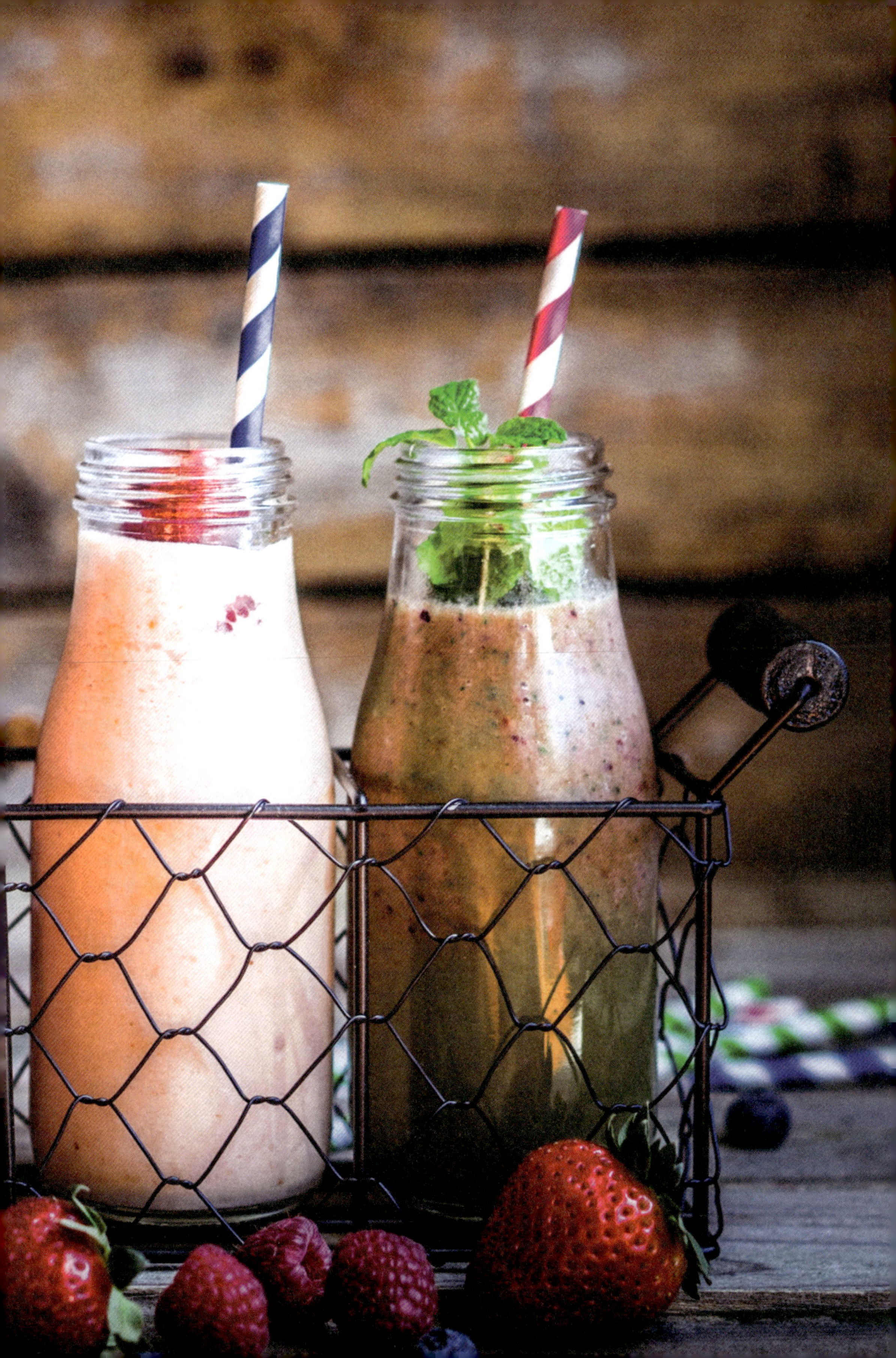

ALSO GUT – SIE HABEN SICH VORBEREITET: Sie haben sich einen Entsafter zugelegt, gelernt damit umzugehen, angefangen, Säfte in Ihren täglichen Speiseplan einzubauen, und Sie sind bereit loszulegen. Ich werde Sie jetzt durch Ihren Reboot führen. Doch zunächst noch ein paar Gesundheitshinweise und medizinische Gründe, die gegen einen Reboot sprechen.

Gesundheitshinweise

Ein Reboot ist so ziemlich für jeden Menschen geeignet, aber es gibt ein paar Ausnahmen. Für schwangere oder stillende Frauen empfiehlt es sich nicht, einen Reboot durchzuführen. Das Gleiche gilt für Menschen, die sich einer Dialyse oder einer Chemo- oder Bestrahlungstherapie unterziehen, untergewichtig sind, unter unkontrollierter Diabetes, Epilepsie, einer Lebererkrankung, Anämie, eingeschränkter Immunfunktion, Colitis ulcerosa oder Morbus Crohn leiden. Doch selbst diese Menschen (mit Ausnahme schwangerer oder stillender Frauen) könnten imstande sein, unter ärztlicher Kontrolle einen modifizierten Reboot durchzuführen. Wenn Sie unter einer chronischen Erkrankung leiden, vor Kurzem eine Erkältung, eine Grippe oder eine andere Infektionserkrankung hatten, jeden Tag Medikamente nehmen oder sehr jung oder sehr alt sind, ist es besonders wichtig, dass Sie Ihren Arzt konsultieren, bevor Sie mit einem Reboot beginnen. Doch selbst wenn Ihnen fürs Erste davon abgeraten wird, einen Reboot durchzuführen, ist das kein Grund zum Verzagen. Sie können Ihre Ernährung trotzdem so umstellen, dass Sie mehr Obst und Gemüse zu sich nehmen. Wenn Sie vorhaben, Säfte in Ihren Speiseplan einzubeziehen, lautet die Empfehlung, etwa 250 bis 475 ml am Tag zu trinken.

Mögliche Nebenwirkungen oder eventuell auftretende Symptome

Neben den Vorzügen, die daraus resultieren, dass man den Teufelskreis einer ungesunden Ernährungsweise durchbricht, kann ein Reboot auch ein paar möglicherweise ernst zu nehmende Nebenwirkungen mit sich bringen, derer Sie sich bewusst sein sollten. Die meisten sind vorübergehender Natur und werden nach einigen Tagen verschwinden, aber wenn diese Nebenwirkungen bei Ihnen auftreten, konsultieren Sie bitte unbedingt Ihren Arzt, um sich zu vergewissern, wie Sie am besten mit ihnen umgehen. Folgende Nebenwirkungen – jedoch nicht nur diese – können unter anderem auftreten:

- Müdigkeit
- Kopfschmerzen
- Schwindel
- Verstopfung oder Durchfall
- Verstärkter Körper- oder Mundgeruch

Indem Sie Ihren Reboot-Plan ein wenig variieren, zum Beispiel, indem Sie mehr Wasser oder Kokoswasser oder einen anderen Saft trinken, lassen sich diese Nebenwirkungen meistens in den Griff bekommen.

Sollten Nebenwirkungen auftreten, die Ihnen unangenehm sind oder Sie in irgendeiner Weise beunruhigen, zögern Sie nicht, umgehend Ihren Arzt zu konsultieren. Wenn bei Ihnen eines der folgenden Symptome auftritt, beenden Sie bitte Ihren Reboot und suchen Sie sofort Ihren Arzt auf:

- Ohnmacht
- extremer Schwindel
- niedriger Blutdruck
- Erbrechen
- schwerer Durchfall

Achten Sie genau darauf, wie Sie auf den Reboot reagieren, bevor Sie Auto fahren oder schwere Maschinen bedienen.

Der Reboot Schritt für Schritt

Bei einem Reboot sind vier Schritte zu beachten.

1. Entscheiden Sie sich für einen Plan.
2. Vorbereitungsphase
3. Reboot
4. Nachbereitungsphase

Schritt 1: Entscheiden Sie sich für einen Plan

Um sich für den richtigen Plan zu entscheiden, müssen Sie als Erstes die Frage beantworten: »Warum tue ich das?« Wenn Sie von einem Reboot nicht mehr erwarten, als ein wenig abzunehmen, gehen Sie das Ganze meiner Meinung nach nicht umfassend genug an. Ein Reboot ist keine Schnell-Diät, die darauf angelegt ist, ein paar überschüssige Pfunde zu verlieren. Es ist ein erster Schritt auf Ihrem Weg, Ihre Beziehung zu Ihrer Ernährung grundlegend zu verändern. Und das kann hart sein. Die ersten Tage sind besonders schwer. Da ist der Aufwand, der damit verbunden ist, all diese Säfte zuzubereiten, oder das Erlebnis, bei gesellschaftlichen Ereignissen mit einem Saft in der Hand umherzuspazieren, das prall gefüllte Büffet ignorieren zu müssen und dabei die ganze Zeit eigentlich am liebsten mit den Freunden einen Cocktail zu schlürfen – all das macht einem die Sache nicht gerade leichter. Wenn Sie einzig und allein darauf aus sind, ein paar Pfunde zu verlieren, werden Sie es wahrscheinlich nicht schaffen. Was all unsere Erfolgsgeschichten gemein haben, ist, dass die Protagonisten dieser Geschichten einen Motivationsgrund für ihren Reboot hatten, der weit darüber hinausging, einfach nur abnehmen zu wollen. Brian wollte in der Lage sein, seine Kinder bei einer Fahrt in einer Attraktion in einem Freizeitpark begleiten zu können. Ich wollte meine Medikamente loswerden und imstande sein, ganz normale alltägliche Dinge wieder tun zu können, zum Beispiel die Einkäufe zu tragen oder barfuß am Strand entlangzugehen. Das waren ungemein starke Anreize für mich.

Ich frage Sie also erneut: Was ist wirklich Ihr Ziel? Haben Sie lange und ausgiebig genug über Ihre Optionen und die Wahl, die Sie zu treffen gedenken, nachgedacht? Sind Sie zu dem Schluss gekommen, dass Sie bereit sind? Sind Sie bereit, sich über Ihre Lebensweise bewusst zu werden und nicht mehr ausschließlich per Autopilot zu funktionieren? Sind Sie bereit, auf sich zu achten und kühn zu sein? Haben Sie sich eingestanden, dass Sie zu viel Zeit im Vergnügungsviertel der Stadt verbracht haben und ein Umzug in ein anderes Viertel fällig ist? In Zukunft wird es wieder Zeit fürs Vergnügen geben, aber jetzt steht erst einmal die Reise in Richtung Gesundheit auf dem Programm.

Für die meisten Menschen, die zum ersten Mal einen Reboot durchführen, geht es bei dieser Reise um eine grundlegende Änderung ihrer Lebensweise, eine komplette Neueinstellung, die sie dazu nötigt, ihre Komfortzone zu verlassen. Da Sie dieses Buch lesen, nehme ich an, dass Sie bereits den Mut aufgebracht haben, sich auf diese Änderung Ihrer Lebensweise einzulassen.

Jetzt brauchen Sie nur noch einen Plan.

Sie haben zwei Möglichkeiten, um zu rebooten:

- nur Säfte
- Säfte und feste Nahrung.

Beide Methoden können erstaunliche Resultate liefern. Werden Sie sich über die Ziele klar, die Sie erreichen wollen, und schätzen Sie Ihren gesundheitlichen Zustand ein, um zu entscheiden, welcher Plan für Sie der richtige ist.

Nur Säfte oder Säfte und feste Nahrung?

Ich werde immer wieder gefragt: »Was ist der Unterschied zwischen mixen und entsaften?« Die Antwort ist ganz einfach: Das eine ist essen und das andere ist Saft trinken. Aber die eigentliche Frage, die hier gestellt wird, lautet: »Darf ich etwas essen?« Hier meine Meinung dazu:

Wenn wir unserer Kost mehr Obst und Gemüse hinzufügen – wie wir es beim Safttrinken tun –, stärken wir die Fähigkeit unseres Körpers, zu heilen und sich zu ernähren. Beim Entsaften behält der Saft in etwa 65 Prozent des Nährwerts des Produkts, aus dem er gemacht wird. Wenn ich all die Produkte essen wollte, aus denen ich die fünf oder sechs Säfte zubereite, die ich während eines Reboots trinke, würde ich das alles gar nicht in mich hineinbekommen. Das wäre wirklich eine Riesenportion an Essen – ganz zu schweigen von all der Kauarbeit!

Beim Entsaften entfernen wir die nicht löslichen Fasern, doch der gepresste Saft ist nicht faserfrei. Die löslichen Fasern, die dazu beitragen, den Cholesterinspiegel zu senken und das Hungergefühl unter Kontrolle zu behalten, bleiben im Saft enthalten. Wenn Sie sich dafür entschieden haben, ausschließlich Säfte zu trinken, haben Sie sich für eine Methode entschieden, bei der Sie keine Wahl treffen müssen, was Sie essen werden – Sie wissen bereits, was Sie zu sich nehmen werden: Saft. Diese konsequente Methode hilft auch dabei, das Hungergefühl und Heißhunger auf bestimmte Dinge in Schach zu halten. Wenn Sie hingegen mal Saft trinken, dann ein wenig essen, dann wieder Saft trinken und es immer hin und her geht, kann dies einige Menschen vor eine ziemliche Herausforderung stellen, weil diese Methode nicht so eindeutig nach einem schlichten Schwarz-Weiß-System funktioniert. Ich habe zudem die Erfahrung gemacht, dass ich nach drei oder vier Tagen, in denen ich mich ausschließlich von Saft ernährt habe, gar keinen Hunger mehr verspüre. Einige Rebooter halten es für das Beste, bis zum Abendessen nur Säfte zu trinken oder als Zwischenmahlzeit mal einen Apfel zu essen und dann wieder zum Safttrinken zurückzukehren, aber bei mir funktioniert das nicht. Wenn ich einen Apfel esse, schreit mein Körper »Iss!«, und mein Hungergefühl ist sofort wieder da.

Ich habe mich bei meinem ersten Reboot dafür entschieden, 60 Tage lang ausschließlich Saft zu mir zu nehmen, weil ich jede Menge überschüssige Energie in Form von Fett mit mir herumgetragen habe und in sehr schlechter gesundheitlicher Verfassung war. Starke Motivation, starker Reboot. Wenn es Ihnen ähnlich geht wie mir damals, könnten Sie vielleicht auch erwägen, einen längeren Reboot nur mit Saft durchzuführen. (Aber denken Sie daran: Wir empfehlen, ohne ärztliche Kontrolle höchstens 15 Tage lang zu rebooten. Wenn Sie einen längeren Reboot planen, sollten Sie die Einwilligung Ihres Arztes einholen und sich regelmäßigen Bluttests unterziehen, so wie ich es getan habe.)

Wenn Sie nur ein wenig übergewichtig sind, ist ein 60-tägiger Reboot ausschließlich mit Saft nicht zu empfehlen. Er könnte Ihrem Körper sogar schaden, da Sie womöglich zu stark abnehmen und auch zu viel Muskelmasse verlieren. Wenn Sie ausschließlich Saft trinken, nehmen Sie deutlich stärker ab, als wenn Sie Saft trinken und zudem Obst und Gemüse in Form von fester Nahrung zu sich nehmen.

Während eines Reboots nimmt man zunächst knapp ein Pfund pro Tag ab. Je länger man rebootet, desto geringer ist der tägliche Gewichtsverlust. Wenn Sie nur darauf aus sind, vor einer großen Zusammenkunft gut fünf Kilo abzunehmen, sollten Sie einen 10- oder 15-Tage-Reboot in Erwägung ziehen. Wenn es Sie nach einem Energieschub verlangt, versuchen Sie es mit drei oder fünf Tagen. Wenn Sie es nicht für unbedingt nötig halten abzunehmen oder sich in einer gesundheitlichen Verfassung befinden, aufgrund derer Ihr Arzt es nicht für angeraten hält, dass Sie sich ausschließlich von Saft ernähren, wählen Sie einen Plan, der Saft und feste Nahrung einschließt. Wenn Sie noch nie einen Reboot durchgeführt haben, probieren Sie es sieben oder 10 Tage lang aus, denn 60 Tage sind eine lange Zeit! Erhöhen Sie mit einem kürzeren Reboot Ihre Erfolgsaussicht.

Schritt 2: Vorbereitungsphase

Wie Sie sich auf den Reboot vorbereiten, ist entscheidend dafür, die Intensität möglicher Nebenwirkungen zu minimieren, und das wiederum ist der Schlüssel für Ihren Erfolg. Halten Sie sich mein Beispiel vor Augen, und tun Sie nicht, was ich getan habe!

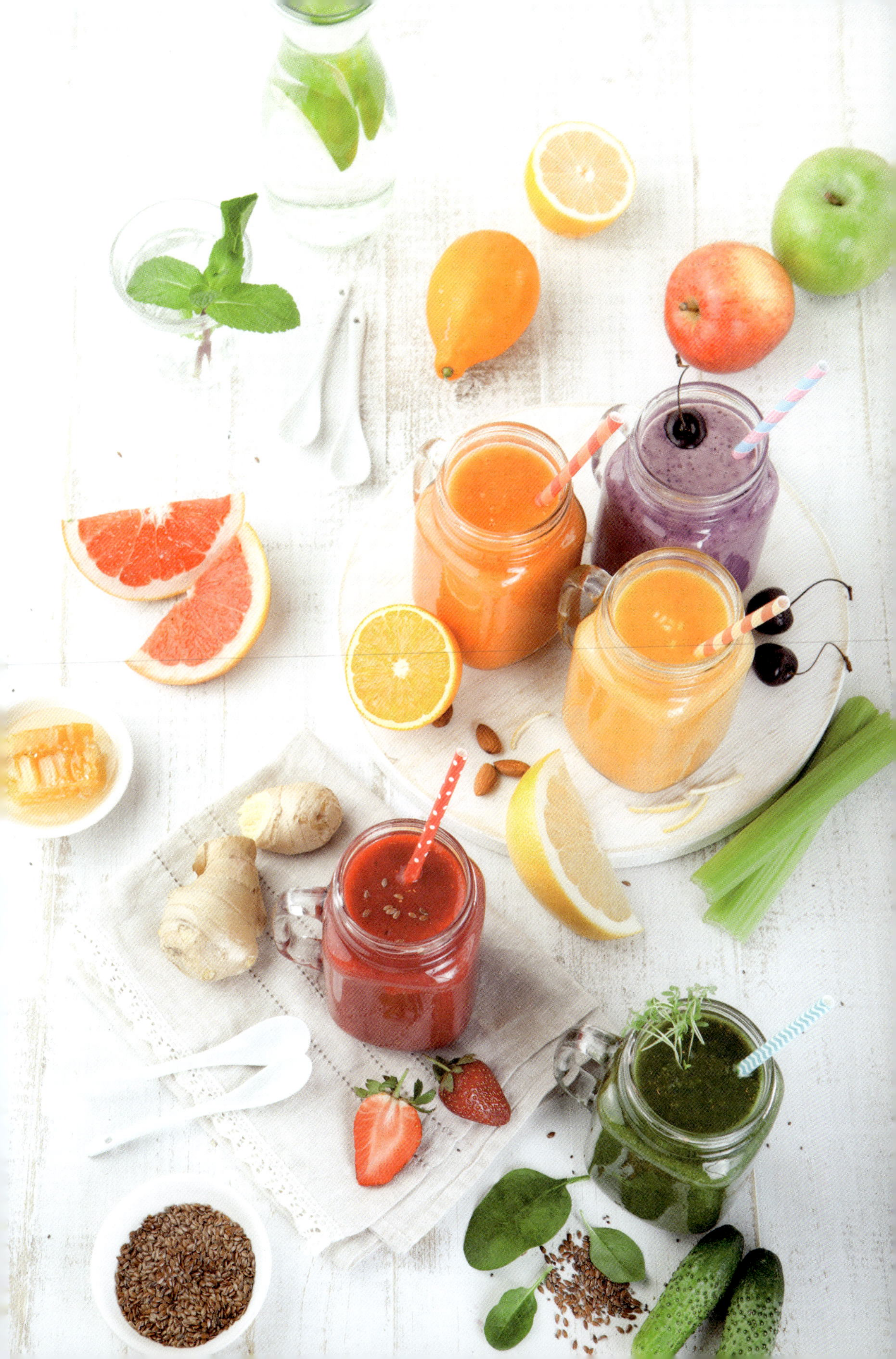

Wenn Sie mit einem Reboot beginnen, verzichten Sie komplett auf die Seelentröster-Speisen, auf die Sie wahrscheinlich jahrelang gesetzt haben, also werden Sie neben den physischen Symptomen möglicherweise auch emotionale Konsequenzen zu spüren bekommen. Tatsächlich ist damit sogar zu rechnen. Aber es wird Ihnen sehr viel leichter fallen, damit umzugehen, wenn Sie Ihre Kost in der von uns empfohlenen Weise umstellen, um sich auf Ihren Reboot vorzubereiten, und wenn Sie sich an unsere Empfehlung für die siebentägige Vorbereitungsphase halten, die im Folgenden skizziert wird:

Eine Woche vor dem Reboot

- Streichen Sie industriell verarbeitetes Junkfood, Produkte, die Weißmehl enthalten, Zucker, Desserts und frittierte Speisen.
- Streichen Sie Fastfood und industriell verarbeitetes Fleisch wie Bacon, Schinken und Salami.
- Streichen Sie Alkohol.
- Reduzieren Sie Ihre Aufnahme tierischer Proteine nach und nach bis auf Null. Wählen Sie Bio-Wildfisch und Bio-Eier von freilaufenden Hühnern. Reduzieren Sie im Laufe der Woche nach und nach Ihren Geflügelkonsum. Wenn Sie rotes Fleisch essen, achten Sie darauf, nur magere Stücke zuzubereiten, und verzichten Sie ab dem vierten Tag der Vorbereitungswoche komplett darauf. Bis zum letzten Tag dieser Woche sollten Sie Ihre Kost so umgestellt haben, dass die Proteine, die Sie zu sich nehmen, ausschließlich aus pflanzlichen Quellen wie Bohnen, Nüssen und Hülsenfrüchten (zum Beispiel Kichererbsen, Linsen oder Edamame) stammen.
- Reduzieren Sie Ihre Aufnahme von Milchprodukten nach und nach bis auf Null. Wählen Sie biologische fettarme oder fettfreie Milchprodukte, die nur wenig oder gar keinen hinzugefügten Zucker enthalten. Wenn Sie Soja-, Reis- oder Mandelmilchprodukte zu sich nehmen, nehmen Sie jeweils die geschmacklose Variante, um den Zuckergehalt möglichst niedrig zu halten. Steigen Sie gegen Mitte der Woche von Kuhmilchkäse auf Ziegenmilchkäse um. Bis zum Ende der Woche sollten jegliche Milchprodukte von Ihrem Speiseplan verschwunden sein.
- Reduzieren Sie von Tag zu Tag Ihre Koffeinaufnahme bis auf Null. Beginnen Sie damit, die Hälfte Ihrer täglichen Ration in Form von koffeinfreiem Kaffee zu sich zu nehmen oder steigen Sie erst auf grünen Tee und dann auf Kräutertee um.
- Achten Sie darauf, hydriert zu bleiben. Trinken Sie mindestens 2 bis 2,5 Liter am Tag oder mehr, wenn Sie übergewichtig oder körperlich aktiv sind.
- Schlafen Sie mehr.
- Trinken Sie mindestens jeden Tag einen frisch gepressten Saft.

- Beginnen Sie damit, mehr Salate, Suppen, Smoothies und Vollkornprodukte zu sich zu nehmen, außerdem Nüsse, Samen, natürliche Nussbutter, Bohnen und Hülsenfrüchte, um Ihre Proteinaufnahme sicherzustellen. Probieren Sie Rezepte in Kapitel 6 Seite 134 aus um sich inspirieren zu lassen.

Einen Tag vor dem Reboot

- Streichen Sie während des Reboots sämtliche rezeptfreien Vitaminprodukte und Nahrungsergänzungsmittel, es sei denn, Ihr Arzt hat Sie ausdrücklich angewiesen, sie zu nehmen. Nehmen Sie keinerlei rezeptfreie Medikamente, die Sie sich selbst verordnet haben.
- Stellen Sie eine Einkaufsliste zusammen und besorgen Sie alle Produkte, die Sie in den nächsten drei bis fünf Tagen benötigen. Kaufen Sie keine Vorräte für mehr als fünf Tage ein, da Sie frische Produkte haben wollen und Ihr Kühlschrank wahrscheinlich auch nicht groß genug ist, um noch mehr darin aufzubewahren.
- Reinigen Sie Ihren Entsafter am Abend vor Ihrem Reboot und stellen Sie ihn auf Ihrer Arbeitsfläche bereit.

Schritt 3: Reboot

Jetzt ist es so weit. Sie haben sich für einen Plan entschieden, sorgfältig den Termin ausgewählt, wann Sie beginnen wollen, und die Empfehlungen für die Vorbereitungsphase befolgt. Also legen Sie los und folgen den Anweisungen für Tag 1 Ihres Plans.

Seien Sie Ihr eigener Saft-Guru

Ich habe in Kapitel 5 (siehe Seite 70) für jeden einzelnen Plan Rezepte vorgeschlagen, da viele Menschen es gut finden, genaue Anweisungen zu bekommen, damit sie wissen, dass sie alles richtig machen. Es erleichtert auch das Erstellen einer Einkaufsliste. Aber ich verfüge über keinerlei magische Kenntnisse darüber, welchen Saft man wann trinken sollte. Das Prinzip eines Reboots ist ziemlich einfach: Trinken Sie frischen Saft aus Früchten und Gemüse. Wenn Sie erst einmal herausgefunden haben, was Ihnen schmeckt, wählen Sie ruhig nach Belieben die Saftrezepte aus, die Ihnen zusagen, oder erfinden Sie im Verlaufe Ihres Reboots eigene. Unser Reboot-Team steht auf Säfte, in die »alles was im Obst- und Gemüsefach ist«, hineinkommt. Achten Sie einfach nur darauf, dass der Saft rebootfreundlich ist.

Was bedeutet »rebootfreundlich«? Ganz einfach: Die Zutaten, die Sie verwenden, um Ihren Saft zu kreieren, sollten grob geschätzt etwa zu 80 Prozent aus Gemüse und zu 20 Prozent aus Obst bestehen. Wenn Sie einen

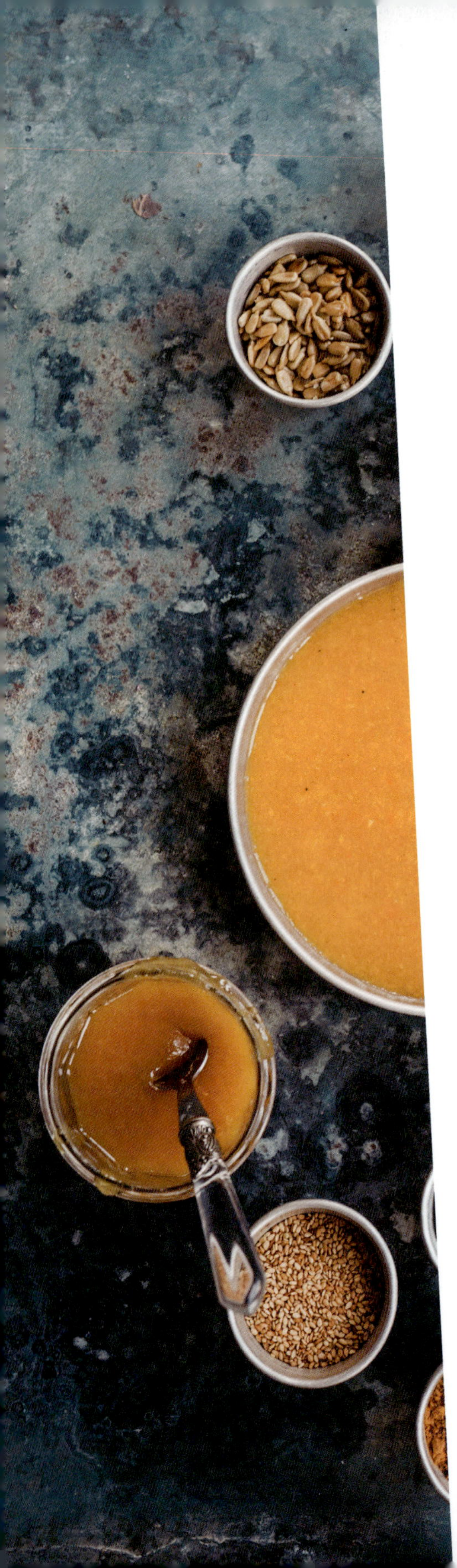

Saft trinken, der überwiegend aus Früchten besteht, gleichen Sie das Verhältnis aus, indem Sie den nächsten Saft ausschließlich aus Gemüse zubereiten. Ich empfehle auch gerne »Trinken Sie jeden Tag einen Regenbogen«, womit ich sagen will: Achten Sie darauf, dass sich Ihr Reboot und Ihr täglicher Speiseplan aus einer Variation an roten, orangen, grünen, gelben, blauen und violetten Säften zusammensetzt. Der folgende Überblick soll Ihnen eine Vorstellung davon verschaffen, wie Sie das umsetzen können.

- Nach dem Aufwachen: Trinken Sie 250 ml warmes Wasser (ich schlage vor Zitrone und/oder Ingwer hinzuzugeben).
- Frühstück: oranger oder roter Saft.
- Vormittags-Drink: 500 ml Kokoswasser ohne Geschmackszusätze.
- Mittag: grüner Saft.
- Nachmittags-Snack: grün oder rot.
- Abends: grün.
- Nachtisch: violett oder orange.
- Schlafenszeit: Trinken Sie einen Kräutertee.
- Während des Tages: Trinken Sie reichlich Wasser.

Länger als 30 Tage

Viele Leute fragen mich nach dem Plan, den ich während meines 60-Tage-Reboots befolgt habe, den ich in dem Film dokumentiert habe. Tatsächlich biete ich für so eine lange Zeit keinen Plan an, da mein Reboot unter strenger ärztlicher Kontrolle stattfand und ihm ein auf mich persönlich zugeschnittener Ernährungsplan zugrunde lag. Die in diesem Buch vorgeschlagenen Ernährungspläne sind eher so zusammengestellt, dass Sie sie allein umsetzen können und zielen darauf ab, in Ihrem Körper die Reaktion auszulösen, die er benötigt, um von alleine zu rebooten. Wenn Sie sich Ihrer Sache jedoch so sicher sind, dass Sie sich zutrauen, einen längeren Reboot durchzuführen, können Sie den 30-Tage-Plan wiederholen und einen weiteren Monat lang die dort vorgeschlagenen Säfte trinken.

Schritt 4: Nachbereitungsphase

Die Nachbereitungsphase ist genauso wichtig wie die Vorbereitungsphase, da es wichtig ist, dass Sie eine Kost zu sich nehmen, die Ihr System nicht völlig durcheinanderbringt. Sie könnten zum Beispiel neugierig darauf sein zu erfahren, wie unmittelbar nach dem Ende Ihres Reboots ein Stück Pizza schmeckt, aber ich ermuntere Sie dazu, sich ausreichend Zeit zu lassen, bevor Sie Ihre gewohnten alten Lieblingsspeisen wieder zu sich nehmen. Irgendwann können Sie alles wieder essen, aber alles zu seiner Zeit. Unmittelbar nach dem Reboot ist Ihr Körper neu eingestellt und funktioniert optimal – behandeln Sie ihn also gut. Sie würden ja auch nicht den ganzen Tag lang Ihr Haus putzen und dann ein paar Elefanten einladen, die sich im Schlamm gesuhlt haben. Die gleiche Fürsorge sollten Sie Ihrem Körper zukommen lassen. Nach dem Reboot sollten Sie noch mindestens eine Woche lang gesunde Vollwertkost zu sich nehmen und industriell verarbeitetes Junkfood meiden, solange Sie können.

Sie können wieder dazu übergehen, drei Mahlzeiten am Tag zu essen, aber Sie sollten weiterhin mindestens einmal am Tag einen frisch gepressten Saft trinken. Ein Saft eignet sich hervorragend als Zwischenmahlzeit oder als ein leichtes Frühstück. Sie sollten zudem weiterhin darauf achten, hydriert zu sein und

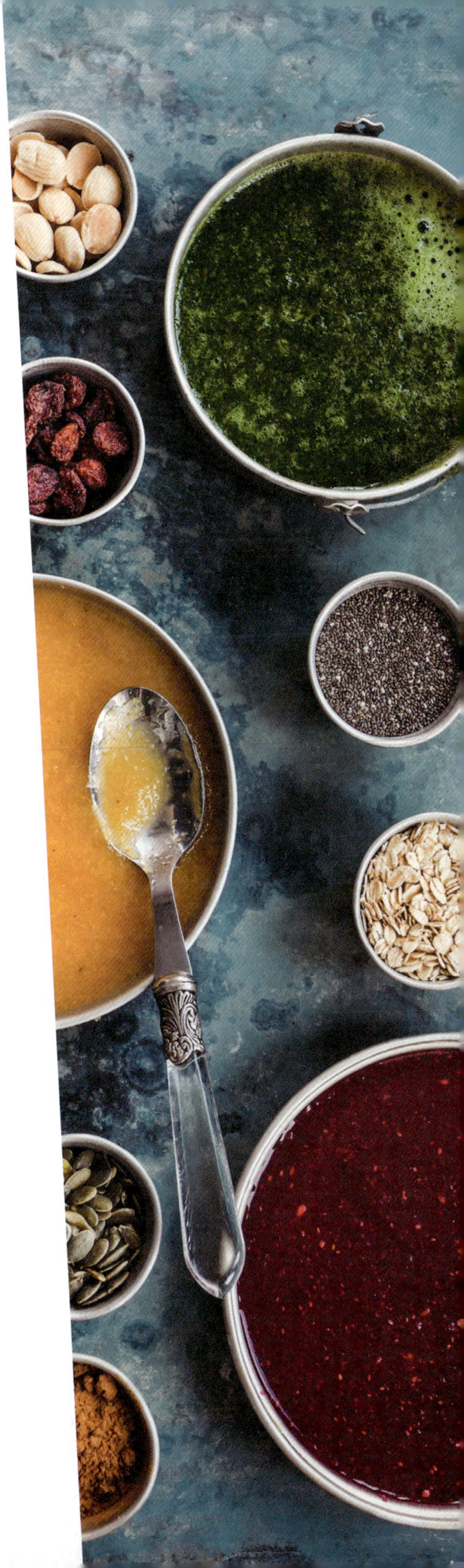

reichlich Wasser trinken, unter anderem am Morgen heißes Wasser mit Zitrone und Ingwer und abends heiße Kräutertees.

Wenn Sie einen speziellen Ernährungsplan für die Nachbereitungsphase bevorzugen, den Sie befolgen können – in Kapitel 5 finden Sie einen Plan inklusive Rezeptvorschlägen (siehe Seite 124). Ansonsten befolgen Sie einfach die folgenden Ratschläge:

Ratschläge für eine erfolgreiche Nachbereitungsphase

- Essen Sie so viele regionale, saisonale Bio-Produkte wie möglich.
- Trinken Sie weiterhin reichlich Wasser.
- Befolgen Sie nach einem Reboot mit ausschließlich Saft in den ersten fünf Tagen danach den Ernährungsplan der Tage 1 bis 5 des 15-Tage-Plans (siehe Seite 124), der ein- oder zweimal am Tag einen frischen Saft beinhaltet und ansonsten nur Mahlzeiten und Zwischenmahlzeiten, die ausschließlich aus Obst und Gemüse bestehen.
- Ergänzen Sie Ihren Speiseplan nach einem Reboot mit Saft und fester Nahrung um Suppen, Smoothies und Salate und trinken Sie weiterhin einmal am Tag einen frisch gepressten Saft. Darüber hinaus gilt:
- Mischen Sie Ihren Mahlzeiten und Ihren Zwischenmahlzeiten in der ersten Woche nach dem Reboot pflanzenbasierte Proteine wie Nüsse oder Bohnen bei und fügen Sie Ihrer Kost dann im Laufe der Wochen nach und nach wieder empfohlene tierische Proteine hinzu, wenn Sie das möchten.
- Gehen Sie dazu über, Ihrer pflanzenbasierten Kost Vollkornprodukte hinzuzufügen. Womöglich stellen Sie fest, dass Sie glutenfreie Vollkornprodukte wie Quinoa, Teff oder Naturreis zunächst besser vertragen. Die Proteine und Vollkornprodukte, die Sie Ihrem Speiseplan hinzufügen, versorgen Ihren Körper mit allen möglichen Nährstoffen und helfen ihm dabei, Ihr Verdauungssystem wieder so umzustellen, dass es mit einer normalen, wenn auch gesunden Kost zurechtkommt.
- Essen Sie lieber öfter kleinere Rationen als selten große. Dies trägt entscheidend zu einer gesunden Verdauung bei und hilft Ihnen, Ihr Hungergefühl weiterhin im Griff zu behalten. Immer genau genug zu essen, um sich ausreichend Nahrung zuzuführen, ohne sich in einem Maße zu »überfressen«, dass man sich nicht mehr wohlfühlt, ist das Herzstück eines behutsamen Umgangs mit Ihrem Körper.
- Achten Sie darauf, Ihre Mahlzeiten so zuzubereiten, dass sie besonders gut zu verdauen sind. Backen, grillen, rösten oder dünsten Sie die Produkte. Kurz anbraten ist auch in Ordnung, wenn Sie nur wenig Öl verwenden. Meiden Sie Frittiertes und alle Speisen, die viel Öl oder hinzugefügte Fette enthalten, da diese sehr schwer zu verdauen sind.
- Meiden Sie in den ersten fünf bis sieben Tagen nach Ihrem Reboot milch-

basierte und zuckerhaltige Produkte sowie rotes Fleisch, um möglichen Verdauungsbeschwerden vorzubeugen. Wenn Sie wieder Milchprodukte oder Fleisch essen wollen, nehmen Sie dies nur in geringen Mengen zu sich, vielleicht als Beilage oder Garnierung. Seien Sie auch sehr wählerisch, was die Qualität angeht – kaufen Sie fettarme, magere Bio-Produkte.
- Nehmen Sie sich vor, um Ihrer Gesundheit und Ihres Wohlbefindens willen jeden Tag frisch gepressten Saft und reichlich pflanzenbasierte Kost zu sich zu nehmen.

Halten Sie sich vor Augen, dass Sie auf einige der Dinge, die Sie während des Reboots aus Ihrem Speiseplan gestrichen haben, womöglich empfindlich reagieren. Lassen Sie es während der Nachbereitungsphase also unbedingt langsam damit angehen.

FÜNF

DIE PLÄNE

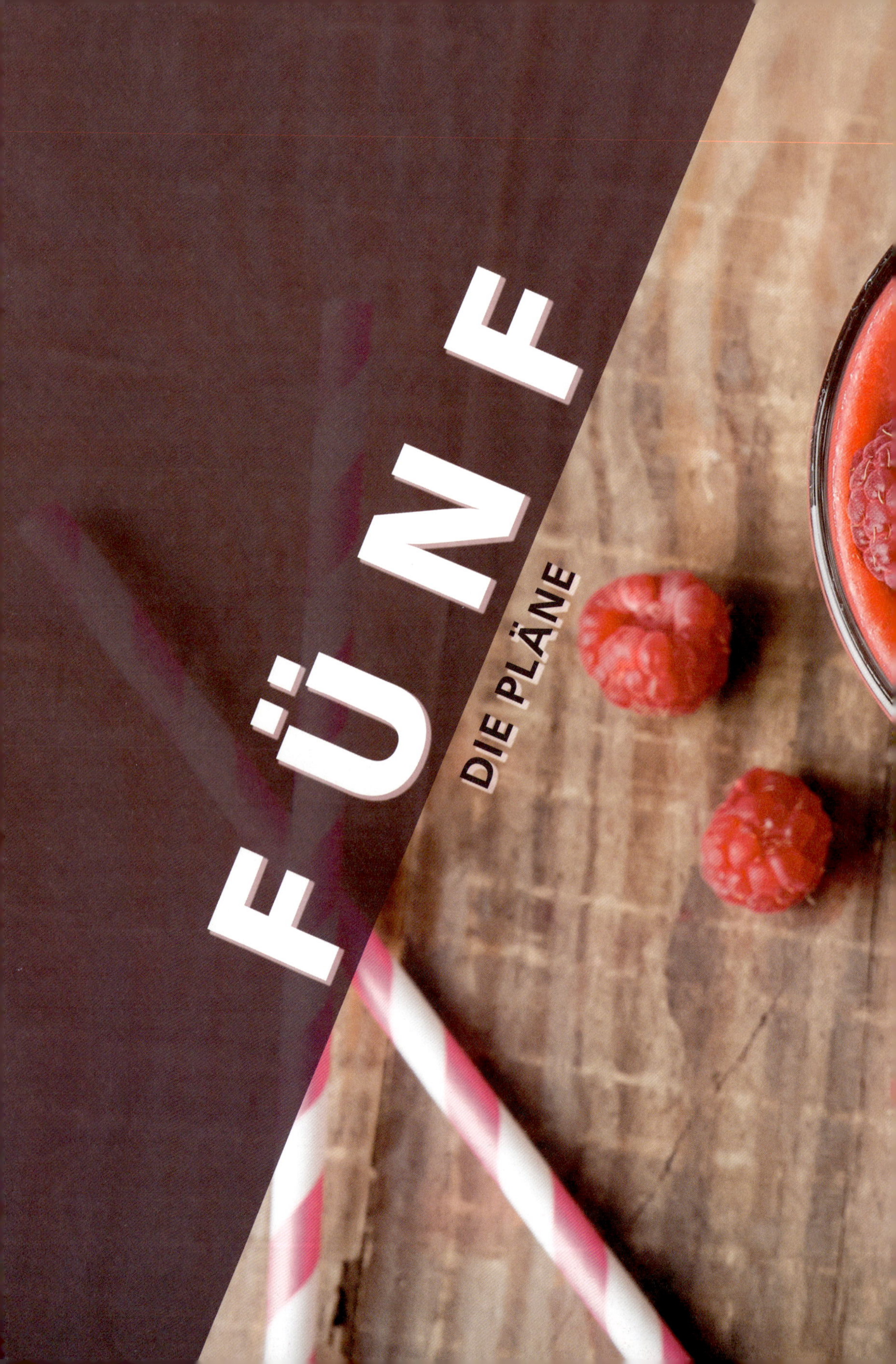

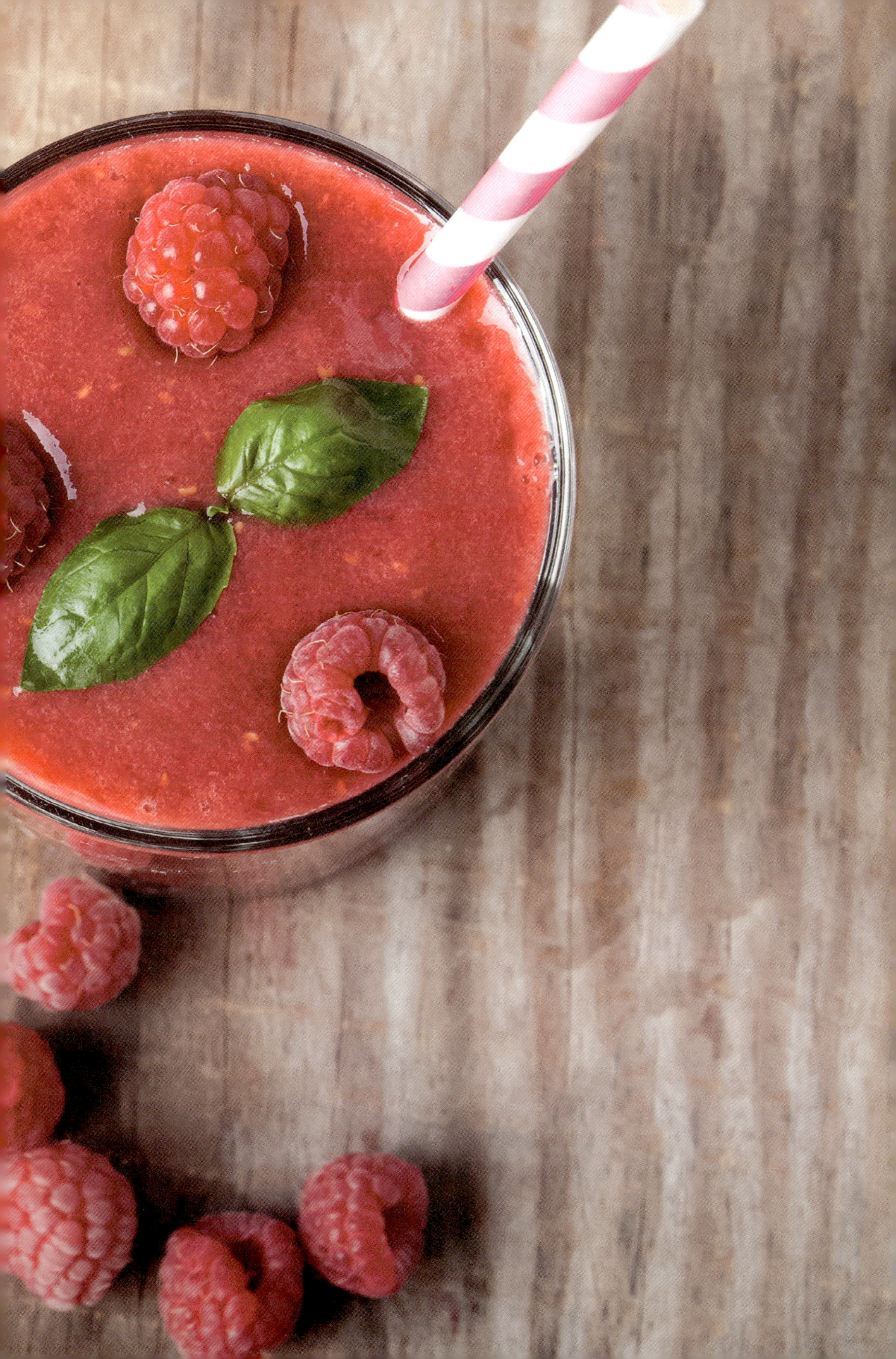

DIESES KAPITEL ENTHÄLT sämtliche Reboot-Pläne – für 3, 5, 10, 15 und 30 Tage – mit Rezeptvorschlägen für jeden einzelnen Tag. Die Rezepte selbst finden Sie in Kapitel 6 (siehe Seite 134). Nehmen Sie sich die Zeit, diese Pläne zu studieren, und entscheiden Sie, welcher der richtige für Sie ist. Wenn Sie jemand sind, der gerne eine Struktur und feste Vorgaben hat, befolgen Sie die Pläne exakt, aber wenn Sie lieber improvisieren und kreativ werden wollen, nur zu. Weichen Sie ruhig von Vorschlägen ab, zum Beispiel, indem Sie einen Saft durch Ihren Lieblingssaft ersetzen oder durch einen, dessen Zutaten Sie gerade in Ihrem Kühlschrank haben oder der mit saisonalen Produkten zubereitet wird (was auch Ihrem Geldbeutel entgegenkommt). Um es Ihnen zu erleichtern, Ihrer Kreativität freien Lauf zu lassen, sind in den Rezepten die Farben der Säfte genannt, ersetzen Sie also einen orangen Saft durch einen orangen Saft, einen grünen durch einen grünen und so weiter. Und was für die Säfte gilt, gilt auch für die Zutaten – Sie können also zum Beispiel jede x-beliebige rote Frucht durch Himbeeren ersetzen und jedes grüne Blattgemüse durch Palmkohl.

Wenn Sie Rezepte ausprobieren wollen, die nicht in diesem Buch aufgeführt sind, oder eigene Kreationen zusammenstellen wollen, achten Sie darauf, dass Sie bei Ihren Säften über den Tag hinweg die 80-Prozent-Gemüse/20-Prozent-Obst-Regel einhalten. Sie sollten zudem anstreben, jeden Tag einen »Regenbogen« zu trinken, um sicherzustellen, dass Sie eine Vielfalt an Nährstoffen zu sich nehmen.

Halten Sie sich vor Augen, dass Sie nicht exakt genauso lange rebooten müssen, wie es der Plan vorsieht, für den Sie sich entschieden haben. Sie können den 5-Tage-Reboot zum Beispiel auf 7 Tage ausdehnen oder den 10-Tage-Reboot auf 11 Tage oder sogar den 15-Tage-Reboot auf 23 Tage. Wiederholen Sie einfach einen Tag oder mehrere Tage, die Ihnen besonders gut gefallen haben, und modifizieren Sie Ihren Reboot entsprechend Ihren Bedürfnissen.

Dieses Buch bietet keinen Plan für einen längeren Zeitraum als 30 Tage an, da ein längerer Reboot von einem Arzt betreut werden sollte. Es ist nicht schwer weiterzumachen – wiederholen Sie einfach die Vorgaben des 30-Tage-Plans oder befolgen Sie die Vorgaben der allgemeinen Tagesrichtschnur für die Tage 21-30 des 30-Tage-Reboots. Wenn Sie länger als 15 Tage saftfasten, empfehlen wir, dass Sie zu Ihren Säften Proteinpulver und Kokosöl oder Olivenöl hinzugeben (Anweisungen dazu finden Sie im Plan für den 30-Tage-Reboot auf Seite 116).

Ein Hinweis zu den Portionen

Sie sollten 4 bis 6 Säfte pro Tag trinken. Eine Saftportion umfasst 500 bis 600 ml. Alle Rezepte sind auf diese Menge pro Portion angelegt, aber der Saftertrag kann abhängig von der Größe der von Ihnen verwendeten Produkte und der Effizienz Ihres Entsafters variieren. Wenn Sie Hunger verspüren, trinken Sie mehr Saft. Es spricht nichts dagegen, mehr als 6 Säfte pro Tag zu trinken. An Tagen, an denen feste Nahrung auf dem Programm steht, essen Sie so viel oder so wenig, wie es Ihrem individuellen Hungergefühl, Ihrer Stimmung und Ihren Bedürfnissen entspricht. Wenn auf dem Plan für Sie zu viel Essen vorgesehen ist, essen Sie weniger. Wenn es nicht ausreicht, nehmen Sie einfach zusätzliche Säfte, Smoothies und Obst oder Gemüse zu sich.

Sie werden jede Menge Obst und Gemüse konsumieren. Wenn Sie nicht über ausreichend Lagerraum verfügen, sollten Sie vielleicht nur für einen oder zwei Tage im Voraus einkaufen. Zudem erleiden viele Menschen, die zum ersten Mal einen Reboot durchführen, beim Einkaufen einen Preisschock. Es kann sein, dass Sie mehr Geld ausgeben, als Sie es sonst beim Einkaufen gewohnt sind. Doch die meisten Leute stellen fest, dass sie, wenn sie alles zusammenzählen, was sie während eines Reboots dadurch einsparen, dass sie nicht mehr auswärts essen gehen und auf den Kauf irgendwelcher Snacks oder ihres Nachmittagskaffees verzichten, tatsächlich sogar weniger ausgeben.

3-TAGE-SCHNELLSTART-REBOOT

Dieser Plan ist für all jene bestens geeignet, die das Reboot-Programm einmal ausprobieren und/oder ihren Körper schnell umstellen wollen, um wieder zu einer gesunden Ernährung zurückzufinden. Seien Sie sich jedoch dessen bewusst, dass die ersten drei Tage jedes Reboots, je nachdem, wie Sie sich vor Ihrem Reboot ernährt haben, die schwierigsten sein können. Wenn Sie noch nie einen Reboot durchgeführt haben oder sich nicht bereits gesund ernähren, sollten Sie vielleicht einen etwas längeren Reboot in Erwägung ziehen.

Flüssigkeitsaufnahme

Während Ihres Reboots werden Sie täglich die folgenden Mindestmengen an Säften und Flüssigkeiten zu sich nehmen:

- 4-6 Gläser frische Säfte (500-600 ml je Glas)
- 2 Liter zusätzliche Flüssigkeiten, bestehend aus Wasser (heiß und kalt), Kokoswasser, Tee und Brühe. Ihre nicht aus Saft bestehende Flüssigkeitsaufnahme setzt sich in etwa wie folgt zusammen:
- 1 großes Glas heißes Zitronen- oder Ingwerwasser – gleich morgens nach dem Aufstehen (250 ml)
- 2 Gläser Kokoswasser – als Zwischenmahlzeit am Vormittag (je 250 ml; insgesamt 500 ml)
- 4 Gläser Wasser – über den Tag verteilt (je 250 ml; insgesamt 1 Liter)
- 1 Tasse Kräutertee – am Abend (250 ml)

Die Flüssigkeitsmenge, die ein Mensch während eines Reboots benötigt, variiert von Individuum zu Individuum. Falls Sie unter Kopfschmerzen leiden, sich schwindelig fühlen oder mehr Sport treiben, als Sie es normalerweise tun, trinken Sie mehr Kokoswasser.

Vor dem Reboot

Befolgen Sie die Anweisungen für die Vorbereitungsphase ab Seite 32.

TAG 1

NACH DEM AUFWACHEN	250 ml heißes Zitronen- oder Ingwerwasser
FRÜHSTÜCK	Sunrise (das Rezept ergibt zwei Portionen, nehmen Sie eine jetzt zu sich und die andere als Nachmittags-Snack)
VORMITTAG	500 ml Kokoswasser
MITTAGESSEN	Joes Gemeiner Grüner (das Rezept ergibt zwei Portionen, nehmen Sie eine jetzt zu sich und die andere zum Abendessen)
NACHMITTAGS-SNACK	Sunrise (zweite Portion)
ABENDESSEN	Joes Gemeiner Grüner (zweite Portion)
DESSERT	Pfirsich- oder Birnen-Blaubeer-Bombe (das Rezept ergibt eine Portion)
SCHLAFENSZEIT	Kräutertee

TAG 2

NACH DEM AUFWACHEN	250 ml heißes Zitronen- oder Ingwerwasser
FRÜHSTÜCK	Möhren-Apfel-Ingwer-Saft (das Rezept ergibt zwei Portionen, nehmen Sie eine jetzt zu sich und die andere als Nachmittags-Snack)
VORMITTAG	500 ml Kokoswasser
MITTAGESSEN	Grüne Limonade (das Rezept ergibt zwei Portionen, nehmen Sie eine jetzt zu sich und die andere zum Abendessen)
NACHMITTAGS-SNACK	Möhren-Apfel-Ingwer-Saft (zweite Portion)
ABENDESSEN	Grüne Limonade (zweite Portion)
DESSERT	Ingwer-Birnen-Pastinaken-Saft (das Rezept ergibt eine Portion)
SCHLAFENSZEIT	Kräutertee

▸ TAG 3

NACH DEM AUFWACHEN	250 ml heißes Zitronen- oder Ingwerwasser
FRÜHSTÜCK	Möhren-Apfel-Zitronen-Saft (das Rezept ergibt zwei Portionen, nehmen Sie eine jetzt zu sich und die andere als Nachmittags-Snack)
VORMITTAG	500 ml Kokoswasser
MITTAGESSEN	Gartenvariation (das Rezept ergibt zwei Portionen, nehmen Sie eine jetzt zu sich und die andere zum Abendessen)
NACHMITTAGS-SNACK	Möhren-Apfel-Zitronen-Saft (zweite Portion)
ABENDESSEN	Gartenvariation (zweite Portion)
DESSERT	Pfirsich- oder Birnen-Blaubeer-Bombe (das Rezept ergibt eine Portion)
SCHLAFENSZEIT	Kräutertee

Nach dem Reboot

Befolgen Sie die Anweisungen für die Nachbereitungsphase ab Seite 124.

3-Tage-Schnellstart-Reboot nur mit Saft

▶ EINKAUFSLISTE ◀

FRÜCHTE	GEMÜSE	ÜBRIGES
20 Äpfel	3 Rote Beten	gemahlener Zimt
340 g Blaubeeren	18 große Möhren	ein 15 cm großes Stück frischer Ingwer
7 Zitronen	12 Selleriestangen	1 Bund Petersilie
3 Orangen	7 Gurken	
4 Pfirsiche (falls nicht verfügbar, verwenden Sie Birnen)	6 Bund Palmkohl	
1 Birne	3 Pastinaken	
	2 Bunde Spinat	
	2 Süßkartoffeln	

3-TAGE-SCHNELLSTART-REBOOT MIT SAFT UND FESTER NAHRUNG

Dieser Plan ist für all diejenigen bestens geeignet, die einen schnellen Reboot durchführen wollen, um ihrem Körper einen Neustart zu ermöglichen und ihre Ernährung auf eine gesunde Kost umzustellen. Durch die Einbeziehung von fester Nahrung in Ihren Reboot-Plan können Sie Symptome wie Kopfschmerzattacken, Hungergefühle, Schwindelanfälle und Müdigkeit lindern, die während der ersten Tage eines Reboots häufig auftreten.

Flüssigkeitsaufnahme

Wenn Sie während Ihres Reboots sowohl feste Nahrung als auch Säfte zu sich nehmen, setzt sich Ihre tägliche Mindestaufnahme an Flüssigkeiten wie folgt zusammen:

- 2 frische Säfte – einen als Vormittags-Snack und einen als Nachmittags-Snack (je 500 ml, ein Liter insgesamt)
- 1,5 Liter zusätzliche Flüssigkeiten, bestehend aus Wasser (heiß und kalt), Tee und Brühe. Ihre nicht aus Saft bestehende Flüssigkeitsaufnahme setzt sich in etwa wie folgt zusammen:
    - 1 großes Glas heißes Zitronen- oder Ingwerwasser – gleich morgens nach dem Aufstehen (250 ml)
    - 4 Gläser Wasser – verteilt über den Tag (je 250 ml, insgesamt 1 Liter)
    - 1 Tasse Kräutertee – am Abend (250 ml)

Die Flüssigkeitsmenge, die ein Mensch während eines Reboots benötigt, variiert von Individuum zu Individuum. Falls Sie unter Kopfschmerzen leiden, sich schwindelig fühlen oder mehr Sport treiben, als Sie es normalerweise tun, trinken Sie mehr Kokoswasser.

Vor dem Reboot

Folgen Sie den Anweisungen für die Übergangsphase auf Seite 60.

▶ TAG 1

NACH DEM AUFWACHEN	250 ml heißes Wasser mit Zitrone und/oder Ingwer
FRÜHSTÜCK	Rote-Bete-Champion (das Rezept ergibt zwei Portionen, nehmen Sie eine jetzt zu sich und die andere als Nachmittags-Snack)
MITTAGESSEN	Grüne Birnen-Perfektion (das Rezept ergibt eine Portion)
NACHMITTAGS-SNACK	Rote-Bete-Champion (zweite Portion)
ABENDESSEN	Rohe-Möhren-Ingwer-Suppe (das Rezept ergibt zwei Portionen, nehmen Sie eine jetzt zu sich und die andere zum Abendessen an Tag 3) + Palmkohl-Avocado-Salat mit Vinaigrette (das Rezept ergibt zwei Portionen, nehmen Sie eine jetzt zu sich und die andere zum Abendessen an Tag 2)
DESSERT	Pfirsich- oder Birnen-Blaubeer-Bombe (das Rezept ergibt eine Portion)
SCHLAFENSZEIT	Kräutertee

▶ TAG 2

NACH DEM AUFWACHEN	250 ml heißes Wasser mit Zitrone und/oder Ingwer
FRÜHSTÜCK	Sporty Spice (das Rezept ergibt zwei Portionen, nehmen Sie eine jetzt zu sich und die andere als Nachmittags-Snack)
MITTAGESSEN	Grüne Trauben-Power (das Rezept ergibt eine Portion)
NACHMITTAGS-SNACK	Sporty Spice (zweite Portion)
ABENDESSEN	Palmkohl-Avocado-Salat mit Vinaigrette (zweite Portion) + Möhren-Süßkartoffel-»Pommes« (das Rezept ergibt zwei Portionen, nehmen Sie eine jetzt zu sich und die andere zum Abendessen an Tag 3)
DESSERT	Pfirsich- oder Birnen-Blaubeer-Bombe (das Rezept ergibt eine Portion)
SCHLAFENSZEIT	Kräutertee

▶ TAG 3

NACH DEM AUFWACHEN	250 ml heißes Wasser mit Zitrone und/oder Ingwer
FRÜHSTÜCK	Rot-Weiß-Blau-Grün (das Rezept ergibt zwei Portionen, nehmen Sie eine jetzt zu sich und die andere als Nachmittags-Snack)
MITTAGESSEN	Grüne Birnen-Perfektion (das Rezept ergibt eine Portion)
NACHMITTAGS-SNACK	Rot-Weiß-Blau-Grün (zweite Portion)
ABENDESSEN	Möhren-Süßkartoffel-»Pommes« (zweite Portion) + Rohe-Möhren-Ingwer-Suppe (zweite Portion)
DESSERT	Pfirsich- oder Birnen-Blaubeer-Bombe (das Rezept ergibt eine Portion)
SCHLAFENSZEIT	Kräutertee

Nach dem Reboot

Befolgen Sie die Anweisungen für die Nachbereitungsphase ab Seite 124.

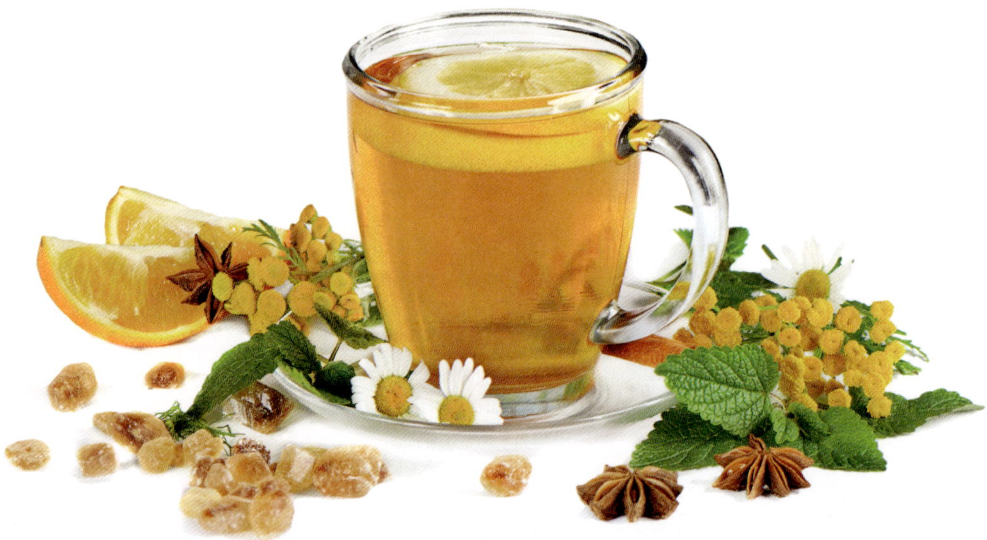

3-Tage-Schnellstart-Reboot mit Saft und fester Nahrung

▶ EINKAUFSLISTE ◀

FRÜCHTE	GEMÜSE	ÜBRIGES
5 Äpfel	6 Spargelstangen	Balsamico-Essig
900 g Blaubeeren	2 Avocados	2 Bund Basilikum
30 grüne Weintrauben	6 Rote Beten	getrocknetes Basilikum, optional
3 Zitronen	30 große Möhren	Cayennepfeffer
1 Limette	12 Selleriestangen	Koriander als Garnierung, optional
2 Apfelsinen	2 Bund Mangold	Zimt
4 Pfirsiche (falls nicht verfügbar, können Sie Birnen verwenden)	1 Zucchini	120 g frisches Kokosfleisch, optional
6 Birnen	1 Gurke	gemahlener Kreuzkümmel
1 Wassermelone	5 Bund Palmkohl	1 Knoblauchknolle, mindestens 4 Zehen
	½ Rotkohl	1 großes Stück Ingwer (mindestens 15 cm)
	2 Bund Spinat	
	4 Süßkartoffeln	
	1 Tomate	

5-TAGE-EINSTIEG IN DEN SAFT-REBOOT

Dieser Plan ist für all diejenigen bestens geeignet, für die die Durchführung eines Reboots eine neue Erfahrung ist. Er erlaubt es Ihnen, das Saftfasten lange genug auszuprobieren, um die Entzugsphase hinter sich zu bringen, die typischerweise während der ersten drei Tage auftritt. Am fünften Tag sollten Sie sich großartig fühlen und können stolz darauf sein, dass Sie Ihr Ziel erreicht haben. Sie können Ihren Reboot jederzeit verlängern, wenn Sie bereit sind weiterzumachen.

Flüssigkeitsaufnahme

Während Ihres Reboots werden Sie täglich die folgenden Mindestmengen an Säften und Flüssigkeiten zu sich nehmen:

- 4-6 Gläser frische Säfte (500-600 ml je Glas)
- 2 Liter andere Flüssigkeiten, bestehend aus Wasser (heiß und kalt), Kokoswasser, Tee und Brühe. Ihre nicht aus Saft bestehende Flüssigkeitsaufnahme setzt sich in etwa wie folgt zusammen:
  - 1 großes Glas heißes Zitronen- oder Ingwerwasser – gleich morgens nach dem Aufstehen (250 ml)
  - 2 Gläser Kokoswasser – als Zwischenmahlzeit am Vormittag (je 250 ml; insgesamt 500 ml)
  - 4 Gläser Wasser – über den Tag verteilt (je 250 ml; insgesamt 1 Liter)
  - 1 Tasse Kräutertee – am Abend (250 ml)

Die Flüssigkeitsmenge, die ein Mensch während eines Reboots benötigt, variiert von Individuum zu Individuum. Falls Sie unter Kopfschmerzen leiden, sich schwindelig fühlen oder mehr Sport treiben, als Sie es normalerweise tun, trinken Sie mehr Kokoswasser.

Vor dem Reboot

Befolgen Sie die Anweisungen für die Vorbereitungsphase ab Seite 32.

TAG 1

NACH DEM AUFWACHEN	250 ml heißes Wasser mit Zitrone und/oder Ingwer
FRÜHSTÜCK	Sporty Spice (das Rezept ergibt zwei Portionen, nehmen Sie eine jetzt zu sich und die andere als Nachmittags-Snack)
VORMITTAG	500 ml Kokoswasser
MITTAGESSEN	Joes Gemeiner Grüner (das Rezept ergibt zwei Portionen, nehmen Sie eine jetzt zu sich und die andere zum Abendessen)
NACHMITTAGS-SNACK	Sporty Spice (zweite Portion)
ABENDESSEN	Joes Gemeiner Grüner (zweite Portion)
DESSERT	Pfirsich- oder Birnen-Blaubeer-Bombe (das Rezept ergibt eine Portion)
SCHLAFENSZEIT	Kräutertee

TAG 2

NACH DEM AUFWACHEN	250 ml heißes Wasser mit Zitrone und/oder Ingwer
FRÜHSTÜCK	Green Citrus (das Rezept ergibt zwei Portionen, nehmen Sie eine jetzt zu sich und die andere als Nachmittags-Snack)
VORMITTAG	500 ml Kokoswasser
MITTAGESSEN	Möhren-Apfel-Ingwer-Saft (das Rezept ergibt zwei Portionen, nehmen Sie eine jetzt zu sich und die andere zum Abendessen)
NACHMITTAGS-SNACK	Green Citrus (zweite Portion)
ABENDESSEN	Möhren-Apfel-Ingwer-Saft (zweite Portion)
DESSERT	Pfirsich- oder Birnen-Blaubeer-Bombe (das Rezept ergibt eine Portion)
SCHLAFENSZEIT	Kräutertee

▶ TAG 3

NACH DEM AUFWACHEN	250 ml heißes Wasser mit Zitrone und/oder Ingwer
FRÜHSTÜCK	Möhren-Apfel-Zitronen-Saft (das Rezept ergibt zwei Portionen, nehmen Sie eine jetzt zu sich und die andere als Nachmittags-Snack)
VORMITTAG	500 ml Kokoswasser
MITTAGESSEN	Grüne Limonade (das Rezept ergibt zwei Portionen, nehmen Sie eine jetzt zu sich und die andere zum Abendessen)
NACHMITTAGS-SNACK	Möhren-Apfel-Zitronen-Saft (zweite Portion)
ABENDESSEN	Grüne Limonade (zweite Portion)
DESSERT	Pfirsich- oder Birnen-Blaubeer-Bombe (das Rezept ergibt eine Portion)
SCHLAFENSZEIT	Kräutertee

▶ TAG 4

NACH DEM AUFWACHEN	250 ml heißes Wasser mit Zitrone und/oder Ingwer
FRÜHSTÜCK	Sunrise (das Rezept ergibt zwei Portionen, nehmen Sie eine jetzt zu sich und die andere als Nachmittags-Snack)
VORMITTAG	500 ml Kokoswasser
MITTAGESSEN	Gartenvariation (das Rezept ergibt zwei Portionen, nehmen Sie eine jetzt zu sich und die andere zum Abendessen)
NACHMITTAGS-SNACK	Sunrise (zweite Portion)
ABENDESSEN	Gartenvariation (zweite Portion)
DESSERT	Sellerie-Birnen-Saft
SCHLAFENSZEIT	Kräutertee

▸ TAG 5

NACH DEM AUFWACHEN	250 ml heißes Wasser mit Zitrone und/oder Ingwer
FRÜHSTÜCK	Grüner Morgenglanz (das Rezept ergibt zwei Portionen, nehmen Sie eine jetzt zu sich und die andere als Nachmittags-Snack)
VORMITTAG	500 ml Kokoswasser
MITTAGESSEN	Rote-Bete-Champion (das Rezept ergibt zwei Portionen, nehmen Sie eine jetzt zu sich und die andere als Abendessen)
NACHMITTAGS-SNACK	Grüner Morgenglanz (zweite Portion)
ABENDESSEN	Rote-Bete-Champion (zweite Portion)
DESSERT	Ingwer-Birnen-Pastinaken-Saft (das Rezept ergibt eine Portion)
SCHLAFENSZEIT	Kräutertee

Nach dem Reboot

Befolgen Sie die Anweisungen für die Nachbereitungsphase ab Seite 124.

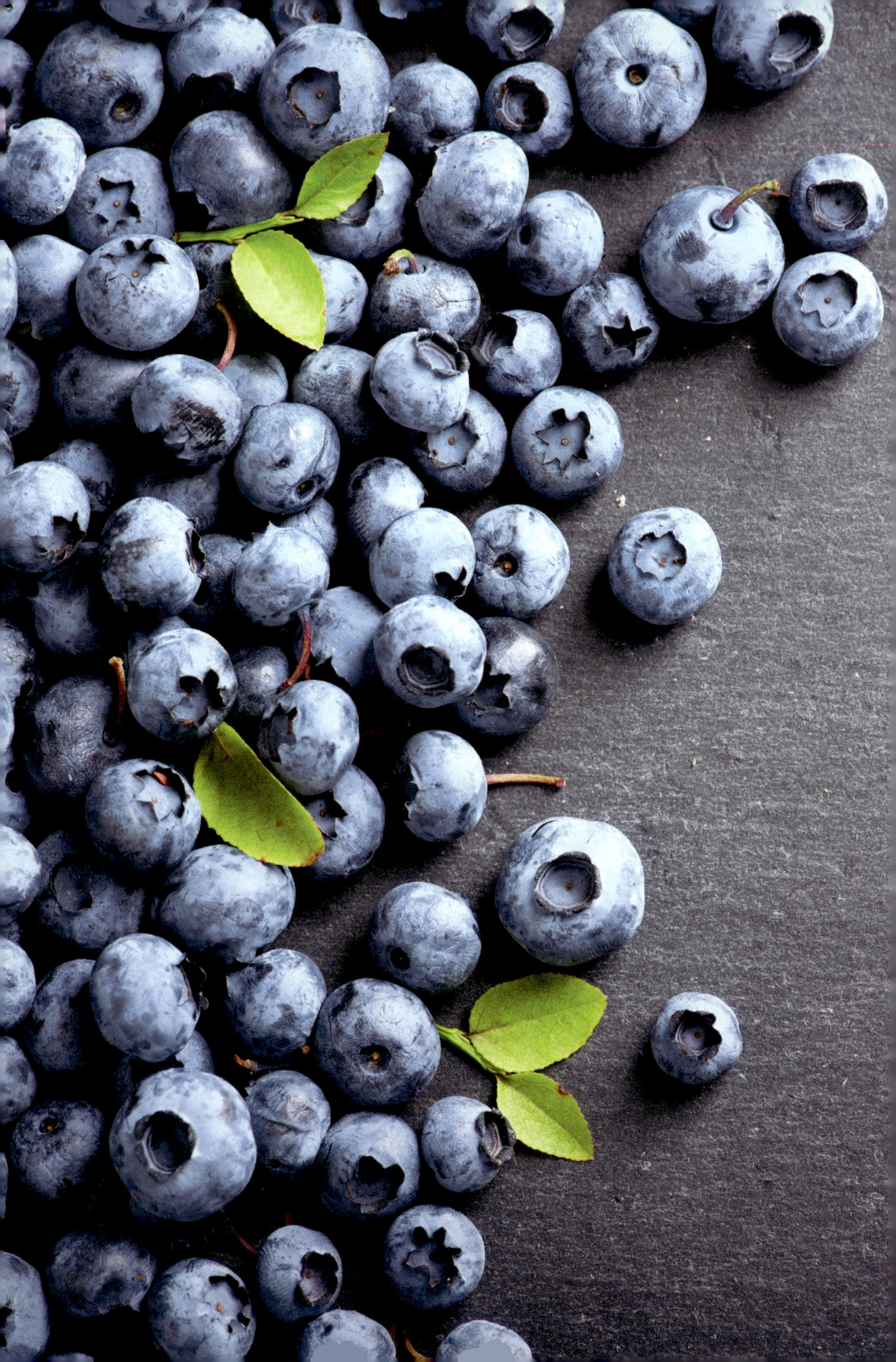

5-Tage-Einstieg-in-den-Saft-Reboot

▶ EINKAUFSLISTE ◀

FRÜCHTE	GEMÜSE	ÜBRIGES
33 Äpfel	8 Rote Beten	1 Bund Basilikum
450 g Blaubeeren	26 Möhren	Zimt
10 Zitronen	3 Sellerieknollen	3 Liter Kokoswasser
10 Apfelsinen	22 Selleriestangen	Kräutertees
6 Pfirsiche (falls nicht verfügbar, können Sie Birnen verwenden)	9 Gurken	1 großes Stück Ingwer (mindestens 17,5 cm)
3 Birnen	5 Bund Palmkohl	1 Bund Petersilie
	3 Bund Blattgemüse z.B. Mangold, Blattkohl, Palmkohl	
	4 Bund Spinat	
	1 Kopf Romanasalat	
	3 Pastinaken	
	3 Süßkartoffeln	

10-TAGE-SAFT-UND-FESTE-NAHRUNG-REBOOT

Dieser Plan ist bestens geeignet, wenn Sie Ihren Körper mit Nährstoffen fluten wollen, für Sie jedoch nicht im Vordergrund steht stark abzunehmen, oder wenn es Ihrem Lebensstil eher entgegenkommt, auch etwas zu essen. Dieser Plan ist auch dann gut geeignet, wenn Sie unter gesundheitlichen Beschwerden leiden, aufgrund derer Ihr Arzt Bedenken hat, wenn Sie ausschließlich Saft zu sich nehmen.

Flüssigkeitsaufnahme

Während Ihres Saft-und-feste-Nahrung-Reboots werden Sie täglich die folgenden Mindestmengen an Flüssigkeiten zu sich nehmen:

- 2 frische Säfte (jeweils 500 ml, insgesamt ein Liter) – einen als Vormittags- und einen als Nachmittags-Snack
- 1,5 Liter andere Flüssigkeiten, bestehend aus Wasser (heiß und kalt), Kokoswasser, Tee und Brühe. Ihre nicht aus Saft bestehende Flüssigkeitsaufnahme setzt sich in etwa wie folgt zusammen:
  - 1 großes Glas heißes Zitronen- oder Ingwerwasser – gleich morgens nach dem Aufstehen (250 ml)
  - 4 Gläser Wasser – über den Tag verteilt (je 250 ml; insgesamt 1 Liter)
  - 1 Tasse Kräutertee – am Abend (250 ml)

Die Flüssigkeitsmenge, die ein Mensch während eines Reboots benötigt, variiert von Individuum zu Individuum. Falls Sie unter Kopfschmerzen leiden, sich schwindelig fühlen oder mehr Sport treiben, als Sie es normalerweise tun, trinken Sie mehr Kokoswasser.

Vor dem Reboot

Befolgen Sie die Anweisungen für die Vorbereitungsphase ab Seite 32.

▶ TAG 1

NACH DEM AUFWACHEN	250 ml heißes Wasser mit Zitrone und/oder Ingwer
FRÜHSTÜCK	Beeren-Apfel-Zimt-Auflauf (das Rezept ergibt zwei Portionen, nehmen Sie eine heute zu sich und die andere morgen)
VORMITTAG	Möhren-Apfel-Ingwer-Saft (das Rezept ergibt zwei Portionen, nehmen Sie eine jetzt zu sich und die andere als Nachmittags-Snack)
MITTAGESSEN	Grüner Reboot-Salat (das Rezept ergibt eine Portion) + Möhren-Süßkartoffel-»Pommes« (das Rezept ergibt zwei Portionen, nehmen Sie eine heute zum Mittagessen zu sich und die andere heute zum Abendessen)
NACHMITTAGS-SNACK	Möhren-Apfel-Ingwer-Saft (zweite Portion)
ABENDESSEN	Palmkohl-Avocado-Salat mit Vinaigrette (das Rezept ergibt zwei Portionen, nehmen Sie eine heute zu sich und die andere morgen zum Mittagessen) + Möhren-Süßkartoffel-»Pommes« (zweite Portion)
SCHLAFENSZEIT	Kräutertee

▶ TAG 2

NACH DEM AUFWACHEN	250 ml heißes Wasser mit Zitrone und/oder Ingwer
FRÜHSTÜCK	Beeren-Apfel-Zimt-Auflauf (zweite Portion)
VORMITTAGS-SNACK	Sellerie-Birnen-Gurken-Saft (das Rezept ergibt zwei Portionen, nehmen Sie eine jetzt zu sich und die andere als Nachmittags-Snack)
MITTAGESSEN	Palmkohl-Avocado-Salat mit Vinaigrette (zweite Portion) + Rohe-Möhren-Ingwer-Suppe (das Rezept ergibt zwei Portionen, nehmen Sie eine heute zu sich und die andere morgen zum Abendessen)
NACHMITTAGS-SNACK	Sellerie-Birnen-Gurken-Saft (zweite Portion)
ABENDESSEN	Grüne Detox-Suppe (das Rezept ergibt 4 Portionen; nehmen Sie eine heute Abend zu sich und zwei zu verschiedenen Mahlzeiten während dieser Woche; die vierte Portion können Sie für die Nachbereitungsphase einfrieren oder gegebenenfalls als zusätzlichen Snack verwenden) + Sautiertes grünes Blattgemüse mit Knoblauch (das Rezept ergibt eine Portion)
SCHLAFENSZEIT	Kräutertee

▶ TAG 3

NACH DEM AUFWACHEN	250 ml heißes Wasser mit Zitrone und/oder Ingwer
FRÜHSTÜCK	Grüner Power-Smoothie (das Rezept ergibt zwei Portionen, nehmen Sie eine jetzt zu sich und die andere morgen)
VORMITTAG	Grüne Limonade (das Rezept ergibt zwei Portionen, nehmen Sie eine jetzt zu sich und die andere als Nachmittags-Snack)
MITTAGESSEN	Kürbis-Apfel-Suppe (das Rezept ergibt 4 Portionen; nehmen Sie eine heute Abend zu sich und zwei zu verschiedenen Mahlzeiten während dieser Woche; die vierte Portion können Sie für die Nachbereitungsphase einfrieren oder gegebenenfalls als zusätzlichen Snack verwenden)
NACHMITTAGS-SNACK	Grüne Limonade (zweite Portion)
ABENDESSEN	Rohe-Möhren-Ingwer-Suppe (zweite Portion) + Mit Pilzen und Salbei gefüllter Eichelkürbis aus dem Backofen (das Rezept ergibt zwei Portionen, nehmen Sie eine heute Abend zu sich und die andere morgen Abend)
SCHLAFENSZEIT	Kräutertee

▶ TAG 4

NACH DEM AUFWACHEN	250 ml heißes Wasser mit Zitrone und/oder Ingwer
FRÜHSTÜCK	Grüner Power-Smoothie (zweite Portion)
VORMITTAGS-SNACK	Möhren-Apfel-Zitronen-Saft (das Rezept ergibt zwei Portionen, nehmen Sie eine jetzt zu sich und die andere als Nachmittags-Snack)
MITTAGESSEN	Grüner Reboot-Salat (das Rezept ergibt eine Portion) + Grüne Detox-Suppe (zweite Portion)
NACHMITTAGS-SNACK	Möhren-Apfel-Zitronen-Saft (zweite Portion)
ABENDESSEN	Kürbis-Apfel-Suppe (zweite Portion) + Mit Pilzen und Salbei gefüllter Eichelkürbis aus dem Backofen (zweite Portion)
SCHLAFENSZEIT	Kräutertee

TAG 5

NACH DEM AUFWACHEN	250 ml heißes Wasser mit Zitrone und/oder Ingwer
FRÜHSTÜCK	Island Green Smoothie (das Rezept ergibt eine Portion)
VORMITTAGS-SNACK	Joes Gemeiner Grüner (das Rezept ergibt zwei Portionen, nehmen Sie eine jetzt zu sich und die andere als Nachmittags-Snack)
MITTAGESSEN	Kürbis-Apfel-Suppe (dritte Portion)
NACHMITTAGS-SNACK	Joes Gemeiner Grüner (zweite Portion)
ABENDESSEN	Grüne Detox-Suppe (dritte Portion)
SCHLAFENSZEITt	Kräutertee

TAG 6

NACH DEM AUFWACHEN	250 ml heißes Wasser mit Zitrone und/oder Ingwer
FRÜHSTÜCK	Köstliche Multifruchtvariation (das Rezept ergibt zwei Portionen, nehmen Sie eine heute Morgen zu sich und die andere morgen zum Frühstück)
VORMITTAGS-SNACK	Grüner Morgenglanz (das Rezept ergibt zwei Portionen, nehmen Sie eine jetzt zu sich und eine als Nachmittags-Snack)
MITTAGESSEN	Salat mit Roter Bete aus dem Backofen (das Rezept ergibt eine Portion) + Herbstgemüse aus dem Backofen (das Rezept ergibt 4 Portionen; nehmen Sie eine jetzt zu sich und die anderen 3 während anderer Mahlzeiten im Laufe der nächsten Tage)
NACHMITTAGS-SNACK	Grüner Morgenglanz (zweite Portion)
ABENDESSEN	Süßkartoffel-Pak-Choi-Suppe (das Rezept ergibt zwei Portionen, nehmen Sie eine jetzt zu sich und eine morgen zum Mittagessen) + Herbstgemüse aus dem Backofen (zweite Portion)
SCHLAFENSZEIT	Kräutertee

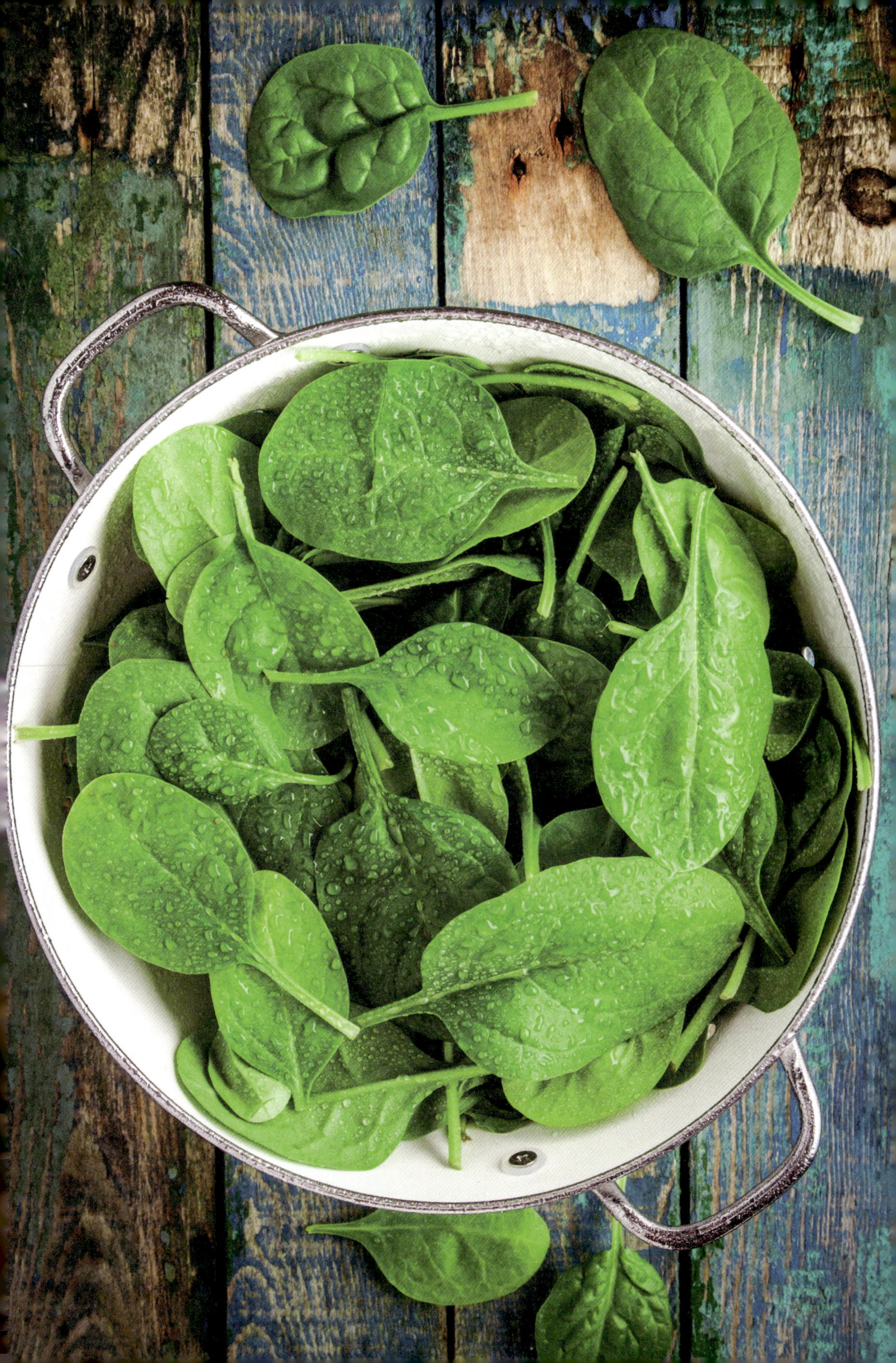

▶ TAG 7

NACH DEM AUFWACHEN	250 ml heißes Wasser mit Zitrone und/oder Ingwer
FRÜHSTÜCK	Köstliche Multifruchtvariation (zweite Portion)
VORMITTAGS-SNACK	Sporty Spice (das Rezept ergibt zwei Portionen, nehmen Sie eine jetzt zu sich und die andere als Nachmittags-Snack)
MITTAGESSEN	Süßkartoffel-Pak-Choi-Suppe (zweite Portion) + Herbstgemüse aus dem Backofen (dritte Portion)
NACHMITTAGS-SNACK	Sporty Spice (zweite Portion)
ABENDESSEN	Thai-Reboot-Salat (das Rezept ergibt zwei Portionen, nehmen Sie eine jetzt zu sich und die andere morgen zum Mittagessen)
DESSERT	Pfirsich- oder Birnen-Blaubeer-Bombe (das Rezept ergibt eine Portion)
SCHLAFENSZEIT	Kräutertee

▶ TAG 8

NACH DEM AUFWACHEN	250 ml heißes Wasser mit Zitrone und/oder Ingwer
FRÜHSTÜCK	Island Green Smoothie (das Rezept ergibt eine Portion)
VORMITTAGS-SNACK	Grüner Morgenglanz (das Rezept ergibt zwei Portionen, nehmen Sie eine jetzt zu sich und die andere als Nachmittags-Snack)
MITTAGESSEN	Thai-Reboot-Salat (zweite Portion) + Herbstgemüse aus dem Backofen (vierte Portion)
NACHMITTAGS-SNACK	Grüner Morgenglanz (zweite Portion)
ABENDESSEN	Grüne Gemüsesuppe (das Rezept ergibt 3 Portionen; nehmen Sie eine jetzt zu sich und eine morgen zum Mittagessen, frieren Sie die dritte Portion für die Nachbereitungsphase ein) + Äpfel, Pastinaken und Süßkartoffeln (das Rezept ergibt zwei Portionen, nehmen Sie eine jetzt zu sich und die andere morgen zum Mittagessen)
SCHLAFENSZEIT	Kräutertee

▶ TAG 9

NACH DEM AUFWACHEN	250 ml heißes Wasser mit Zitrone und/oder Ingwer
FRÜHSTÜCK	Großartiger Grüner Früchte-Smoothie (das Rezept ergibt eine Portion)
VORMITTAGS-SNACK	Sunrise (das Rezept ergibt zwei Portionen; nehmen Sie eine jetzt zu sich und die andere als Nachmit-tags-Snack)
MITTAGESSEN	Grüne Gemüsesuppe (zweite Portion) + Äpfel, Pastinaken und Süßkartoffeln (zweite Portion)
NACHMITTAGS-SNACK	Sunrise (zweite Portion)
ABENDESSEN	Salat mit geröstetem Gemüse (das Rezept ergibt zwei Portionen, nehmen Sie eine jetzt zu sich und die andere morgen zum Mittagessen)
SCHLAFENSZEIT	Kräutertee

▶ TAG 10

NACH DEM AUFWACHEN	250 ml heißes Wasser mit Zitrone und/oder Ingwer
FRÜHSTÜCK	Großartiger Grüner Früchte-Smoothie (das Rezept ergibt eine Portion)
VORMITTAGS-SNACK	Rote-Bete-Champion (das Rezept ergibt zwei Portionen, nehmen Sie eine jetzt zu sich und die andere als Nachmittags-Snack)
MITTAGESSEN	Salat mit gebackenem Gemüse (zweite Portion)
NACHMITTAGS-SNACK	Rote-Bete-Champion (zweite Portion)
ABENDESSEN	Gemüsepfanne (das Rezept ergibt eine Portion)
SCHLAFENSZEIT	Kräutertee

Nach dem Reboot

Befolgen Sie die Anweisungen für die Nachbereitungsphase ab Seite 124.

10-Tage-Saft-und-feste-Nahrung-Reboot

▶ EINKAUFSLISTE FÜR DIE TAGE 1-5 ◀

FRÜCHTE	GEMÜSE	ÜBRIGES
20 Äpfel	2 Eichelkürbisse oder Babykürbisse	Balsamico-Essig
2 Bananen (schälen Sie eine und frieren Sie sie ein)	3 Avocados	schwarzer Pfeffer
150 g frische oder gefrorene Beeren jedweder Art	1 kleiner Kopf Brokkoli	Cayennepfeffer
1 frische Kokosnuss, optional	34 Möhren	1 Bund Koriander, optional
6 Zitronen	27 Selleriestangen	gemahlener Zimt
1 Mango	1-2 Zucchini	Kokosöl
2 Birnen	6 Gurken	gemahlener Kreuzkümmel
	2 Bund Blattgemüse, z. B. Palmkohl, Mangold oder Blattkohl	1 Dattel (optional)
	weiteres Blattgemüse Ihrer Wahl für 2 Salate	getrocknetes Basilikum
	6 Bund Palmkohl	2 Knoblauchknollen (mindestens 10 Zehen)
	1 Porree	ein Stück frische Ingwerwurzel, 13 cm

FRÜCHTE	GEMÜSE	ÜBRIGES
	3 kleine Zwiebeln	Kräutertees, z. B. Früchte-, Pfefferminz-, Kamillentee und leicht koffeinhaltiger grüner Geinmacha-Tee (ausreichend für 10 Tage)
	ausreichend von Ihrem Lieblingsgemüse, um 2 weitere Salate zuzubereiten, z. B. Avocado, Bohnensprossen, geriebene Rote Bete, Möhre, Sellerie, Gurke, Fenchel, Zwiebel, Radieschen, Tomate	Honig
	1 großer Portobello-Champignon	Muskatnuss
	1 Kopf Rotkohl	Olivenöl
	1 Kopf Romanasalat	1 Bund Petersilie
	3 Bund Spinat	3 Teelöffel Rosinen
	2 Süßkartoffeln	getrocknete rote Paprikaraspeln (optional)
	2 Tomaten	1 kleines Bund Salbei
		Meersalz
		3 Liter Gemüsebrühe

▸ EINKAUFSLISTE FÜR DIE TAGE 6-10 ◂

FRÜCHTE	GEMÜSE	ÜBRIGES
8 Äpfel (egal welcher Sorte)	2 Avocados	Balsamico-Essig
2 rote Äpfel	1 Aubergine	2 Bund frische Basilikumblätter
4 grüne Äpfel	9 Rote Beten	1 Bund Koriander
3 Bananen	1 Kopf Pak Choi (Blätter- bzw. Senfkohl) oder 3 Köpfe Baby-Pak-Choi	gemahlener Zimt
150 g Blaubeeren	2 Köpfe Brokkoli	500 ml Kokoswasser
1 Grapefruit	1 Butternusskürbis	2 Knoblauchknollen (mindestens 16 Zehen)
2 Kiwis	½ Kohlkopf	1 Stück frische Ingwerwurzel, 23 cm
9 Zitronen	28 Möhren	frisch gemahlener Pfeffer
2 Mangos	20 Selleriestangen	natriumarme Sojasoße
8 Apfelsinen	2 rote Peperonis	2 Bund Minze
2 reife Pfirsiche (falls nicht verfügbar, verwenden Sie Birnen)	2 Zucchini	Olivenöl
1 Birne	5 Gurken	Süßes Paprikagewürz
1 Ananas	3 Bund Rucola	1 Bund Petersilie
20 Erdbeeren	3 grüne Paprikaschoten	getrocknete rote Paprikaraspeln

FRÜCHTE	GEMÜSE	ÜBRIGES
	6 Bund Palmkohl	Reisessig
	4 Porree-Stangen	Meersalz
	4 Bund gemischtes Suppengrün	Stevia oder Kokoszucker
	150 g Pilze	Tamari
	5 Zwiebeln	1 Bund Thymian
	4 Pastinaken	
	150 g Portobello-Champignons	
	1 rote Paprikaschote	
	1 rote Zwiebel	
	2 Köpfe Romanasalat	
	3 große Handvoll gemischte Salatblätter, z.B. Rote-Bete-Blätter, Mangold, Palmkohl (Toskanischer Kohl)	
	1 Bund Frühlingszwiebeln	
	3 Bund Spinat	
	4 Sommerkürbisse (Bischofsmütze)	
	10 Süßkartoffeln	

15-Tägiger klassischer Reboot

Dies ist der perfekte Plan für all diejenigen, die sozusagen mit einem Kickstart ihr Abnehmprogramm beginnen und sich gesünder ernähren wollen. Fünfzehn Tage sind ausreichend, um Ihre Geschmacksvorlieben und Ihre Ernährungspräferenzen nachhaltig umzustellen. Bei diesem Reboot-Plan beginnen Sie mit einem 5-tägigen Saftfasten, das auch feste Nahrung einschließt, um Ihnen den Übergang zu den reinen Saftfastentagen zu erleichtern. Sie werden Ihrem Körper 15 Tage lang ausschließlich Pflanzen-Power-Kost zuführen, was nicht nur dazu beiträgt, dass Sie abnehmen und sich energiegeladen fühlen werden, sondern auch dafür sorgt, dass sich Ihre Geschmacksknospen umstellen und infolgedessen häufiger nach Früchten und Gemüse verlangen.

Flüssigkeitsaufnahme während der Tage 1-5

Während der ersten 5 Tage Ihres Reboots, an denen Sie Saft und feste Nahrung zu sich nehmen, werden Sie täglich die folgenden Mindestmengen an Flüssigkeiten zu sich nehmen:

- 2 frische Säfte (jeweils 500 ml, insgesamt ein Liter) – einen als Vormittags- und einen als Nachmittags-Snack
- 1,5 Liter andere Flüssigkeiten, bestehend aus Wasser (heiß und kalt), Tee und Brühe. Ihre nicht aus Saft bestehende Flüssigkeitsaufnahme setzt sich in etwa wie folgt zusammen:
    - 1 großes Glas heißes Zitronen- oder Ingwerwasser – gleich morgens nach dem Aufstehen (250 ml)
    - 4 Gläser Wasser – über den Tag verteilt (je 250 ml; insgesamt 1 Liter)
    - 1 Tasse Kräutertee – am Abend (250 ml)

Flüssigkeitsaufnahme während der Tage 6-15

Während der Tage 6-15 nehmen Sie an jedem Tag die folgenden Mindestmengen an Säften und anderen Flüssigkeiten zu sich:

- 4-6 frische Säfte (500-600 ml je Glas)
- 2 Liter zusätzliche Flüssigkeiten, bestehend aus Wasser (heiß und kalt), Kokoswasser, Tee und Brühe. Ihre nicht aus Saft bestehende Flüssigkeitsaufnahme setzt sich in etwa wie folgt zusammen:
    - 1 großes Glas heißes Zitronen- oder Ingwerwasser – gleich morgens nach dem Aufstehen (250 ml)

- 2 Gläser Kokoswasser – als Vormittags-Snack, je 250 ml pro Glas, insgesamt 500 ml
- 4 Gläser Wasser – über den Tag verteilt (je 250 ml; insgesamt 1 Liter)
- 1 Tasse Kräutertee – am Abend (250 ml)

Die Flüssigkeitsmenge, die ein Mensch während eines Reboots benötigt, variiert von Individuum zu Individuum. Falls Sie unter Kopfschmerzen leiden, sich schwindelig fühlen oder mehr Sport treiben, als Sie es normalerweise tun, trinken Sie mehr Kokoswasser.

Vor dem Reboot

Befolgen Sie die Anweisungen für die Vorbereitungsphase ab Seite 32.

▶ TAG 1

NACH DEM AUFWACHEN	250 ml heißes Wasser mit Zitrone und/oder Ingwer
FRÜHSTÜCK	Beeren-Apfel-Zimt-Auflauf (das Rezept ergibt zwei Portionen, nehmen Sie eine heute zu sich und die andere morgen zum Frühstück)
VORMITTAGS-SNACK	Möhren-Apfel-Ingwer-Saft (das Rezept ergibt zwei Portionen, nehmen Sie eine jetzt zu sich und die andere als Nachmittags-Snack)
MITTAGESSEN	Grüner Reboot-Salat (das Rezept ergibt eine Portion) + Möhren-Süßkartoffel–»Pommes« (das Rezept ergibt zwei Portionen, nehmen Sie eine jetzt zu sich und eine heute zum Abendessen)
NACHMITTAGS-SNACK	Möhren-Apfel-Ingwer-Saft (zweite Portion)
ABENDESSEN	Palmkohl-Avocado-Salat mit Vinaigrette (das Rezept ergibt zwei Portionen, nehmen Sie eine jetzt zu sich und die andere morgen zum Mittagessen) + Möhren-Süßkartoffel-»Pommes« (zweite Portion)
SCHLAFENSZEIT	Kräutertee

▸ TAG 2

NACH DEM AUFWACHEN	250 ml heißes Wasser mit Zitrone und/oder Ingwer
FRÜHSTÜCK	Beeren-Apfel-Zimt-Auflauf (zweite Portion)
VORMITTAGS-SNACK	Sellerie-Birnen-Gurken-Saft (das Rezept ergibt zwei Portionen, nehmen Sie eine jetzt zu sich und die andere als Nachmittags-Snack)
MITTAGESSEN	Palmkohl-Avocado-Salat mit Vinaigrette (zweite Portion) + Rohe-Möhren-Ingwer-Suppe (das Rezept ergibt zwei Portionen, nehmen Sie eine heute zu sich und die andere morgen zum Abendessen)
NACHMITTAGS-SNACK	Sellerie-Birnen-Gurken-Saft (zweite Portion)
ABENDESSEN	Grüne Detox-Suppe (das Rezept ergibt 4 Portionen; nehmen Sie eine heute Abend zu sich und zwei zu verschiedenen Mahlzeiten während dieser Woche; die vierte Portion können Sie für die Nachbereitungsphase einfrieren oder gegebenenfalls als zusätzlichen Snack verwenden) + Sautiertes grünes Blattgemüse mit Knoblauch (das Rezept ergibt eine Portion)
SCHLAFENSZEIT	Kräutertee

▶ TAG 3

NACH DEM AUFWACHEN	250 ml heißes Wasser mit Zitrone und/oder Ingwer
FRÜHSTÜCK	Grüner Power-Smoothie (das Rezept ergibt zwei Portionen, nehmen Sie eine jetzt zu sich und die andere morgen)
VORMITTAG	Grüne Limonade (das Rezept ergibt zwei Portionen, nehmen Sie eine jetzt zu sich und die andere als Nachmittags-Snack)
MITTAGESSEN	Kürbis-Apfel-Suppe (das Rezept ergibt 4 Portionen; nehmen Sie eine heute Abend zu sich und zwei zu verschiedenen Mahlzeiten während dieser Woche; die vierte Portion können Sie für die Nachbereitungsphase einfrieren oder gegebenenfalls als zusätzlichen Snack verwenden)
NACHMITTAGS-SNACK	Grüne Limonade (zweite Portion)
ABENDESSEN	Rohe-Möhren-Ingwer-Suppe (zweite Portion) + Mit Pilzen und Salbei gefüllter Eichelkürbis aus dem Backofen (das Rezept ergibt zwei Portionen, nehmen Sie eine heute Abend zu sich und die andere morgen Abend)
SCHLAFENSZEIT	Kräutertee

▶ TAG 4

NACH DEM AUFWACHEN	250 ml heißes Wasser mit Zitrone und/oder Ingwer
FRÜHSTÜCK	Grüner Power-Smoothie (zweite Portion)
VORMITTAGS-SNACK	Möhren-Apfel-Zitronen-Saft (das Rezept ergibt zwei Portionen, nehmen Sie eine jetzt zu sich und die andere als Nachmittags-Snack)
MITTAGESSEN	Grüner Reboot-Salat (das Rezept ergibt eine Portion) + Grüne Detox-Suppe (zweite Portion)
NACHMITTAGS-SNACK	Möhren-Apfel-Zitronen-Saft (zweite Portion)
ABENDESSEN	Kürbis-Apfel-Suppe (zweite Portion) + Mit Pilzen und Salbei gefüllter Eichelkürbis aus dem Backofen (zweite Portion)
SCHLAFENSZEIT	Kräutertee

▶ TAG 5

NACH DEM AUFWACHEN	250 ml heißes Wasser mit Zitrone und/oder Ingwer
FRÜHSTÜCK	Island Green Smoothie (das Rezept ergibt eine Portion)
VORMITTAGS-SNACK	Joes Gemeiner Grüner (das Rezept ergibt zwei Portionen, nehmen Sie eine jetzt zu sich und die andere als Nachmittags-Snack)
MITTAGESSEN	Kürbis-Apfel-Suppe (dritte Portion)
NACHMITTAGS-SNACK	Joes Gemeiner Grüner (zweite Portion)
ABENDESSEN	Grüne Detox-Suppe (dritte Portion)
SCHLAFENSZEIT	Kräutertee

▶ TAG 6

NACH DEM AUFWACHEN	250 ml heißes Wasser mit Zitrone und/oder Ingwer
FRÜHSTÜCK	Sporty Spice (das Rezept ergibt zwei Portionen, nehmen Sie eine jetzt zu sich und die andere als Nachmittags-Snack)
VORMITTAGS-SNACK	500 ml Kokoswasser
MITTAGESSEN	Joes Gemeiner Grüner (das Rezept ergibt zwei Portionen, nehmen Sie eine jetzt zu sich und die andere zum Abendessen)
NACHMITTAGS-SNACK	Sporty Spice (zweite Portion)
ABENDESSEN	Joes Gemeiner Grüner (zweite Portion)
DESSERT	Pfirsich- oder Birnen-Blaubeer-Bombe (das Rezept ergibt eine Portion)
SCHLAFENSZEIT	Kräutertee

▶ TAG 7

NACH DEM AUFWACHEN	250 ml heißes Wasser mit Zitrone und/oder Ingwer
FRÜHSTÜCK	Green Citrus (das Rezept ergibt zwei Portionen, nehmen Sie eine jetzt zu sich und die andere als Nachmittags-Snack)
VORMITTAGS-SNACK	500 ml Kokoswasser
MITTAGESSEN	Möhren-Apfel-Ingwer-Saft (das Rezept ergibt zwei Portionen, nehmen Sie eine jetzt zu sich und die andere als Abendessen)
NACHMITTAGS-SNACK	Green Citrus (zweite Portion)
ABENDESSEN	Möhren-Apfel-Ingwer-Saft (zweite Portion)
DESSERT	Pfirsich- oder Birnen-Blaubeer-Bombe (das Rezept ergibt eine Portion)
SCHLAFENSZEIT	Kräutertee

▶ TAG 8

NACH DEM AUFWACHEN	250 ml heißes Wasser mit Zitrone und/oder Ingwer
FRÜHSTÜCK	Möhren-Apfel-Zitronen-Saft (das Rezept ergibt zwei Portionen, nehmen Sie eine jetzt zu sich und die andere als Nachmittags-Snack)
VORMITTAGS-SNACK	500 ml Kokoswasser
MITTAGESSEN	Grüne Limonade (das Rezept ergibt zwei Portionen, nehmen Sie eine jetzt zu sich und die andere als Abendessen)
NACHMITTAGS-SNACK	Möhren-Apfel-Zitronen-Saft (zweite Portion)
ABENDESSEN	Grüne Limonade (zweite Portion)
DESSERT	Pfirsich- oder Birnen-Blaubeer-Bombe (das Rezept ergibt eine Portion)
SCHLAFENSZEIT	Kräutertee

▶ TAG 9

NACH DEM AUFWACHEN	250 ml heißes Wasser mit Zitrone und/oder Ingwer
FRÜHSTÜCK	Sunrise (das Rezept ergibt zwei Portionen, nehmen Sie eine jetzt zu sich und die andere als Nachmittags-Snack)
VORMITTAGS-SNACK	500 ml Kokoswasser
MITTAGESSEN	Gartenvariation (das Rezept ergibt zwei Portionen, nehmen Sie eine jetzt zu sich und die andere als Abendessen)
NACHMITTAGS-SNACK	Sunrise (zweite Portion)
ABENDESSEN	Gartenvariation (zweite Portion)
DESSERT	Sellerie-Birnen-Saft (das Rezept ergibt eine Portion)
SCHLAFENSZEIT	Kräutertee

▶ TAG 10

NACH DEM AUFWACHEN	250 ml heißes Wasser mit Zitrone und/oder Ingwer
FRÜHSTÜCK	Grüner Morgenglanz (das Rezept ergibt zwei Portionen, nehmen Sie eine jetzt zu sich und die andere als Nachmittags-Snack)
VORMITTAGS-SNACK	500 ml Kokoswasser
MITTAGESSEN	Rote-Bete-Champion (das Rezept ergibt zwei Portionen, nehmen Sie eine jetzt zu sich und die andere als Abendessen)
NACHMITTAGS-SNACK	Grüner Morgenglanz (zweite Portion)
ABENDESSEN	Rote-Bete-Champion (zweite Portion)
DESSERT	Ingwer-Birnen-Pastinaken-Saft (das Rezept ergibt eine Portion)
SCHLAFENSZEIT	Kräutertee

▶ TAG 11

NACH DEM AUFWACHEN	250 ml heißes Wasser mit Zitrone und/oder Ingwer
FRÜHSTÜCK	Green Citrus (das Rezept ergibt zwei Portionen, nehmen Sie eine jetzt zu sich und die andere als Nachmittags-Snack)
VORMITTAGS-SNACK	500 ml Kokoswasser
MITTAGESSEN	Möhren-Apfel-Zitronen-Saft (das Rezept ergibt zwei Portionen, nehmen Sie eine jetzt zu sich und die andere als Dessert)
NACHMITTAGS-SNACK	Green Citrus (zweite Portion)
ABENDESSEN	Möhren-Apfel-Zimt-Traum (das Rezept ergibt eine Portion)
DESSERT	Möhren-Apfel-Zitronen-Saft (zweite Portion)
SCHLAFENSZEIT	Kräutertee

▶ TAG 12

NACH DEM AUFWACHEN	250 ml heißes Wasser mit Zitrone und/oder Ingwer
FRÜHSTÜCK	Rot-Weiß-Blau-Grün (das Rezept ergibt zwei Portionen, nehmen Sie eine jetzt zu sich und die andere als Nachmittags-Snack)
VORMITTAGS-SNACK	500 ml Kokoswasser
MITTAGESSEN	Joes Gemeiner Grüner (das Rezept ergibt zwei Portionen, nehmen Sie eine jetzt zu sich und die andere als Abendessen)
NACHMITTAGS-SNACK	Rot-Weiß-Blau-Grün (zweite Portion)
ABENDESSEN	Joes Gemeiner Grüner (zweite Portion)
DESSERT	Pfirsich- oder Birnen-Blaubeer-Bombe (das Rezept ergibt eine Portion)
SCHLAFENSZEIT	Kräutertee

▶ TAG 13

NACH DEM AUFWACHEN	250 ml heißes Wasser mit Zitrone und/oder Ingwer
FRÜHSTÜCK	Möhren-Apfel-Ingwer-Saft (das Rezept ergibt zwei Portionen, nehmen Sie eine jetzt zu sich und die andere als Nachmittags-Snack)
VORMITTAGS-SNACK	500 ml Kokoswasser
MITTAGESSEN	Grüne Limonade (das Rezept ergibt zwei Portionen, nehmen Sie eine jetzt zu sich und die andere als Abendessen)
NACHMITTAGS-SNACK	Möhren-Apfel-Ingwer-Saft (zweite Portion)
ABENDESSEN	Grüne Limonade (zweite Portion)
DESSERT	Ingwer-Birnen-Pastinaken-Saft (das Rezept ergibt eine Portion)
SCHLAFENSZEIT	Kräutertee

▶ TAG 14

NACH DEM AUFWACHEN	250 ml heißes Wasser mit Zitrone und/oder Ingwer
FRÜHSTÜCK	Sunrise (das Rezept ergibt zwei Portionen, nehmen Sie eine jetzt zu sich und die andere als Nachmittags-Snack)
VORMITTAGS-SNACK	500 ml Kokoswasser
MITTAGESSEN	Gartenvariation (das Rezept ergibt zwei Portionen, nehmen Sie eine jetzt zu sich und die andere als Abendessen)
NACHMITTAGS-SNACK	Sunrise (zweite Portion)
ABENDESSEN	Gartenvariation (zweite Portion)
DESSERT	Sellerie-Birnen-Saft (das Rezept ergibt eine Portion)
SCHLAFENSZEIT	Kräutertee

▶ TAG 15

NACH DEM AUFWACHEN	250 ml heißes Wasser mit Zitrone und/oder Ingwer
FRÜHSTÜCK	Grüner Morgenglanz (das Rezept ergibt zwei Portionen, nehmen Sie eine jetzt zu sich und die andere als Nachmittags-Snack)
VORMITTAGS-SNACK	500 ml Kokoswasser
MITTAGESSEN	Rote-Bete-Champion (das Rezept ergibt zwei Portionen, nehmen Sie eine jetzt zu sich und die andere als Abendessen)
NACHMITTAGS-SNACK	Grüner Morgenglanz (zweite Portion)
ABENDESSEN	Rote-Bete-Champion (zweite Portion)
DESSERT	Pfirsich- oder Birnen-Blaubeer-Bombe (das Rezept ergibt eine Portion)
SCHLAFENSZEIT	Kräutertee

Nach dem Reboot

Wiederholen Sie die ersten fünf Tage dieses Ernährungsplans und befolgen Sie dann die Anweisungen für die Nachbereitungsphase ab Seite 124.

15-Tage-Reboot

▸ EINKAUFSLISTE FÜR DIE TAGE 1-5 ◂

FRÜCHTE	GEMÜSE	ÜBRIGES
20 Äpfel	2 Eichelkürbisse oder Babykürbisse	Balsamico-Essig
2 Bananen (schälen Sie eine und frieren Sie sie ein)	3 Avocados	schwarzer Pfeffer
150 g frische oder gefrorene Beeren jedweder Art	1 kleiner Kopf Brokkoli	Cayennepfeffer
1 frische Kokosnuss, optional	34 Möhren	1 Bund Koriander, optional
6 Zitronen	27 Selleriestangen	gemahlener Zimt
1 Mango	1-2 Zucchini	Kokosöl
2 Birnen	6 Gurken	gemahlener Kreuzkümmel
	2 Bund Blattgemüse, z. B. Palmkohl, Mangold oder Blattkohl	1 Dattel (optional)
	weiteres Blattgemüse Ihrer Wahl für 2 Salate	getrocknetes Basilikum
	6 Bund Palmkohl	2 Knoblauchknollen (mindestens 10 Zehen)
	1 Porree	ein Stück frische Ingwerwurzel, 13 cm

FRÜCHTE	GEMÜSE	ÜBRIGES
	3 kleine Zwiebeln	Kräutertees, z. B. Früchte-, Pfefferminz-, Kamillentee und leicht koffeinhaltiger grüner Geinmacha-Tee (ausreichend für 10 Tage)
	ausreichend von Ihrem Lieblingsgemüse, um 2 weitere Salate zuzubereiten, z. B. Avocado, Bohnensprossen, geriebene Rote Bete, Möhre, Sellerie, Gurke, Fenchel, Zwiebel, Radieschen, Tomate	Honig
	1 großer Portobello-Champignon	Muskatnuss
	1 Kopf Rotkohl	Olivenöl
	1 Kopf Romanasalat	1 Bund Petersilie
	3 Bund Spinat	3 Teelöffel Rosinen
	2 Süßkartoffeln	getrocknete rote Paprikaraspeln (optional)
	2 Tomaten	1 kleines Bund Salbei
		Meersalz
		3 Liter Gemüsebrühe

▶ EINKAUFSLISTE FÜR DIE TAGE 6-10 ◀

FRÜCHTE	GEMÜSE	ÜBRIGES
33 Äpfel	26 Möhren	gemahlener Zimt
10 Apfelsinen	22 Selleriestangen	3 Liter Kokoswasser
6 reife Pfirsiche (falls nicht verfügbar, verwenden Sie Birnen)	9 Gurken	Kräutertees
450 g Blaubeeren	5 Bund Palmkohl	1 Bund Petersilie
10 Zitronen	3 Bund Blattgemüse, z.B. Palmkohl, Mangold oder Blattkohl	1 Bund Basilikum
3 Birnen	4 Bund Spinat	1 Stück frische Ingwerwurzel, 17,5 cm
	1 Kopf Romanasalat	
	8 Rote Beten	
	3 Süßkartoffeln	
	3 Sellerieknollen	
	3 Pastinaken	

▶ EINKAUFSLISTE FÜR DIE TAGE 11-15 ◀

FRÜCHTE	GEMÜSE	ÜBRIGES
30 Äpfel	4 Rote Beten	Zimt
7 Apfelsinen	30 Möhren	2,5 Liter Kokoswasser
4 reife Pfirsiche (falls nicht verfügbar, verwenden Sie Birnen)	22 Selleriestangen	Kräutertees
510 g Blaubeeren	3 Sellerieknollen	1 Bund Petersilie
9 Zitronen	9 Gurken	1 Stück frische Ingwerwurzel, 17,5 cm
3 Birnen	6 Bund Palmkohl	
1 Wassermelone	4 Bund Blattgemüse, z. B. Palmkohl, Mangold oder Blattkohl	
	4 Bund Spinat	
	1 Kopf Romanasalat	
	4 Süßkartoffeln	
	3 Pastinaken	

15-TÄGIGER 5-5-5-REBOOT

Dieser Plan ist einer der Lieblingspläne der Rebooter-Gemeinschaft. Es handelt sich um eine modifizierte Version des 15-tägigen klassischen Reboots. Während des 5-5-5-Reboot-Programms nehmen Sie an 5 Tagen Saft und feste Nahrung zu sich, dann an 5 Tagen ausschließlich Saft und dann noch einmal an 5 Tagen Saft und feste Nahrung. Sie haben Lust, Ihren Reboot zu verlängern? Machen Sie einfach nach dem Muster weiter: 5 Tage, an denen Sie Saft und feste Nahrung zu sich nehmen, gefolgt von 5 Tagen, an denen Sie ausschließlich Saft trinken. Dies ist ein sehr gutes Programm, wenn Sie einen längeren Reboot durchführen wollen, aber nicht zu viele Tage hintereinander ausschließlich Saft trinken möchten.

Vor dem Reboot

Befolgen Sie die Anweisungen für die Vorbereitungsphase ab Seite 32.

Tage 1-5

Befolgen Sie den Plan für den 15-tägigen klassischen Reboot für die ersten fünf Tage (siehe Seite 101).

Tage 6-10

Befolgen Sie den Plan für den 15-tägigen klassischen Reboot für die Tage 6-10 (siehe Seite 104).

Tage 11-15

Befolgen Sie erneut den Plan für den 15-tägigen klassischen Reboot für die ersten fünf Tage (siehe Seite 101). Wenn Sie Ihren Reboot über die 15 Tage hinaus fortsetzen möchten, machen Sie einfach mit sich abwechselnden 5-tägigen Phasen, in denen Sie nur Saft trinken, und 5-tägigen Phasen, in denen Sie Saft und feste Nahrung zu sich nehmen, weiter.

Nach dem Reboot

Wiederholen Sie die ersten fünf Tage dieses Reboot-Programms und befolgen Sie dann die Anweisungen für die Nachbereitungsphase ab Seite 124.

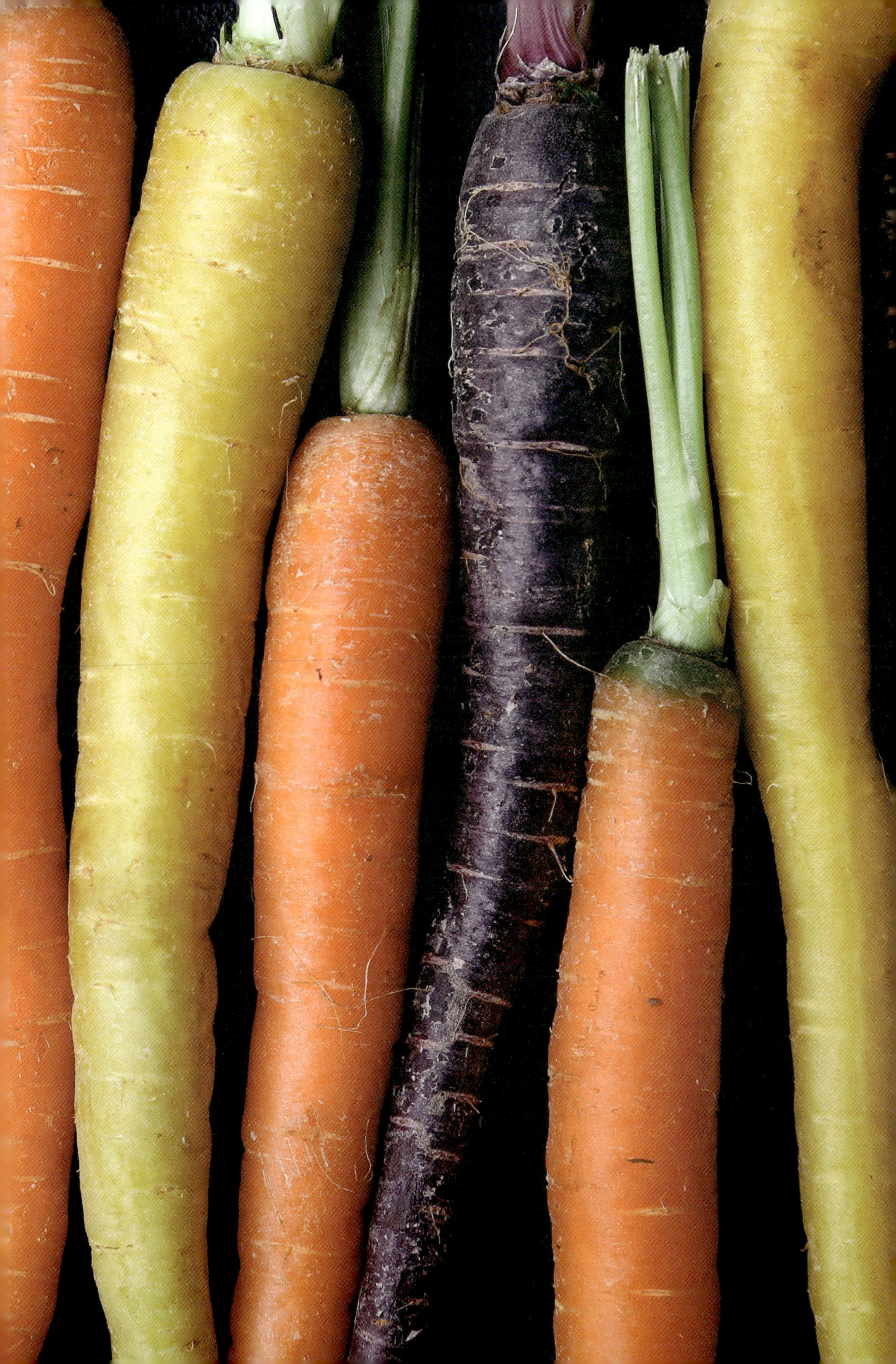

30-TÄGIGER KLASSISCHER REBOOT

Dieses Reboot-Programm ist für diejenigen geeignet, die sich – wie ich damals – in einer extremen Situation befinden und bereit sind, sich für einen langen Zeitraum ausschließlich mit Saft zu ernähren. Der 30-Tage-Reboot beginnt mit einer 5-tägigen Phase, in der Sie Saft und feste Nahrung zu sich nehmen und die Ihnen den Übergang zu der 25-tägigen Phase, in der Sie ausschließlich Saft trinken, erleichtert. Wenn Sie Ihren Reboot verlängern möchten, können Sie den Plan für die Tage, an denen Sie ausschließlich Saft trinken, wiederholen.

Bitte denken Sie daran, dass wir jedem, der einen 30-tägigen oder längeren Reboot durchführen möchte, empfehlen, dies unter ärztlicher Aufsicht zu tun. Reden Sie also mit Ihrem Arzt, wenn Sie dies vorhaben.

Flüssigkeitsaufnahme während der Tage 1-5

Während der ersten 5 Tage Ihres Reboots, an denen Sie Saft und feste Nahrung zu sich nehmen, werden Sie täglich die folgenden Mindestmengen an Flüssigkeiten zu sich nehmen:

- 2 Gläser frische Säfte (jeweils 500 ml, insgesamt 1 Liter) – einen als Vormittags- und einen als Nachmittags-Snack
- 1,5 Liter andere Flüssigkeiten, bestehend aus Wasser (heiß und kalt), Tee und Brühe. Ihre nicht aus Saft bestehende Flüssigkeitsaufnahme setzt sich wie folgt zusammen:
  - 1 großes Glas heißes Zitronen- oder Ingwerwasser – gleich morgens nach dem Aufstehen (250 ml)
  - 4 Gläser Wasser – über den Tag verteilt (je 250 ml; insgesamt 1 Liter)
  - 1 Tasse Kräutertee – am Abend (250 ml)

Flüssigkeitsaufnahme für die Tage 6-30

Während dieser Phase Ihres Reboots werden Sie täglich die folgenden Mindestmengen an Flüssigkeiten zu sich nehmen:

- 4-6 Gläser frische Säfte (jeweils 500-600 ml)
- 2 Liter andere Flüssigkeiten, bestehend aus Wasser (heiß und kalt), Kokoswasser, Tee und Brühe. Ihre nicht aus Saft bestehende Flüssigkeitsaufnahme setzt sich in etwa wie folgt zusammen:
  - 1 großes Glas heißes Zitronen- oder Ingwerwasser – gleich morgens nach dem Aufstehen (250 ml)
  - 2 Gläser Kokoswasser – als Vormittags-Snack (à 250 ml, insgesamt 500 ml)
  - 4 Gläser Wasser – über den Tag verteilt (je 250 ml; insgesamt 1 Liter)
  - 1 Tasse Kräutertee – am Abend (250 ml)

Die Flüssigkeitsmenge, die ein Mensch während eines Reboots benötigt, variiert von Individuum zu Individuum. Falls Sie unter Kopfschmerzen leiden, sich schwindelig fühlen oder mehr Sport treiben, als Sie es normalerweise tun, trinken Sie mehr Kokoswasser.

Vor dem Reboot

Befolgen Sie die Anweisungen für die Vorbereitungsphase ab Seite 32.

▸ TAGE 1-15

Befolgen Sie den Plan für den 15-tägigen klassischen Reboot (siehe Seite 101), aber fügen Sie zusätzlich Folgendes hinzu:

- einen Schöpflöffel Proteinpulver zu Ihrem Mittagssaft; rühren Sie das Pulver ein oder schütteln Sie den Saft gut;
- einen Teelöffel Natives Olivenöl Extra oder Kokosöl zu Ihrem Abendsaft; wärmen Sie das Kokosöl auf, bis es sich verflüssigt, damit es sich mit dem Saft vermischt.

▶ TAG 16

NACH DEM AUFWACHEN	250 ml heißes Wasser mit Zitrone und/oder Ingwer
FRÜHSTÜCK	Grüner Tau (das Rezept ergibt zwei Portionen, nehmen Sie eine jetzt zu sich und die andere als Nachmittags-Snack)
VORMITTAGS-SNACK	500 ml Kokoswasser
MITTAGESSEN	Australian Gold (das Rezept ergibt eine Portion; geben Sie einen Schöpflöffel Proteinpulver hinzu)
NACHMITTAGS-SNACK	Grüner Tau (zweite Portion)
ABENDESSEN	Australian Gold (das Rezept ergibt eine Portion; fügen Sie einen Teelöffel Natives Olivenöl Extra oder Kokosöl hinzu; erwärmen Sie das Kokosöl, bis es flüssig ist, damit es sich mit dem Saft vermischt)
DESSERT	Sellerie-Birnen-Saft (das Rezept ergibt eine Portion)
SCHLAFENSZEIT	Kräutertee

▶ TAG 17

NACH DEM AUFWACHEN	250 ml heißes Wasser mit Zitrone und/oder Ingwer
FRÜHSTÜCK	Wurzeln und Früchte (das Rezept ergibt zwei Portionen, nehmen Sie eine jetzt zu sich und die andere als Nachmittags-Snack)
VORMITTAGS-SNACK	500 ml Kokoswasser
MITTAGESSEN	Kohlvariation (das Rezept ergibt zwei Portionen, nehmen Sie eine jetzt zu sich – geben Sie einen Schöpflöffel Proteinpulver hinzu – und die andere zum Abendessen)
NACHMITTAGS-SNACK	Wurzeln und Früchte (zweite Portion)
ABENDESSEN	Kohlvariation (zweite Portion; geben Sie einen Teelöffel Natives Olivenöl Extra oder Kokosöl hinzu; erwärmen Sie das Kokosöl, bis es flüssig ist, damit es sich mit dem Saft vermischt)
DESSERT	Beet-ini (das Rezept ergibt eine Portion)
SCHLAFENSZEIT	Kräutertee

▸ TAG 18

NACH DEM AUFWACHEN	250 ml heißes Wasser mit Zitrone und/oder Ingwer
FRÜHSTÜCK	Möhren-Limetten-Limo (das Rezept ergibt zwei Portionen, nehmen Sie eine jetzt zu sich und die andere als Nachmittags-Snack)
VORMITTAGS-SNACK	500 ml Kokoswasser
MITTAGESSEN	Grünes Elixier (das Rezept ergibt zwei Portionen, nehmen Sie eine jetzt zu sich – geben Sie einen Schöpflöffel Proteinpulver hinzu – und die andere zum Abendessen)
NACHMITTAGS-SNACK	Möhren-Limetten-Limo (zweite Portion)
ABENDESSEN	Grünes Elixier (zweite Portion; geben Sie einen Teelöffel Natives Olivenöl Extra oder Kokosöl hinzu; erwärmen Sie das Kokosöl, bis es flüssig ist, damit es sich mit dem Saft vermischt)
DESSERT	Pfirsich- oder Birnen-Blaubeer-Bombe (das Rezept ergibt eine Portion)
SCHLAFENSZEIT	Kräutertee

▶ TAG 19

NACH DEM AUFWACHEN	250 ml heißes Wasser mit Zitrone und/oder Ingwer
FRÜHSTÜCK	Knackiger Klarer Grüner (das Rezept ergibt zwei Portionen, nehmen Sie eine jetzt zu sich und die andere als Nachmittags-Snack)
VORMITTAGS-SNACK	500 ml Kokoswasser
MITTAGESSEN	Sonnenkuss (das Rezept ergibt zwei Portionen, nehmen Sie eine jetzt zu sich – geben Sie einen Schöpflöffel Proteinpulver hinzu – und die andere zum Abendessen)
NACHMITTAGS-SNACK	Knackiger Klarer Grüner (zweite Portion)
ABENDESSEN	Sonnenkuss (zweite Portion; geben Sie einen Teelöffel Natives Olivenöl Extra oder Kokosöl hinzu; erwärmen Sie das Kokosöl, bis es flüssig ist, damit es sich mit dem Saft vermischt)
DESSERT	Ingwer-Birnen-Pastinaken-Saft (das Rezept ergibt eine Portion)
SCHLAFENSZEIT	Kräutertee

▶ TAG 20

NACH DEM AUFWACHEN	250 ml heißes Wasser mit Zitrone und/oder Ingwer
FRÜHSTÜCK	Sonnenexplosion (das Rezept ergibt zwei Portionen, nehmen Sie eine jetzt zu sich und die andere als Nachmittags-Snack)
VORMITTAGS-SNACK	500 ml Kokoswasser
MITTAGESSEN	Grüner Möhren-Ingwer-Saft (das Rezept ergibt zwei Portionen, nehmen Sie eine jetzt zu sich – geben Sie einen Schöpflöffel Proteinpulver hinzu – und die andere zum Abendessen)
NACHMITTAGS-SNACK	Sonnenexplosion (zweite Portion)
ABENDESSEN	Grüner Möhren-Ingwer-Saft (zweite Portion; fügen Sie einen Teelöffel Natives Olivenöl Extra oder Kokosöl hinzu; erwärmen Sie das Kokosöl, bis es flüssig ist, damit es sich mit dem Saft vermischt)
DESSERT	Ingwer-Birnen-Pastinaken-Saft (das Rezept ergibt eine Portion)
SCHLAFENSZEIT	Kräutertee

▸ TAGE 21-30

Inzwischen sind Sie ein Profi-Saftfaster und wissen ziemlich gut, welche Säfte Sie gerne mögen und welche Ihnen nicht so gut schmecken. Vielleicht sind Sie es auch ein wenig leid, immer die gleichen Säfte zu trinken und möchten lieber ein breiteres Spektrum an Früchten und Gemüsesorten ausprobieren. Deshalb werden hier für die Tage 21-30 keine speziellen Rezepte vorgeschlagen. Wenn Sie konkrete Rezeptvorschläge wünschen, können Sie die Tagespläne der Tage 6-15 wiederholen. Wenn Sie bereit sind zu improvisieren, probieren Sie doch mal die zusätzlichen Saft-Rezepte ab Seite 138 aus. Beherzigen Sie bei Ihrer Saftzubereitungsplanung die 80-Prozent-Gemüse/20-Prozent-Obst-Regel, und achten Sie darauf, über den Tag verteilt Säfte zu trinken, die möglichst viele unterschiedliche Farben haben.

▸ TAGESRICHTSCHNUR

NACH DEM AUFWACHEN	250 ml heißes Wasser mit Zitrone und/oder Ingwer
FRÜHSTÜCK	orangefarbener oder roter Saft
VORMITTAGS-SNACK	Trinken Sie 500 ml Kokoswasser ohne Geschmackszusätze
MITTAGESSEN	grüner Saft (1 Schöpflöffel Proteinpulver hinzugeben)
NACHMITTAGS-SNACK	grüner oder roter Saft
ABENDESSEN	grüner Saft (fügen Sie einen Teelöffel Natives Olivenöl Extra oder Kokosöl hinzu; erwärmen Sie das Kokosöl, bis es flüssig ist, damit es sich mit dem Saft vermischt)
DESSERT	violetter oder orangefarbener Saft
SCHLAFENSZEIT	Kräutertee
ÜBER DEN TAG VERTEILT	Trinken Sie viel Wasser!

Nach dem Reboot

Wiederholen Sie die ersten fünf Tage dieses Reboot-Programms und befolgen Sie danach die Anweisungen für die Nachbereitungsphase ab Seite 124.

30-tägiger klassischer Reboot

▸ EINKAUFSLISTE ◂

Für die ersten 15 Tage gilt die Einkaufsliste für den 15-tägigen Reboot ab Seite 110.

Tage 16-20

Früchte	Gemüse	Übriges
8 Äpfel	3 Rote Beten	1 Bund Petersilie
300 g Blaubeeren	3 Sellerieknollen	1 Bund Minze
1 Honigmelone	1 gelbe Paprikaschote	1 Stück frische Ingwerwurzel, 32,5 cm
7 Zitronen	2 Köpfe grüner Blattkohl	Zimt
9 Apfelsinen	32 Möhren	2,5 Liter Kokoswasser
2 Ananas	4 Selleriestangen	Kräutertees
13 Birnen	3 Bund Mangold	Oliven- oder Kokosöl
2 reife Pfirsiche (falls nicht verfügbar, verwenden Sie Birnen)	6 Gurken	pflanzenbasiertes Proteinpulver
	1 Fenchelknolle mit Kraut	
	3 Bund Palmkohl	
	10 Pastinaken	
	2 Köpfe Romanasalat	
	1 Süßkartoffel	

NACHBEREITUNGSPHASE

Eine allmähliche Umstellung Ihrer Ernährung nach einem Reboot hilft Ihrem Körper dabei, sich nach und nach wieder neu einzustellen. Menschen, die einen Reboot durchgeführt haben, verlieren nicht nur deshalb Gewicht und tun ihrer Gesundheit Gutes, weil sie rebootet haben, sondern auch dadurch, dass sie ihr Ernährungsverhalten und ihren Lebensstil langfristig ändern. Dies beginnt mit einer erfolgreichen Nachbereitungssphase.

Sie können wieder dazu übergehen, drei Mahlzeiten pro Tag zu sich zu nehmen und wieder Dinge essen und trinken, die nicht auf Ihrem Reboot-Speiseplan standen, aber Sie sollten in dieser Hinsicht stets behutsam vorgehen. Achten Sie darüber hinaus darauf, Fast Food, industriell verarbeitete Lebensmittel, Fleisch, Milchprodukte und Speisen mit hohem Fettanteil zu meiden. Nachdem Sie eine Zeit lang jede Menge frisches Obst, Gemüse und frische Säfte genossen haben, wird Ihr Körper es Ihnen nicht danken, wenn Sie sofort nach dem Reboot wieder zu ungesunder Kost zurückkehren, und die Folgen eines solchen Verhaltens können Magenschmerzen, Blähgefühle, Verstopfung und Ermüdungserscheinungen sein.

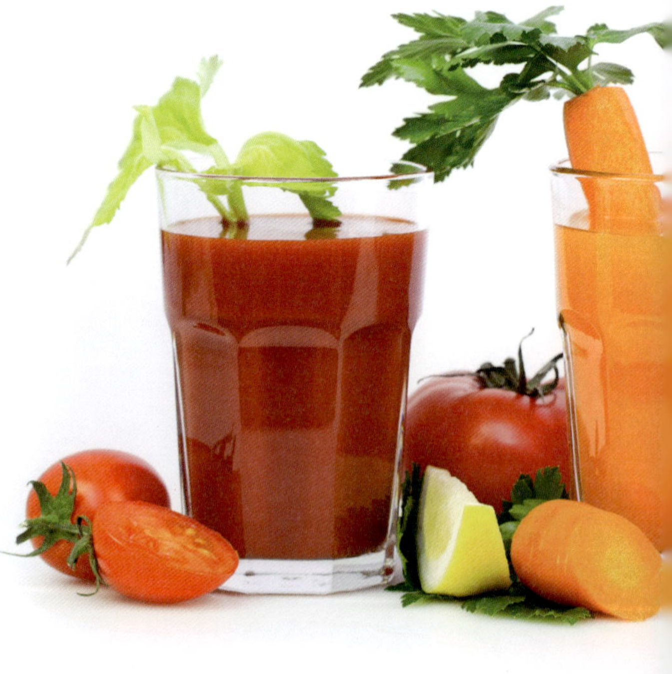

▶ TAG 1

Trinken Sie weiter Wasser und frische Säfte. Trinken Sie am Tag ein bis zwei Säfte Ihrer Wahl. Essen Sie langsam und kauen Sie Ihr Essen gut.

Menüvorschlag

FRÜHSTÜCK	Grüner Ananas-Smoothie (das Rezept ergibt eine Portion)
VORMITTAGS	500 ml Kokoswasser ohne Geschmackszusatz
MITTAGESSEN	Triple C (das Rezept ergibt zwei Portionen; nehmen Sie eine jetzt zu sich und die andere als Nachmittags-Snack)
NACHMITTAGS-SNACK	Triple C (zweite Portion) und Apfelscheiben, falls Sie Appetit darauf haben
ABENDESSEN	Salat aus gedämpftem Gemüse + Avocadocreme-Pilz-Suppe (das Rezept ergibt zwei Portionen; nehmen Sie eine jetzt zu sich und die andere morgen zum Mittagessen)
SCHLAFENSZEIT	Kräutertee

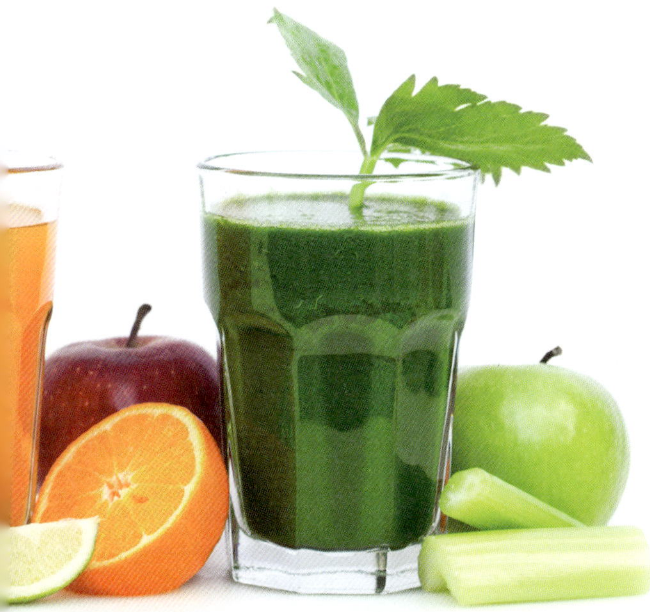

▸ TAG 2

Trinken Sie weiter Wasser und frische Säfte. Trinken Sie am Tag ein bis zwei Säfte Ihrer Wahl.

An diesem Tag sollten Ihre Mahlzeiten aus gedämpftem, geröstetem und rohem Gemüse und Obst sowie aus pürierten Gemüsesuppen und gemüsebasierten Smoothies bestehen.

Menüvorschlag

FRÜHSTÜCK	Supergrüner Blattgemüse-Smoothie (das Rezept ergibt eine Portion)
VORMITTAGS	Sonnenstrahlenspritzer (das Rezept ergibt eine Portion)
MITTAGESSEN	Avocadocreme-Pilz-Suppe (zweite Portion) + Reboot-Regenbogen-Salat (das Rezept ergibt zwei Portionen; nehmen Sie eine jetzt zu sich und die andere als Nachmittags-Snack oder verwenden Sie sie anstelle einer anderen Mahlzeit während Ihrer Nachbereitungsphase)
NACHMITTAGS-SNACK	Reboot-Regenbogen-Salat (zweite Portion) oder eine Frucht
ABENDESSEN	Reboot-Moussaka (das Rezept ergibt zwei Portionen; nehmen Sie eine jetzt zu sich und die andere morgen zum Abendessen)
SCHLAFENSZEIT	Kräutertee

▶ TAG 3

Fügen Sie Ihrem Speiseplan glutenfreie Getreideprodukte, Samen, Nüsse und Bohnen hinzu. Probieren Sie getrocknete Bohnen, die Sie einweichen und dann kochen, oder nehmen Sie natriumarme Dosenbohnen aus nicht mit BPA beschichteten Konservendosen (siehe ab Seite 136). Samen und Nüsse sollten roh und ungesalzen sein und weder geröstet noch kandiert oder dergleichen.

Fügen Sie außerdem Snacks als Zwischenmahlzeiten zu Ihrem Speiseplan hinzu, falls Sie Appetit darauf haben. Trinken Sie Smoothies, essen Sie rohes Obst und Gemüse, Guacamole oder Hummus mit rohem Gemüse oder probieren Sie Mandelbutter-Beeren-Müsliriegel (siehe Seite 240).

An diesem Tag sollten Ihre Mahlzeiten aus gedämpftem, geröstetem und rohem Gemüse und Obst sowie aus pürierten Gemüsesuppen, gemüsebasierten Smoothies, glutenfreiem Vollkorn, Nüssen, Samen und Bohnen bestehen.

Menüvorschlag

FRÜHSTÜCK	Beeren-Quinoa-Frühstück (das Rezept ergibt eine Portion)
VORMITTAGS	Möhren-Apfel-Zimt-Traum (das Rezept ergibt eine Portion, nehmen Sie jedoch die doppelte Zutatenmenge, um eine zweite Portion als Nachmittags-Snack zu erhalten)
MITTAGESSEN	Reboot-Moussaka (zweite Portion)
NACHMITTAGS-SNACK	Möhren-Apfel-Zimt-Traum (zweite Portion)
ABENDESSEN	Burger aus Quinoa und schwarzen Bohnen (das Rezept ergibt zwölf Portionen; frieren Sie die übrig bleibenden Burger für zukünftige Mahlzeiten ein) + Butternusskürbis-Suppe (das Rezept ergibt 4 Portionen; nehmen Sie eine jetzt zu sich und frieren Sie die übrigen Portionen für zukünftige Mahlzeiten ein)
DESSERT	Bananen-»Eis« (das Rezept ergibt eine Portion)
SCHLAFENSZEIT	Kräutertee

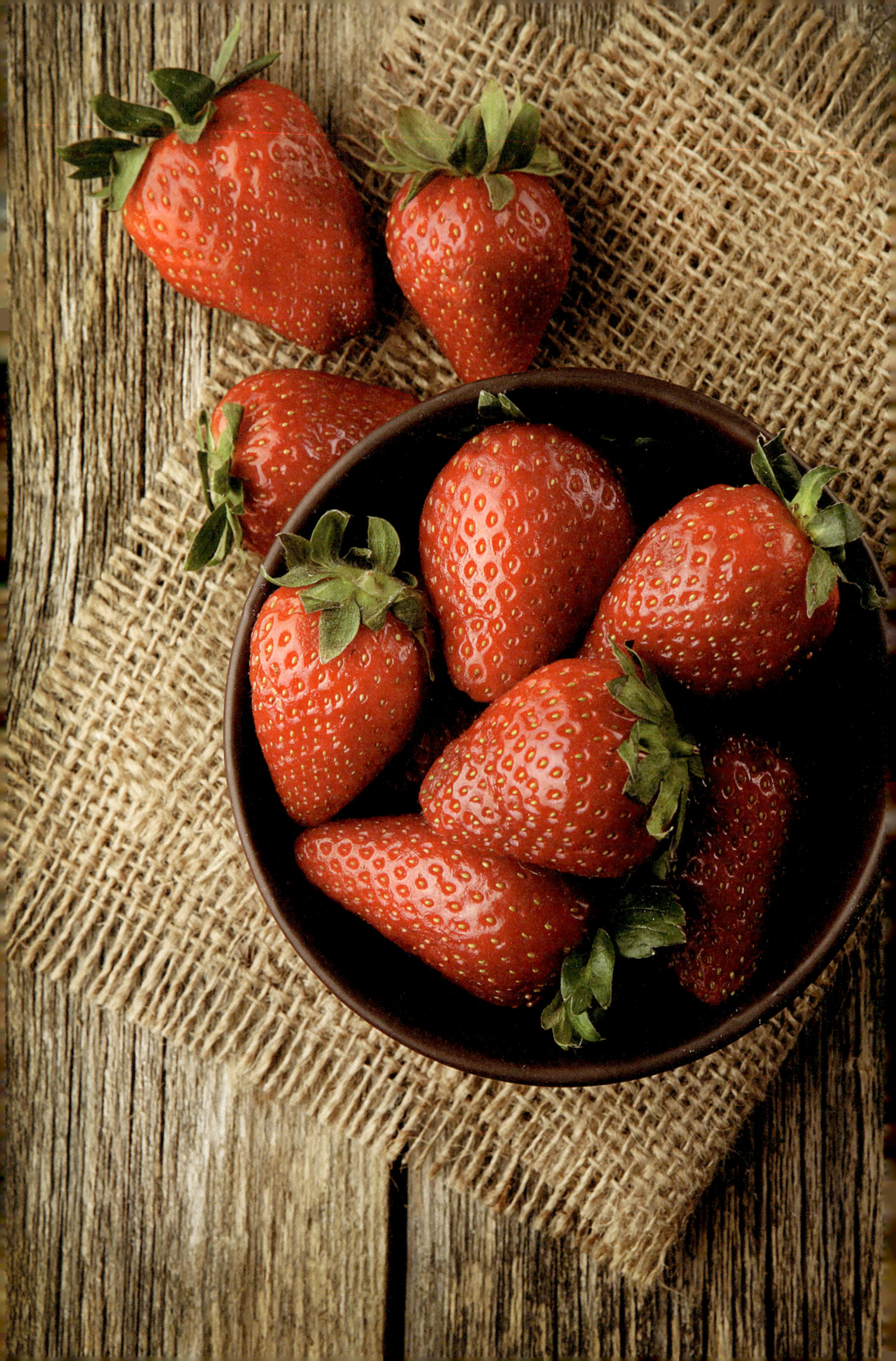

▶ TAG 4

Trinken Sie weiter Wasser und frische Säfte. Trinken Sie am Tag ein bis zwei Säfte Ihrer Wahl.

Wenn Sie nicht mehr ausschließlich glutenfreie Getreideprodukte zu sich nehmen möchten, können Sie Ihrem Speiseplan ab jetzt auch anderes Vollkorn hinzufügen, z. B. Gerste, Weizen und alle darauf basierenden Sorten (Dinkel, Kamut, Emmer, Hartweizen sowie andere Produkte wie Bulgur und Grieß), Roggen und Triticale. Emmer, Bulgur oder normale Haferflocken sind eine gute Wahl für Ihr Frühstück.

An diesem Tag sollten Ihre Mahlzeiten aus gedämpftem, geröstetem und rohem Gemüse und Obst sowie aus pürierten Gemüsesuppen, Vollkorn, Nüssen, Samen und Bohnen bestehen.

Meiden Sie weiterhin Koffein und Zucker.

Menüvorschlag

FRÜHSTÜCK	Teff-Brei mit Mandeln und Blaubeeren (das Rezept ergibt eine Portion)
VORMITTAGS	Blaubeer-Erdbeer-Chia-Smoothie (das Rezept ergibt eine Portion)
MITTAGESSEN	Burger aus Quinoa und schwarzen Bohnen (zweite Portion); großer Reboot-Salat (bereiten Sie eine größere Menge zu und essen Sie den Rest zum Abendessen)
NACHMITTAGS-SNACK	Grüne Trauben-Power
ABENDESSEN	Würziges Quinoa-Linsen-Brot (das Rezept ergibt 8 Portionen; nehmen Sie eine jetzt zu sich, die zweite morgen zum Mittagessen, und frieren Sie die übrigen Portionen für später ein) + Großer Reboot-Salat (zweite Portion)
DESSERT	Pfirsich- oder Birnen-Blaubeer-Bombe (das Rezept ergibt eine Portion)
SCHLAFENSZEIT	Kräutertee

▸ TAG 5

Trinken Sie weiter Wasser und frische Säfte. Trinken Sie am Tag ein bis zwei Säfte Ihrer Wahl.

Fügen Sie Ihrem Speiseplan, falls gewünscht, Bio-Eier und Wildfisch hinzu.

Menüvorschlag

FRÜHSTÜCK	Bananen-Walnuss-Muffins (das Rezept ergibt 6-12 Portionen; nehmen Sie 1-2 Portionen jetzt zu sich und bewahren Sie die übrigen als Snacks für den weiteren Verlauf Ihrer Nachbereitungsphase auf)
VORMITTAGS	Camp Reboot-Saft: Der Reboot 8 (das Rezept ergibt zwei Portionen; nehmen Sie eine jetzt zu sich und die andere als Nachmittags-Snack)
MITTAGESSEN	Würziges Quinoa-Linsen-Brot (zweite Portion) + Butternusskürbis-Suppe (zweite Portion)
NACHMITTAGS-SNACK	Camp Reboot-Saft: Der Reboot 8 (zweite Portion)
ABENDESSEN	Linsen-Butternusskürbis-Curry (das Rezept ergibt 6 Portionen; nehmen Sie eine jetzt zu sich und frieren Sie die übrigen Portionen für später ein) + Palmkohl-Avocado-Salat mit Vinaigrette (das Rezept ergibt zwei Portionen; nehmen Sie nur die Hälfte der Zutaten, falls Sie nicht vorhaben, die andere Portion innerhalb der nächsten 3 Tage zu essen)
DESSERT	Sonnenblumenkerne-Gojibeeren-Cookies (das Rezept ergibt 24 Portionen; bewahren Sie sie in einem luftdicht verschlossenen Behälter auf)

▶ TAG 6

Trinken Sie weiter Wasser und frische Säfte. Trinken Sie am Tag ein bis zwei Säfte Ihrer Wahl.

Wenn Sie mögen, fügen Sie Ihrem Speiseplan Bio-Geflügel hinzu. Ab jetzt können Sie auch wieder Ihre Nahrungsergänzungsmittel und Vitaminpräparate nehmen, die Sie benötigen.

An diesem Tag sollten Ihre Mahlzeiten aus gedämpftem, geröstetem und rohem Gemüse und Obst sowie aus pürierten Gemüsesuppen, Vollkorn, Nüssen, Samen und Bohnen sowie – wenn Sie mögen – Bio-Eiern und wildem Fisch bestehen.

Menüvorschlag

FRÜHSTÜCK	Beeren-Quinoa-Frühstück (das Rezept ergibt eine Portion) + Bye Bye Blues (das Rezept ergibt eine Portion; verdoppeln Sie die Zutaten, falls Sie eine weitere Portion als Vormittags-Snack zu sich nehmen möchten)
VORMITTAGS	Eine kleine Portion Ihrer rohen Lieblingsnüsse und die zweite Portion Bye Bye Blues (optional)
MITTAGESSEN	Süßkartoffel-Pak-Choi-Suppe (das Rezept ergibt zwei Portionen; nehmen Sie eine jetzt zu sich und die andere morgen zum Mittagessen) + Roter Quinoa-Salat (das Rezept ergibt zwei Portionen; nehmen Sie nur die Hälfte der Zutaten, falls Sie nicht vorhaben, die andere Portion innerhalb der nächsten drei Tage zu verzehren)
NACHMITTAGS-SNACK	Doppelter Schokoladen-Smoothie (das Rezept ergibt eine Portion)
ABENDESSEN	Paprikaschoten mit bunter Füllung (das Rezept ergibt 4 Portionen; nehmen Sie eine jetzt zu sich und eine morgen zum Mittagessen; halbieren Sie die Zutaten dieses Rezepts, falls Sie nicht vorhaben, die übrigen Portionen innerhalb der nächsten drei Tage zu verzehren)

▸ TAG 7

Trinken Sie weiter Wasser und frische Säfte. Trinken Sie am Tag ein bis zwei Säfte Ihrer Wahl.

Wenn Sie mögen, können Sie Ihrem Speiseplan jetzt rotes Bio-Fleisch und fettarme Bio-Milchprodukte (Käse oder griechischen Joghurt) hinzufügen, allerdings höchstens bei 1-2 Mahlzeiten pro Tag.

An diesem Tag sollten Ihre Mahlzeiten aus gedämpftem, geröstetem und rohem Gemüse und Obst sowie aus pürierten Gemüsesuppen, Vollkorn, Nüssen, Samen und Bohnen sowie – wenn Sie mögen – Bio-Eiern, Wildfisch, Bio-Geflügel, rotem Bio-Fleisch und fettarmen Bio-Milchprodukten bestehen.

Menüvorschlag

FRÜHSTÜCK	Gebackene Äpfel und Birnen mit Ahornsirup und Zimt (das Rezept ergibt zwei Portionen; nehmen Sie eine jetzt zu sich und die andere morgen zum Frühstück) + Grüne Birnen-Perfektion (das Rezept ergibt eine Portion)
VORMITTAGS	Nuss-Pfirsich-Mandelmilch-Smoothie (das Rezept ergibt eine Portion)
MITTAGESSEN	Paprikaschoten mit bunter Füllung (zweite Portion) + Süßkartoffel-Pak-Choi-Suppe (zweite Portion)
NACHMITTAGS-SNACK	Selbst gemachte gesunde Müsliriegel (das Rezept ergibt 10-12 Portionen; nehmen Sie einen Riegel jetzt zu sich und die anderen als gesunde Snacks im Laufe der Woche)
ABENDESSEN	Süßer Limette-Quinoa-Nudel-Salat (das Rezept ergibt 6-8 Portionen; nehmen Sie eine jetzt zu sich und die übrigen zu Ihren Mittags- und Abendmahlzeiten im Laufe der Woche) + Burger aus Quinoa und schwarzen Bohnen (dritte Portion), oder probieren Sie einen Beefburger aus Bio-Fleisch von mit Gras gefütterten Rindern, falls Sie rotes Bio-Fleisch zu Ihrem Speiseplan hinzufügen möchten.

▸ NACH TAG 7

Trinken Sie auch weiterhin so lange wie möglich mindestens einen frischen Saft am Tag und kehren Sie zu einer gesunden, ausgewogenen, pflanzenbasierten Ernährung zurück. Bitte beachten Sie, dass Sie auf einige Lebensmittel, auf die Sie während des Reboots verzichtet haben, sensibel reagieren könnten, gehen Sie es also langsam an, wenn Sie diese wieder in Ihren Speiseplan einfügen.

SECHS
DIE REZEPTE

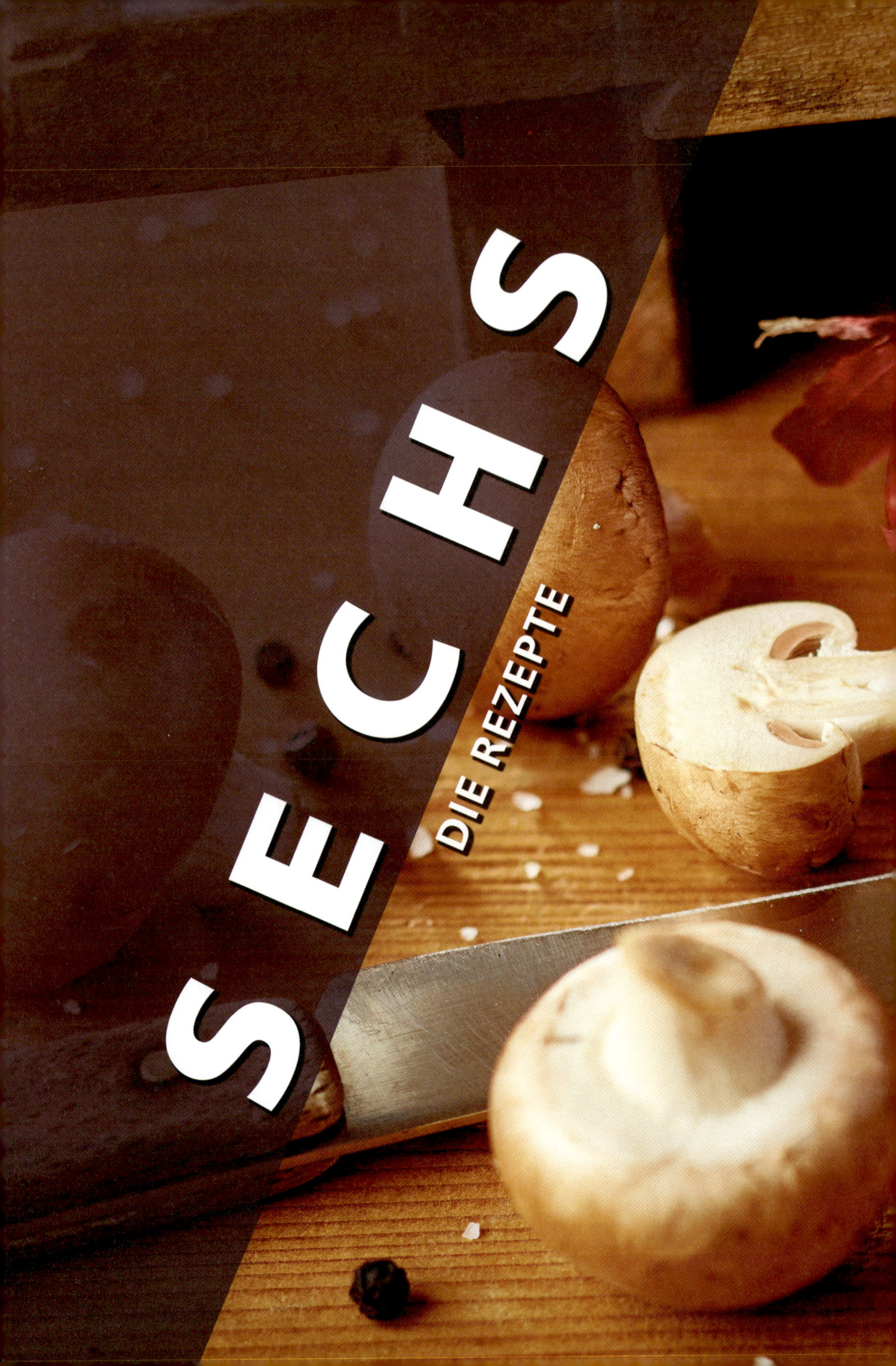

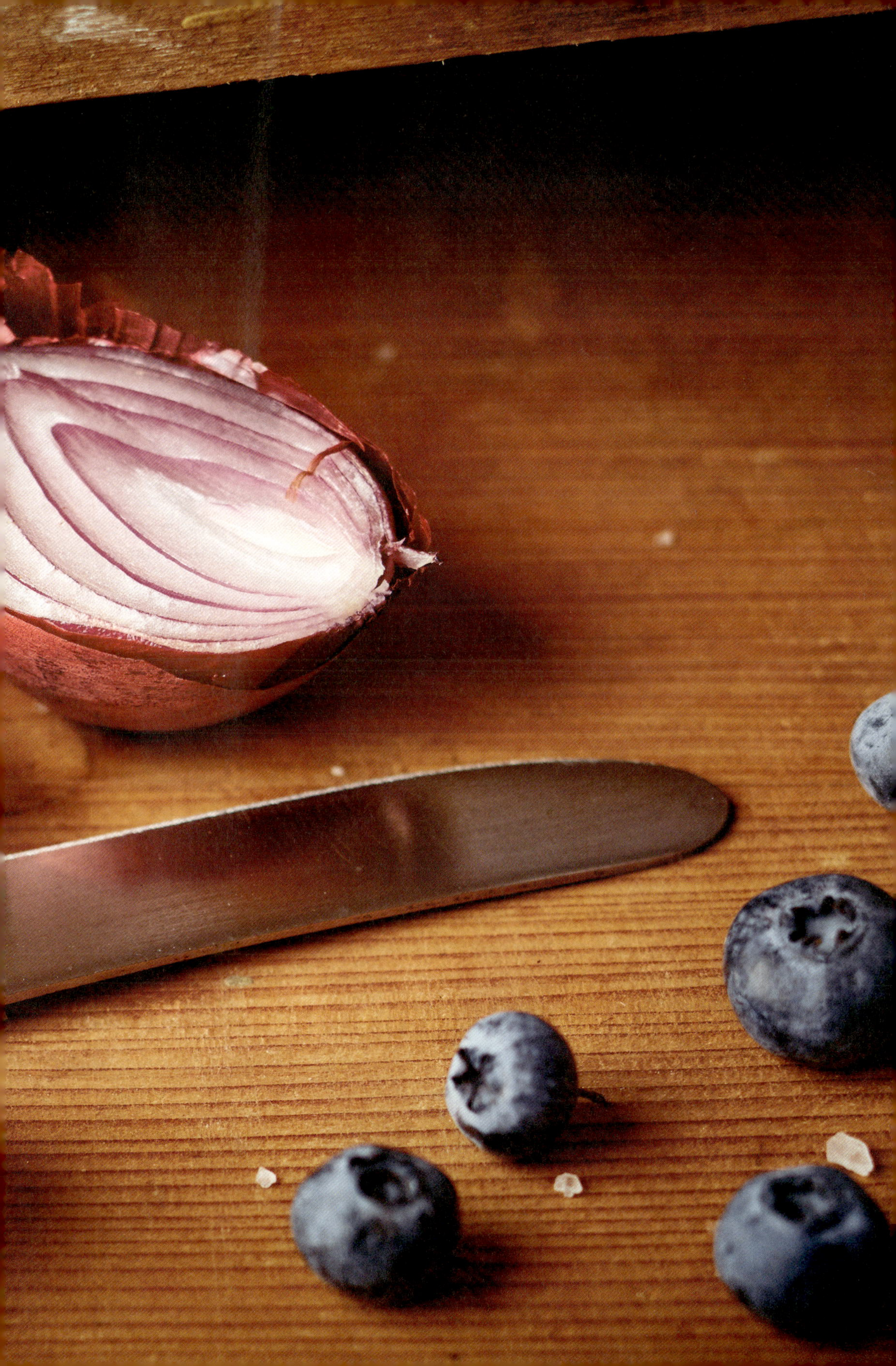

IN DIESEM KAPITEL sind unsere Lieblings-Reboot-Rezepte aufgeführt, die wir allesamt vielfach zubereitet und ausprobiert haben. Als Erstes sind die Säfte aufgeführt, die alphabetisch sortiert und somit leicht zu finden sind.

Ich verwende gern Palmkohl (Toskanischen Kohl), da er sich hervorragend zur Saftzubereitung eignet und eine wahre Nährstoffbombe ist, aber wenn Sie keinen Palmkohl auftreiben können, können Sie auch andere dunkle Blattgemüse wie Grünkohl, Spinat, Blattkohl, Mangold oder eine Kombination aus mehreren Sorten verwenden.

Ersetzung von Zutaten

Sie mögen eine Zutat eines bestimmten Rezeptes nicht? Ich rate Ihnen dringend, sie trotzdem zu probieren, denn Früchte und Gemüsesorten schmecken als Bestandteil eines Saftes oft ganz anders als gewohnt. Wenn Sie eine bestimmte Zutat dennoch nicht mögen, allergisch auf diese Zutat reagieren oder sie einfach nicht auftreiben können, können Sie diese durch eine andere ersetzen. Im Allgemeinen gilt die Regel, dass Sie jede Zutat durch eine Zutat der gleichen Farbfamilie ersetzen können, also könnten Sie zum Beispiel Rotkohl anstelle von Roter Bete verwenden. Bitte werfen Sie einen Blick auf unseren »Wegweiser für die Ersetzung bestimmter Zutaten durch andere« ab Seite 261.

Anmerkungen zu den Rezepten

Bitte beachten Sie folgende Hinweise, die auf alle Rezepte zutreffen:

- In allen Rezepten werden die Standard-Löffelmaße verwendet:
- 1 Teelöffel = 5 ml, 1 großer Esslöffel = 15 ml. Bitte beachten Sie bei den Mengenangaben, dass ein Teelöffel in Australien ebenfalls 5 ml misst, ein

Esslöffel jedoch 20 ml. Alle Löffel sollten gestrichen voll sein.
- Eine Handvoll entspricht etwa 250 ml.
- Bei Eiern und sonstigen Zutaten wird von Produkten mittlerer Größe ausgegangen, es sei denn, im Rezept steht ausdrücklich etwas anderes.
- Waschen Sie alle Produkte, bevor Sie sie entsaften, mixen oder kochen.
- Wenn Sie unsicher sind, wie eine bestimmte Frucht oder Gemüsesorte zum Entsaften präpariert wird, ziehen Sie unsere »Anleitung zur Zubereitung der Produkte« ab Seite 248 zu Rate.
- Bitte beachten Sie, dass die Nährwertangaben insbesondere für Säfte nur geschätzt sind. Die tatsächlichen Kalorien und Nährwerte variieren je nach Größe der von Ihnen verwendeten Produkte und der Effizienz Ihres Entsafters.
- Falls Sie Nahrungsmittel aus Dosen verwenden, zum Beispiel Bohnen oder Tomaten, sei an dieser Stelle erwähnt, dass einige Behörden (z. B. die US-amerikanische Food and Drug Administration) davon abraten, Dosen zu verwenden, deren Innenbeschichtungen Biphenol-A (BPA) enthalten, eine in der Industrie verwendete Chemikalie, die auf Lebensmittel übergehen kann. Das Gleiche gilt für Plastikbehälter und Flaschen, die diese Chemikalie enthalten. Einige Studien haben BPA mit Brustkrebs und Diabetes sowie mit Hyperaktivität, Aggressivität und Depressionen bei Kindern in Verbindung gebracht.[5]

Der Beginn eines jeden Tages

In all unseren Plänen empfehlen wir, jeden Morgen mit einem großen Glas heißen Wassers zu beginnen. Wenn Sie Zitrone und Ingwer hinzufügen, hilft dies dem Verdauungstrakt, in Gang zu kommen. Dieses Getränk sorgt für einen wärmenden, wohltuenden Start in den Tag mit Phytonährstoffen, die das Immunsystem stärken und die Verdauung und den Stoffwechsel anregen.

Heisses Zitronen- oder Ingwerwasser

- 250 ml Wasser
- 1 Stück frische Ingwerwurzel, 1 cm, in dünne Scheibchen geschnitten
- Saft einer ¼ Zitrone

1. Das Wasser zum Kochen bringen.
2. Die Ingwerscheiben in ein großes Glas legen, mit dem Wasser übergießen. Den Zitronensaft hinzufügen.
3. Das Getränk je nach gewünschter Geschmacksintensität 3-5 Minuten ziehen lassen. Nach Belieben durch ein Sieb geben und trinken.

SÄFTE

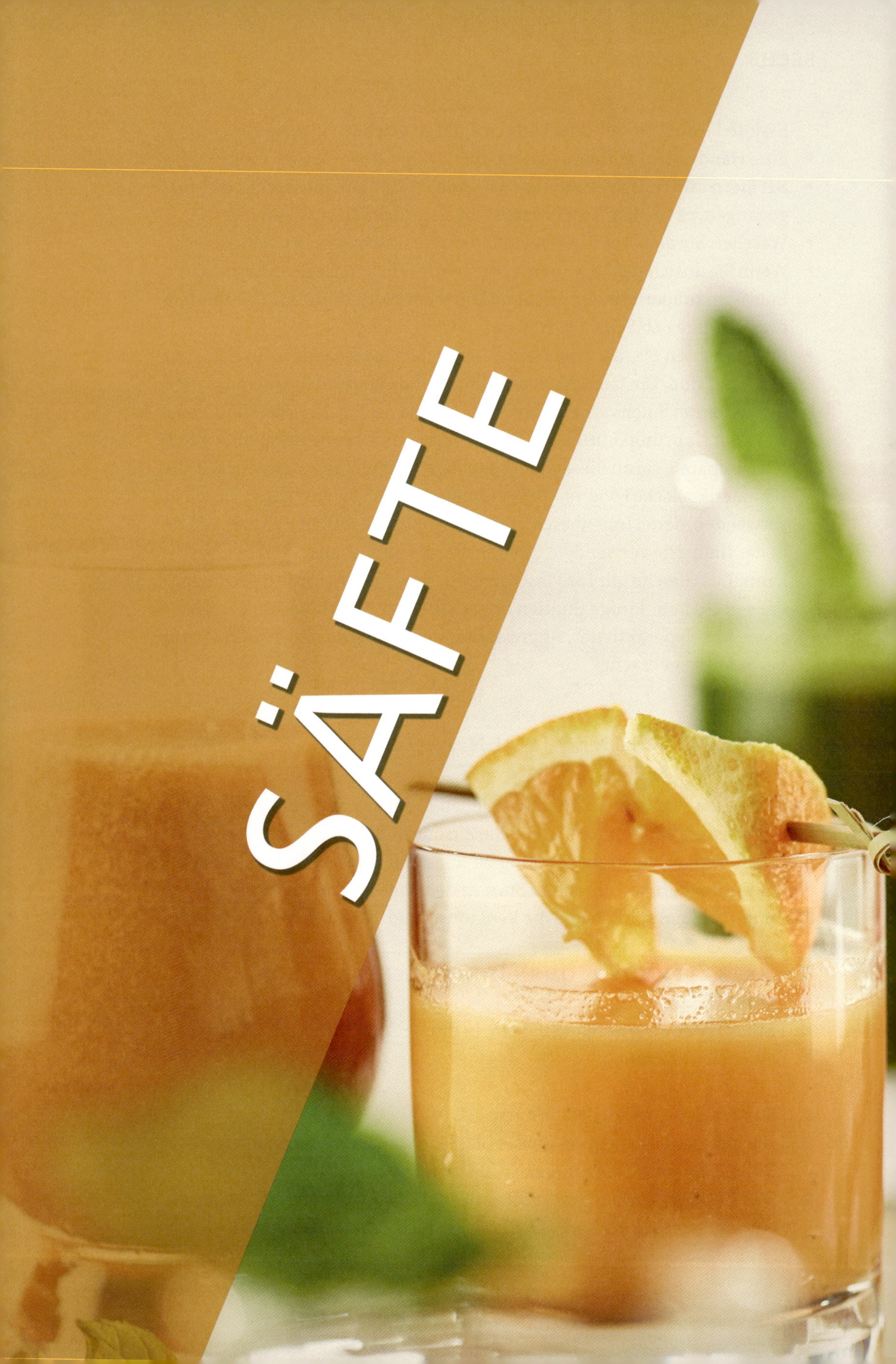

Methode

Die Säfte werden immer auf die gleiche Weise hergestellt. Waschen und präparieren Sie die Zutaten und schneiden Sie sie dem Einfüllschacht Ihres Entsafters entsprechend klein. Dann entsaften Sie die Zutaten, gießen den gewonnenen Saft in ein Glas und genießen ihn.

Gewonnene Menge

Die Rezepte für eine Portion sind darauf angelegt, 500-600 ml Saft zu ergeben, doch die Menge wird abhängig von der Größe der von Ihnen verwendeten Zutaten und der Effizienz Ihres Entsafters variieren.

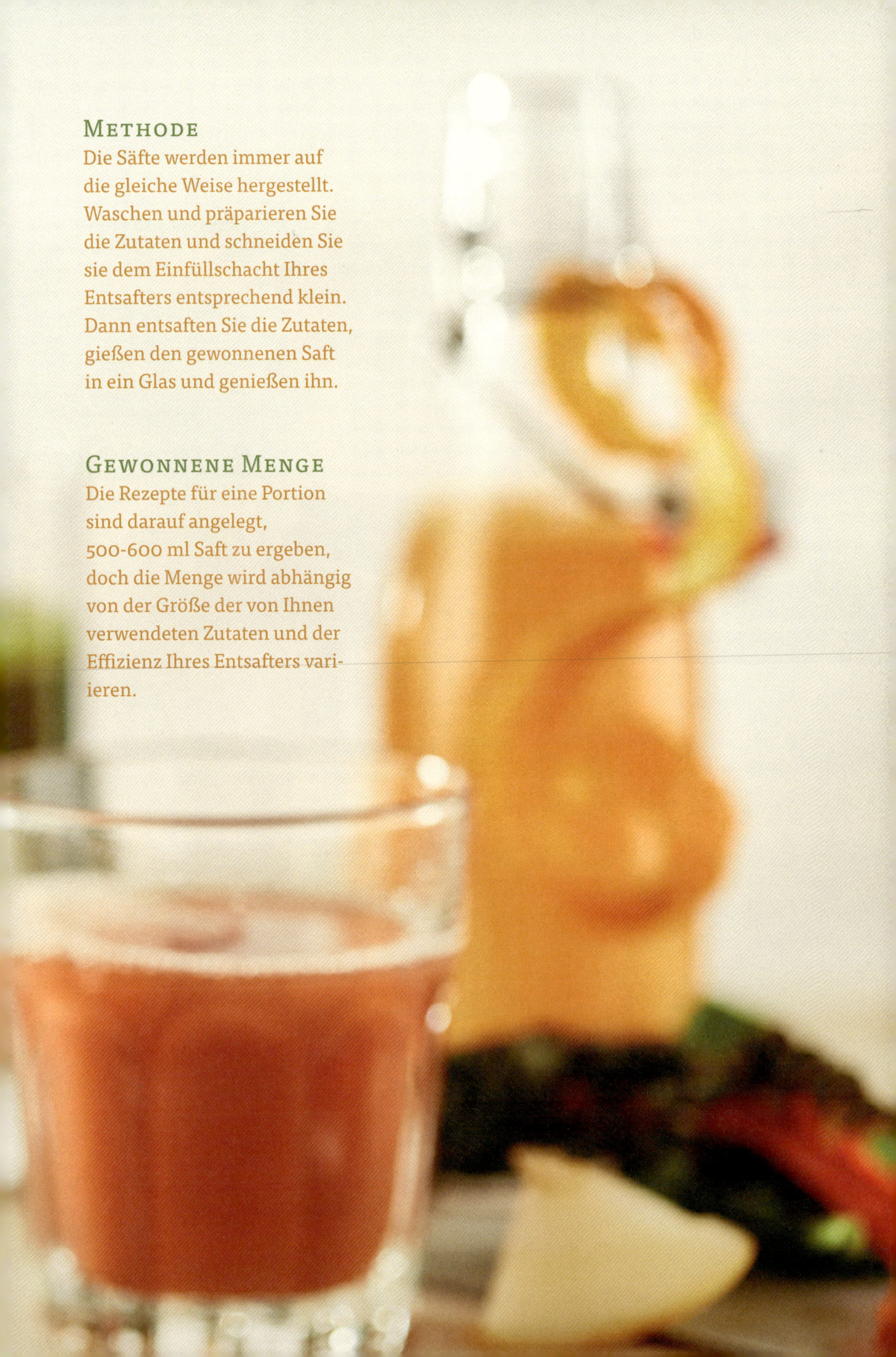

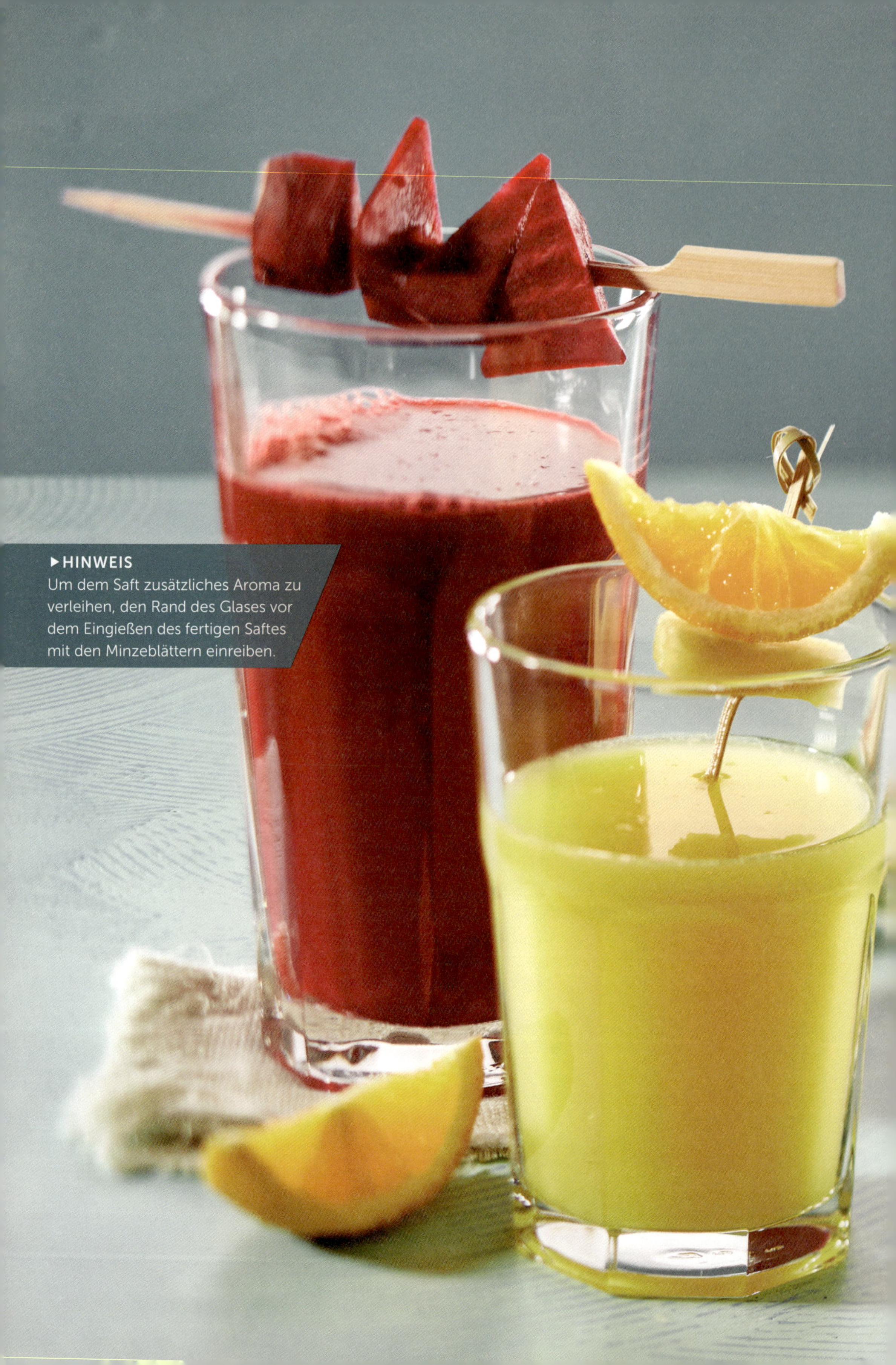

▸ **HINWEIS**

Um dem Saft zusätzliches Aroma zu verleihen, den Rand des Glases vor dem Eingießen des fertigen Saftes mit den Minzeblättern einreiben.

AUSTRALIAN GOLD
(ORANGEFARBENER SAFT)

Ergibt 1 Portion

NÄHRWERTE PRO PORTION

222	kcal	**51 g**	Kohlenhydrate	**30 g**	Zucker
928	kj	**1 g**	Fett	**7 mg**	Salz
3 g	Protein	**1 g**	Ballaststoffe		

ZUTATEN

½ Ananas
1 gelbe Paprikaschote
1 Zitrone
1 frisches Stück Ingwerwurzel, 2,5 cm

BEET-INI (ROTER SAFT)

Ergibt 1 Portion

NÄHRWERTE PRO PORTION

136	kcal	**31 g**	Kohlenhydrate	**24 g**	Zucker
568	kj	**1 g**	Fett	**43 mg**	Salz
2 g	Protein	**3 g**	Ballaststoffe		

ZUTATEN

1 große Rote Bete
1 Apfel
1 Apfelsine

ZUR DEKORATION

1 Minzezweig
1 dünne Apfelsinenscheibe

BYE BYE BLUES (ROTER SAFT)

Ergibt 1 Portion

NÄHRWERTE PRO PORTION

242	kcal	**55 g**	Kohlenhydrate	**24 g**	Zucker
1012	kj	**1 g**	Fett	**15 mg**	Salz
4 g	Protein	**2 g**	Ballaststoffe		

ZUTATEN

80 g Blaubeeren
1 Gurke
1 Limette
1 Birne

CAMP-REBOOT-SAFT: DER REBOOT 8 (ROTER SAFT)

Ergibt 2 Portionen

NÄHRWERTE PRO PORTION

146	kcal	**32 g**	Kohlenhydrate	**20 g**	Zucker
610	kj	**1 g**	Fett	**20 mg**	Salz
3 g	Protein	**1 g**	Ballaststoffe		

ZUTATEN

2 rote Paprikaschoten
2 Äpfel
2 Tomaten
2 Frühlingszwiebeln
3 Blätter Palmkohl
eine kleine Handvoll Sonnenblumensprossen (optional)
1 Zitrone
1 Limette

ZUBEREITUNG

Den Saft entweder mit einer Prise Oregano und Chilipfeffer bestreuen oder etwas frischen Oregano und Chilipfeffer in den Entsafter geben!

GARTENVARIATION
(GRÜNER SAFT)

Ergibt 2 Portionen

NÄHRWERTE PRO PORTION

278	kcal	**58 g**	Kohlenhydrate	**31 g**	Zucker
1162	kj	**2 g**	Fett	**70 mg**	Salz
7 g	Protein	**2 g**	Ballaststoffe		

ZUTATEN
4 Äpfel
4 Gurken
12-16 Blätter Palmkohl
2 Handvoll Petersilie

GAZPACHO (ROTER SAFT)

Ergibt 2 Portionen

NÄHRWERTE PRO PORTION

111	kcal	**20 g**	Kohlenhydrate	**10 g**	Zucker
464	kj	**1 g**	Fett	**9 mg**	Salz
5 g	Protein	**0 g**	Ballaststoffe		

ZUTATEN
8 Flaschentomaten
2 große Gurken
4 Selleriestangen
2 rote Paprikaschoten
¼ einer kleinen roten Zwiebel
3 große Handvoll Petersilie
2 Limetten (optional)
Meersalz und frisch gemahlener Pfeffer

GREEN CITRUS
(GRÜNER SAFT)

Ergibt 2 Portionen

NÄHRWERTE PRO PORTION

216	kcal	**49 g**	Kohlenhydrate	**36 g**	Zucker
903	kj	**1 g**	Fett	**4 mg**	Salz
4 g	Protein	**5 g**	Ballaststoffe		

ZUTATEN

4 Äpfel
4 Apfelsinen
12 Handvoll Blattgemüse, z. B. Palmkohl, Mangold, Spinat oder Romanasalat

GRÜNE BIRNEN-PERFEKTION (GRÜNER SAFT)

Ergibt 1 Portion

NÄHRWERTE PRO PORTION

282	kcal	**63 g**	Kohlenhydrate	**36 g**	Zucker
1179	kj	**1 g**	Fett	**107 mg**	Salz
5 g	Protein	**4 g**	Ballaststoffe		

ZUTATEN

3 Birnen
3 Selleriestangen
4 Blätter Palmkohl
eine große Handvoll Petersilie

GRÜNES ELIXIER
(GRÜNER SAFT)

Ergibt 2 Portionen

NÄHRWERTE PRO PORTION

254	kcal	**55 g**	Kohlenhydrate	**27 g**	Zucker
1062	kj	**1 g**	Fett	**111 mg**	Salz
5 g	Protein	**3 g**	Ballaststoffe		

ZUTATEN

10 Blätter Palmkohl
2 große Gurken
1 Fenchelknolle mit Kraut
4 Birnen
4 Selleriestangen

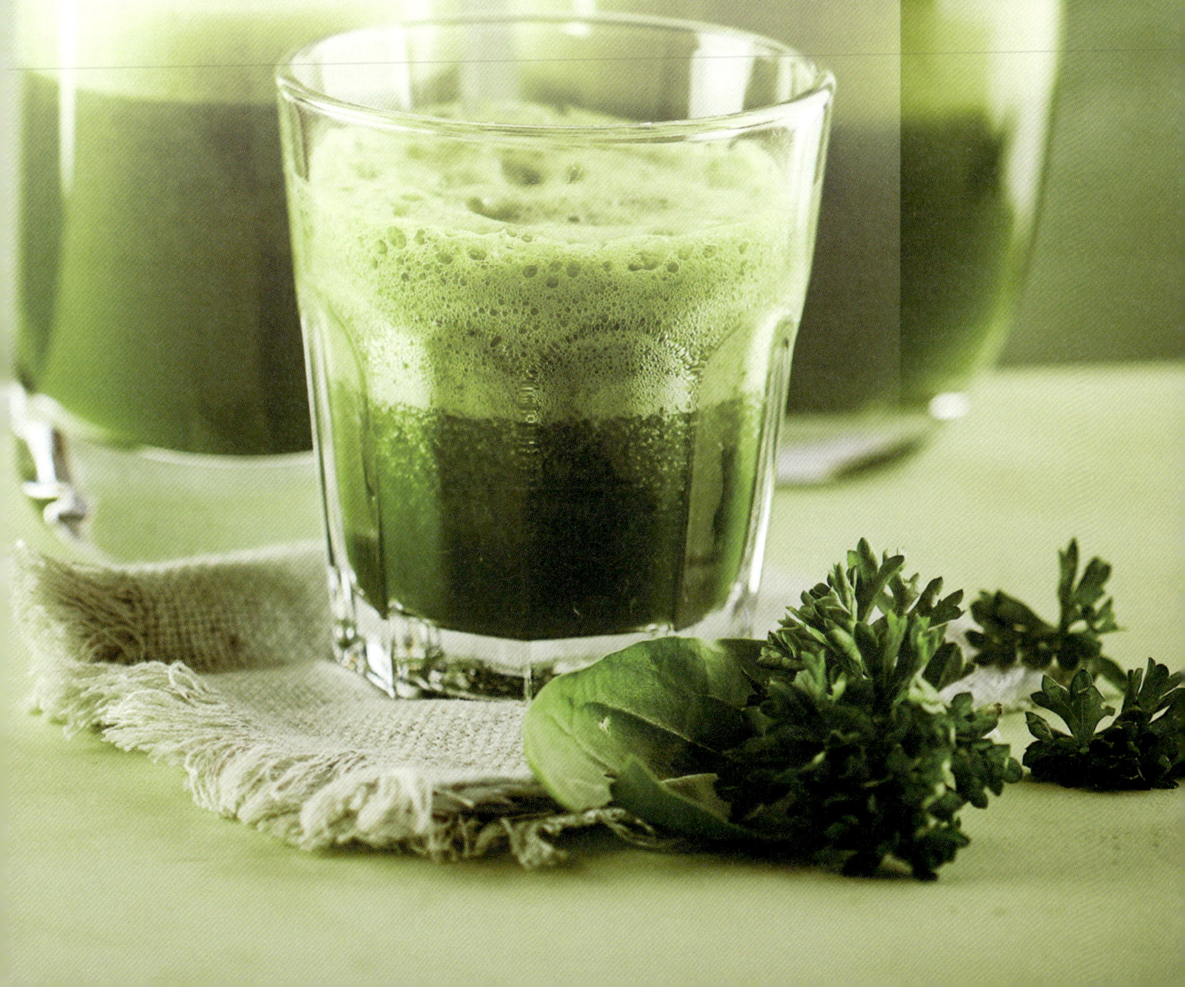

GRÜNE FRISCHE (GRÜNER SAFT)

Ergibt 2 Portionen

NÄHRWERTE PRO PORTION

209	kcal	**44 g**	Kohlenhydrate	**30 g**	Zucker
874	kj	**1 g**	Fett	**103 mg**	Salz
6 g	Protein	**1 g**	Ballaststoffe		

ZUTATEN

8 Blätter Palmkohl
1 kleine Honigmelone
2 große Gurken
2 Handvoll Petersilie

GRÜNE LIMONADE (GRÜNER SAFT)

Ergibt 2 Portionen

NÄHRWERTE PRO PORTION

176	kcal	**35 g**	Kohlenhydrate	**16 g**	Zucker
736	kj	**1 g**	Fett	**114 mg**	Salz
6 g	Protein	**2 g**	Ballaststoffe		

ZUTATEN

2 Äpfel
4 Handvoll Spinat
16 Blätter Palmkohl
1 Gurke
4 Selleriestangen
2 Zitronen

GRÜNER MÖHREN-INGWER-SAFT (GRÜNER SAFT)

Ergibt 2 Portionen

NÄHRWERTE PRO PORTION

178	kcal	**42 g**	Kohlenhydrate	**24 g**	Zucker
744	kj	**1 g**	Fett	**194 mg**	Salz
6 g	Protein	**2 g**	Ballaststoffe		

ZUTATEN

2 Gurken
8 Möhren
6 Blätter Palmkohl
1 Birne
1 frisches Stück Ingwerwurzel, 5 cm

GRÜNER MORGENGLANZ (GRÜNER SAFT)

Ergibt 2 Portionen

NÄHRWERTE PRO PORTION

183	kcal	**37 g**	Kohlenhydrate	**18 g**	Zucker
765	kj	**1 g**	Fett	**111 mg**	Salz
6 g	Protein	**2 g**	Ballaststoffe		

ZUTATEN

10 Blätter Palmkohl
2 große Handvoll Spinat
6 Blätter Romanasalat
2 Gurken
6 Selleriestangen
2 grüne Äpfel
2 Zitronen

GRÜNE TRAUBEN-POWER (GRÜNER SAFT)

Ergibt 1 Portion

NÄHRWERTE PRO PORTION

238	kcal	**49 g**	Kohlenhydrate	**36 g**	Zucker
995	kj	**1 g**	Fett	**44 mg**	Salz
7 g	Protein	**1 g**	Ballaststoffe		

ZUTATEN

½ Gurke
1 Zucchini
1 Handvoll Petersilie
6 Spargelstangen
1 große Tomate
1 Apfel
30 dunkle oder rote Weintrauben

INGWER-BIRNE-PASTINAKEN-SAFT (ORANGEFARBENER SAFT)

Ergibt 1 Portion

NÄHRWERTE PRO PORTION

380	kcal	**98 g**	Kohlenhydrate	**40 g**	Zucker
1588	kj	**2 g**	Fett	**38 mg**	Salz
6 g	Protein	**10 g**	Ballaststoffe		

ZUTATEN

3 Pastinaken
1 Birne
1 Stück Ingwerwurzel, 4 cm

JOES GEMEINER GRÜNER (GRÜNER SAFT)

Ergibt 2 Portionen

NÄHRWERTE PRO PORTION

251	kcal	**54 g**	Kohlenhydrate	**30 g**	Zucker
1049	kj	**1 g**	Fett	**128 mg**	Salz
6 g	Protein	**2 g**	Ballaststoffe		

ZUTATEN

2 Gurken
8 Selleriestangen
4 Äpfel
16 Blätter Palmkohl
1 Zitrone
1 frisches Stück Ingwerwurzel, 5 cm

KNACKIGER KLARER GRÜNER (GRÜNER SAFT)

Ergibt 2 Portionen

NÄHRWERTE PRO PORTION

238	kcal	**51 g**	Kohlenhydrate	**20 g**	Zucker
995	kj	**1 g**	Fett	**65 mg**	Salz
6 g	Protein	**7 g**	Ballaststoffe		

ZUTATEN

1 Kopf Weißkohl
4 kleine Birnen
12 Blätter Romanasalat
1 Stück frische Ingwerwurzel, 5 cm

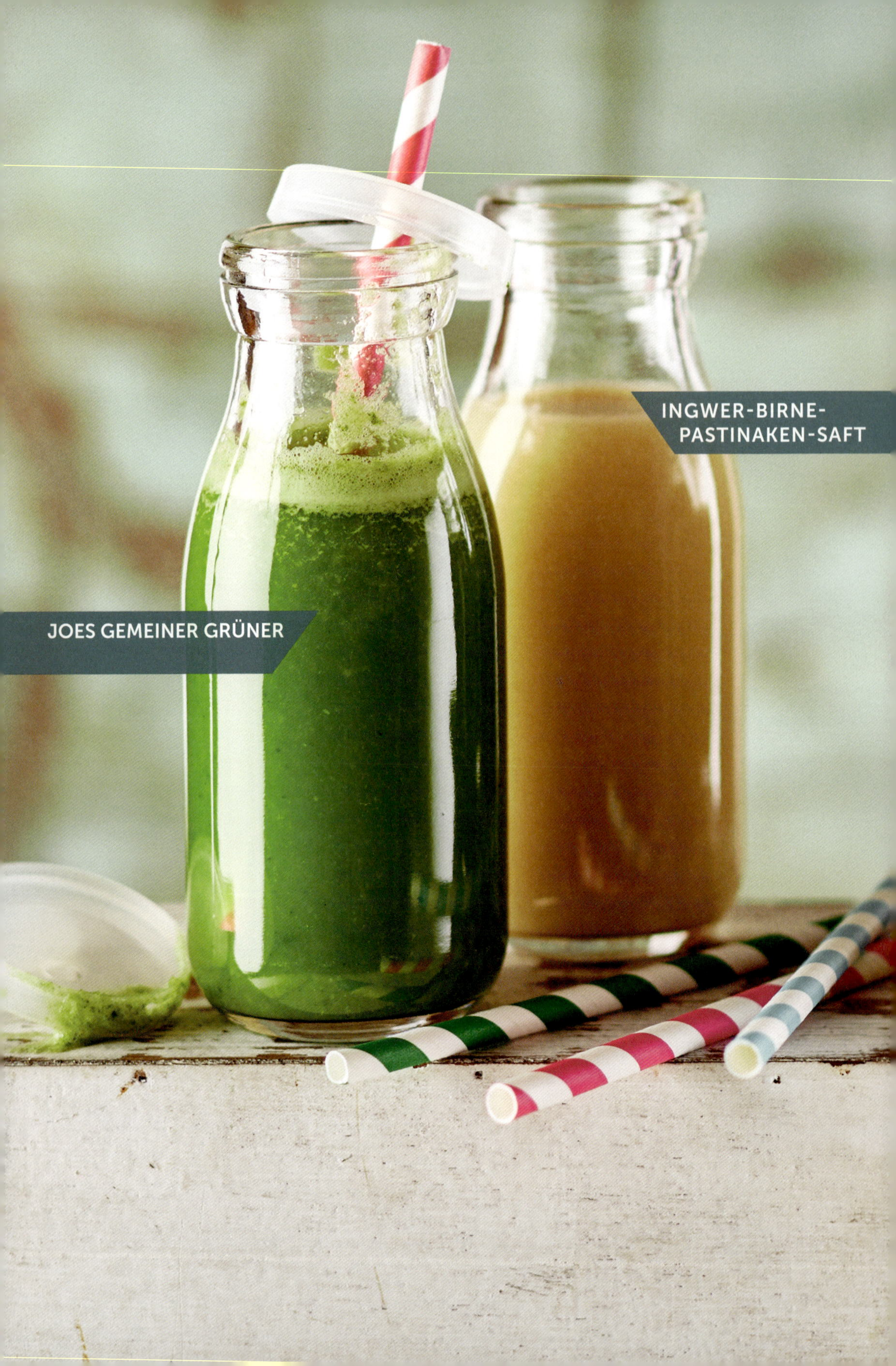
INGWER-BIRNE-PASTINAKEN-SAFT
JOES GEMEINER GRÜNER

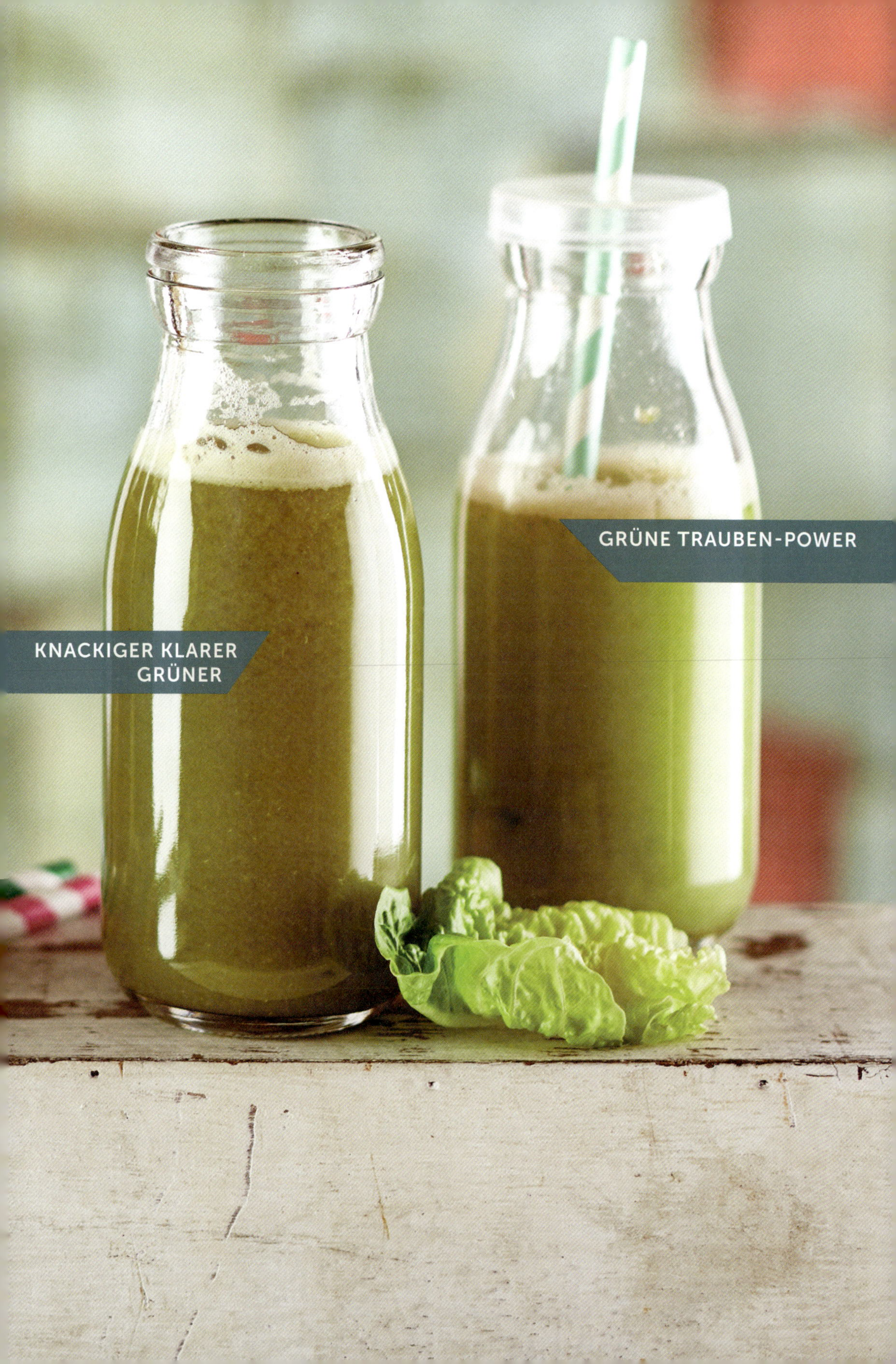
GRÜNE TRAUBEN-POWER
KNACKIGER KLARER GRÜNER

KOHLVARIATION (GRÜNER SAFT)

Ergibt 2 Portionen

NÄHRWERTE PRO PORTION

194	kcal	**40 g**	Kohlenhydrate	**19 g**	Zucker
811	kj	**1 g**	Fett	**310 mg**	Salz
5 g	Protein	**5 g**	Ballaststoffe		

ZUTATEN

½ Kopf Weißkohl
16 Mangoldblätter
6 Möhren
2 Äpfel
1 frisches Stück Ingwerwurzel, 5 cm

MÖHREN-APFEL-INGWER-SAFT (ORANGEFARBENER SAFT)

Ergibt 2 Portionen

NÄHRWERTE PRO PORTION

196	kcal	**46 g**	Kohlenhydrate	**31 g**	Zucker
819	kj	**1 g**	Fett	**85 mg**	Salz
2 g	Protein	**3 g**	Ballaststoffe		

ZUTATEN

6 Möhren
4 Äpfel
1 frisches Stück Ingwerwurzel, 5 cm

MÖHREN-APFEL-ZIMT-TRAUM (ORANGEFARBENER SAFT)

Ergibt 1 Portion

NÄHRWERTE PRO PORTION

355	kcal	**81 g**	Kohlenhydrate	**41 g**	Zucker
1484	kj	**1 g**	Fett	**236 mg**	Salz
5 g	Protein	**5 g**	Ballaststoffe		

ZUTATEN

6 große Möhren
1½ Süßkartoffeln
2 rote Äpfel
eine Prise gemahlener Zimt

MÖHREN-APFEL-ZITRONEN-SAFT (ORANGEFARBENER SAFT)

Ergibt 2 Portionen

NÄHRWERTE PRO PORTION

188	kcal	**44 g**	Kohlenhydrate	**29 g**	Zucker
786	kj	**1 g**	Fett	**58 mg**	Salz
2 g	Protein	**3 g**	Ballaststoffe		

ZUTATEN

4 Äpfel
4 Möhren
2 Zitronen

MÖHREN-LIMETTEN-LIMO (ORANGEFARBENER SAFT)

Ergibt 2 Portionen

NÄHRWERTE PRO PORTION

267	kcal	**60 g**	Kohlen-hydrate	**4 g**	Ballaststoffe
1116	kj			**36 g**	Zucker
4 g	Proteien	**1 g**	Fett	**120 mg**	Salz

ZUTATEN

8 Möhren
2 Gurken
4 Äpfel
1 Limette
eine große Handvoll frische Minze
1 frisches Stück Ingwerwurzel, 5 cm

PFIRSICH- ODER BIRNEN-BLAUBEER-BOMBE (ROTER SAFT)

Ergibt 1 Portion

NÄHRWERTE PRO PORTION

352	kcal	**83 g**	Kohlenhydra-te	**3 g**	Ballaststoffe
1471	kj			**48 g**	Zucker
3 g	Protein	**1 g**	Fett	**51 mg**	Salz

ZUTATEN

1 Süßkartoffel
2 reife Pfirsiche oder Birnen
1 Apfel
165 g Blaubeeren
eine Prise gemahlener Zimt

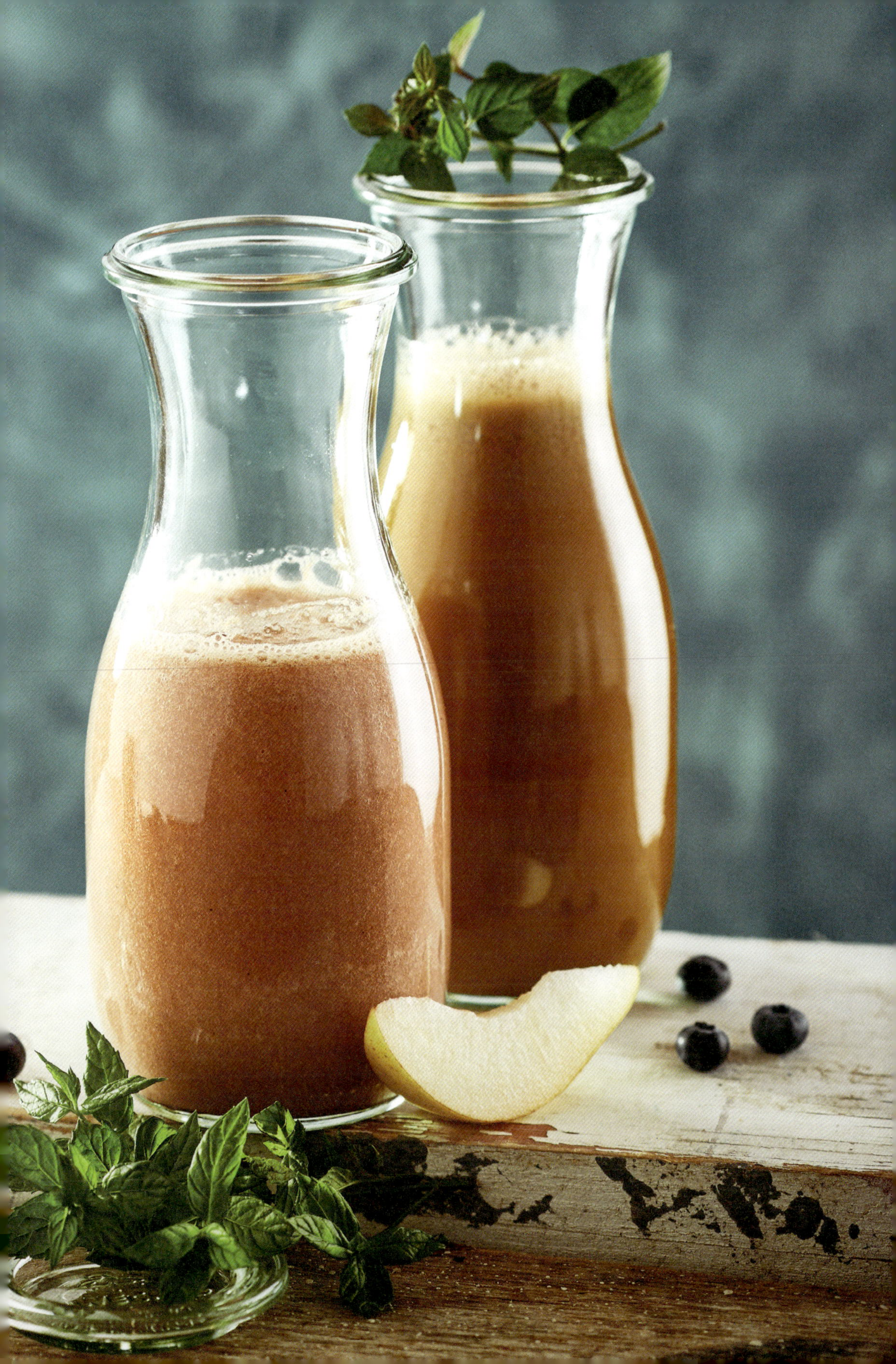

RED CITRUS (ROTER SAFT)

Ergibt 1 Portion

NÄHRWERTE PRO PORTION

277	kcal	**59 g**	Kohlenhydrate	**36 g**	Zucker
1158	kj	**1 g**	Fett	**121 mg**	Salz
8 g	Protein	**7 g**	Ballaststoffe		

ZUTATEN

2 Rote Beten
6-8 Blätter Palmkohl
1 Grapefruit mit rotem Fruchtfleisch
2 Apfelsinen

ROTE-BETE-CHAMPION (ROTER SAFT)

Ergibt 2 Portionen

NÄHRWERTE PRO PORTION

202	kcal	**42 g**	Kohlenhydrate	**21 g**	Zucker
844	kj	**1 g**	Fett	**161 mg**	Salz
5 g	Protein	**4 g**	Ballaststoffe		

ZUTATEN

2 Rote Beten
6 Möhren
2 Äpfel
15 Blätter Palmkohl
1 Stück frische Ingwerwurzel, 5 cm

ROT-WEISS-BLAU-GRÜN

(GRÜNER SAFT)

Ergibt 2 Portionen

NÄHRWERTE PRO PORTION

136	kcal	**30 g**	Kohlenhydrate	**22 g**	Zucker
568	kj	**1 g**	Fett	**103 mg**	Salz
3 g	Protein	**1 g**	Ballaststoffe		

ZUTATEN

½ Wassermelone
660 g Blaubeeren
16 Blätter Mangold

SELLERIE-BIRNEN-SAFT

(ORANGEFARBENER SAFT)

Ergibt 1 Portion

NÄHRWERTE PRO PORTION

328	kcal	**78 g**	Kohlenhydrate	**32 g**	Zucker
1371	kj	**2 g**	Fett	**440 mg**	Salz
8 g	Protein	**2 g**	Ballaststoffe		

ZUTATEN

3 Sellerieknollen
2 Birnen

SELLERIE-BIRNEN-GURKEN-SAFT (GRÜNER SAFT)

Ergibt 2 Portionen

NÄHRWERTE PRO PORTION

151	kcal	**33 g**	Kohlenhydrate	**2 g**	Ballaststoffe
631	kj			**16 g**	Zucker
4 g	Protein	**1 g**	Fett	**91 mg**	Salz

ZUTATEN

10 Blätter Palmkohl
2 Gurken
6 Selleriestangen
2 Birnen

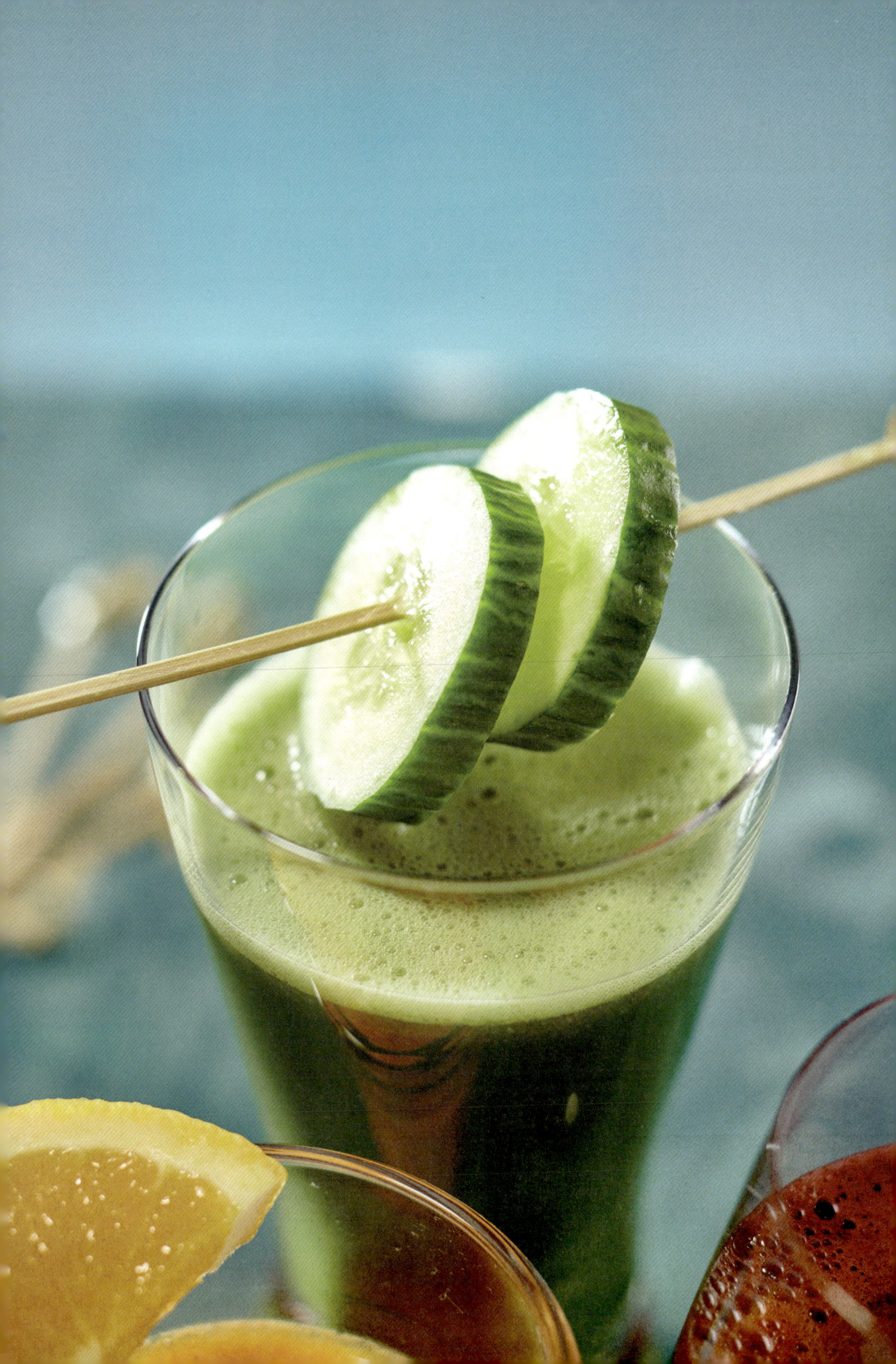

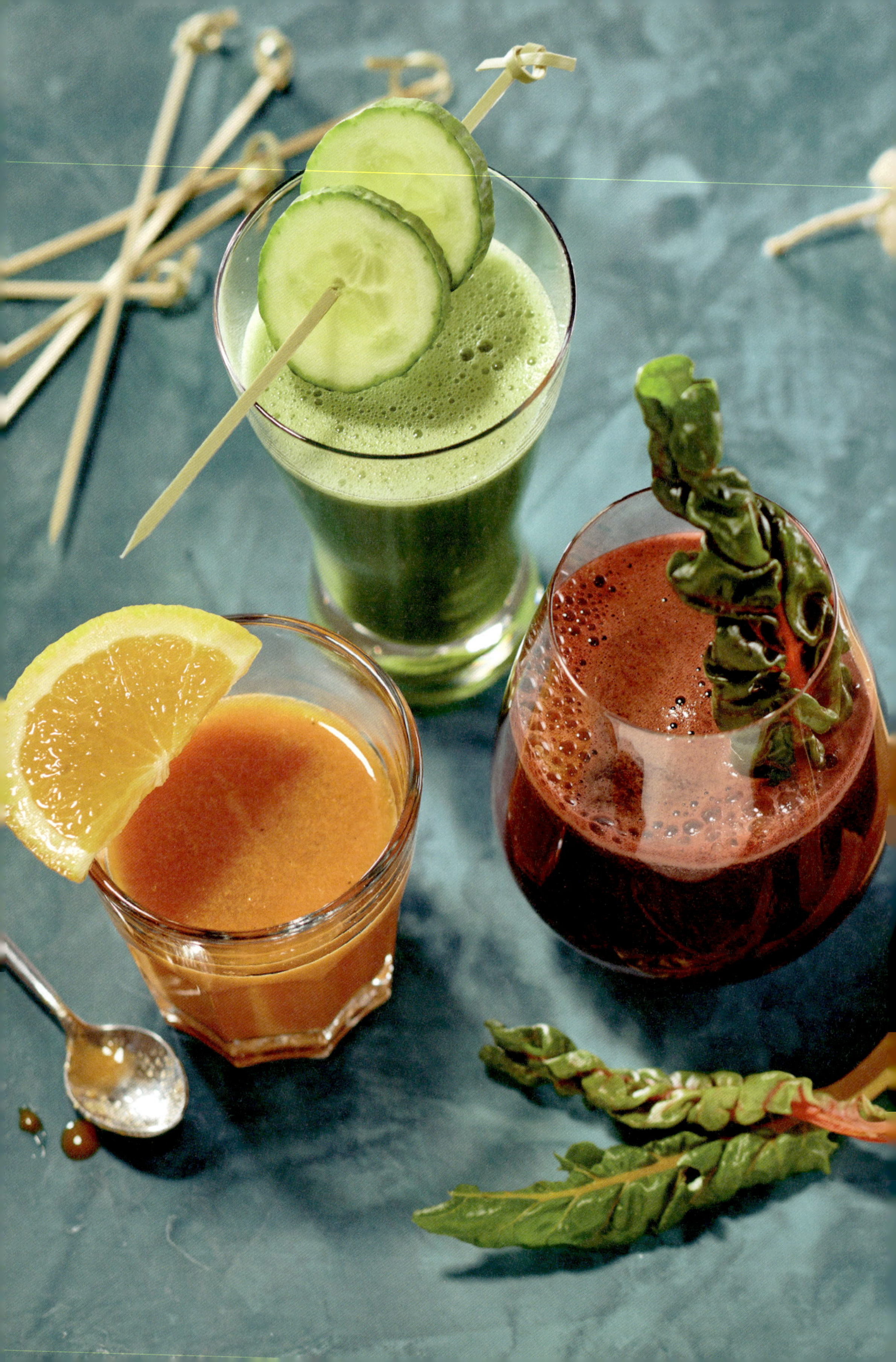

SONNENEXPLOSION
(ORANGEFARBENER SAFT)

Ergibt 2 Portionen

NÄHRWERTE PRO PORTION

131	kcal	**28 g**	Kohlenhydrate	**17 g**	Zucker
548	kj	**1 g**	Fett	**85 mg**	Salz
3 g	Protein	**5 g**	Ballaststoffe		

ZUTATEN

2 Apfelsinen
2 rote Paprikaschoten
6 Möhren
1 Zitrone (optional)

SONNENKUSS (ROTER SAFT)

Ergibt 2 Portionen

NÄHRWERTE PRO PORTION

159	kcal	**34 g**	Kohlenhydrate	**24 g**	Zucker
665	kj	**1 g**	Fett	**196 mg**	Salz
4 g	Protein	**6 g**	Ballaststoffe		

ZUTATEN

2 Rote Beten
4 Möhren
4 Apfelsinen
8 Blätter Mangold
1 frisches Stück Ingwerwurzel, 5 cm (optional)

SONNENSTRAHLEN-SPRITZER (ORANGEFARBENER SAFT)

Ergibt 1 Portion

NÄHRWERTE PRO PORTION

162	kcal	**36 g**	Kohlenhydrate	**23 g**	Zucker
677	kj	**1 g**	Fett	**99 mg**	Salz
3 g	Protein	**7 g**	Ballaststoffe		

ZUTATEN

3 große Möhren
2 Apfelsinen
1 frisches Stück Ingwerwurzel, 5 cm

SPORTY SPICE (ROTER SAFT)

Ergibt 2 Portionen

NÄHRWERTE PRO PORTION

146	kcal	**31 g**	Kohlenhydrate	**20 g**	Zucker
610	kj	**1 g**	Fett	**175 mg**	Salz
5 g	Protein	**5 g**	Ballaststoffe		

ZUTATEN

4 Rote Beten
2 Möhren
6 Selleriestangen
2 Apfelsinen
2 Zitronen
2 Handvoll Basilikum

SUNRISE (ORANGEFARBENER SAFT)

Ergibt 2 Portionen

NÄHRWERTE PRO PORTION

172	kcal	**38 g**	Kohlenhydrate	**25 g**	Zucker
719	kj	**1 g**	Fett	**172 mg**	Salz
4 g	Protein	**7 g**	Ballaststoffe		

ZUTATEN

3 Rote Beten
8 Möhren
3 Apfelsinen

TRIPEL C (ORANGEFARBENER SAFT)

Ergibt 2 Portionen

NÄHRWERTE PRO PORTION

189	kcal	**40 g**	Kohlenhydrate	**20 g**	Zucker
790	kj	**1 g**	Fett	**194 mg**	Salz
4 g	Protein	**5 g**	Ballaststoffe		

ZUTATEN

½ Kopf Weißkohl
6 Möhren
8 Selleriestangen
2 Äpfel
1 Zitrone

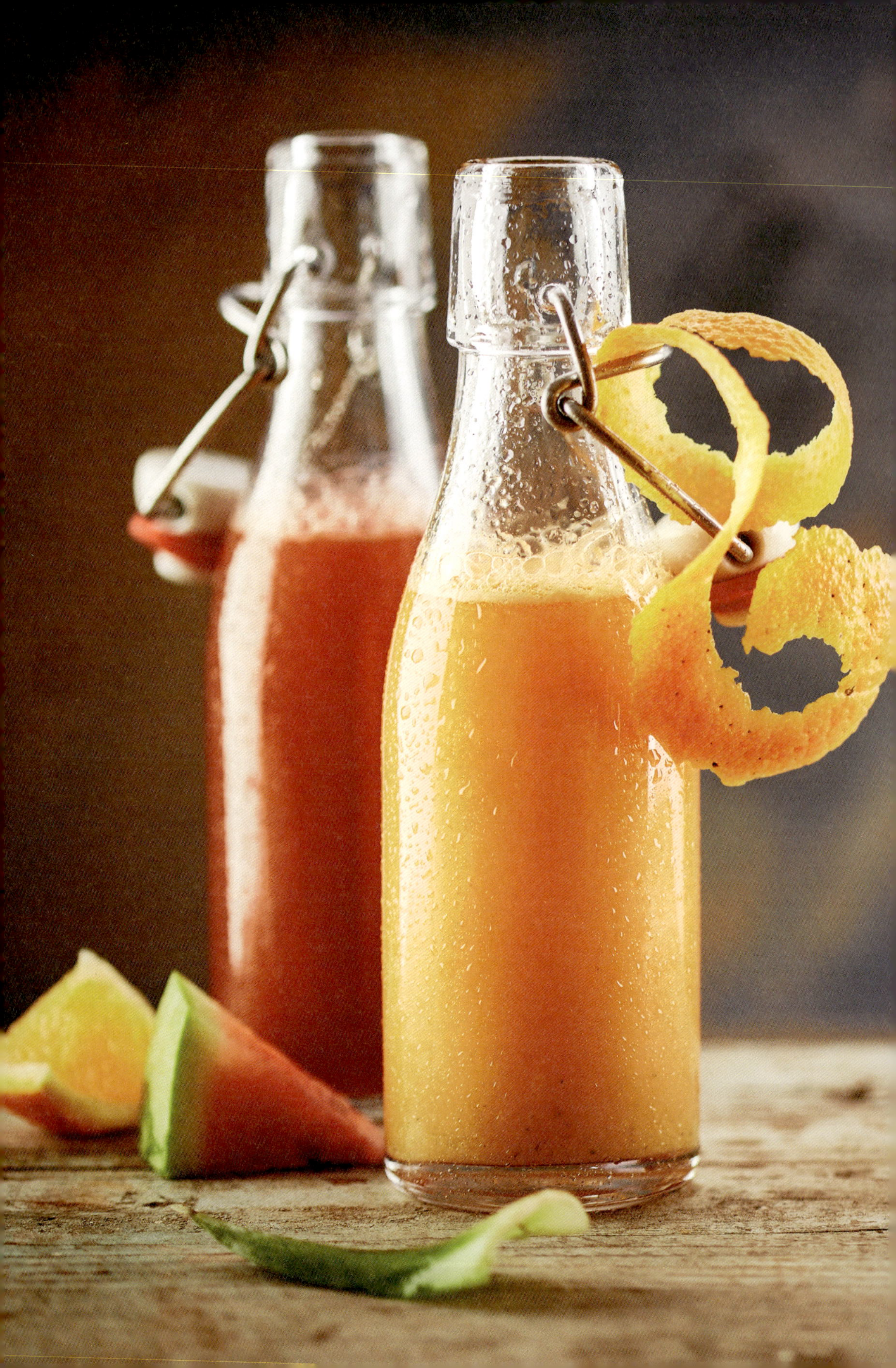

WASSERMELONEN-BOMBE (ROTER SAFT)

Ergibt 1 Portion

NÄHRWERTE PRO PORTION

162	kcal	**35 g**	Kohlenhydrate	**25 g**	Zucker
677	kj	**1 g**	Fett	**6 mg**	Salz
4 g	Protein	**1 g**	Ballaststoffe		

ZUTATEN

½ Wassermelone
1 Limette
eine Handvoll Basilikum

WURZELN UND FRÜCHTE (ORANGEFARBENER SAFT)

Ergibt 2 Portionen

NÄHRWERTE PRO PORTION

235	kcal	**54 g**	Kohlenhydrate	**31 g**	Zucker
982	kj	**1 g**	Fett	**75 mg**	Salz
3 g	Protein	**6 g**	Ballaststoffe		

ZUTATEN

4 große Möhren
4 große Pastinaken
½ Ananas
2 Apfelsinen
1 Stück frische Ingwerwurzel, 5 cm

HAUPTGERICHTE

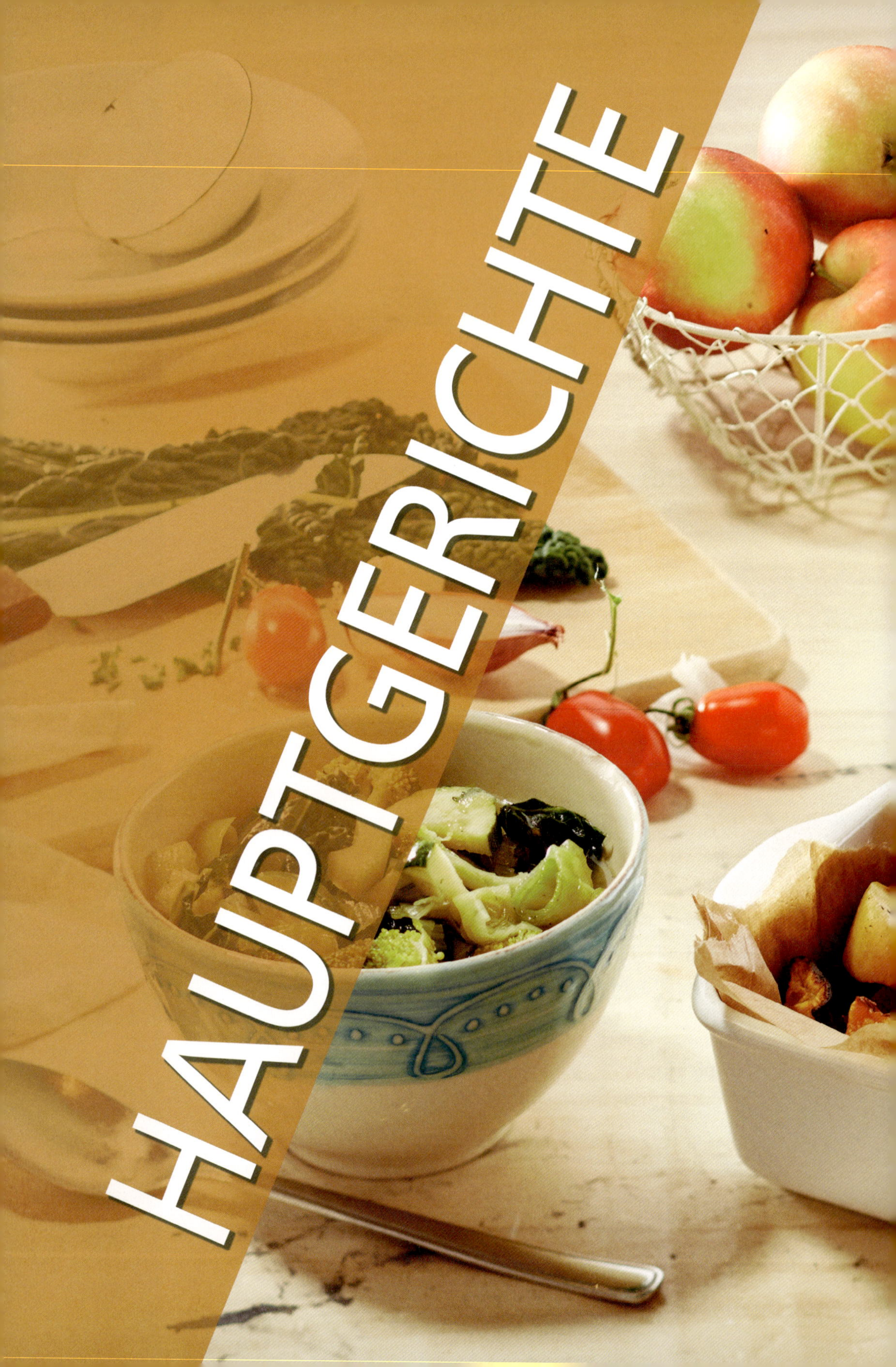

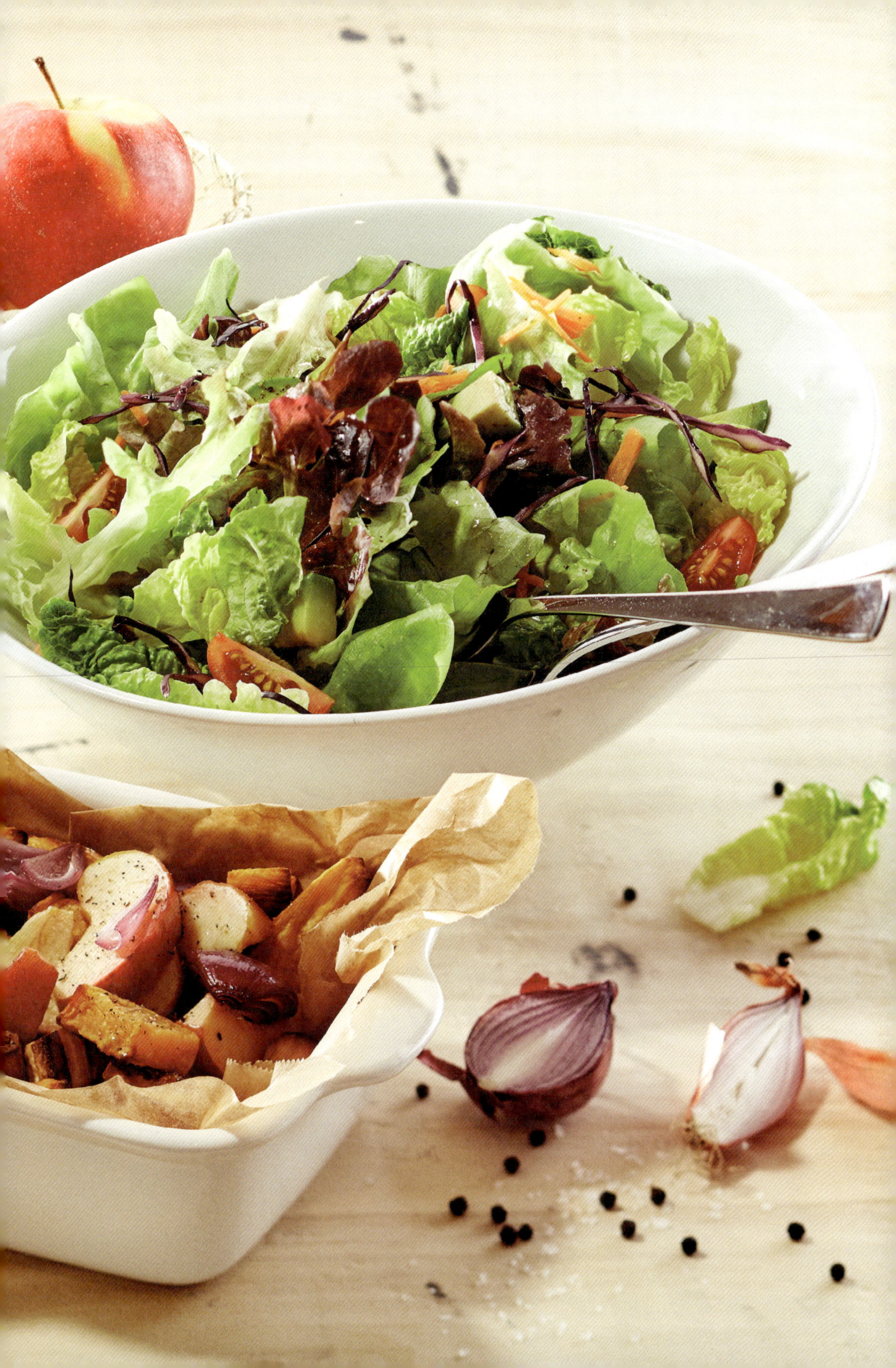

FRÜHSTÜCKE

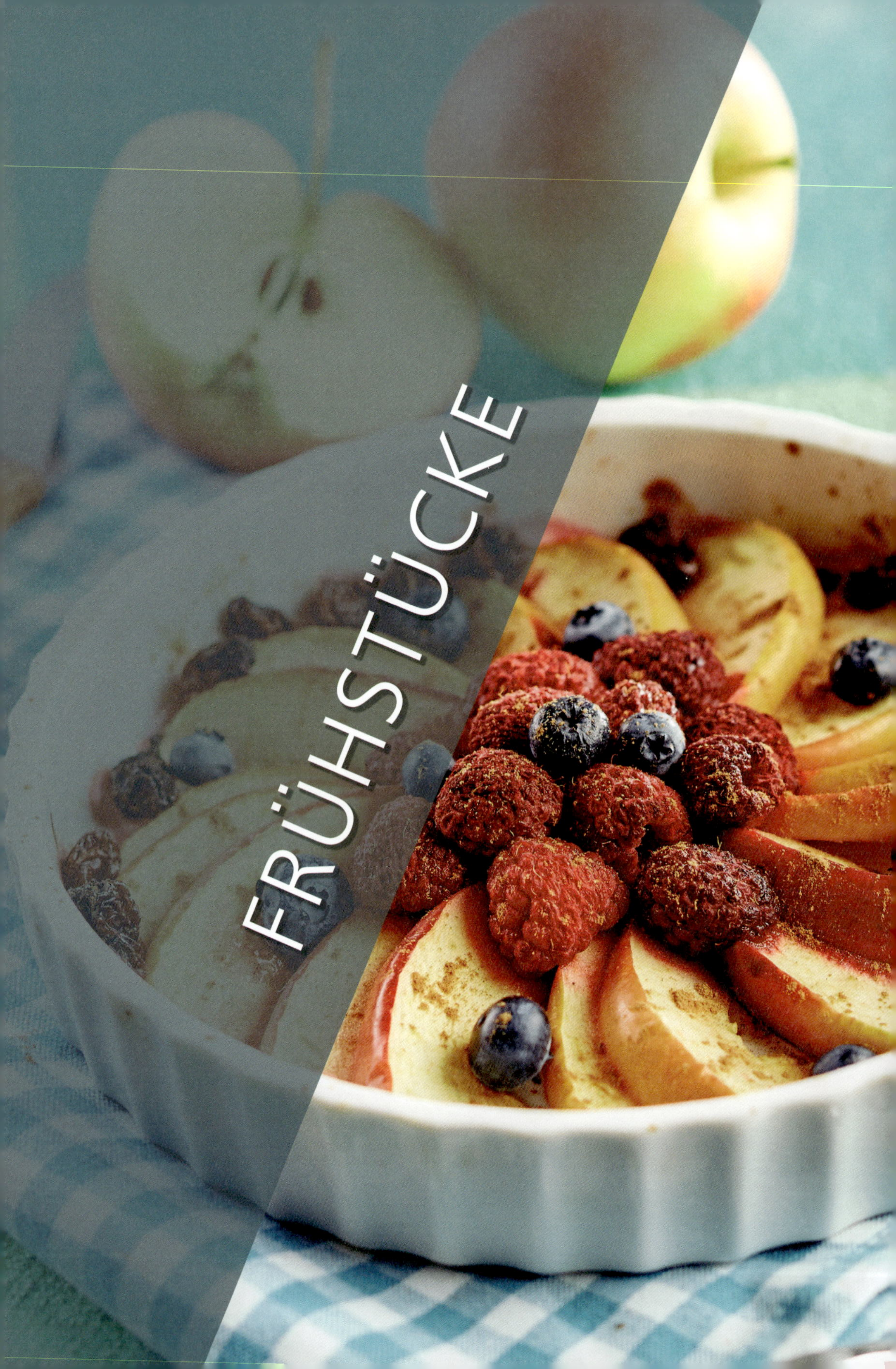

BEEREN-APFEL-ZIMT-AUFLAUF

Ergibt 2 Portionen

NÄHRWERTE PRO PORTION

10	kcal	**3 g**	Fett	**32 g**	Zucker
752	kj	**2 g**	gesättigte Fettsäuren	**5 mg**	Salz
1 g	Protein				
41 g	Kohlenhydrate	**7 g**	Ballaststoffe		

ZUTATEN

Kokosöl zum Einfetten
150 g frische oder gefrorene Beeren, große Beeren halbieren
2 Äpfel, entkernt und geschnitten
3 Esslöffel Rosinen oder Sultaninen
1 Teelöffel gemahlener Zimt bzw. nach Belieben
½ Teelöffel gemahlene Muskatnuss

ZUBEREITUNG

1. Den Backofen auf 190 °C vorheizen. Eine Auflaufform mit etwas Kokosöl einfetten.
2. Alle Zutaten in die vorbereitete Auflaufform geben und mit Alufolie bedecken.
3. Den Auflauf 45 Minuten bzw. so lange im Ofen backen, bis die Äpfel weich sind. Abkühlen lassen und genießen.

GROSSARTIGER GRÜNER FRÜCHTE-SMOOTHIE

Ergibt 1 Portion

NÄHRWERTE PRO PORTION

366	kcal	**2 g**	Fett	**54 g**	Zucker
1530	kj	**1 g**	gesättigte Fettsäuren	**272 mg**	Salz
7 g	Protein				
90 g	Kohlenhydrate	**2 g**	Ballaststoffe		

ZUTATEN

- 6 Blätter Palmkohl oder Rote-Bete- oder Mangoldblätter oder Spinat oder eine Kombination aus den o. g. Blattgemüsesorten
- 1 Banane
- 1 Apfel, entkernt
- ½ Birne, entkernt
- 10 Erdbeeren
- 250 ml Kokoswasser

ZUBEREITUNG

Alle Zutaten in einen Mixer geben und mixen, bis der Smoothie eine sämige Konsistenz hat.

GRÜNER ANANAS-SMOOTHIE

Ergibt 1 Portion

NÄHRWERTE PRO PORTION

356	kcal	**3 g**	Fett	**41 g**	Zucker
1488	kj	**1 g**	gesättigte Fettsäuren	**370 mg**	Salz
13 g	Protein				
81 g	Kohlenhydrate	**14 g**	Ballaststoffe		

ZUTATEN

- 1 Apfelsine
- 4 Blätter Palmkohl
- ¼ Ananas
- 250 ml Kokoswasser
- eine Handvoll Eis
- 4 getrocknete oder pulverisierte Stevia-Blätter oder 2 Tropfen flüssiger Stevia-Süßstoff (s. Hinweis)

ZUBEREITUNG

1. Die Apfelsine entsaften, am besten mit einer Presse.
2. Den Saft in einen Mixer gießen, alle verbleibenden Zutaten hinzugeben und mixen, bis der Smoothie eine sämige Konsistenz hat.

> **▶ HINWEIS**
> Stevia ist ein kalorienfreier Süßstoff, der in Reformhäusern und Naturkostläden erhältlich ist.

GRÜNER POWER-SMOOTHIE

Ergibt 2 Portionen

NÄHRWERTE PRO PORTION

136	kcal	**1 g**	Fett	**13 g**	Zucker
568	kj	**0 g**	gesättigte Fettsäuren	**65 mg**	Salz
5 g	Protein				
31 g	Kohlenhydrate	**7 g**	Ballaststoffe		

ZUTATEN

- ½ Gurke
- 1 Selleriestange
- 1 Apfel, entkernt
- 250 ml Wasser
- 3 Blätter Palmkohl
- 3 Blätter Romanasalat
- ½ gefrorene Banane
- eine Handvoll Eiswürfel
- 1 Dattel für zusätzliche Süße (optional)

ZUBEREITUNG

1. Die Gurke und die Selleriestange halbieren oder vierteln und in den Mixer geben.
2. Den Apfel, das Wasser und sämtliche grüne Zutaten hinzufügen. Das Ganze auf höchster Stufe mixen, bis alles gut zerkleinert ist.
3. Die verbleibenden Zutaten hinzufügen und nochmals mindestens 1-1½ Minuten lang mixen, bis der Smoothie eine sämige Konsistenz hat.

ISLAND GREEN SMOOTHIE

Ergibt 1 Portion

NÄHRWERTE PRO PORTION

496	kcal	**17 g**	Fett	**63 g**	Zucker
2073	kj	**3 g**	gesättigte Fettsäuren	**54 mg**	Salz
91 g	Kohlenhydrate	**17 g**	Ballaststoffe		

ZUTATEN

1 Mango, geschnitten
1 Banane
½ Avocado
eine Handvoll Spinat
125 ml Kokoswasser
Eiswürfel (optional)

ZUBEREITUNG

Alle Zutaten in einen Mixer geben und so lange mixen, bis der Smoothie eine sämige Konsistenz hat.

KÖSTLICHE MULTIFRUCHTVARIATION

Ergibt 1 Portion

NÄHRWERTE PRO PORTION

330	kcal	**1 g**	Fett	**50 g**	Zucker
1379	kj	**0 g**	gesättigte Fettsäuren	**0 mg**	Salz
4 g	Protein				
82 g	Kohlenhydrate	**10 g**	Ballaststoffe		

ZUTATEN

1 Grapefruit, zerlegt
½ Ananas, geschnitten
2 Apfelsinen, zerlegt
2 Kiwis, geschnitten
1 Mango, geschnitten
frische Minze nach Belieben

ZUBEREITUNG

Alle Zutaten in eine Schüssel geben und gut durchmixen.

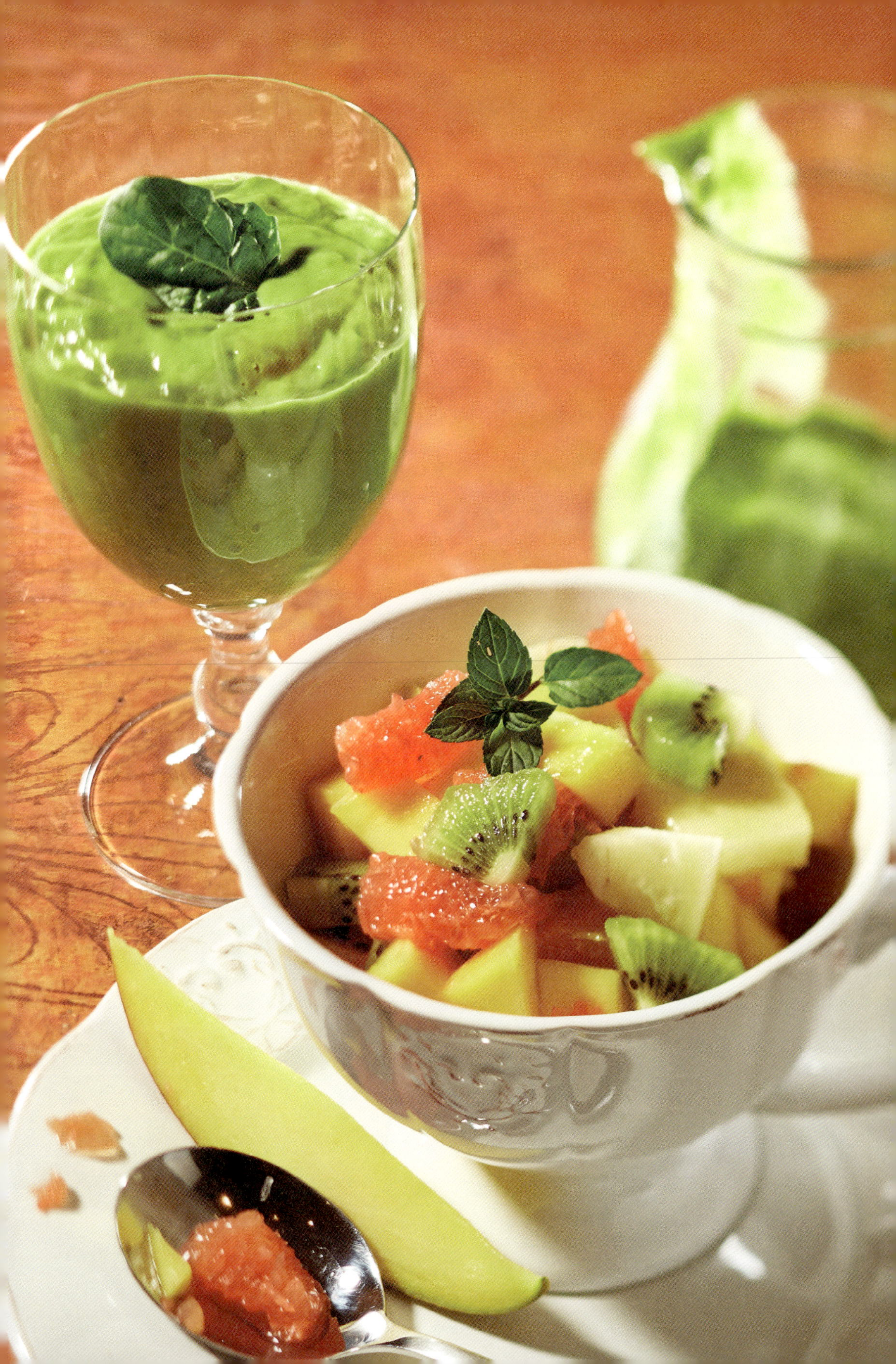

SALATE

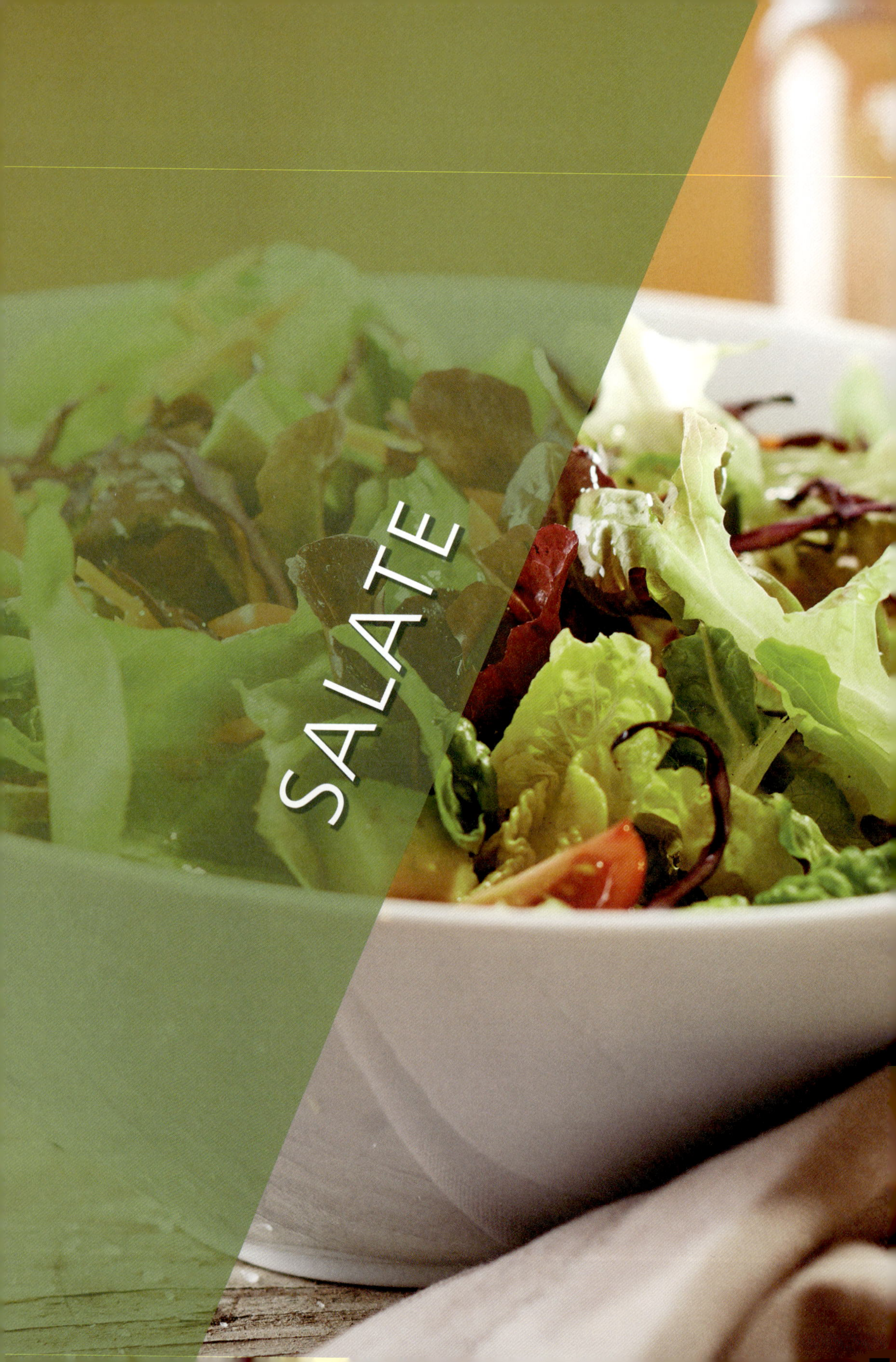

GRÜNER REBOOT-SALAT

Ergibt 1 Portion

NÄHRWERTE PRO PORTION

219	kcal	**15 g**	Fett	**10 g**	Zucker
915	kj	**2 g**	gesättigte Fettsäuren	**83 mg**	Salz
5 g	Protein				
21 g	Kohlenhydrate	**9 g**	Ballaststoffe		

ZUTATEN

10-12 große grüne Blätter Ihrer Wahl (genügend, um einen großen Salat zubereiten zu können)

Gemüsesorten Ihrer Wahl, wobei mindestens 4 der folgenden Zutaten dabei sein sollten:

¼ Gurke, in Scheiben geschnitten; 1 Selleriestange, klein geschnitten; ½ Möhre, klein geschnitten; ½ Tomate, klein geschnitten; 100 g klein geschnittener Rotkohl; 1 Radieschen, in Scheiben geschnitten; ¼ Zwiebel, gehackt; ¼ Avocado, klein geschnitten

Für das Dressing:

1 Esslöffel Olivenöl

1 Esslöffel Essig

Meersalz und frisch gemahlener Pfeffer

ZUBEREITUNG

1. Alle Salatzutaten in eine Schüssel geben.
2. Das Dressing aus Olivenöl und Essig darüber geben und den Salat gut durchheben.
3. Nach Belieben Salz und Pfeffer hinzufügen.

PALMKOHL-AVOCADO-SALAT MIT VINAIGRETTE

Ergibt 2 Portionen

NÄHRWERTE PRO PORTION

327	kcal	**10 g**	Fett	**11 g**	Zucker
1367	kj	**1 g**	gesättigte Fettsäuren	**212 mg**	Salz
16 g	Protein				
56 g	Kohlenhydrate	**18 g**	Ballaststoffe		

ZUTATEN

15 Blätter Palmkohl, geschnitten
½ Kopf Rotkohl, geschnitten
1 Tomate, geschnitten
½ Avocado, gewürfelt

Für die Vinaigrette

125 ml Olivenöl
1 Esslöffel Balsamico-Essig
1 Esslöffel Honig
½ Teelöffel getrocknete oder 15 frische Basilikumblätter
4 Knoblauchzehen, klein gehackt
Meersalz und frisch geriebener Pfeffer

ZUBEREITUNG

1. Zuerst die Vinaigrette zubereiten. Alle Zutaten in eine Schüssel geben und gut durchrühren.
2. Alle anderen Zutaten in eine andere Schüssel geben.
3. 1 Esslöffel der Vinaigrette über den Salat geben und gut durchheben. Den Rest der Vinaigrette für andere Salate aufheben oder als Marinade für gegrilltes oder geröstetes Gemüse verwenden.

▸HINWEIS
Wenn Sie eine Salatportion für später aufheben möchten, bewahren Sie die zerkleinerten Zutaten in Ihrem Kühlschrank auf und geben Sie die Vinaigrette erst kurz vor dem Verzehr über den Salat.

SALAT MIT GERÖSTETEM GEMÜSE

Ergibt 2 Portionen

NÄHRWERTE PRO PORTION

372	kcal	**28 g**	Fett	**15 g**	Zucker
1555	kj	**4 g**	gesättigte Fettsäuren	**14 mg**	Salz
8 g	Protein				
30 g	Kohlenhydrate	**14 g**	Ballaststoffe		

ZUTATEN

4 Esslöffel Natives Olivenöl Extra
1 Teelöffel süßes Paprikagewürz
1 Teelöffel frische Thymianblätter
2 Knoblauchzehen, zerdrückt
1 Aubergine
4 Sommerkürbisse (Yellow Crookneck)
2 grüne Paprikaschoten
1 Zwiebel
1 Bund Frühlingszwiebeln
2 große Handvoll gemischtes grünes Blattgemüse, klein geschnitten
2 große Handvoll Rucola
Meersalz und frisch geriebener Pfeffer

ZUBEREITUNG

1. Das Öl zusammen mit dem Paprikagewürz, dem Thymian und dem Knoblauch in eine Schüssel geben. Salz und Pfeffer hinzufügen und gut durchrühren.
2. Die Aubergine, die Kürbisse, die grünen Paprikaschoten, die Zwiebel und die Frühlingszwiebeln klein schneiden. Alles ebenfalls in die Schüssel geben, gut durchmischen, abdecken und mindestens eine Stunde in den Kühlschrank stellen.
3. Den Backofen auf 200 °C vorheizen.
4. Den Inhalt der Schüssel auf ein Backblech geben und das Gemüse 40 Minuten lang bzw. so lange garen, bis es weich ist. Zum Abkühlen beiseitestellen.
5. Das gemischte grüne Blattgemüse und den Rucola in eine Schüssel geben, das abgekühlte Gemüse hinzugeben und das Ganze mit Ihrem Lieblings-Reboot-Salatdressing gut durchheben.

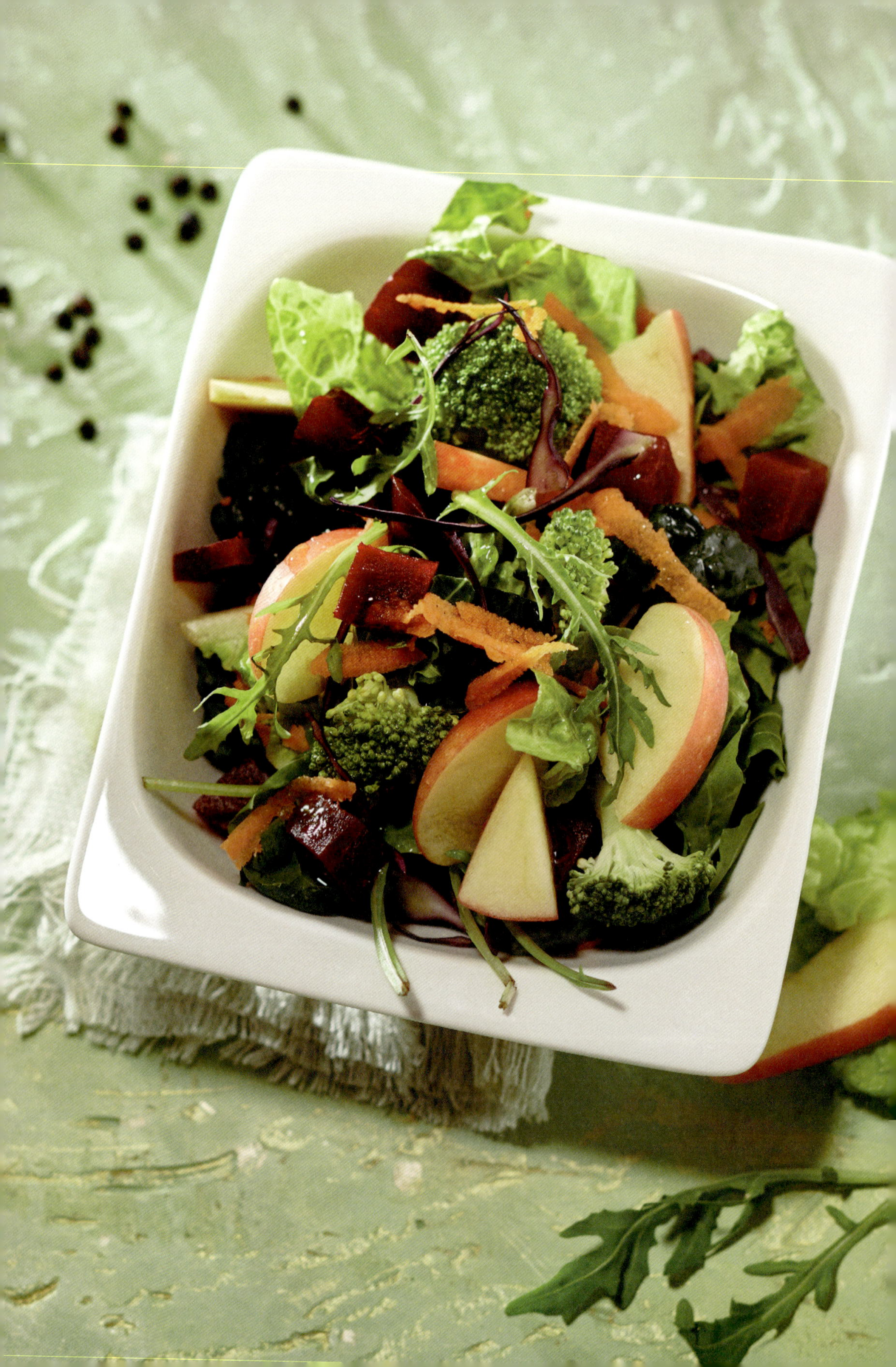

SALAT MIT ROTER BETE AUS DEM BACKOFEN

Ergibt 1 Portion

NÄHRWERTE PRO PORTION

320	kcal	**3 g**	Fett	**21 g**	Zucker
1338	kj	**0 g**	gesättigte Fettsäuren	**857 mg**	Salz
18 g	Protein				
65 g	Kohlenhydrate	**22 g**	Ballaststoffe		

ZUTATEN

1 Rote Bete
1 Möhre, gerieben
40 g Brokkoli, klein geschnitten
50 g Weiß- oder Rotkohl, gerieben
½ Apfel, klein geschnitten
eine große Handvoll gemischtes grünes Blattgemüse
eine große Handvoll Rucola
4 Blätter Palmkohl, klein geschnitten

Für das Dressing

1 Teelöffel Olivenöl
2 Teelöffel Balsamico-Essig

ZUBEREITUNG

1. Den Backofen auf 230 °C vorheizen.
2. Die Rote Bete auf ein Stück Alufolie legen, etwas Olivenöl darüber tröpfeln und die Rote Bete locker in der Folie einwickeln.
3. Die Rote Bete 50-60 Minuten lang auf der obersten Ebene des Ofens backen bzw. So lange, bis die Rote Bete sich beim Hineinstechen mit einer Gabel weich anfühlt. Zum Abkühlen beiseitestellen.
4. In der Zwischenzeit die übrigen Salatzutaten in eine Schlüssel geben und das Dressing hinzugeben.
5. Die abgekühlte Rote Bete schälen, in Scheiben schneiden und zu dem Salat geben.
6. Den Salat vor dem Servieren gut durchheben.

THAI-REBOOT-SALAT

Ergibt 2 Portionen

NÄHRWERTE PRO PORTION

82	kcal	**0 g**	Fett	**16 g**	Zucker
343	kj	**0 g**	gesättigte Fettsäuren	**1014 mg**	Salz
2 g	Protein				
20 g	Kohlenhydrate	**1 g**	Ballaststoffe		

ZUTATEN

1 Gurke, in Scheiben geschnitten oder klein gehackt
½ rote Zwiebel, klein gehackt
1 kleine rote Paprikaschote; in Streifen geschnitten
1 Möhre, in streichholzgroße Stifte geschnitten
2 Romanasalatblätter, klein geschnitten
1 Blatt Palmkohl, klein geschnitten
eine Handvoll Minzeblätter, klein gehackt
gemischtes Gemüse, z. B. Zuckererbsen, Bohnensprossen, Spargel, Kopfsalat, grüne Paprikaschoten, Tomaten oder Brokkoli
1 Avocado, in Scheiben geschnitten

Für das Dressing:

2 Knoblauchzehen
2 Chilischoten (egal welcher Art)
ein Stück frische Ingwerwurzel; 5 cm, gerieben
2 Esslöffel Tamari (weizenfreie Sojasoße)
Saft von 1-2 Zitronen plus 2 Teelöffel Zitronenschale
eine Prise Stevia oder 2 Esslöffel Kokoszucker
eine kleine Handvoll Koriander

ZUBEREITUNG

1. Alle Dressingzutaten in eine Küchenmaschine oder ein Mixgerät geben und mixen, bis sie fein zerkleinert sind.
2. Alle übrigen Zutaten – außer der Avocado und den Gewürzen – in eine Schüssel geben und mit dem Dressing übergießen. Den Salat nach Belieben mit Salz und Pfeffer abschmecken und durchheben.
3. Die Avocadoscheiben auf dem Salat arrangieren und diesen sofort verzehren.

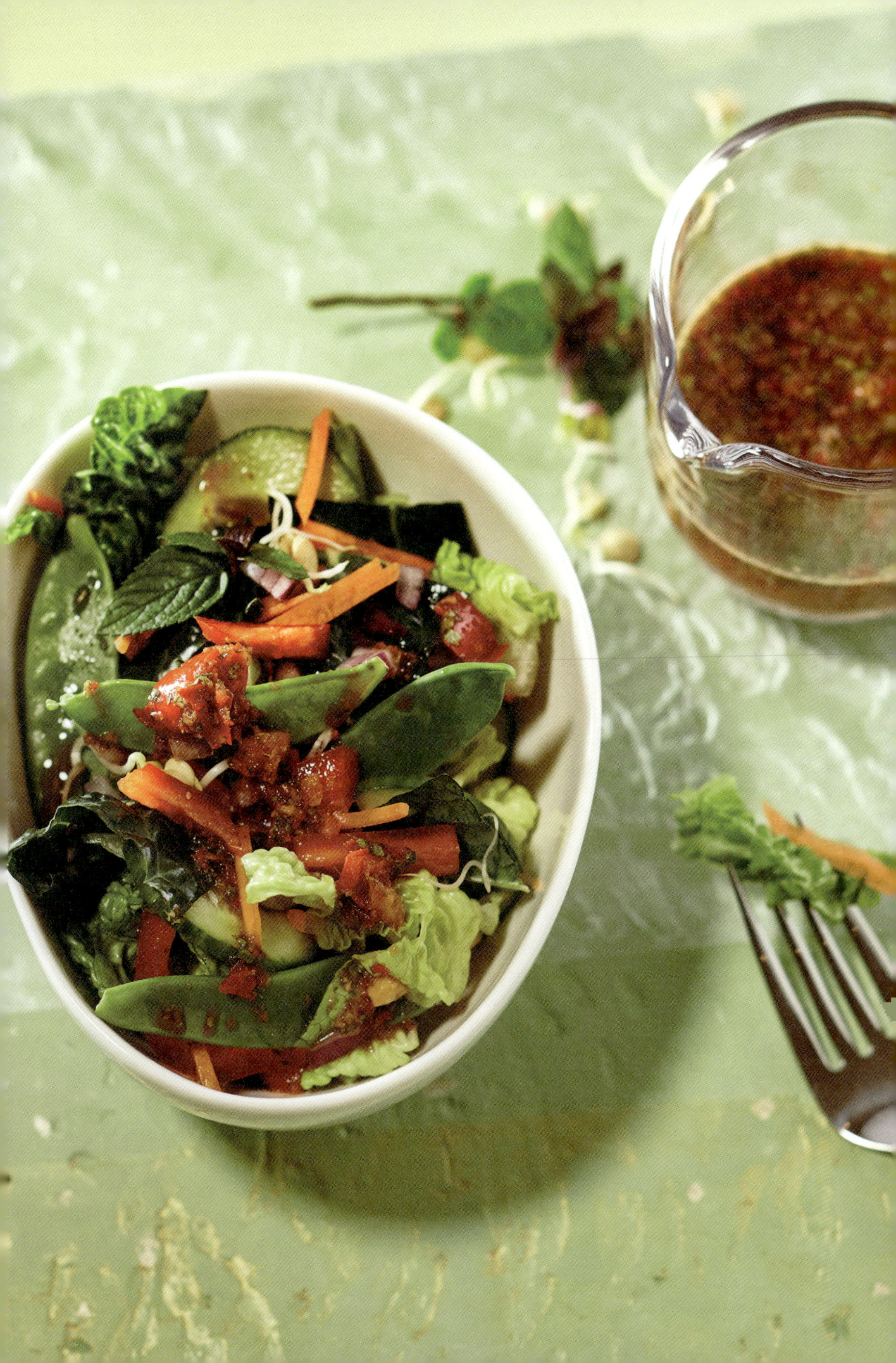

SUPPEN

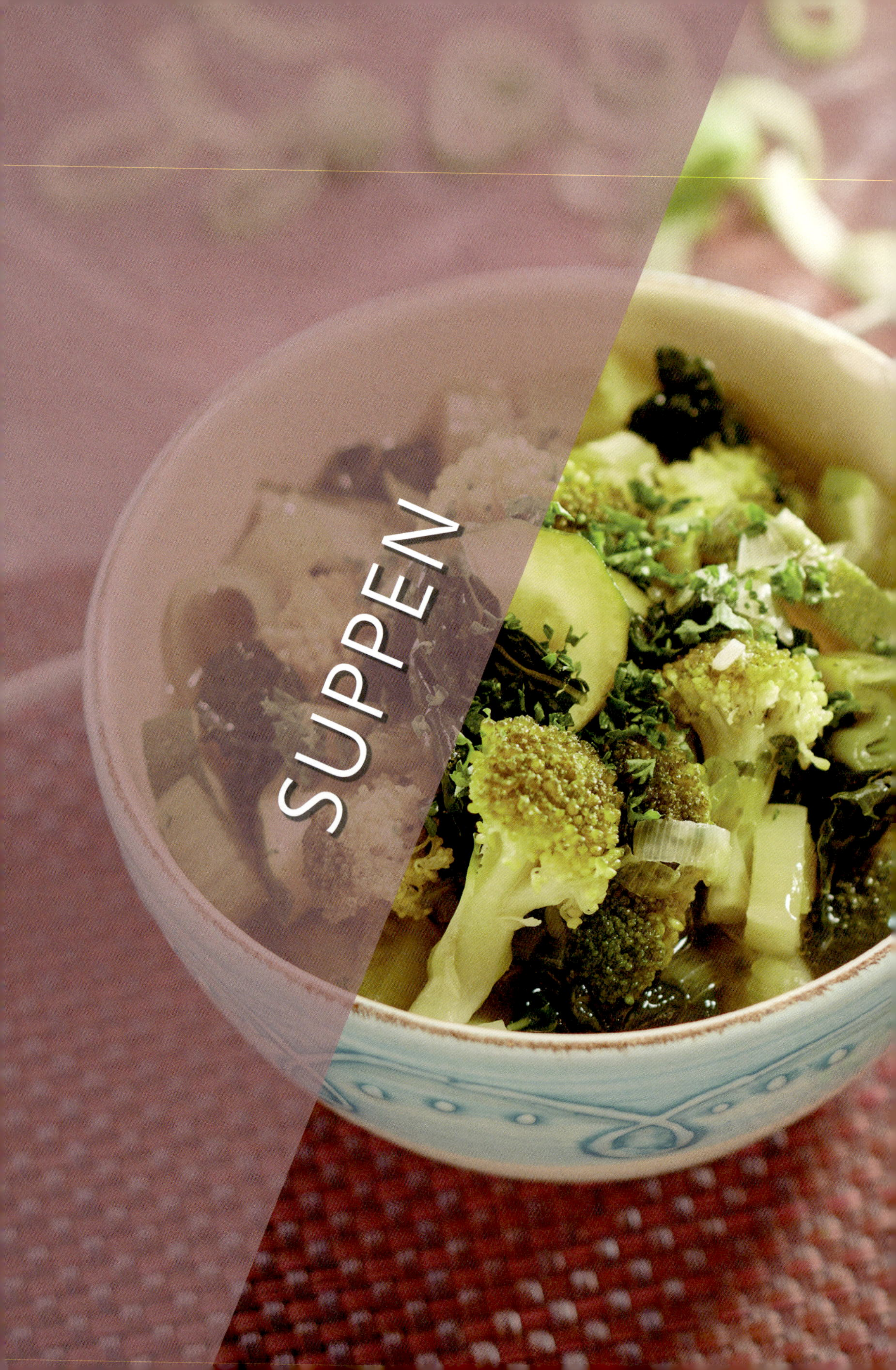

GRÜNE DETOX-SUPPE

Ergibt 4 Portionen

NÄHRWERTE PRO PORTION

205	kcal	**8 g**	Fett	**7 g**	Zucker
857	kj	**1 g**	gesättigte Fettsäuren	**673 mg**	Salz
9 g	Protein				
30 g	Kohlenhydrate	**7 g**	Ballaststoffe		

ZUTATEN

2 Knoblauchzehen
1 Lauch
1 kleiner Kopf Brokkoli
6 Blätter Palmkohl
1 Zucchini
2 Selleriestangen
2 Esslöffel Olivenöl
1 Liter Gemüsebrühe
eine Handvoll Petersilie, gehackt
Meersalz und frisch gemahlener Pfeffer

ZUBEREITUNG

1. Den Knoblauch und alle anderen Gemüsesorten klein schneiden.
2. Das Olivenöl in einem Topf erwärmen, den Knoblauch und den Lauch hinzugeben und langsam und bei niedriger Hitze 3-5 Minuten lang anbraten.
3. Die Brühe und das übrige Gemüse hinzugeben und die Suppe langsam zum Kochen bringen. Die Suppe nur wenige Minuten kochen lassen, gerade so lange, bis die Zucchini weich ist. Je kürzer das Gemüse kocht, umso besser.
4. Die Suppe nach Belieben mit Pfeffer und Salz abschmecken und pürieren oder mixen, bis sie die gewünschte Konsistenz hat – von sämig bis zu noch komplett vorhandenen Gemüsestücken.
5. Die Suppe in Schalen servieren und Petersilie darüberstreuen.

▸ HINWEIS
Sie können Gemüsebrühe selber machen, indem Sie den beim Entsaften übrig gebliebenen Trester verwenden.

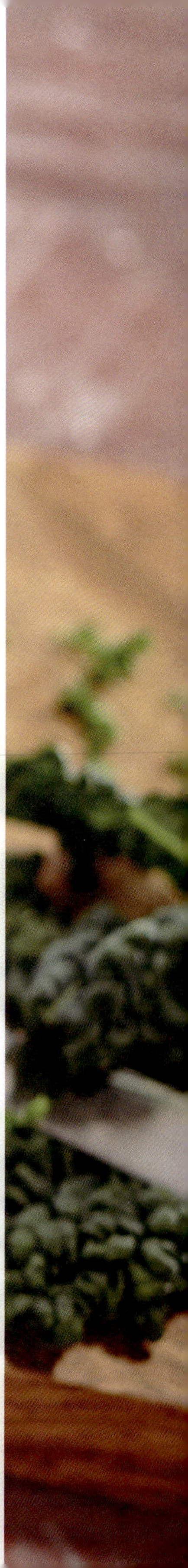

GRÜNE GEMÜSESUPPE

Ergibt 3 Portionen

NÄHRWERTE PRO PORTION

136	kcal	**1 g**	Fett	**9 g**	Zucker
568	kj	**0 g**	gesättigte Fettsäuren	**106 mg**	Salz
9 g	Protein				
28 g	Kohlenhydrate	**9 g**	Ballaststoffe		

ZUTATEN

3 Esslöffel Olivenöl
2 Lauchstangen, nur die weißen und hellgrünen Teile verwenden, in dünne Scheiben geschnitten
3 Knoblauchzehen, zerdrückt
1 Kopf Brokkoli, in kleine Röschen zerlegt
2 Zucchini, in kleine 5 mm dünne Halbmonde geschnitten
2 große Handvoll Spinat, grob geschnitten
1,4 Liter Wasser
4 Basilikumblätter, gehackt
Meersalz und frisch geriebener Pfeffer

ZUBEREITUNG

1. Das Olivenöl bei mittelstarker Hitze in einen großen Suppen- oder Schmortopf geben.
2. Den Lauch und den Knoblauch hinzufügen und 3 Minuten anbraten.
3. Das übrige Gemüse hinzugeben. Nach Belieben würzen, dann unter ständigem Rühren 5 Minuten sautieren.
4. Das Wasser hinzugeben, zum Kochen bringen und 15 Minuten mit Deckel köcheln lassen.
5. Den Topf von der Herdplatte nehmen und die gehackten Basilikumblätter einrühren.

KÜRBIS-APFEL-SUPPE

Ergibt 4 Portionen

NÄHRWERTE PRO PORTION

148	kcal	**4 g**	Fett	**17 g**	Zucker
619	kj	**1 g**	gesättigte Fettsäuren	**1272 mg**	Salz
2 g	Protein				
30 g	Kohlenhydrate	**5 g**	Ballaststoffe		

ZUTATEN

1 Eichel- oder Butternuss-kürbis
1 kleine Zwiebel, gewürfelt
2 Möhren, gewürfelt
1 Esslöffel Olivenöl
2 Liter Gemüsebrühe
2 Äpfel, in Scheiben geschnitten
frisch gemahlener schwarzer Pfeffer

ZUBEREITUNG

1. Den Backofen auf 230 °C vorheizen.
2. Den Kürbis halbieren und die Kerne entfernen. Beide Hälften mit der Fleischseite nach unten in eine Auflaufform legen und mit 250-475 ml Wasser bedecken. In den Ofen stellen und den Kürbis 40-50 Minuten backen, bis das Fleisch hellorange ist und sich leicht mit einer Gabel einstechen lässt. Den Kürbis zum Abkühlen beiseitestellen, bis er sich weiter verarbeiten lässt.
3. In der Zwischenzeit das Öl in eine Pfanne geben und die Zwiebel und die Möhren 5 Minuten lang anbraten, bis die Zwiebel glasig ist.
4. Die Brühe und die Äpfel hinzufügen und 10 Minuten köcheln lassen beziehungsweise so lange, bis die Äpfel weich sind.
5. Den abgekühlten Kürbis schälen und zu der Gemüsebrühe hinzugeben. Nochmals erhitzen.
6. Pürieren und nach Belieben mit Pfeffer abschmecken.

▸HINWEIS
Sie können Gemüsebrühe selber machen, indem Sie den beim Entsaften übrig gebliebenen Trester verwenden.

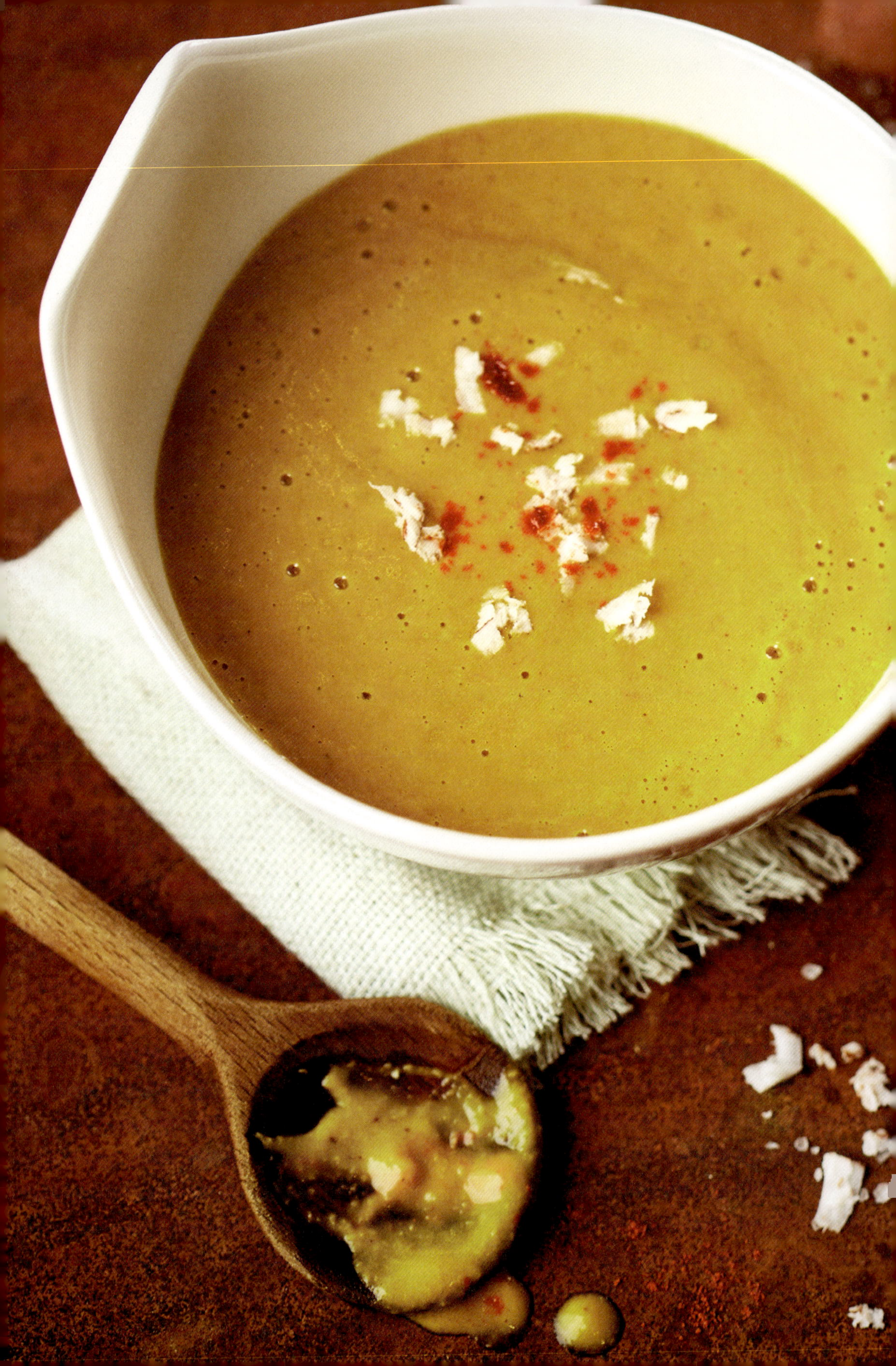

ROHE-MÖHREN-INGWER-SUPPE

Ergibt 2 Portionen

NÄHRWERTE PRO PORTION

559	kcal	**35 g**	Fett	**33 g**	Zucker
2337	kj	**10 g**	gesättigte Fettsäuren	**246 mg**	Salz
6 g	Protein				
62 g	Kohlenhydrate	**12 g**	Ballaststoffe		

ZUTATEN

720 ml Möhrensaft (etwa 20 Möhren)
1 Avocado
65 g frisches Kokosfleisch (optional)
2 Esslöffel Honig
1 Esslöffel fein gehackte frische Ingwerwurzel
gemahlener Cayennepfeffer
Meersalz
2 Esslöffel kalt gepresstes Avocado- oder Olivenöl zum Beträufeln
2 Esslöffel gehackter frischer Koriander als Garnierung (optional)

ZUBEREITUNG

1. Den Möhrensaft, die Avocado, das Kokosfleisch (falls Sie es verwenden), den Honig, den Ingwer, den Cayennepfeffer und das Salz in einen Mixer geben und mixen, bis das Gemisch vollkommen sämig ist.
2. Abschmecken und gegebenenfalls nachwürzen.
3. Die Suppe vor dem Servieren mit ein paar Tropfen Öl und ein wenig gehacktem Koriander (optional) garnieren.

SÜSSKARTOFFEL-PAK-CHOI-SUPPE

Ergibt 2 Portionen

NÄHRWERTE PRO PORTION

412	kcal	**22 g**	Fett	**19 g**	Zucker
1722	kj	**3 g**	gesättigte Fettsäuren	**1587 mg**	Salz
11 g	Protein				
50 g	Kohlenhydrate	**12 g**	Ballaststoffe		

ZUTATEN

3 Esslöffel Olivenöl
1 Zwiebel, gewürfelt
2 grob geschnittene Lauchstangen, nur die weißen Teile verwenden
2 Knoblauchzehen, zerdrückt
eine Messerspitze rote Paprikaflocken
2 Möhren, in 5 mm dicke Scheiben geschnitten
2 Selleriestangen, gewürfelt
1 große Süßkartoffel, grob geschnitten
2 Thymianzweige
2 Zweige Petersilie
1 Teelöffel Salz
1 Liter Wasser
1 großer Kopf Pak Choi oder 3 Köpfe Baby Pak Choi, auseinandergerupft
½ Teelöffel frisch gemahlener Pfeffer

ZUBEREITUNG

1. Das Öl bei mittlerer Hitze in einem großen Topf erhitzen.
2. Die Zwiebel, den Lauch, den Knoblauch und die roten Paprikaflocken in das erhitzte Öl geben und anbraten, bis das Gemüse anfängt, weich zu werden – etwa 3 Minuten.
3. Die Möhren, die Sellerie, die Süßkartoffel, die Kräuter und das Salz hinzugeben und 3 Minuten anbraten.
4. Das Wasser dazugeben und zum Kochen bringen. Den Topf abdecken und das Gemüse 30 Minuten köcheln lassen, bis es weich ist.
5. Den Pak Choi einrühren und das Ganze weitere 5 Minuten lang köcheln lassen.
6. Den Pfeffer einrühren und gegebenenfalls nachsalzen.
7. Die Kräuterzweige herausnehmen und die Suppe sofort servieren.

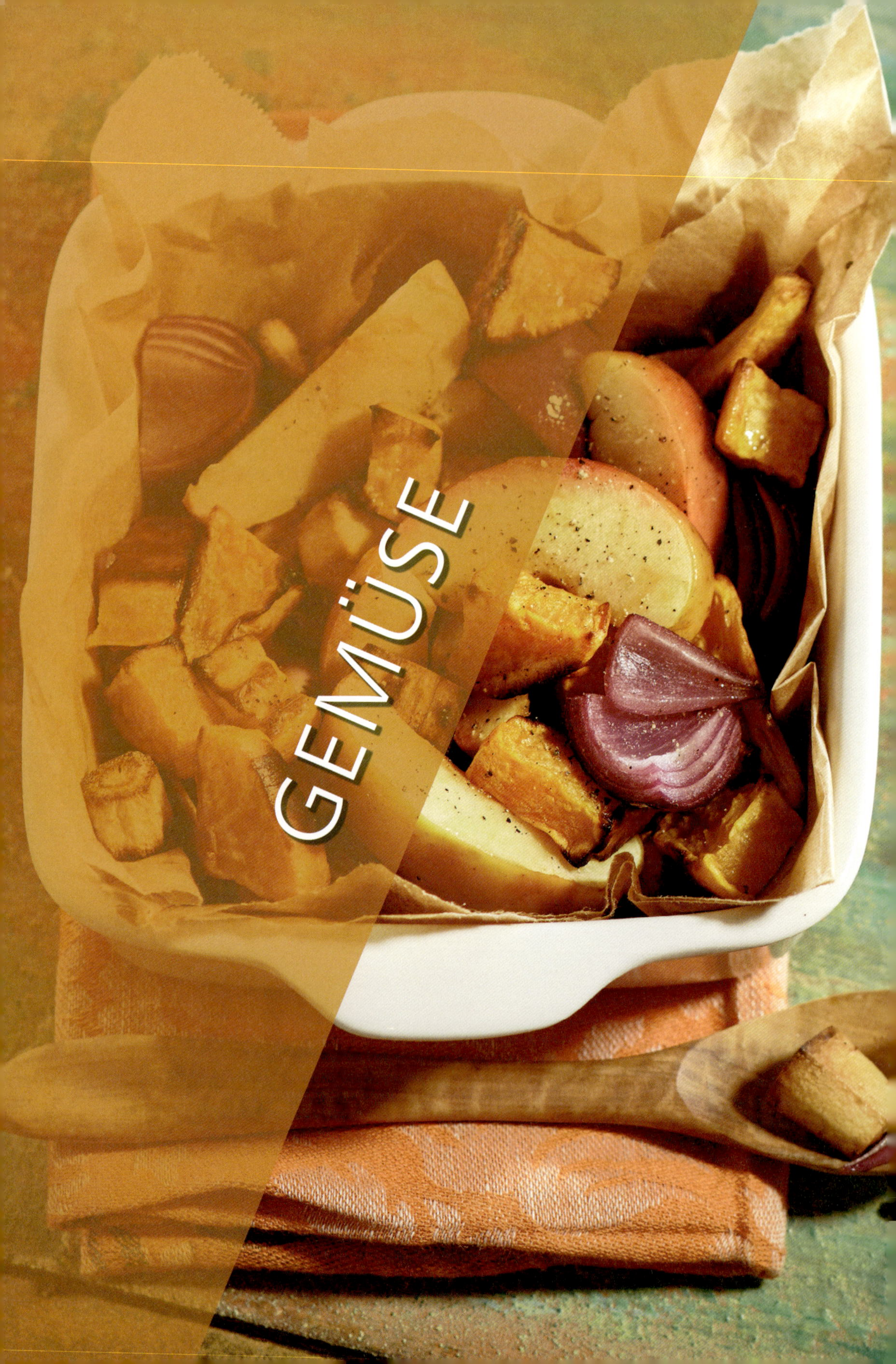

GEMÜSE

ÄPFEL, PASTINAKEN UND SÜSSKARTOFFELN

Ergibt 2 Portionen

NÄHRWERTE PRO PORTION

475	kcal	**8 g**	Fett	**36 g**	Zucker
1986	kj	**1 g**	gesättigte Fettsäuren	**102 mg**	Salz
6 g	Protein				
101 g	Kohlenhydrate	**26 g**	Ballaststoffe		

ZUTATEN

4 Pastinaken, in mundgerechte Stücke geschnitten
2 Süßkartoffeln; in mundgerechte Stücke geschnitten
1 kleine Zwiebel, klein geschnitten
2 Knoblauchzehen
2 Äpfel, entkernt und gewürfelt
Olivenöl zum Beträufeln
frisch gemahlener schwarzer Pfeffer

ZUBEREITUNG

1. Den Backofen auf 230 °C vorheizen.
2. Das Gemüse, den Knoblauch und die Äpfel in eine Auflaufform geben und mit Olivenöl beträufeln. Nach Belieben mit Pfeffer würzen.
3. Die Auflaufform mit einem Deckel oder Alufolie bedecken und das Gemüse 20-30 Minuten lang garen, bis es weich ist.

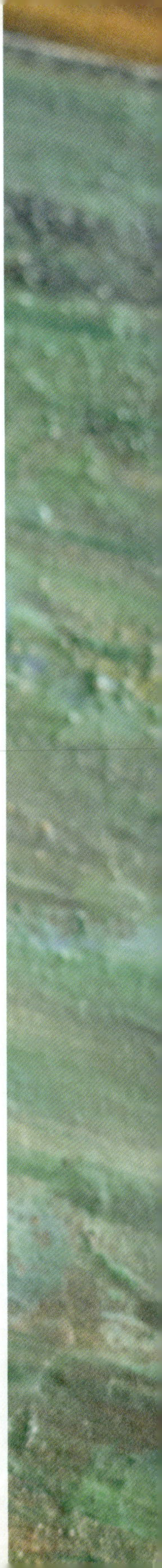

GEMÜSEPFANNE

Ergibt 1 Portion

NÄHRWERTE PRO PORTION

298	kcal	**15 g**	Fett	**16 g**	Zucker
1246	kj	**2 g**	gesättigte Fettsäuren	**130 mg**	Salz
8 g	Protein				
39 g	Kohlenhydrate	**12 g**	Ballaststoffe		

ZUTATEN

1 Esslöffel Olivenöl
½ Zwiebel, klein geschnitten
1 Knoblauchzehe, fein gehackt
1 Stück frische Ingwerwurzel, 5 cm, in feine Scheibchen geschnitten
70 g Brokkoli, zerkleinert
½ rote Paprikaschote
½ grüne Paprikaschote
2 Möhren
225 g Pilze, klein geschnitten

Für die Soße

1 Esslöffel natriumarme Sojasoße
1 Teelöffel Reisessig
eine Messerspitze zerdrückte rote Paprika- oder Chiliflocken zum Würzen nach Belieben
frisch gemahlener schwarzer Pfeffer zum Würzen nach Belieben

ZUBEREITUNG

1. Bereiten Sie zuerst die Soße zu: Die Sojasoße, den Essig und die Paprika- oder Chiliflocken in eine Schüssel geben und gut verrühren. Nach Belieben mit schwarzem Pfeffer abschmecken und beiseitestellen.
2. Das Öl in einer Pfanne erhitzen und die Zwiebel 2-3 Minuten anbraten, bis sie glasig ist. Den Knoblauch und den Ingwer hinzufügen und das Gemisch weitere 2-3 Minuten braten, dann das übrige Gemüse hinzugeben. Das Gemüse etwa 5 Minuten garen lassen, damit die kräftigen Farben und ein wenig Biss erhalten bleiben.
3. Die Soße über das Gemüse geben und das Ganze weitere etwa 1-2 Minuten garen lassen, bis alles gut vermengt ist. Das Gericht warm servieren.

HERBSTGEMÜSE AUS DEM BACKOFEN

Ergibt 4 Portionen

NÄHRWERTE PRO PORTION

216	kcal	**4 g**	Fett	**11 g**	Zucker
903	kj	**0 g**	gesättigte Fettsäuren	**87 mg**	Salz
6 g	Protein				
42 g	Kohlenhydrate	**8 g**	Ballaststoffe		

ZUTATEN

1 Butternusskürbis, in Stücke geschnitten
4 Süßkartoffeln, in Stücke geschnitten
450 g Portobello-Pilze, geviertelt
1 Zwiebel, in dicke Scheiben geschnitten
4 Knoblauchzehen
Olivenöl zum Beträufeln
etwas Basilikum, gehackt
etwas Thymian, gehackt
Meersalz und frisch gemahlener Pfeffer

ZUBEREITUNG

1. Den Backofen auf 230 °C vorheizen.
2. Das gesamte Gemüse und den Knoblauch auf ein mit Backpapier ausgelegtes Backblech geben und mit ein wenig Olivenöl beträufeln. Das Gemüse mit Salz und Pfeffer würzen und mit den gehackten Kräutern bestreuen.
3. Das Gemüse 40 Minuten garen, aber nach 20 Minuten wenden. Die Pilze und die Zwiebeln brauchen nur 30 Minuten; diese beiseitestellen und warm halten, während der Kürbis und die Süßkartoffeln zu Ende garen.

MIT PILZEN UND SALBEI GEFÜLLTER EICHELKÜRBIS AUS DEM BACKOFEN

Ergibt 2 Portionen

NÄHRWERTE PRO PORTION

229	kcal	**41 g**	Fett	**3 g**	Zucker
1977	kj	**6 g**	gesättigte Fettsäuren	**13 mg**	Salz
3 g	Protein				
28 g	Kohlenhydrate	**4 g**	Ballaststoffe		

ZUTATEN

1 Eichelkürbis
2 Esslöffel Olivenöl, zusätzlich etwas Olivenöl zum Bestreichen
1 kleine Zwiebel, klein gehackt
2 Knoblauchzehen, zerdrückt (oder klein geschnitten)
1 großer Portobello-Pilz, klein geschnitten
2 Teelöffel Salbei, fein gehackt
eine Messerspitze zerdrückte rote Paprika- oder Chiliflocken (optional)
Meersalz und frisch geriebener Pfeffer

ZUBEREITUNG

1. Den Backofen auf 230 °C vorheizen.
2. Die beiden Enden des Kürbisses abschneiden, den Kürbis aufrecht hinstellen und der Länge nach in zwei Hälften teilen. Die Kerne herausschaben und wegwerfen.
3. Beide Kürbishälften mit Olivenöl einstreichen und mit Salz und Pfeffer bestreuen. Die Kürbishälften mit der Schnittseite auf ein mit Backpapier ausgelegtes Backblech legen und den Kürbis 25 bis 35 Minuten lang garen, bis das Fleisch weich ist und die Kanten goldbraun sind.
4. In der Zwischenzeit das Olivenöl in einer Pfanne bei mittlerer Hitze erhitzen. Die Zwiebel und den Knoblauch in die Pfanne geben und so lange anbraten, bis die Zwiebel soeben glasig wird.

5. Den geschnittenen Pilz, den Salbei, das Salz und den Pfeffer hinzufügen und, falls verwendet, ein wenig von den Paprika- oder Chiliflocken. So lange anbraten, bis die Pilzstücke weich werden – etwa 5 Minuten.
6. Den gebackenen Kürbis aus dem Ofen nehmen und die Schnittseiten nach oben drehen. Die Pilzmischung hineinfüllen und die Kürbishälften nochmals 10 Minuten weitergaren lassen.

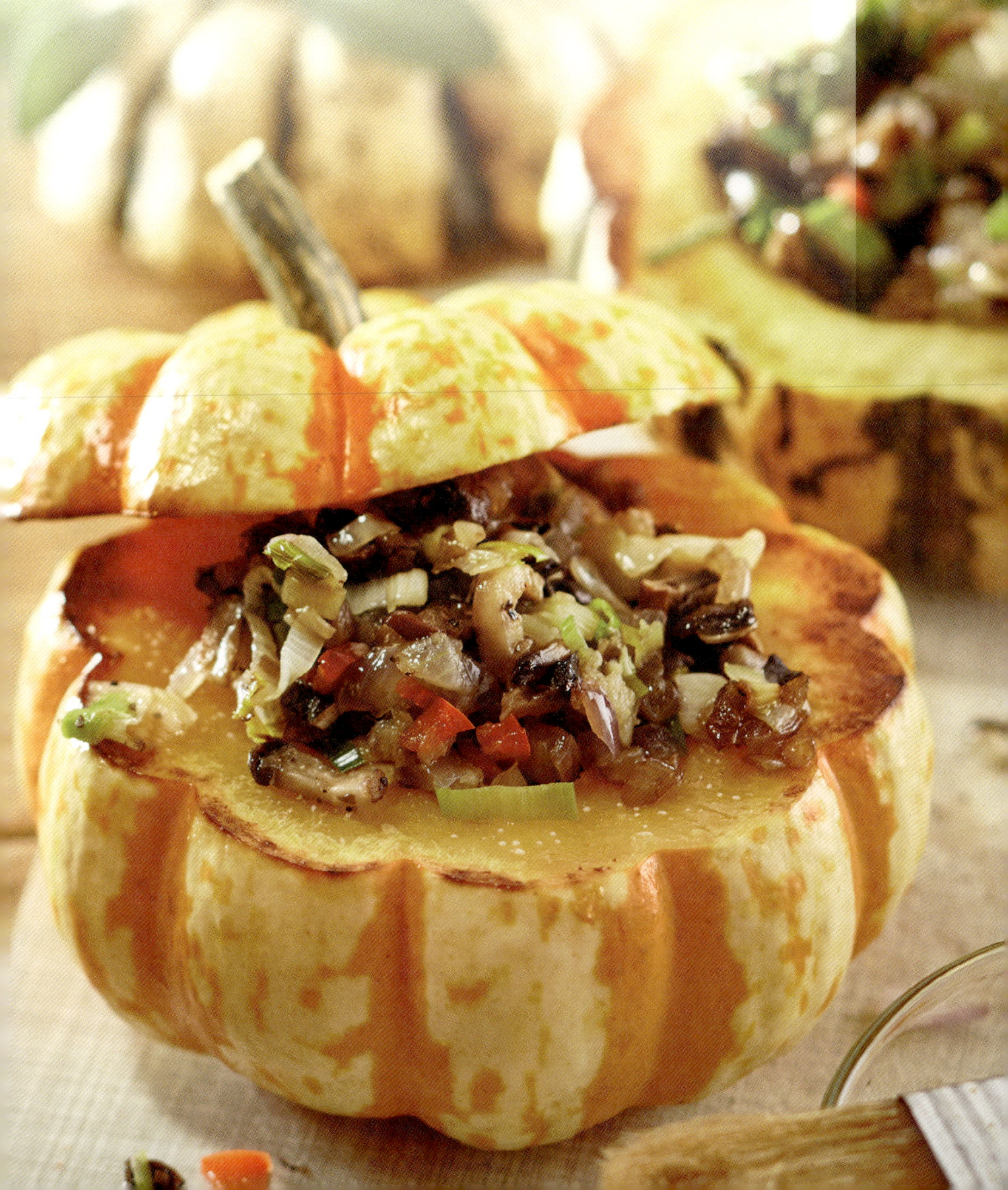

MÖHREN-SÜSSKARTOFFEL-»POMMES«

Ergibt 2 Portionen

NÄHRWERTE PRO PORTION

265	kcal	**14 g**	Fett	**10 g**	Zucker
1108	kj	**2 g**	gesättigte Fettsäuren	**133 mg**	Salz
3 g	Protein				
34 g	Kohlenhydrate	**6 g**	Ballaststoffe		

ZUTATEN

2 Süßkartoffeln
2 große Möhren
2 Esslöffel Olivenöl
1 Teelöffel gemahlener Kreuzkümmel
Meersalz und frisch geriebener Pfeffer

ZUBEREITUNG

1. Den Backofen auf 220 °C vorheizen.
2. Die Kartoffeln längs halbieren und jede Hälfte in 4 gleich große keilförmige Stücke schneiden.
3. Die Möhren längs und quer halbieren und diese Teile in 2 oder 3 keilförmige Stücke schneiden, sodass sie in etwa die gleiche Größe haben wie die Kartoffelstücke.
4. Alle keilförmig geschnittenen Stücke in eine Schüssel geben, das Olivenöl, den Kreuzkümmel und, nach Belieben, Salz und Pfeffer hinzugeben und gut durchheben.
5. Die Kartoffel- und Möhrenstücke auf ein mit Backpapier ausgelegtes Backblech legen und 30 Minuten beziehungsweise so lange garen, bis sie weich sind und leicht braun werden und die Ecken ein wenig knusprig.

SAUTIERTES GRÜNES BLATTGEMÜSE MIT KNOBLAUCH

Ergibt 1 Portion

NÄHRWERTE PRO PORTION

236	kcal	**16 g**	Fett	**10 g**	Zucker
986	kj	**2 g**	gesättigte Fettsäuren	**546 mg**	Salz
12 g	Protein				
20 g	Kohlenhydrate	**12 g**	Ballaststoffe		

ZUTATEN

ein großer Bund grünes Blattgemüse, z. B. Mangold, Blattkohl, Palmkohl
1 Esslöffel Olivenöl
2 Knoblauchzehen, gehackt
Meersalz und frisch gemahlener Pfeffer

ZUBEREITUNG

1. Die Stiele des Blattgemüses abschneiden (noch am Gemüse haftendes Wasser verdampft).
2. Die Hälfte der Blätter aufeinanderlegen und zusammenrollen. Quer durchschneiden, sodass Sie Streifen erhalten. Das Ganze mit den verbleibenden Blättern wiederholen.
3. Das Olivenöl bei mittlerer Hitze in einer Bratpfanne erhitzen, den Knoblauch in die Pfanne geben und etwa eine Minute anbraten. Dann nach und nach die Blattgemüsestreifen hinzugeben und jedes Mal warten, bis sie ein wenig zusammenfallen, bevor die nächsten hinzugegeben werden.
4. Die Hitze erhöhen, sobald alle Blattgemüsestreifen in der Pfanne sind, und das Gemüse etwa 5 Minuten lang kontinuierlich umrühren, bis es weich und hell ist.
5. Vor dem Servieren nach Belieben mit Salz und Pfeffer würzen.

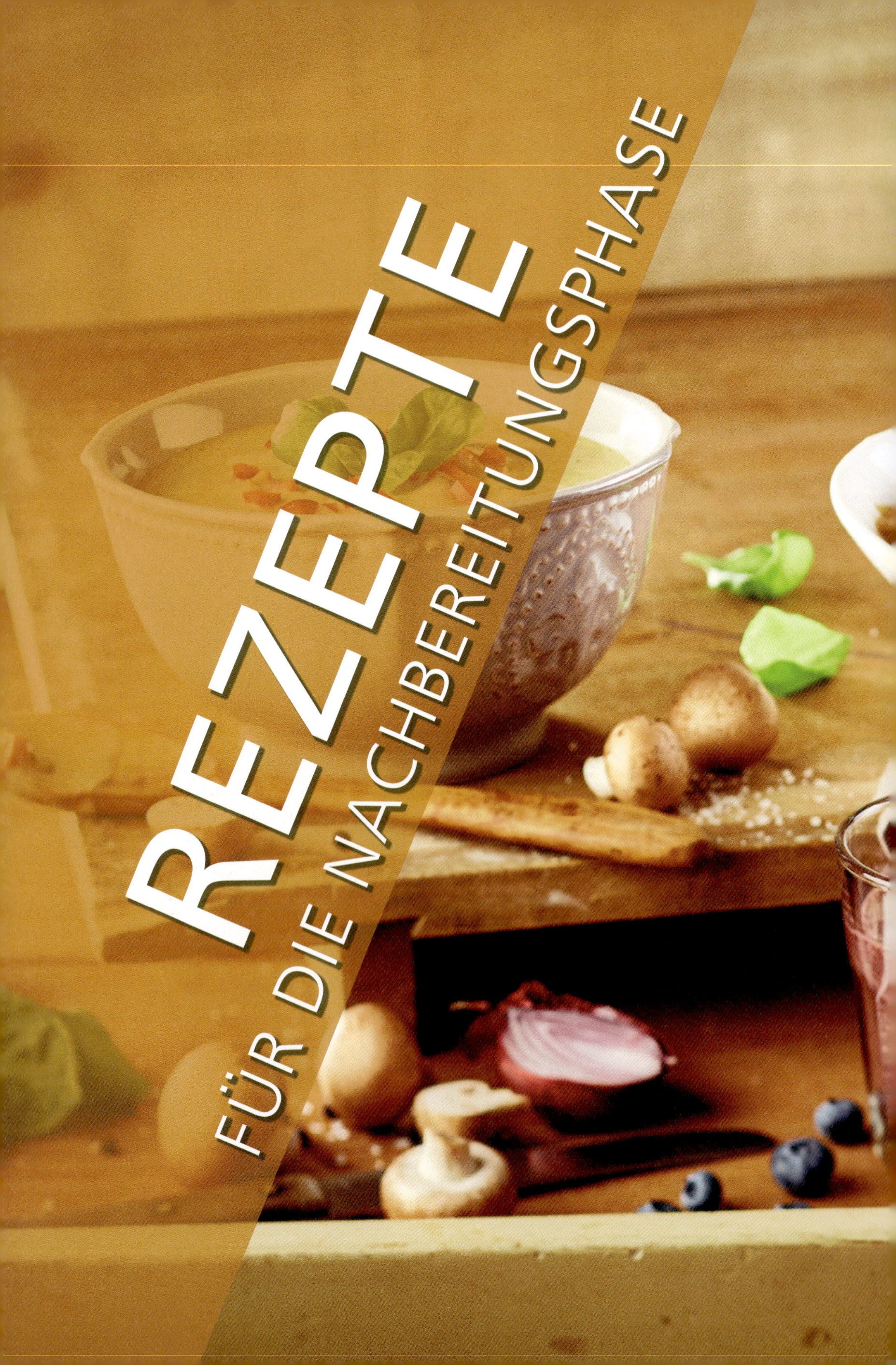

REZEPTE
FÜR DIE NACHBEREITUNGSPHASE

Ich nenne diese Gerichte Rezepte für die Nachbereitungsphase, weil sie Ihnen den Übergang von Ihrem Reboot zu Ihrem Ernährungsplan nach dem Reboot erleichtern sollen, aber es sind zugleich sehr gute gesunde Rezepte für jeden normalen Speiseplan; sie gehören zudem zu den Lieblingsrezepten der Mitarbeiter unseres rebootwithjoe.com-Teams. Damit Sie diese Rezepte nicht mit den »reboottauglichen« Rezepten verwechseln, die Sie während Ihres Reboots zu sich nehmen dürfen, sind sie in einem eigenen Kapitel aufgeführt.

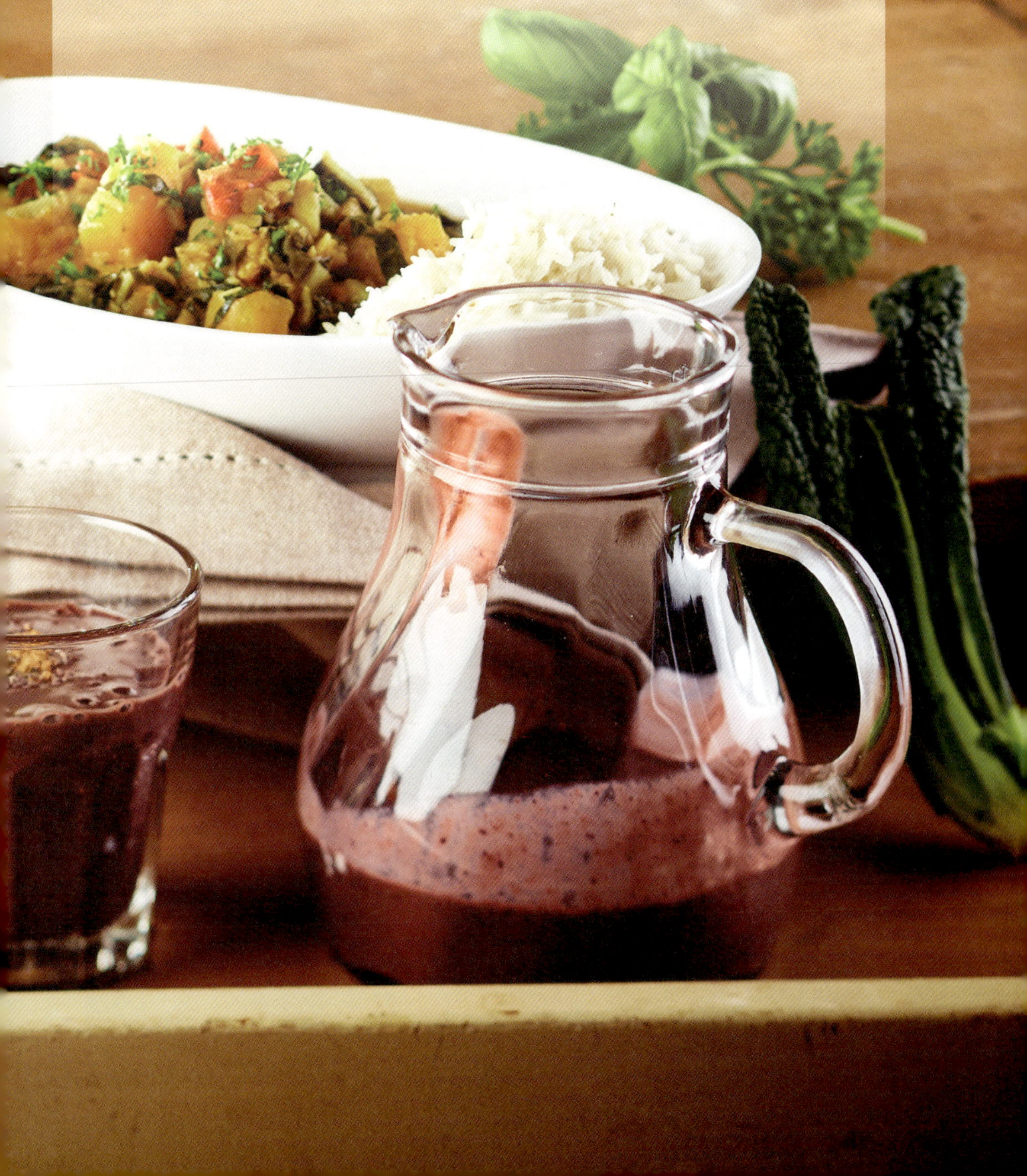

FRÜHSTÜCKSREZEPTE
FÜR DIE NACHBEREITUNGSPHASE

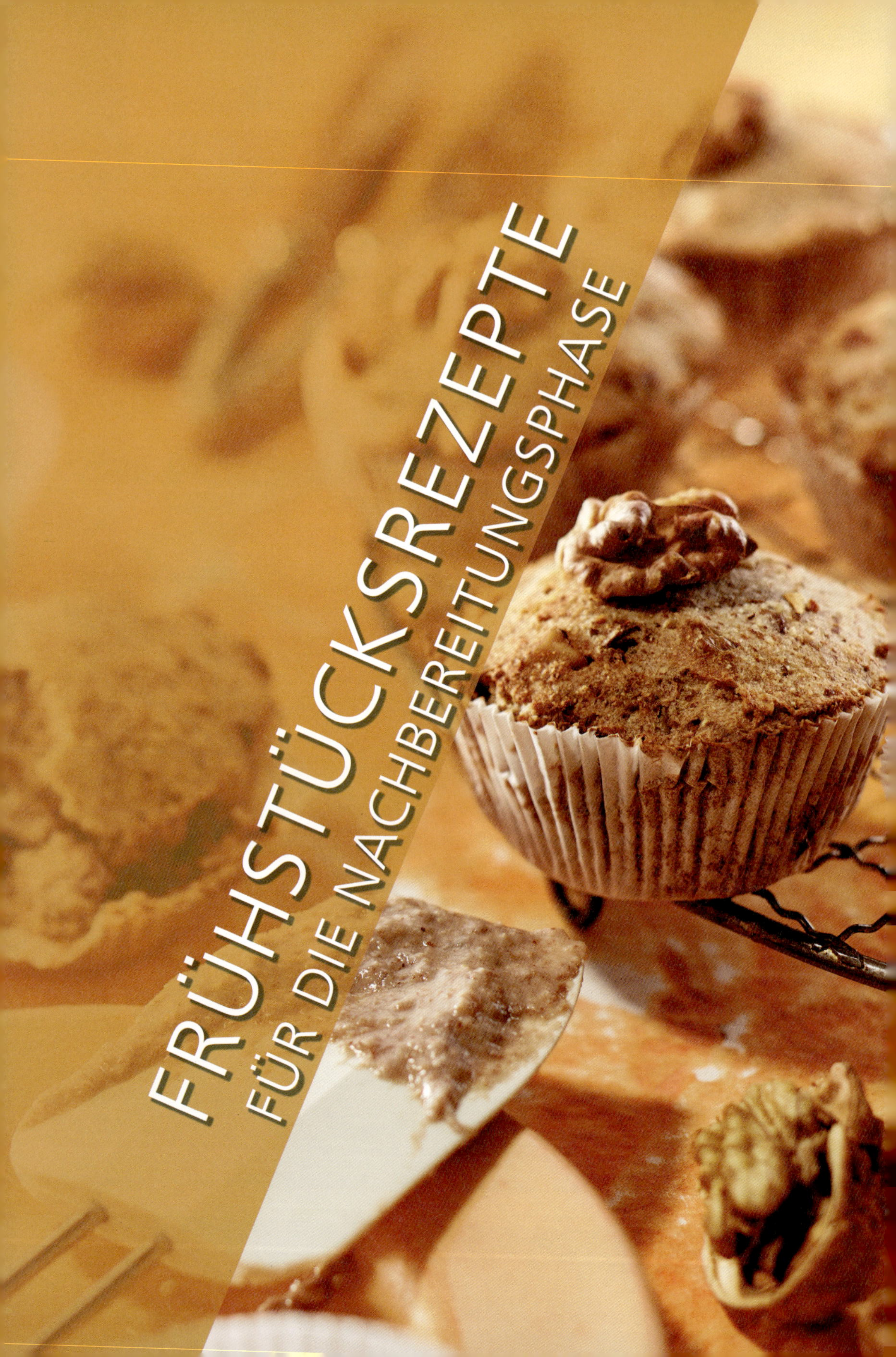

BANANEN-WALNUSS-MUFFINS

Ergibt 6 normale Muffins oder 12 Mini-Muffins

NÄHRWERTE PRO PORTION

313	kcal	**21 g**	Fett	**8 g**	Zucker
1308	kj	**12 g**	gesättigte Fettsäuren	**354 mg**	Salz
9 g	Protein				
26 g	Kohlenhydrate	**12 g**	Ballaststoffe		

ZUTATEN

- 4 Esslöffel Kokosöl, zusätzlich etwas Kokosöl zum Einfetten
- 3 Eier oder 3 Flachs-»Eier« (s. Hinweis unten)
- 2 Bananen, in Scheiben geschnitten
- 4 Datteln
- 35 g Kokosmehl
- ½ Teelöffel Natron (Backsoda)
- ½ Teelöffel Meersalz
- 5 Tropfen Stevia (optional)
- 50 g Walnüsse, klein gehackt

ZUBEREITUNG

1. Den Backofen auf 180 °C vorheizen. Eine 6er- oder 12er Muffinform einfetten oder ein Backblech mit Muffinmanschetten auslegen.
2. Das Kokosöl, die Eier, die Bananen und die Datteln in eine Küchenmaschine oder einen Mixer geben und mixen, bis die Mischung sämig ist.
3. Das Kokosmehl, das Natron (Backsoda), das Salz und gegebenenfalls Stevia hinzufügen und mixen, bis die Mischung glatt ist.
4. Die Walnüsse einrühren und die Mischung mit einem Löffel in die Muffinform oder die Muffinmanschetten füllen.
5. 30-35 Minuten backen, bis die Muffins gut aufgegangen und goldbraun sind.
6. Die Muffins mindestens 20 Minuten abkühlen lassen und servieren oder vorher halbieren und mit Ihrer Lieblings-Nussbutter oder zerdrückten Beeren bestreichen.

▸ HINWEIS

Flachs-»Eier« werden aus einem Teil gemahlenen Flachssamen und 3 Teilen Wasser hergestellt. Sie machen die Muffins sehr feucht und kuchenähnlicher. Um 3 Flachs-»Eier« herzustellen, einfach 3 Esslöffel gemahlene Flachssamen mit 9 Esslöffeln Wasser vermischen.

BEEREN-QUINOA-FRÜHSTÜCK

Ergibt 1 Portion

NÄHRWERTE PRO PORTION

413	kcal	**7 g**	Fett	**18 g**	Zucker
1726	kj	**1 g**	gesättigte Fettsäuren	**73 mg**	Salz
14 g	Protein				
77 g	Kohlenhydrate	**9 g**	Ballaststoffe		

ZUTATEN

90 g Quinoa
250 ml Wasser
120 ml Mandelmilch
40 g Blaubeeren
1/4 Mango, gewürfelt
eine Prise Meersalz

Als Garnierung (optional):

1 Esslöffel ganze Mandeln
1 Esslöffel Hanfsamen
etwas Honig oder Stevia

ZUBEREITUNG

1. Die Quinoa und das Wasser in einen Kochtopf oder einen Reiskocher geben und unter gelegentlichem Rühren bei mittelstarker Hitze zum Kochen bringen.
2. Sobald das Wasser kocht, die Hitze verringern, noch einmal umrühren und die Quinoa ohne Deckel 10-12 Minuten lang köcheln lassen, bis das gesamte Wasser verdampft ist.
3. Die Mandelmilch, die Blaubeeren, die Mangostücke und das Salz hinzufügen und das Ganze nochmals unter gelegentlichem Rühren 2-5 Minuten weiterköcheln lassen.
4. Sobald die Konsistenz der von Haferbrei ähnelt, kann das Frühstück mit der Garnierung Ihrer Wahl serviert werden.

BYE BYE BLUES

(s. Säfte, ab Seite 138)

GEBACKENE ÄPFEL UND BIRNEN MIT AHORN-SIRUP UND ZIMT

Ergibt 2 Portionen

NÄHRWERTE PRO PORTION

133	kcal	**0 g**	Fett	**27 g**	Zucker
356	kj	**0 g**	gesättigte Fettsäuren	**3 mg**	Salz
1 g	Protein				
35 g	Kohlenhydrate	**4 g**	Ballaststoffe		

ZUTATEN

2 große Äpfel oder Birnen
2 Teelöffel reiner Ahornsirup
3 Teelöffel Wasser
eine Prise gemahlener Zimt
eine kleine Handvoll Rosinen

ZUBEREITUNG

1. Den Backofen auf 190 °C vorheizen.
2. Bei jeder der Früchte das obere Ende abschneiden, um etwa 1 cm dicke »Deckel« zu erhalten und diese beiseitelegen.
3. Die Mitte jeder Frucht mit einem kleinen Messer oder einem Fruchtentkerner aushöhlen, um einen Hohlraum mit einem Durchmesser von 2,5 cm zu erhalten. Darauf achten, nicht die Unterseite der Frucht zu durchstoßen. Wenn Sie ein Schälmesser verwenden, machen Sie damit vielleicht besser nur den Anfangsschnitt und entfernen das Kerngehäuse mit einem Löffel.
4. Den Ahornsirup, das Wasser und den Zimt in eine kleine Schale geben und gut durchrühren.
5. Die Rosinen gleichmäßig in beide Fruchtaushöhlungen verteilen und dann die Sirupmischung hineingeben. Falls die Flüssigkeit die Aushöhlung nicht ganz füllt, ist das kein Problem; während des Backens vermehrt sie sich.
6. Die »Deckel« auf die Früchte legen und diese auf eine kleine mit Backpapier ausgelegte Backform stellen. Sie sollten genau hineinpassen, damit sie nicht umkippen können.
7. Die Form mit Alufolie bedecken und die Folie an drei Stellen mit einem Schälmesser einritzen, damit der Dampf entweichen kann.
8. Die Früchte 35-45 Minuten backen, bis sie weich sind.

GRÜNER ANANAS-SMOOTHIE

(s. Frühstücke, Seite 170)

GRÜNE BIRNEN-PERFEKTION

(s. Säfte, Seite 144)

SUPERGRÜNER BLATT-GEMÜSE-SMOOTHIE

Ergibt 1 Portion

NÄHRWERTE PRO PORTION

360	kcal	**5 g**	Fett	**43 g**	Zucker
1505	kj	**1 g**	gesättigte Fettsäuren	**482 mg**	Salz
10 g	Protein				
79 g	Kohlenhydrate	**14 g**	Ballaststoffe		

ZUTATEN

1-2 Handvoll Spinat
2 Blätter Palmkohl = Grünkohl
1 Apfel
1 Banane
250 ml Kokoswasser
250 ml Mandelmilch
Eiswürfel (optional)

ZUBEREITUNG

Alle Zutaten in einen Mixer geben und mindestens 1 Minute lang mixen, bis der Smoothie eine sämige Konsistenz hat.

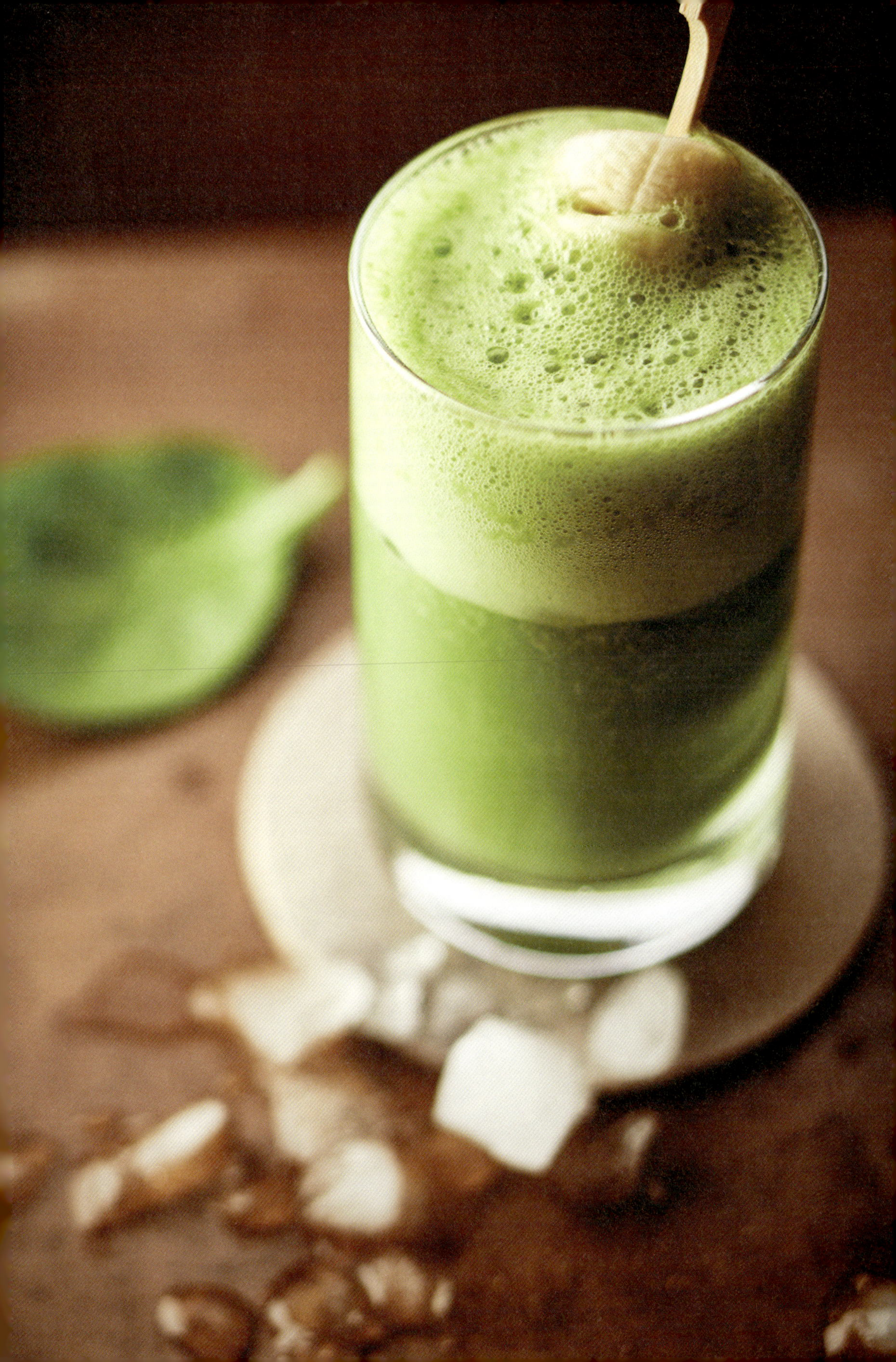

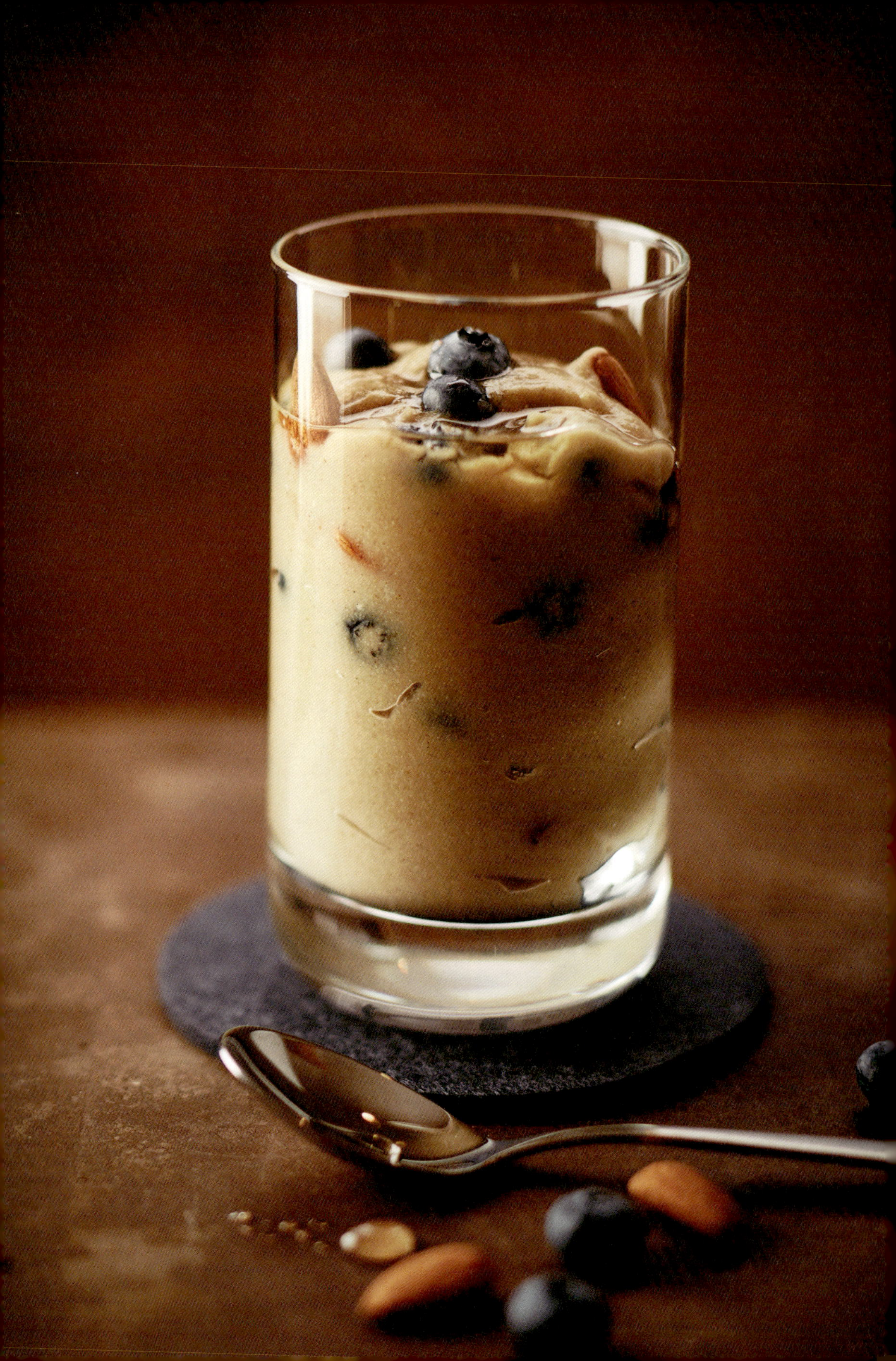

TEFF-BREI MIT MANDELN UND BLAUBEEREN

Ergibt 1 Portion

NÄHRWERTE PRO PORTION

505	kcal	**9 g**	Fett	**23 g**	Zucker
2111	kj	**1 g**	gesättigte Fettsäuren	**13 mg**	Salz
16 g	Protein				
96 g	Kohlenhydrate	**13 g**	Ballaststoffe		

ZUTATEN

50 g Teff (s. Hinweis unten)
175 ml Wasser
eine Prise Meersalz
10-12 ganze Mandeln
eine kleine Handvoll Blaubeeren
ein paar Tropfen Honig
eine Messerspitze gemahlener Zimt

ZUBEREITUNG

1. Den Teff und das Wasser in einen kleinen Topf geben, eine Prise Salz hinzufügen und das Gemisch zum Kochen bringen.
2. Unter gelegentlichem Umrühren 15-20 Minuten lang köcheln lassen, bis es eindickt.
3. Vom Herd nehmen und die übrigen Zutaten hinzufügen.

▶ HINWEIS
Teff gehört zur Familie der Süßgräser und stammt aus Afrika; Teffsamen sind winzig klein.

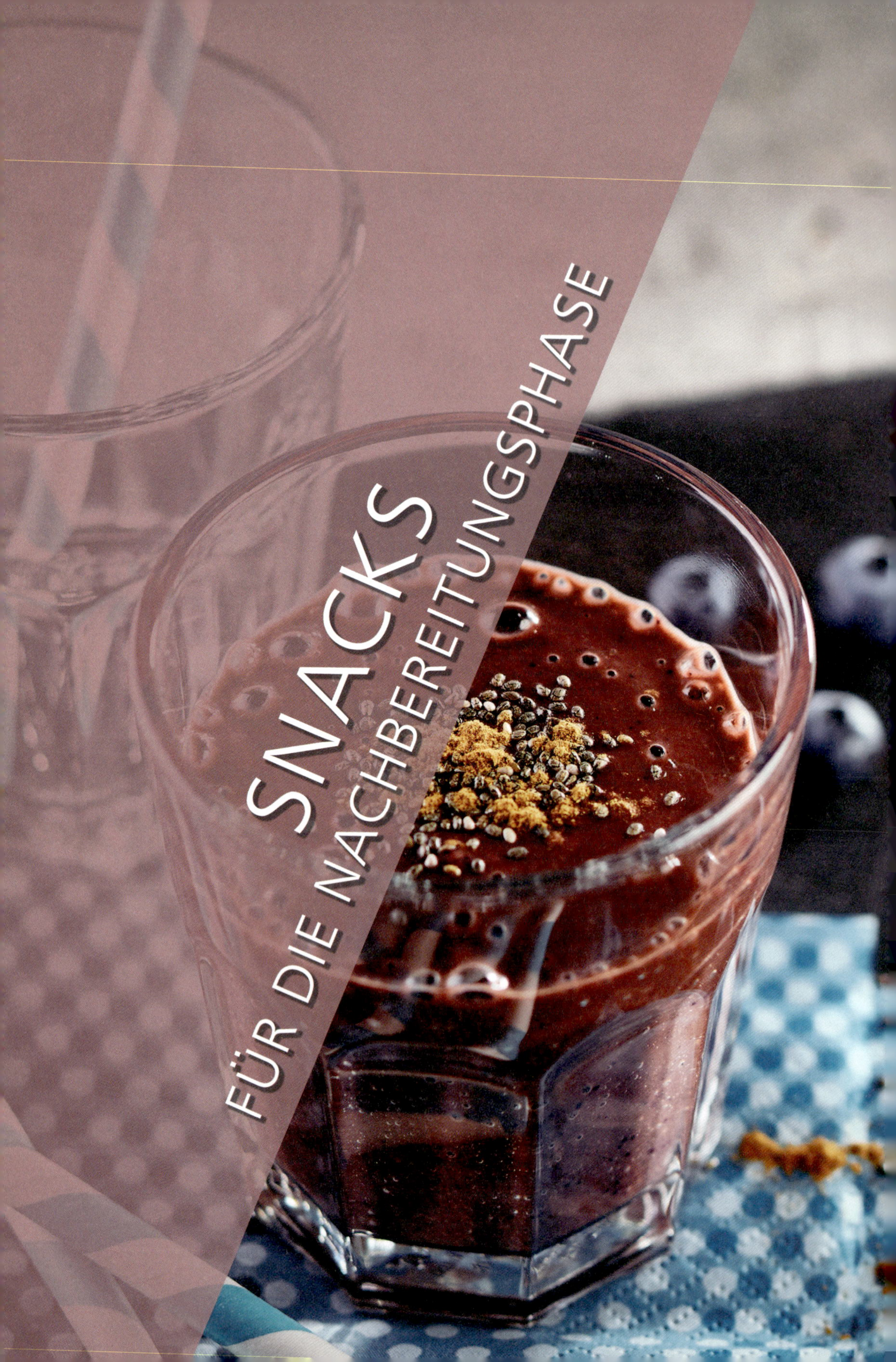

SNACKS

FÜR DIE NACHBEREITUNGSPHASE

BLAUBEER-ERDBEER-CHIA-SMOOTHIE

Ergibt 1 Portion

NÄHRWERTE PRO PORTION

364	kcal	**13 g**	Fett	**23 g**	Zucker
1522	kj	**2 g**	gesättigte Fettsäuren	**312 mg**	Salz
16 g	Protein				
52 g	Kohlenhydrate	**15 g**	Ballaststoffe		

ZUTATEN

250 ml Kokoswasser
1 Esslöffel Chiasamen, außerdem ein wenig zum Bestreuen
2 Esslöffel Proteinpulver oder Hanfsamen
eine Prise Zimt, zusätzlich ein wenig zum Bestreuen
1 Dattel
75 g gefrorene Blaubeeren
etwa 5 gefrorene Erdbeeren
2 Blätter Palmkohl

ZUBEREITUNG

1. Alle Zutaten in einen Mixer geben und 45-60 Sekunden lang mixen, bis der Smoothie eine sämige Konsistenz hat.
2. Den Smoothie in ein Glas gießen und mit ein paar Chiasamen und einer Prise Zimt bestreuen.

CAMP-REBOOT-SAFT: DER REBOOT 8

(s. Säfte, Seite 142)

DOPPELTER SCHOKO-LADEN-SMOOTHIE

Ergibt 1 Portion

NÄHRWERTE PRO PORTION

284	kcal	**12 g**	Fett	**10 g**	Zucker
1187	kj	**5 g**	gesättigte Fettsäuren	**267 mg**	Salz
25 g	Protein				
21 g	Kohlenhydrate	**4 g**	Ballaststoffe		

ZUTATEN

250 ml ungesüßte Mandelmilch
1 Schöpflöffel (2-4 Esslöffel) pflanzenbasiertes Schokoladen-Protein-Pulver (optional)
1 Teelöffel Rohkakaopulver
½ Banane
1 Teelöffel Maca-Pulver
1 Teelöffel Mandelbutter
1 Teelöffel Kokosöl
ein paar rohe Kakao-Nibs
eine Prise geraspelte Kokosnuss

ZUBEREITUNG

1. Alle Zutaten, bis auf die Kakao-Nibs und die Kokosnussraspeln, in einen Mixer geben und 45-60 Sekunden mixen, bis der Smoothie eine sämige, glatte Konsistenz hat.
2. Den Smoothie in ein Glas gießen und mit den Kakao-Nibs und den Kokosnussraspeln garnieren.

GRÜNE TRAUBEN-POWER

(s. Säfte, Seite 148)

MÖHREN-APFEL-ZIMT-TRAUM

(s. Säfte, Seite 153)

MÖHREN-SÜSSKARTOFFEL-»POMMES«

(s. Gemüse, Seite 196)

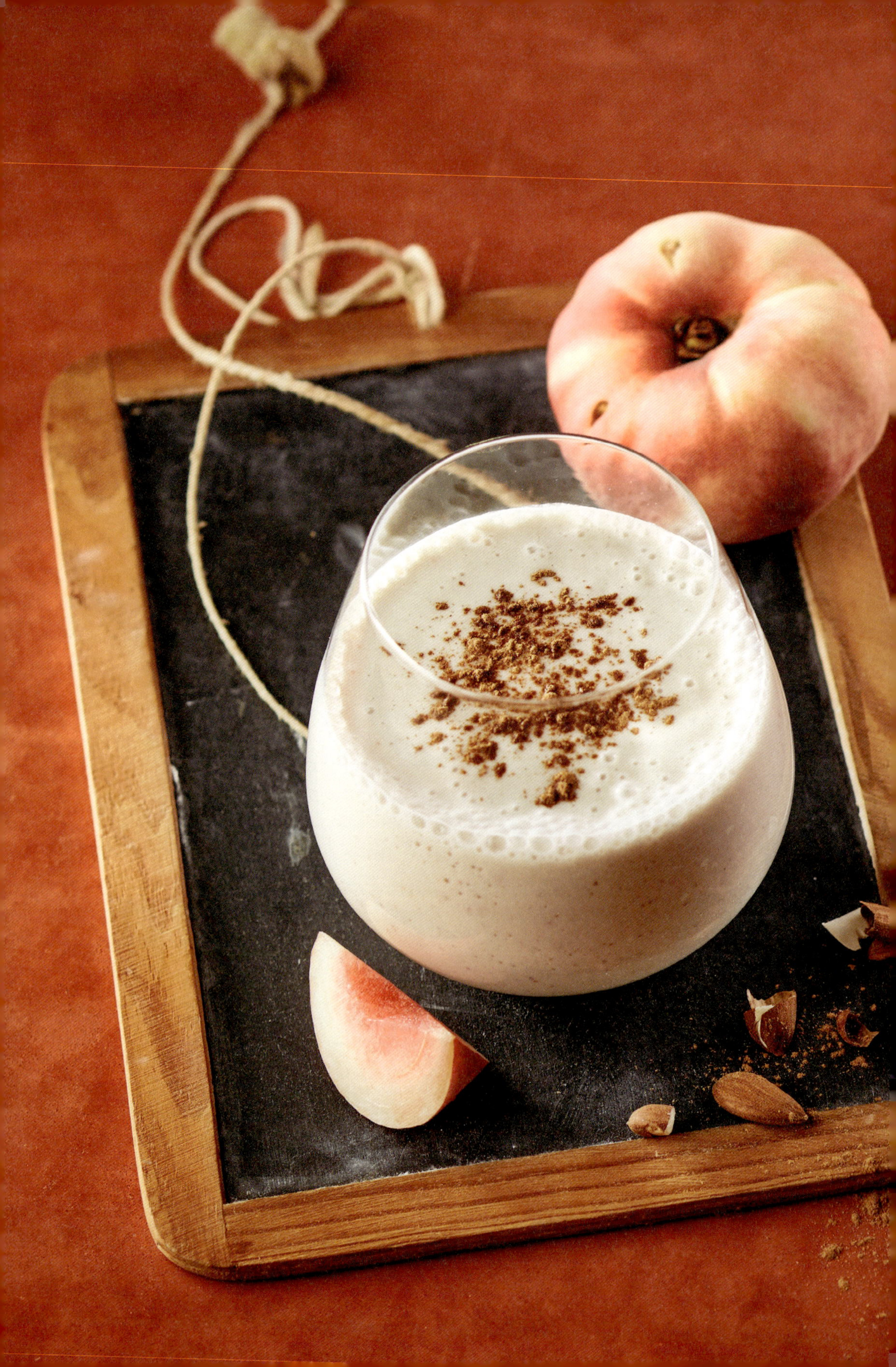

NUSS-PFIRSICH-MANDELMILCH-SMOOTHIE

Ergibt 1 Portion

NÄHRWERTE PRO PORTION

493	kcal	**36 g**	Fett	**28 g**	Zucker
2061	kj	**6 g**	gesättigte Fettsäuren	**73 mg**	Salz
10 g	Protein				
42 g	Kohlenhydrate	**8 g**	Ballaststoffe		

ZUTATEN

2 reife Pfirsiche
125 ml Mandelmilch
125 ml kaltes Wasser
2 Esslöffel Macadamianüsse
2 Esslöffel Cashewnüsse
1-2 Datteln
¼ Teelöffel Vanilleextrakt
eine Prise gemahlener Zimt, zusätzlich etwas Zimt zum Bestreuen (optional)
Eiswürfel (optional)

ZUBEREITUNG

1. Alle Zutaten in einen Mixer geben und 1-1½ Minuten mixen, bis der Smoothie eine sämige Konsistenz hat.
2. Den Smoothie in ein Glas gießen und nach Belieben mit einer weiteren Prise Zimt bestreuen.

SUNRISE

(s. Säfte, Seite 163)

MITTAGESSENREZEPTE
FÜR DIE NACHBEREITUNGSPHASE

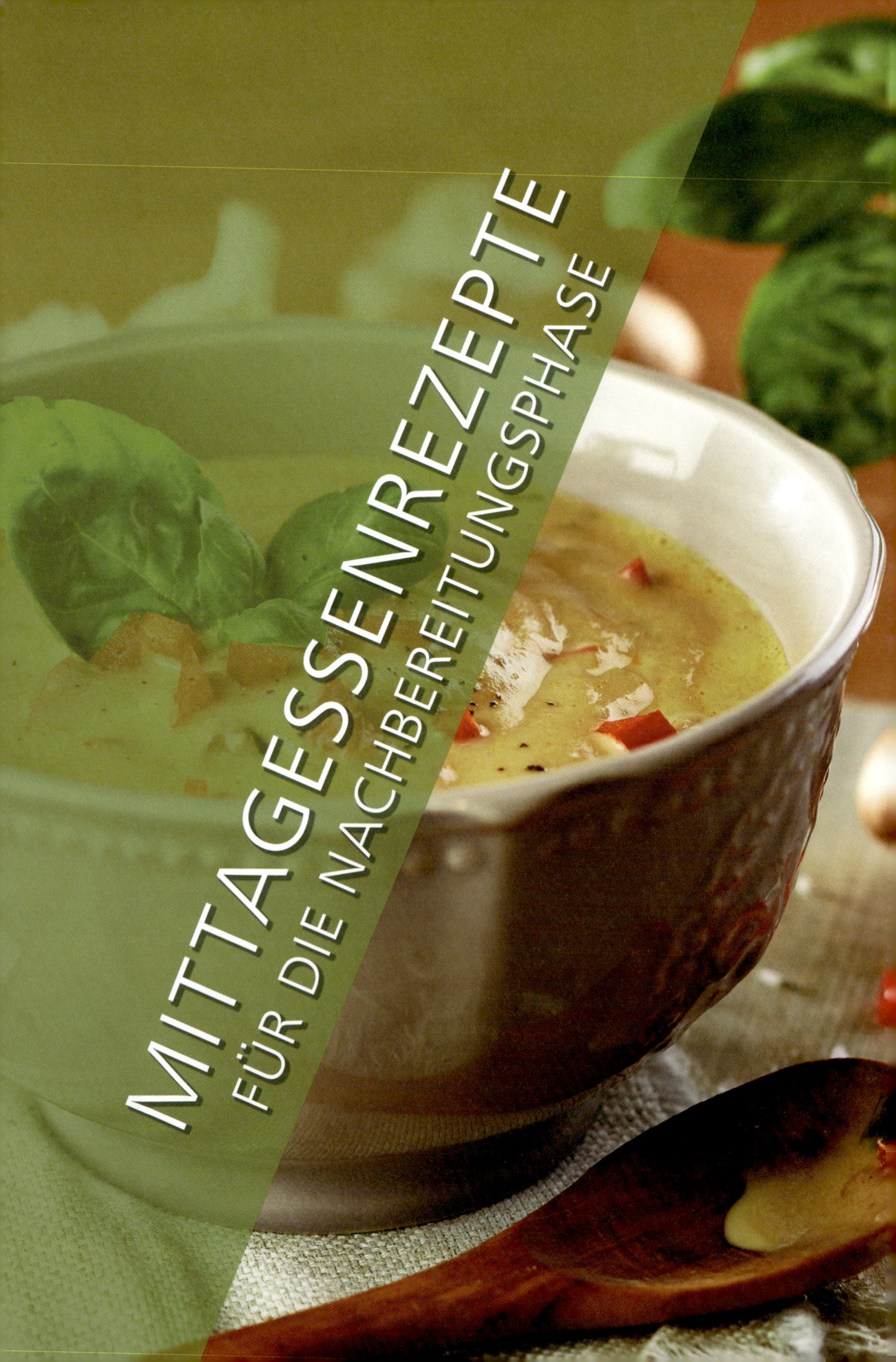

AVOCADOCREME-PILZ-SUPPE

Ergibt 2-4 Portionen

NÄHRWERTE PRO PORTION

460	kcal	**37 g**	Fett	**11 g**	Zucker
1923	kj	**10 g**	gesättigte Fettsäuren	**36 mg**	Salz
8 g	Protein				
33 g	Kohlenhydrate	**17 g**	Ballaststoffe		

ZUTATEN

2	Avocados
	Saft einer Zitrone
1	Knoblauchzehe
500 ml	heißes Wasser
1	Esslöffel Kokosöl
120 g	Pilze, klein geschnitten
1	rote Paprikaschote, gewürfelt
¼	kleine Zwiebel, fein gehackt
2	Tomaten, gewürfelt
3	Zweige frisches Basilikum

ZUBEREITUNG

1. Die Avocados, den Zitronensaft, den Knoblauch und das heiße Wasser in einen Mixer geben, alles vermengen und das Gemisch beiseitestellen.
2. Das Kokosöl bei mittelstarker Hitze in einem Topf erhitzen. Die Pilze, die rote Paprika, die Zwiebel, die Tomaten und das Basilikum hinzugeben und das Gemüse sautieren, bis es beginnt weich zu werden.
3. Das Avocadogemisch hinzugeben und nochmals alles erhitzen.

BURGER AUS QUINOA UND SCHWARZEN BOHNEN

Ergibt 12 Portionen

NÄHRWERTE PRO PORTION

126	kcal	**4 g**	Fett	**0 g**	Zucker
527	kj	**1 g**	gesättigte Fettsäuren	**2 mg**	Salz
5 g	Protein				
18 g	Kohlenhydrate	**6 g**	Ballaststoffe		

ZUTATEN

420 g Quinoa
250 ml Wasser
1 Esslöffel Kokosöl
2 Knoblauchzehen, zerdrückt (oder klein gehackt)
½ Zwiebel, gewürfelt
1 Jalapeño, entkernt und gewürfelt
400 g schwarze Bohnen aus der Dose, abgetropft und gewaschen; oder 225-350 g selbst gekochte schwarze Bohnen
2 Teelöffel Tomatenmark oder -paste
8 Esslöffel gemahlene Flachssamen, gegebenenfalls mehr
¼ Teelöffel gemahlene Kurkuma
¼ Teelöffel gemahlener Kreuzkümmel
Olivenöl zum Beträufeln
Meersalz und frisch gemahlener Pfeffer

ZUBEREITUNG

1. Die Quinoa und das Wasser in einen Kochtopf oder einen Reiskocher geben und das Gemisch unter gelegentlichem Rühren zum Kochen bringen.
2. Sobald das Wasser-Quinoa-Gemisch kocht, die Hitze verringern, noch einmal umrühren und ohne Deckel 10-12 Minuten köcheln lassen, bis sämtliches Wasser verdampft ist.
3. In der Zwischenzeit den Backofen auf 220 °C vorheizen.
4. Das Kokosöl bei mittlerer Hitze in eine Pfanne geben und den Knoblauch, die Zwiebel und die Jalapeño kurz anbraten.
5. Die Hälfte der Bohnen in eine Küchenmaschine oder einen Mixer geben und das Tomatenmark und das sautierte Gemüse hinzufügen. Das Gemisch pürieren, bis es sämig ist, und in eine Schüssel geben.
6. Die verbliebenen schwarzen Bohnen, die Quinoa, die gemahlenen Flachssamen und Gewürze hinzugeben. Gut durchrühren und nach Belieben mit Salz und Pfeffer würzen. Die Mischung 15 Minuten lang ruhen lassen – die Flachssamen sind ein Bindemittel und verfestigen das Gemisch. Es sollte ausreichend fest sein, um geformt werden zu können. Falls es sich zu feucht anfühlt, gegebenenfalls zusätzliche gemahlene Flachssamen hinzufügen; falls es sich zu trocken anfühlt, etwas Wasser hinzugeben.
7. Aus der Mischung 12 gleich große Burger formen und diese auf ein Backblech platzieren.
8. Die Burger mit Olivenöl beträufeln und 15-20 Minuten lang backen beziehungsweise so lange, bis sie braun sind.

BUTTERNUSSKÜRBIS-SUPPE

Ergibt 4 Portionen

NÄHRWERTE PRO PORTION

132	kcal	**7 g**	Fett	**6 g**	Zucker
552	kj	**1 g**	gesättigte Fettsäuren	**559 mg**	Salz
2 g	Protein				
18 g	Kohlenhydrate	**3 g**	Ballaststoffe		

ZUTATEN

2 Esslöffel Olivenöl
1 große Zwiebel, gehackt
4 Knoblauchzehen, gehackt
1 großer geschnittener Lauch, nur die weißen und hellgrünen Teile verwenden
1 großer Butternusskürbis, in 2,5 cm große Würfel geschnitten
1 Teelöffel frischer Thymian, fein gehackt
1 Teelöffel gemahlener Kreuzkümmel
950 ml Gemüsebrühe
Meersalz und frisch gemahlener Pfeffer

ZUBEREITUNG

1. Das Öl bei mittlerer Hitze in einem Topf erhitzen. Die Zwiebel, den Knoblauch und den Lauch hinzugeben und etwa 10 Minuten anbraten, bis alles weich ist.
2. Den Kürbis, den Thymian, den Kreuzkümmel sowie Salz und Pfeffer hinzugeben, gut durchrühren und weitere 2 Minuten braten.
3. Die Brühe hinzugeben und zum Kochen bringen. Die Suppe bei niedriger bis mittlerer Hitze mit geschlossenem Deckel 20 Minuten köcheln lassen.
4. Die Suppe pürieren, bis sie eine glatte, sämige Konsistenz hat, abschmecken und gegebenenfalls mit Salz und Pfeffer nachwürzen.

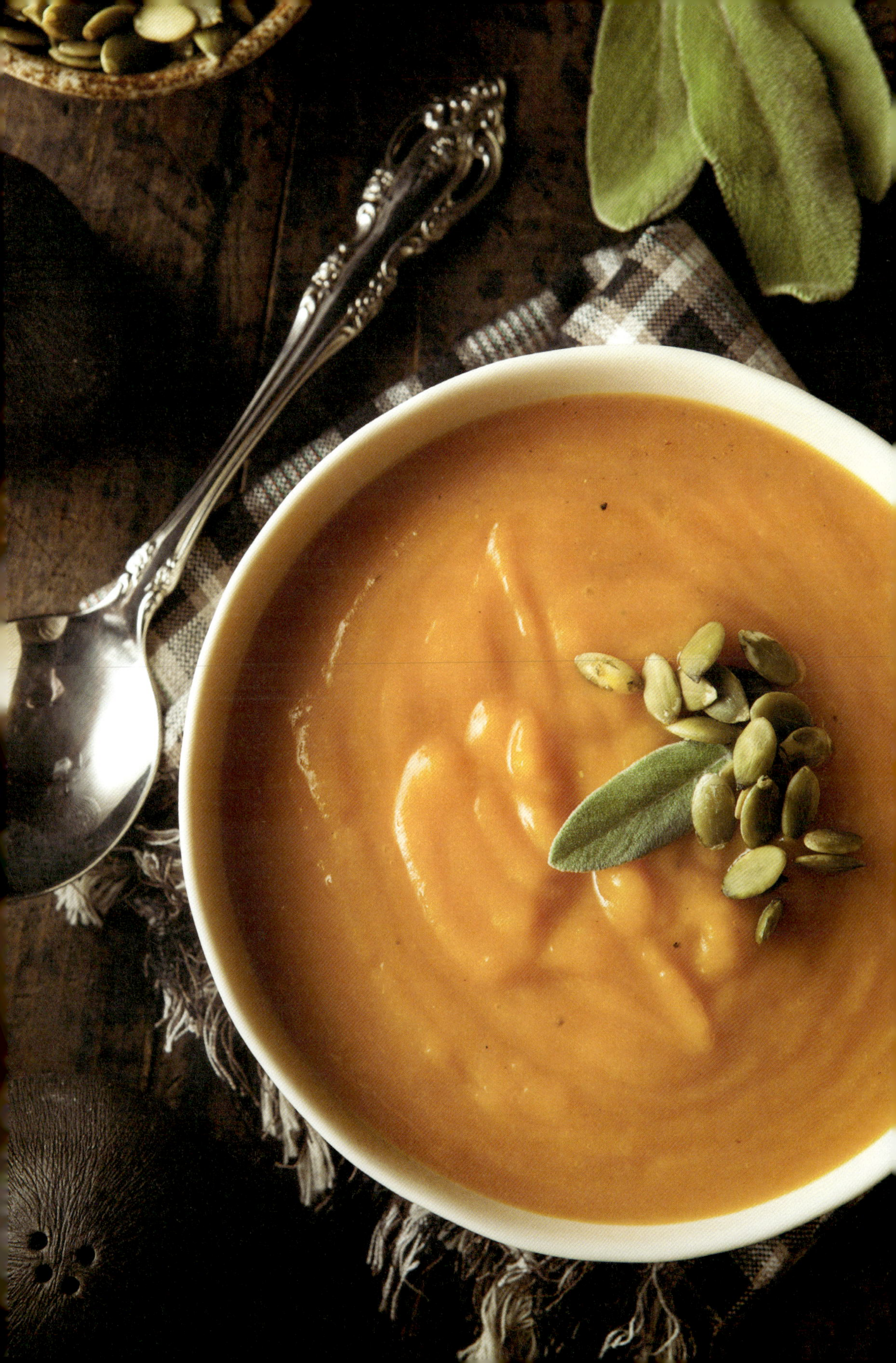

GROSSER REBOOT-SALAT

Ergibt 2 Portionen

NÄHRWERTE PRO PORTION

136	kcal	**8 g**	Fett	**6 g**	Zucker
568	kj	**1 g**	gesättigte Fettsäuren	**73 mg**	Salz
4 g	Protein				
16 g	Kohlenhydrate	**7 g**	Ballaststoffe		

ZUTATEN

1 Handvoll Rucola
2 Handvoll Spinat
1 Handvoll roter Pflücksalat
½ Gurke, klein geschnitten
1 Möhre, gerieben
75 g Cocktailtomaten
25 g Brokkoliröschen
25 g Blumenkohlröschen
½ Avocado, geschnitten
25 g getrocknete Cranberrys

ZUBEREITUNG

Alle Zutaten in eine große Schüssel geben, Lieblings-Reboot-Dressing hinzufügen (wir empfehlen die Vinaigrette auf Seite 190) und den Salat gut durchheben.

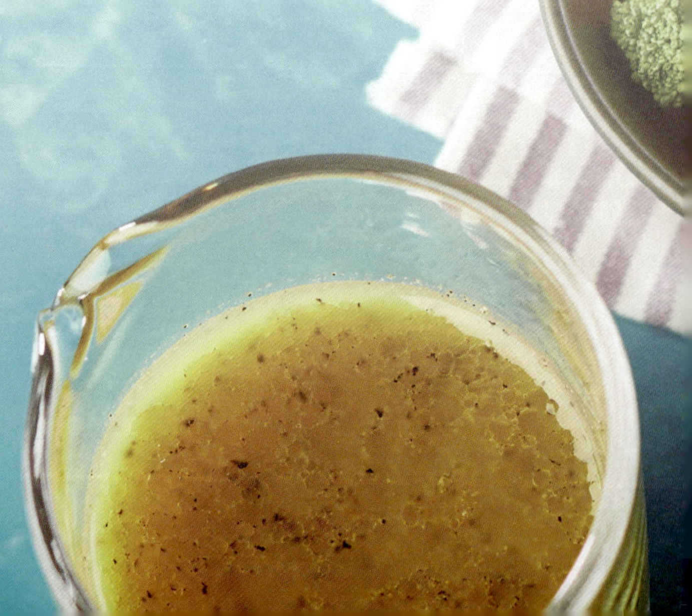

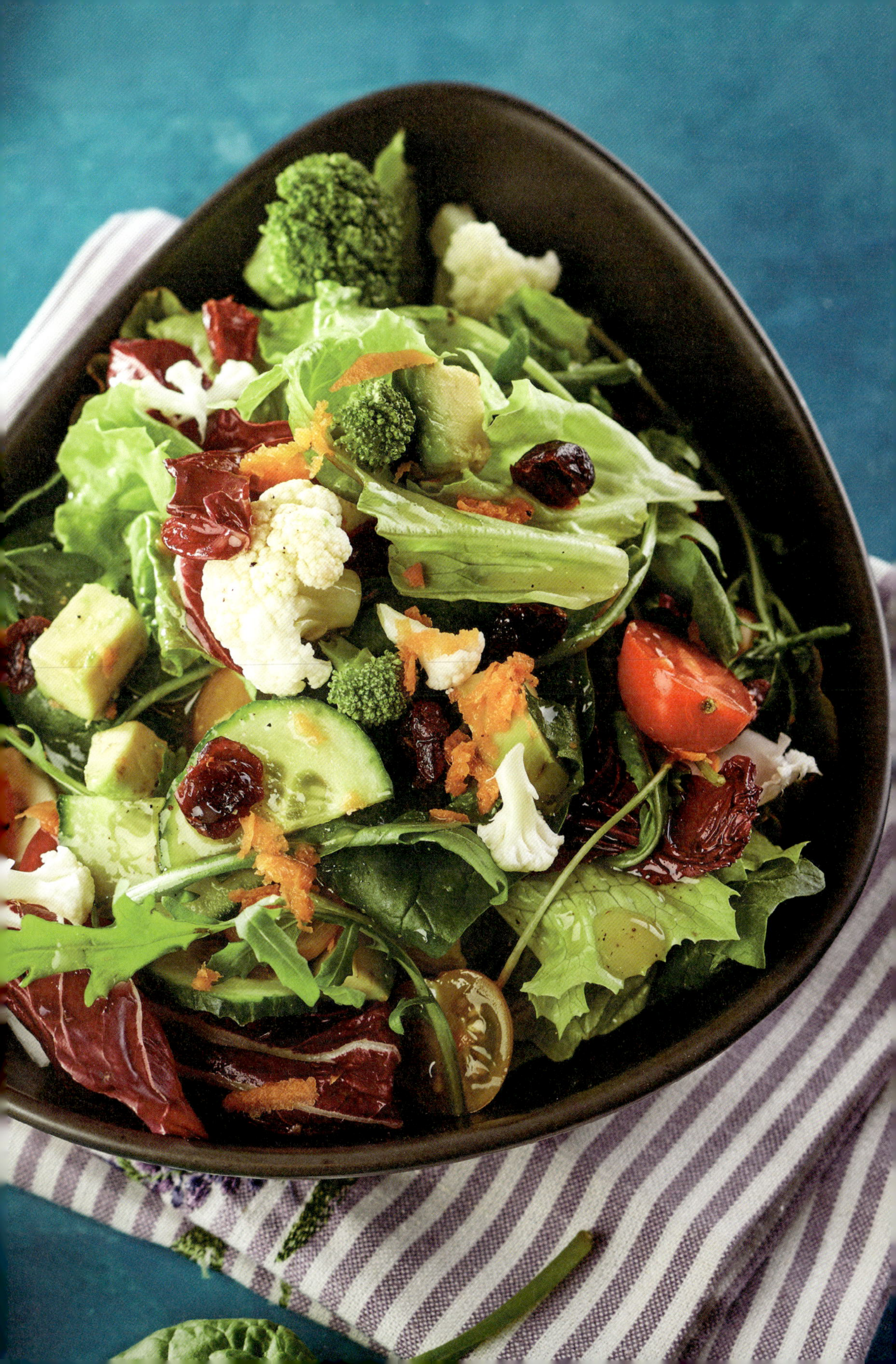

REBOOT-REGENBOGEN-SALAT

Ergibt 2 Portionen

NÄHRWERTE PRO PORTION

37	kcal	**0 g**	Fett	**3 g**	Zucker
155	kj	**0 g**	gesättigte Fettsäuren	**64 mg**	Salz
2 g	Protein				
9 g	Kohlenhydrate	**3 g**	Ballaststoffe		

ZUTATEN

eine Handvoll Spinat
2 Handvoll gemischter Kohl
75 g rote Paprikaschote, klein geschnitten
1 Möhre, klein geschnitten
½ Gurke, klein geschnitten
25 g rote Zwiebeln, gehackt

ZUBEREITUNG

Alle Zutaten in eine große Schüssel geben, Ihr Lieblings-Reboot-Dressing hinzufügen und alles gut durchheben.

ROTER QUINOA-SALAT

Ergibt 2 Portionen

NÄHRWERTE PRO PORTION

323	kcal	**9 g**	Fett	**4 g**	Zucker
1350	kj	**1 g**	gesättigte Fettsäuren	**9 mg**	Salz
16 g	Protein				
46 g	Kohlenhydrate	**10 g**	Ballaststoffe		

ZUTATEN

- 90 g Quinoa
- 250 ml Wasser
- 25 g rote Zwiebel, gewürfelt
- 75 g gekochte schwarze Bohnen
- 175 g gekochte Edamame
- 1 Esslöffel Balsamico-Essig
- ½ Esslöffel Natives Olivenöl Extra

ZUBEREITUNG

1. Die Quinoa und das Wasser in einen Kochtopf oder Reiskocher geben und bei mittelstarker Hitze unter gelegentlichem Rühren zum Kochen bringen.
2. Sobald das Quinoa-Wasser-Gemisch kocht, die Hitze verringern, einmal umrühren und ohne Deckel 10-12 Minuten lang köcheln lassen, bis das ganze Wasser verdampft ist.
3. Die Quinoa in eine große Schüssel geben, alle übrigen Zutaten hinzufügen und alles gut durchheben.

SÜSSKARTOFFEL-PAK-CHOI-SUPPE

(siehe Suppen, Seite 188)

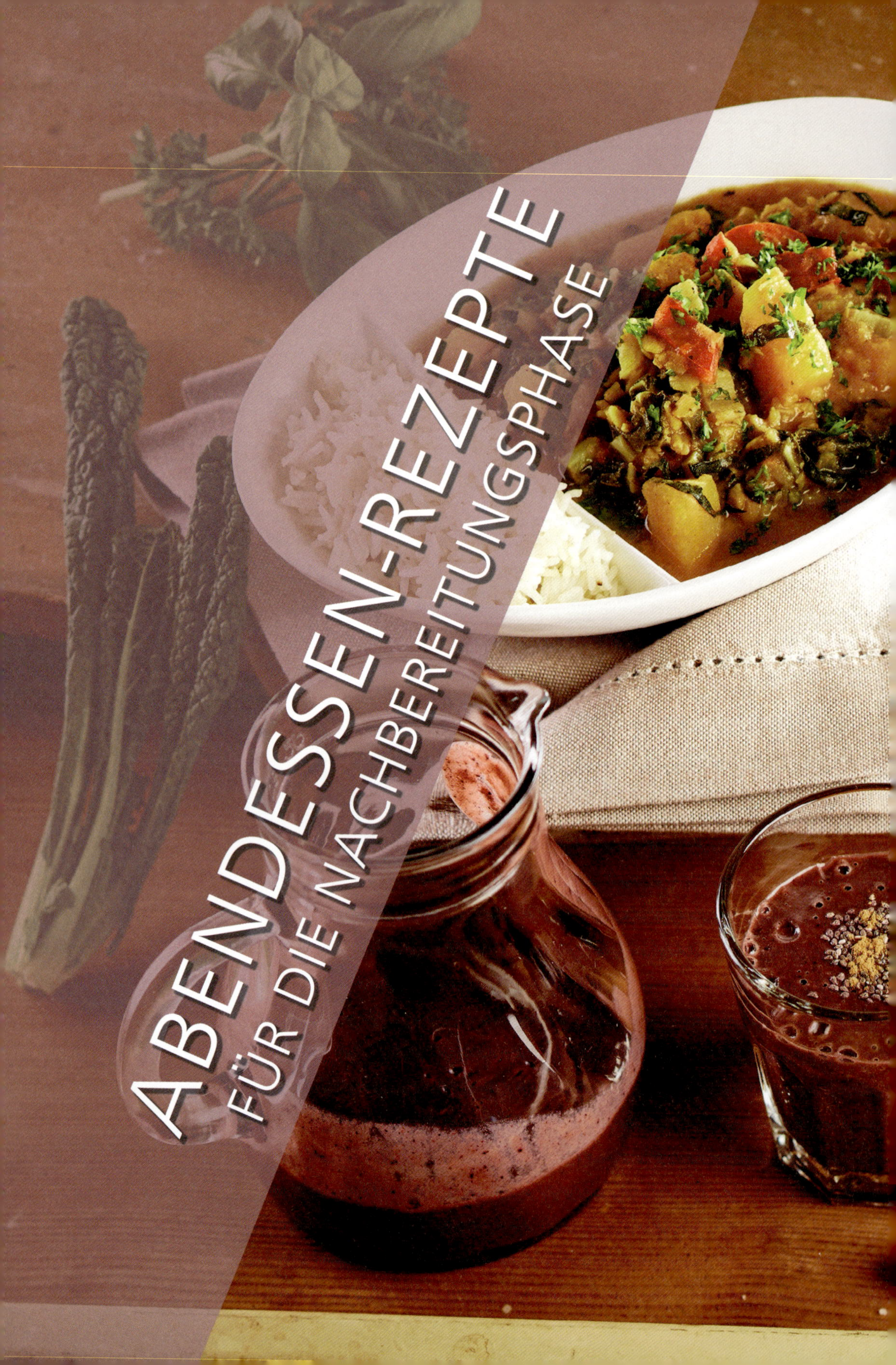

ABENDESSEN-REZEPTE

FÜR DIE NACHBEREITUNGSPHASE

LINSEN-BUTTERNUSS-KÜRBIS-CURRY

Ergibt 6 Portionen

NÄHRWERTE PRO PORTION

107	kcal	**0 g**	Fett	**2 g**	Zucker
447	kj	**0 g**	gesättigte Fettsäuren	**4 mg**	Salz
14 g	Protein				
3 g	Kohlenhydrate	**5 g**	Ballaststoffe		

ZUTATEN

1 Esslöffel Olivenöl
1 große Zwiebel, gehackt
3 Knoblauchzehen, zerdrückt
ein Stück frische Ingwerwurzel, 2,5 cm, fein gehackt
2 Teelöffel gemahlener Kreuzkümmel
2 Teelöffel gemahlener Koriander
2 Teelöffel gemahlene schwarze Senfkörner
2 Teelöffel gemahlene gelbe Senfkörner
1 Teelöffel gemahlene Kurkuma
1 lange rote Chilischote; fein gehackt (optional)
290 g ungekochte, abgespülte Linsen
950 ml Gemüsebrühe
4 große Tomaten, klein geschnitten
2 Selleriestangen, klein geschnitten
200 g Butternusskürbis, in Stücke geschnitten
2 Mangoldblätter, klein geschnitten, die Stiele werden separat klein geschnitten
4 Blätter Palmkohl, klein geschnitten, die Stiele werden separat klein geschnitten
1 Teelöffel Meersalz und frisch gemahlener Pfeffer
etwa 250 ml Kokosmilch

Servieren mit

gedämpfter Quinoa oder Reis
1 Esslöffel Kokoscreme oder griechischem Joghurt
gehacktem Koriander und Petersilie

ZUBEREITUNG

1. Das Öl bei niedriger bis mittlerer Hitze in einem Kochtopf erhitzen und die Zwiebel, den Knoblauch und die Ingwerwurzel anbraten, bis alles weich ist.
2. Die Gewürze und gegebenenfalls die Chili einrühren und das Gemisch ein wenig weitergaren lassen, bis es angenehm duftet.
3. Die Linsen, die Brühe, die Tomaten, die Sellerie, den Kürbis, die Mangold- und Palmkohlstiele, das Salz und den Pfeffer hinzugeben und alles 40-50 Minuten beziehungsweise so lange leicht köcheln lassen, bis der Kürbis und die Linsen weich sind.
4. Die Kokosmilch und die Mangold- und Palmkohlblätter hinzugeben und das Ganze weitere 10 Minuten garen lassen.
5. Mit Quinoa oder Reis servieren, mit einem Schlag Kokoscreme oder Joghurt garnieren und mit gehackter Petersilie und Koriander bestreuen.

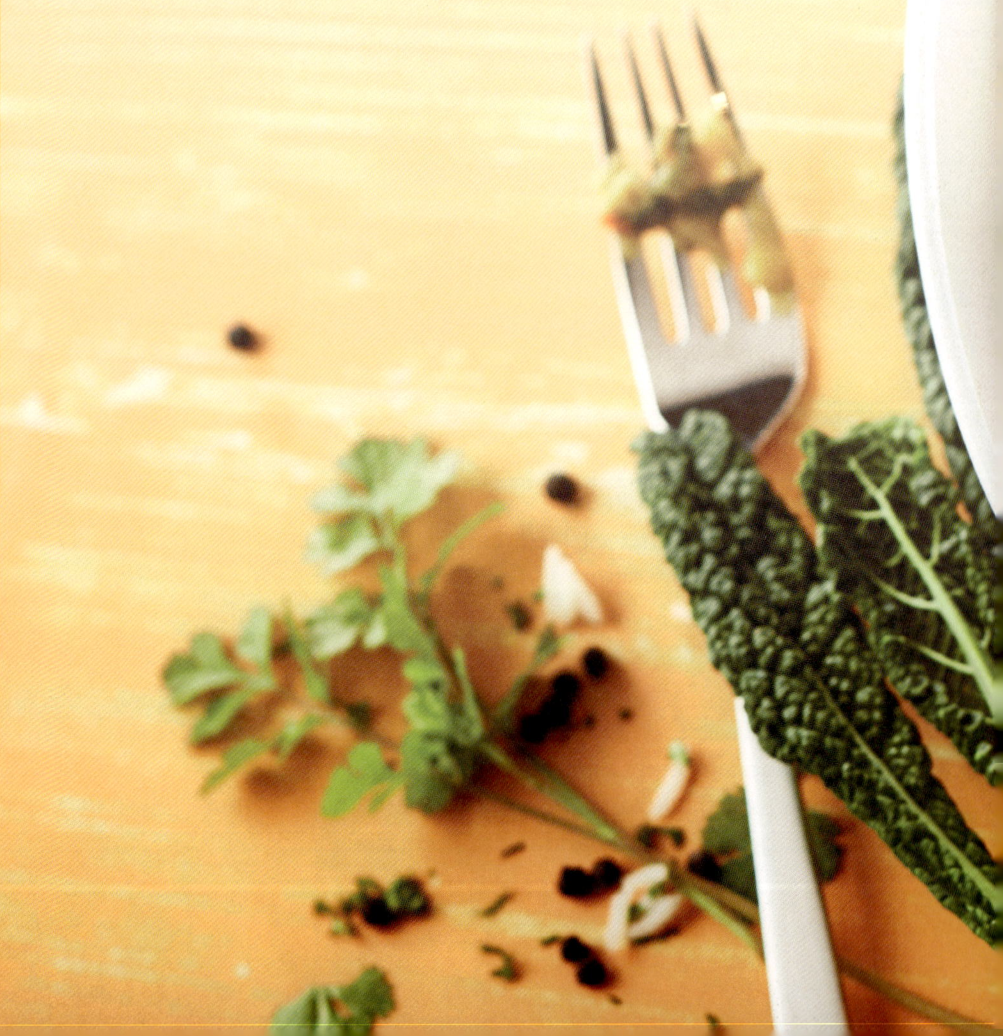

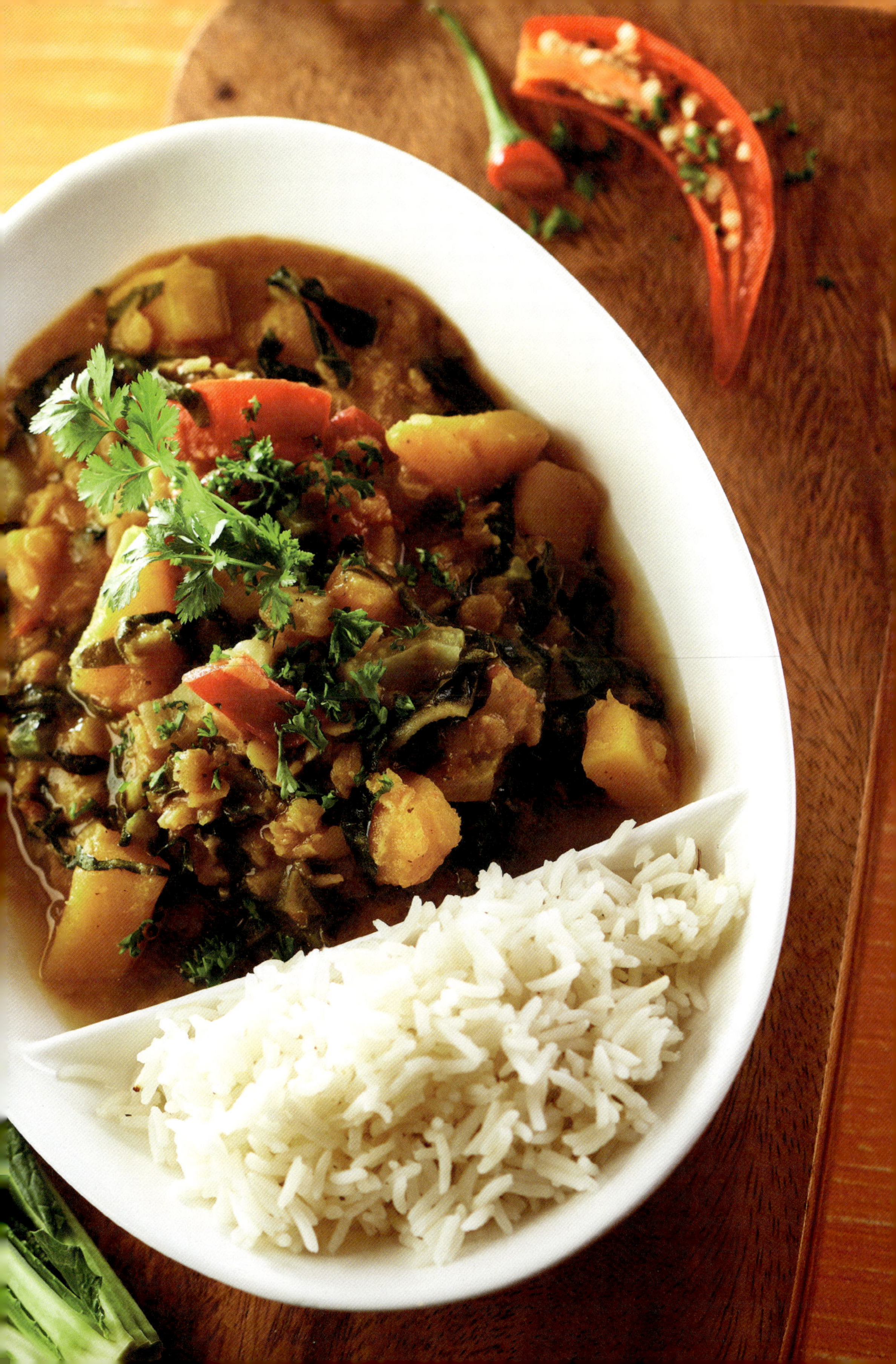

PAPRIKASCHOTEN MIT BUNTER FÜLLUNG

Ergibt 4 Portionen

NÄHRWERTE PRO PORTION

395	kcal	**8 g**	Fett	**9 g**	Zucker
1651	kj	**1 g**	gesättigte Fettsäuren	**476 mg**	Salz
18 g	Protein				
66 g	Kohlenhydrate	**15 g**	Ballaststoffe		

ZUTATEN

175 g Quinoa
500 ml Wasser
4 Paprikaschoten Ihrer Wunschfarbe(n)
1 Kopf Brokkoli
1 Zwiebel
3 Knoblauchzehen
1 Esslöffel Olivenöl oder Kokosöl
½ Esslöffel süßes Chilipulver
1 Teelöffel gemahlener Kreuzkümmel
¼ Teelöffel Meersalz
¼ Teelöffel frisch gemahlener Pfeffer
350 g gekochte schwarze Bohnen

ZUBEREITUNG

1. Den Backofen auf 180 °C vorheizen.
2. Die Quinoa und das Wasser in einen Kochtopf oder einen Reiskocher geben und das Gemisch bei mittelstarker Hitze unter gelegentlichem Rühren zum Kochen bringen.
3. Sobald es kocht die Hitze verringern, einmal umrühren und die Quinoa 10-12 Minuten köcheln lassen, bis das gesamte Wasser verdampft ist.
4. In der Zwischenzeit die Oberseiten der Paprikaschoten abschneiden und die Kerne und das Gehäuse entfernen.
5. Den Brokkoli, die Zwiebel und den Knoblauch schneiden.
6. Das Öl bei mittlerer Hitze in einer Pfanne erhitzen. Zuerst die Zwiebel und den Knoblauch ins Öl geben und danach das Chilipulver, den Kreuzkümmel sowie Salz und Pfeffer. Das Ganze 3-4 Minuten lang anbraten, dann den Brokkoli hinzufügen und weitere 2-4 Minuten garen, bis das Gemüse weich ist.
7. Die schwarzen Bohnen in die sautierte Gemüsemischung einrühren und nochmals alles erhitzen.
8. Zuerst die gekochte Quinoa in die Paprikaschoten füllen und anschließend die Bohnenmischung darauf geben.
9. Die Paprikaschoten auf ein Backblech stellen und 6-8 Minuten backen, bis sie ein wenig weich werden.

PALMKOHL-AVOCADO-SALAT MIT VINAIGRETTE

(siehe Salate; Seite 176)

PFIRSICH- ODER BIRNEN-BLAUBEER-BOMBE

(siehe Säfte, Seite 154)

REBOOT-MOUSSAKA

Ergibt 6-8 Portionen

NÄHRWERTE PRO PORTION

103	kcal	**4 g**	Fett	**7 g**	Zucker
431	kj	**1 g**	gesättigte Fettsäure	**888 mg**	Salz
3 g	Protein				
16 g	Kohlenhydrate	**5 g**	Ballaststoffe		

ZUTATEN

1 Aubergine, in 0,5-1 cm dicke Scheiben geschnitten
500 g Speisekürbis oder Butternusskürbis oder Süßkartoffeln, in 0,5-1 cm dicke Scheiben geschnitten
Olivenöl zum Bestreichen und Braten
Meersalz

Für die Gemüsesoße

1 große Zwiebel, gehackt
3 Knoblauchzehen, gehackt
1 Möhre, klein geschnitten
3 Mangoldblätter oder Blätter von anderem Blattgemüse, klein geschnitten
250 ml gemischter Gemüsetrester (diese Menge erhalten Sie, wenn Sie 750 ml Gemüsesaft zubereiten)
500 ml Wasser
500 ml Gemüsebrühe
2x400 g zerkleinerte Tomaten aus der Dose
1½ Teelöffel Meersalz
frisch gemahlener Pfeffer zum Würzen nach Belieben
1 Teelöffel getrockneter Oregano
1 Teelöffel gemahlener Zimt
½ Teelöffel gemahlener Piment
2 Lorbeerblätter

Für die weiße Soße

½ Kopf Blumenkohl, in Röschen zerteilt
1 Knoblauchzehe, gehackt
Saft einer halben Zitrone
1 Esslöffel Olivenöl
4 Esslöffel Wasser

ZUBEREITUNG

1. Den Backofen auf 180 °C vorheizen.
2. Die Auberginen- und die Kürbisscheiben mit Olivenöl bestreichen und mit etwas Meersalz bestreuen. Die Scheiben auf ein Backblech legen und 20 Minuten backen.
3. In der Zwischenzeit 1 Esslöffel Olivenöl bei mittlerer Hitze in einen Topf geben und die Zwiebeln ein paar Minuten anbraten. Den Knoblauch, die Möhre, den Mangold und den Gemüsetrester hinzufügen, gut durchrühren und alles zusammen für ein paar weitere Minuten anbraten.
4. Jetzt die Gemüsesoßezutaten hinzufügen. Kontinuierlich umrühren, bis das Gemisch kocht. Dann die Hitze verringern und 35 Minuten lang köcheln lassen.
5. Für die Zubereitung der weißen Soße den Blumenkohl dämpfen, bis er soeben weich ist, dann in einen Mixer oder eine Küchenmaschine geben. Die übrigen Soßenzutaten hinzufügen und mixen, bis die Soße sämig ist.
6. Die Hälfte der Auberginenscheiben auf den Boden einer großen Auflaufform legen und die Hälfte der Gemüsesoße darüber geben. Alle Kürbisscheiben darauflegen und darüber die andere Hälfte der Auberginenscheiben; die restliche Gemüsesoße darüber gießen. Zum Schluss die weiße Soße darüber geben und das Moussaka 35 Minuten im Ofen backen.

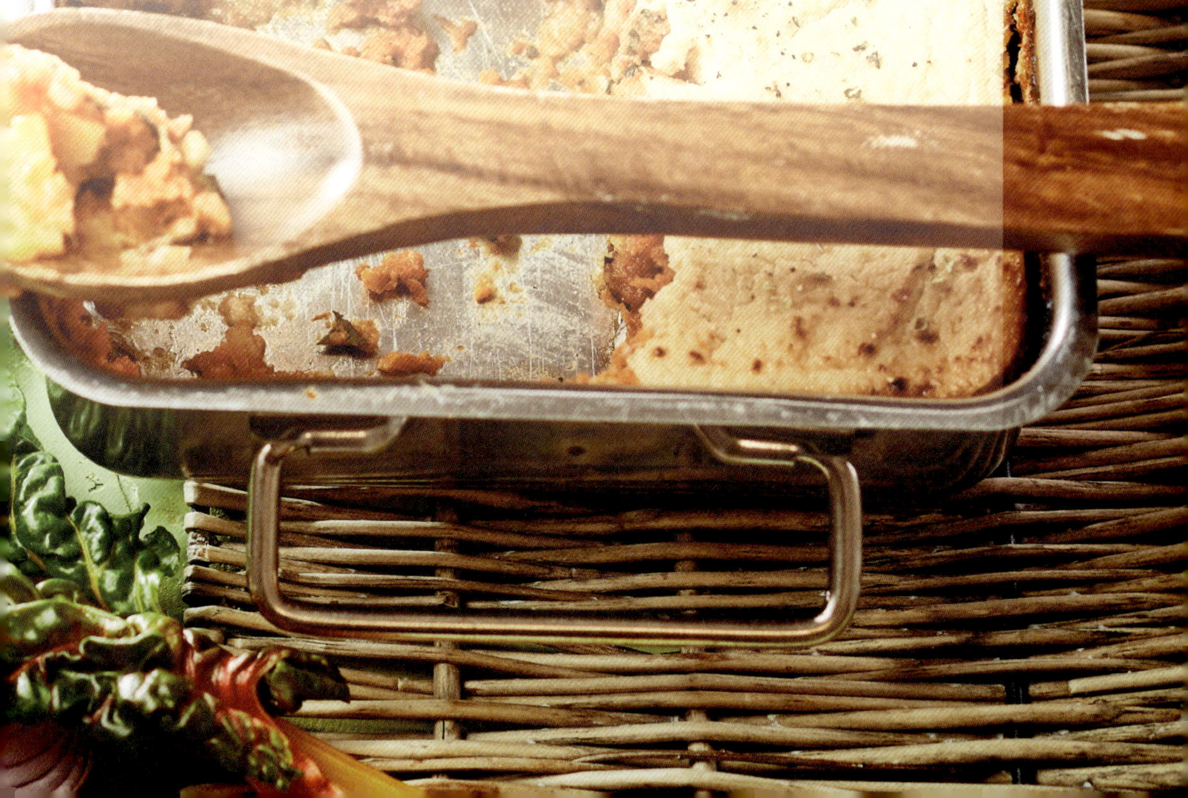

SALAT AUS GEDÄMPFTEM GEMÜSE

Ergibt 1 Portion

NÄHRWERTE PRO PORTION

313	kcal	**2 g**	Fett	**19 g**	Zucker
1308	kj	**0 g**	gesättigte Fettsäuren	**201 mg**	Salz
24 g	Protein				
60 g	Kohlenhydrate	**23 g**	Ballaststoffe		

ZUTATEN

150 g geputzte Zuckerschoten
115 g geputzte grüne Bohnen
1 Kopf Brokkoli, in Röschen geschnitten

Für die Ingwer-Honig-Soja-Soße

NÄHRWERTE PRO PORTION

54	kcal	**4 g**	Fett	**3 g**	Zucker
226	kj	**1 g**	gesättigte Fettsäuren	**228 mg**	Salz
1 g	Protein				
3 g	Kohlenhydrate	**0 g**	Ballaststoffe		

2 Esslöffel frische Ingwerwurzel, fein gehackt
2 Esslöffel Knoblauch, zerdrückt
2 Esslöffel roher Honig (nicht erhitzt, nicht pasteurisiert, nicht industriell verarbeitet)
4 Esslöffel Sojasoße (Nama Shoyu oder Tamari)
4 Esslöffel Olivenöl
Meersalz und frisch geriebener Pfeffer

ZUBEREITUNG

1. Einen Dampfgarer vorbereiten, das Gemüse etwa 5 Minuten dämpfen, bis alle Zutaten gar sind, aber noch ihre kraftvolle Farbe haben und bissfest sind.
2. In der Zwischenzeit das Dressing zubereiten. Zunächst die ersten 4 Zutaten mit einem Mixer pürieren. Dann langsam, ohne den Motor auszustellen, das Öl zu dem Dressing hinzufügen, bis es sich zu einer Emulsion verbindet. Nach Belieben mit Salz und Pfeffer abschmecken. (Das Dressing lässt sich bis zu einer Woche aufbewahren, wenn es verschlossen im Kühlschrank gelagert wird.)
3. Das Dressing über das gedämpfte Gemüse träufeln und servieren.

WÜRZIGES QUINOA-LINSEN-BROT

Ergibt 8 Portionen

NÄHRWERTE PRO PORTION

511	kcal	**12 g**	Fett	**4 g**	Zucker
2136	kj	**3 g**	gesättigte Fettsäuren	**349 mg**	Salz
25 g	Protein				
78 g	Kohlenhydrate	**27 g**	Ballaststoffe		

ZUTATEN

- 175 g Quinoa
- 550 ml Wasser
- 400 g ungekochte Linsen
- 1½ Esslöffel Kokosöl
- 1 Zwiebel, gehackt
- 4 Knoblauchzehen, gehackt
- 2 Esslöffel gemahlene Flachssamen
- 50 g glutenfreies Paniermehl
- 2 Esslöffel Tomatensoße
- ½ Esslöffel gemahlene Kurkuma
- ½ Esslöffel gemahlener Kreuzkümmel
- ½ Esslöffel gemahlener Koriander
- ½ Teelöffel Meersalz
- 1 Teelöffel frisch gemahlener Pfeffer
- Saft einer ¼ Zitrone
- 4 Esslöffel gehackte Petersilie zum Garnieren

ZUBEREITUNG

1. Die Quinoa und das Wasser in einen Kochtopf oder Reiskocher geben und bei mittelstarker Hitze unter gelegentlichem Rühren zum Kochen bringen.
2. Sobald das Gemisch kocht, die Hitze verringern, noch einmal umrühren und 10-12 Minuten ohne Deckel köcheln lassen, bis das gesamte Wasser verdampft ist.
3. Die Linsen in einen Topf geben, Wasser hinzufügen, bis die Linsen bedeckt sind, und zum Kochen bringen. Etwa 30 Minuten köcheln lassen, bis die Linsen weich sind.
4. Einen Esslöffel Kokosöl in eine Pfanne geben und die Zwiebel und den Knoblauch bei mittlerer Hitze etwa 5 Minuten anbraten, bis sie goldbraun sind.
5. Den Backofen auf 190 °C vorheizen. Eine Brotbackform mit dem verbleibenden Kokosöl einfetten.
6. Die Quinoa und die Linsen in eine große Schüssel geben.
7. Die Zwiebel, den Knoblauch und das Bratfett hinzugeben und dann alle übrigen Zutaten, bis auf die Petersilie. Alles mit den Händen vermengen, weiteres Wasser, Tomatensoße und Paniermehl oder, falls notwendig, Flachssamen hinzufügen, bis eine feste Mischung entsteht.
8. Die Mischung in die vorbereitete Brotbackform geben und 45-60 Minuten backen, bis die Oberseite des Laibs leicht braun und kross ist.
9. Den Laib ein paar Minuten abkühlen lassen und dann auf eine Servierplatte stürzen. Vor dem Verzehr mit Petersilie bestreuen.

SÜSSER LIMETTE-QUINOA-NUDEL-SALAT

Ergibt 6-8 Portionen; das Dressing ergibt 250 ml

NÄHRWERTE PRO PORTION

418	kcal	**3 g**	Fett	**2 g**	Zucker
1747	kj	**0 g**	gesättigte Fettsäuren	**12 mg**	Salz
11 g	Protein				
96 g	Kohlenhydrate	**7 g**	Ballaststoffe		

ZUTATEN

700 g Quinoa-Nudeln (am besten kleine)
1 orange Paprikaschote
½ grüne Paprikaschote
1 Möhre
½ rote Zwiebel
70 g Brokkoliröschen
135 g gekochte schwarze Bohnen
2 Esslöffel frischer Schnittlauch, klein geschnitten

Für das Dressing

4 Esslöffel Olivenöl
2 Esslöffel Apfelweinessig
½ Teelöffel Meersalz
¼ Teelöffel frisch gemahlener Pfeffer
2 Esslöffel frischer Schnittlauch, geschnitten
eine Handvoll Petersilie
eine Handvoll Basilikum
¼ Avocado
1½ Teelöffel Honig oder reiner Ahornsirup
Saft einer ½ Limette

ZUBEREITUNG

1. Die Nudeln gemäß den Anweisungen auf der Packung kochen.
2. In der Zwischenzeit die Paprikaschoten, die Möhre, die Zwiebel und den Brokkoli klein schneiden.
3. Alle Dressingzutaten in einen Mixer geben, den Limettensaft zum Schluss hinzufügen. Mixen, bis alles gut vermengt ist.
4. Die Nudeln abtropfen, im Durchschlag abkühlen lassen und dann in eine große Schüssel geben.
5. Das zerkleinerte Gemüse und die Bohnen hinzugeben und die Hälfte des Dressings darüber gießen. Alles gut durchheben und gegebenenfalls mehr Dressing hinzufügen.
6. Den Salat vor dem Servieren mit dem Schnittlauch bestreuen.

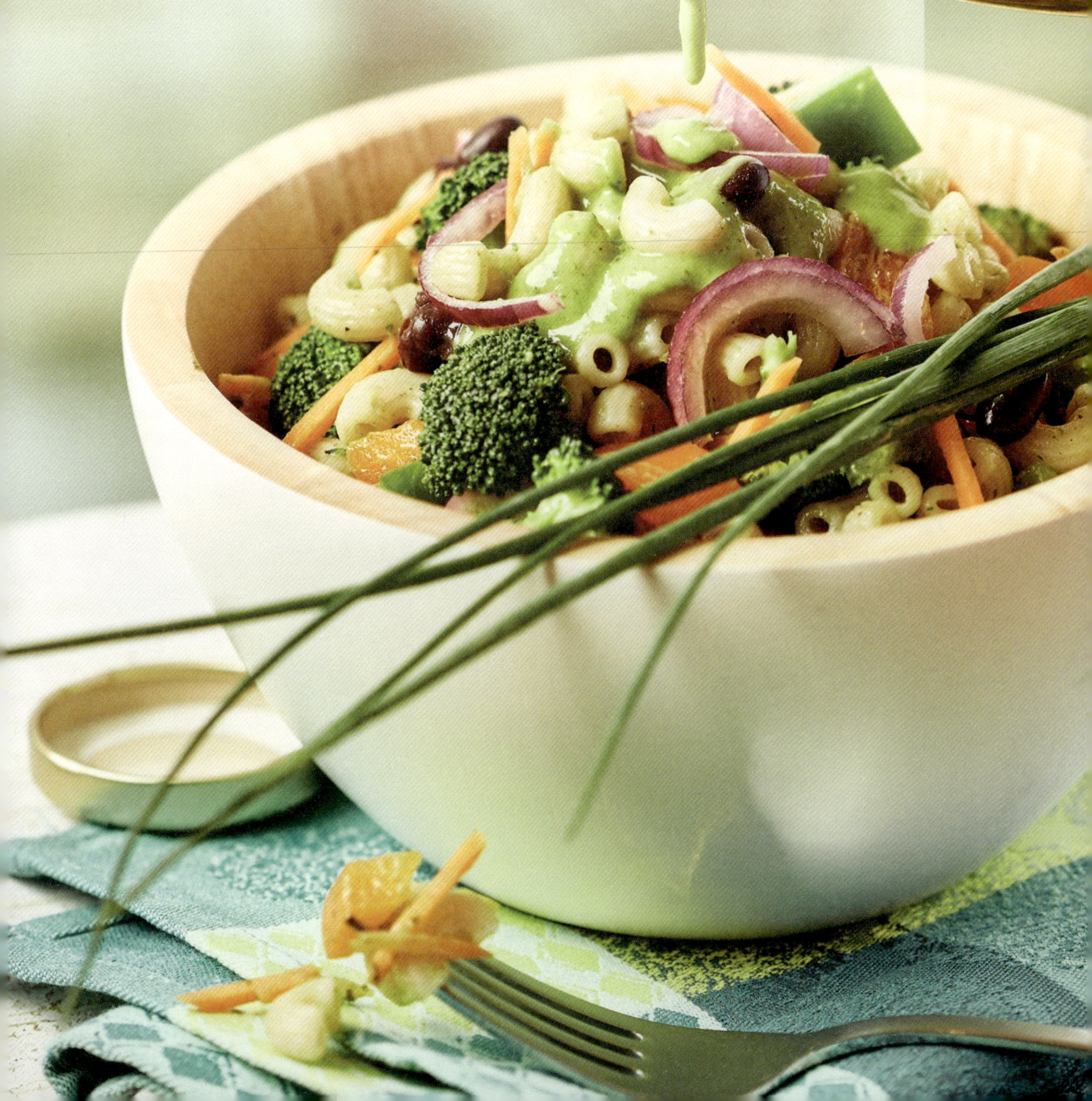

DESSERTREZEPTE
FÜR DIE NACHBEREITUNGSPHASE

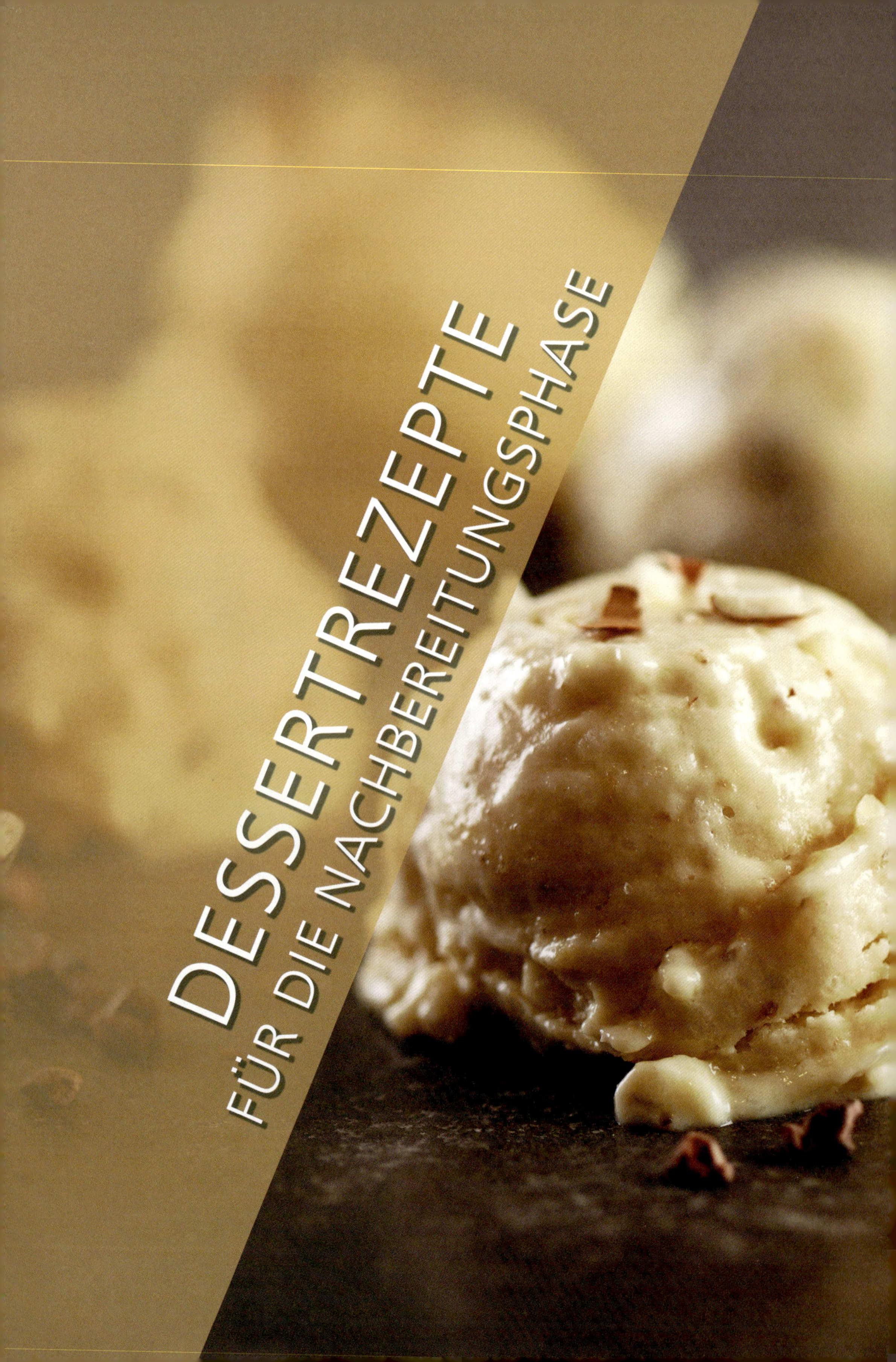

BANANEN-»EIS«

Ergibt 1 Portion

NÄHRWERTE PRO PORTION

112	kcal	**1 g**	Fett	**15 g**	Zucker
468	kj	**0 g**	gesättigte Fettsäuren	**4 mg**	Salz
1 g	Protein				
28 g	Kohlenhydrate	**3 g**	Ballaststoffe		

ZUTATEN

1 große oder 2 kleine gefrorene Bananen
½ Esslöffel Mandelbutter (optional)
½ Esslöffel Kakao-Nibs (optional)
½ Teelöffel gemahlener Zimt (optional)
etwa 2 Esslöffel Mandelmilch

ZUBEREITUNG

Alle Zutaten in einen Mixer geben und so lange mixen, bis eine sämige Eiskonsistenz entsteht.

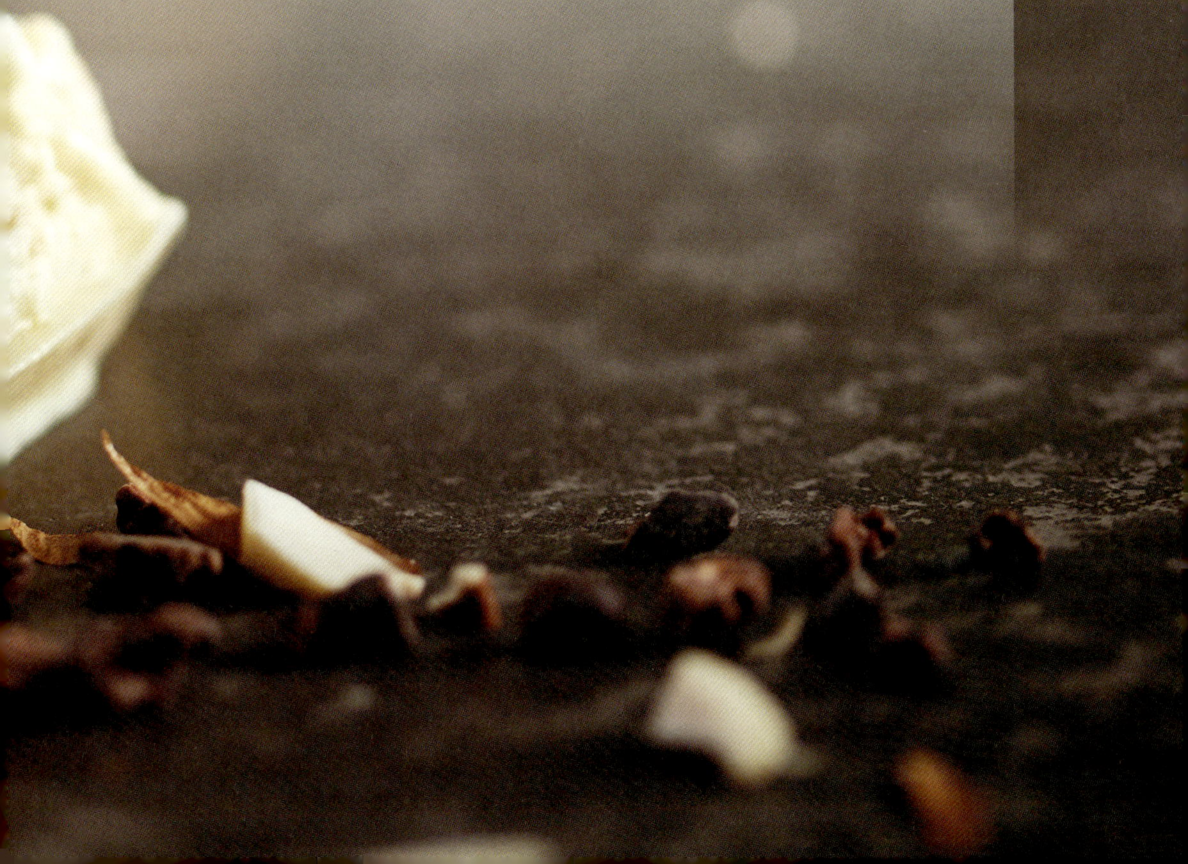

MANDELBUTTER-BEEREN-MÜSLIRIEGEL

Ergibt 8 Riegel

NÄHRWERTE PRO PORTION

273	kcal	**11 g**	Fett	**16 g**	Zucker
1141	kj	**1 g**	gesättigte Fettsäuren	**60 mg**	Salz
8 g	Protein				
37 g	Kohlenhydrate	**5 g**	Ballaststoffe		

ZUTATEN

165 g Haferflocken
50 g Gojibeeren
165 g Ahornsirup
120 g Mandelbutter (Zimmertemperatur)
2 Esslöffel Chiasamen
½ Teelöffel gemahlener Zimt

ZUBEREITUNG

1. Alle Zutaten in eine große Schüssel geben und gut vermengen.
2. Die Mischung in eine 20 × 20 cm große flache Backform geben. Die Masse sollte etwa 1-2 cm dick sein.
3. Die Masse etwa eine Stunde beziehungsweise so lange kalt stellen, bis sie leicht hart wird.
4. In 8 rechteckige Riegel schneiden, jeden einzeln in Frischhaltefolie wickeln und im Gefrierfach aufbewahren.

SELBST GEMACHTE GESUNDE MÜSLIRIEGEL

Ergibt 10– 12 Portionen

NÄHRWERTE PRO PORTION

251	kcal	**21 g**	Fett	**5 g**	Zucker
1049	kj	**7 g**	gesättigte Fettsäuren	**14 mg**	Salz
4 g	Protein				
15 g	Kohlenhydrate	**5 g**	Ballaststoffe		

ZUTATEN

- 120 g gemischte Nüsse
- 50 g Kürbiskerne
- 25 g getrocknete, sulfitfreie Cranberrys
- 4 Datteln
- 3 Esslöffel reiner Ahornsirup, roher Honig oder Reismalz
- 150 g Macadamia-Butter
- eine Prise Meersalz
- 70 g Kokosmehl
- 95 g Kokosflocken

ZUBEREITUNG

1. Den Backofen auf 150 °C vorheizen.
2. Die Nüsse, Samen und getrockneten Früchte klein hacken und noch einmal nachwiegen, um sicherzustellen, dass Sie die korrekten Mengen verwenden.
3. Den Ahornsirup, die Macadamia-Butter, das Salz, das Kokosmehl und die Kokosflocken in eine Schüssel geben und gut durchrühren.
4. Die gehackten Nüsse, die Samen und die Trockenfrüchte hinzugeben und nochmals alles gut mit den Händen durchkneten, bis die Zutaten gleichmäßig verteilt sind.
5. Die Mischung fest in eine mit Backpapier ausgelegte 20 x 20 cm große flache Backform drücken und 20 Minuten backen. Zum Abkühlen beiseitestellen.
6. Die Backform eine Stunde oder länger ins Gefrierfach stellen (optional), bis die Masse hart ist.
7. Die Masse mit einem scharfen Messer in 10-12 quadratische oder rechteckige Stücke schneiden. In einem luftdicht verschlossenen Behältnis im Kühlschrank oder im Gefrierfach aufbewahren.

SONNENBLUMENKERNE-GOJIBEEREN-COOKIES

Ergibt 24 Cookies

Nährwerte pro Portion

141	kcal	**7 g**	Fett	**8 g**	Zucker
589	kj	**2 g**	gesättigte Fettsäuren	**167 mg**	Salz
3 g	Protein				
18 g	Kohlenhydrate	**2 g**	Ballaststoffe		

ZUTATEN

- 90 g ungekochte rote oder goldene Quinoa
- 250 ml Wasser
- 6 »Flachs-Eier« (siehe Seite 203), hergestellt aus 6 Esslöffeln gemahlener Flachssamen und 18 Esslöffeln Wasser, gut rühren)
- 65 g Kokoszucker oder brauner Zucker
- 90 g Honig
- 60 ml Kokosöl oder Olivenöl
- 1 Teelöffel reiner Vanilleextrakt
- 25 g Hafermehl
- 25 g Hirsemehl
- 1 Teelöffel Meersalz
- ½ Teelöffel Backpulver
- ½ Teelöffel Natron (Backsoda)
- 90 g Haferflocken
- ¼ Teelöffel gemahlener Kardamom
- ¼ Teelöffel gemahlener Zimt
- 100 g Gojibeeren
- 150 g Sonnenblumenkerne

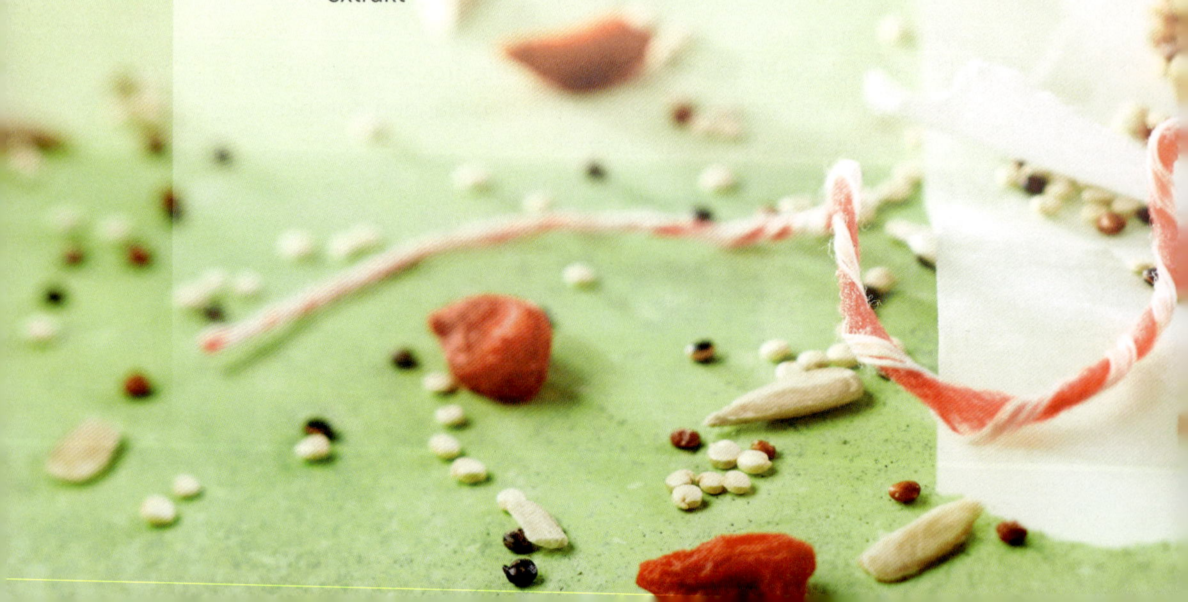

ZUBEREITUNG

1. Die Quinoa und das Wasser in einen Topf oder Reiskocher geben und bei mittelstarker Hitze unter gelegentlichem Rühren zum Kochen bringen.
2. Sobald das Gemisch kocht, die Hitze verringern, noch einmal umrühren und ohne Deckel für 10-12 Minuten köcheln lassen, bis das gesamte Wasser verdampft ist. Die Quinoa zum Abkühlen beiseitestellen.
3. Den Backofen auf 180 °C vorheizen.
4. Die Flachseier vorbereiten, gut durchrühren und beiseitestellen.
5. Den Zucker, den Honig, das Öl und den Vanilleextrakt in eine Schüssel geben und gut durchrühren.
6. Alle verbliebenen trockenen Zutaten in eine Schüssel geben und die Quinoa einrühren.
7. Alle Flachseier in die Ölmischung geben, dann nach und nach die Quinoamischung einrühren. Die Masse wird eine ziemlich dickflüssige, klebrige Konsistenz haben.
8. Mit nassen Händen 24 gleich große Bälle aus der Masse formen, zum Schluss ein wenig plattdrücken.
9. Die Bälle auf ein mit Backpapier ausgelegtes Backblech legen und 10-15 Minuten beziehungsweise so lange backen, bis sie goldbraun sind. Aus dem Ofen nehmen und abkühlen lassen.

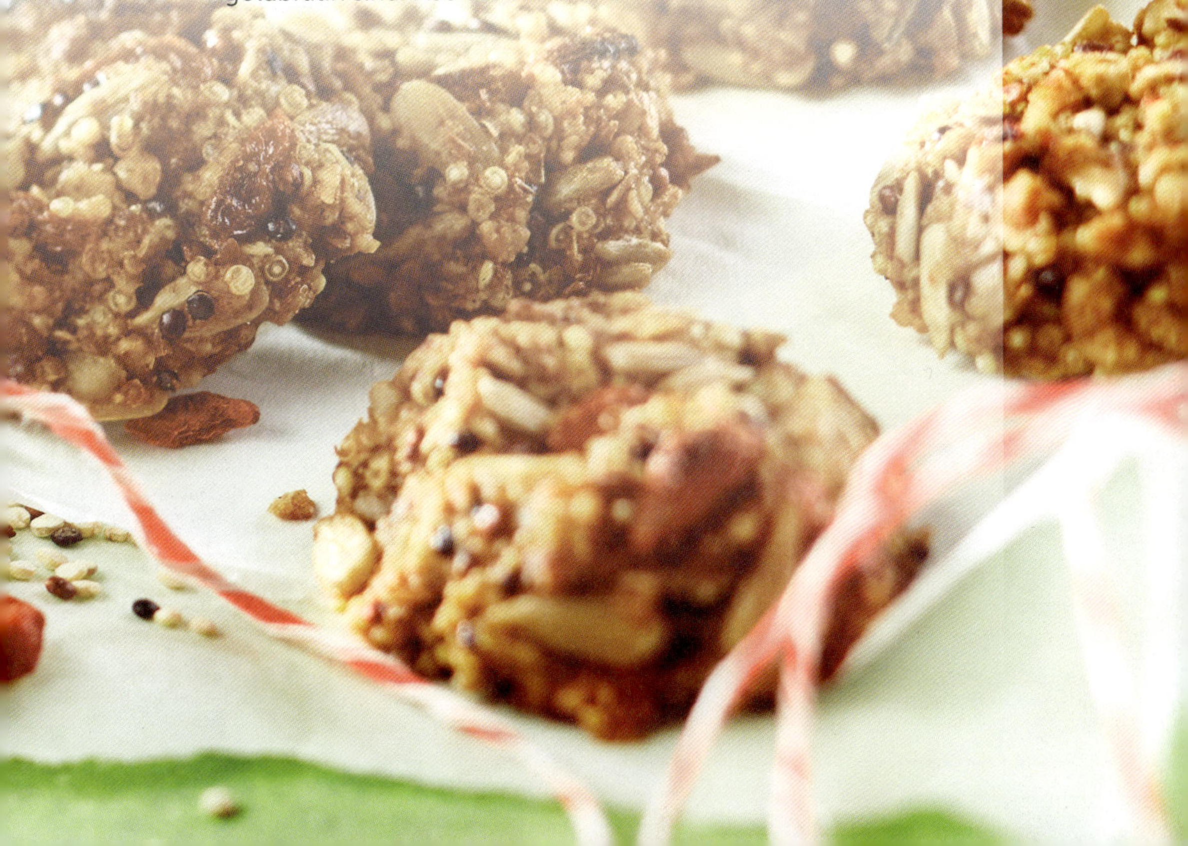

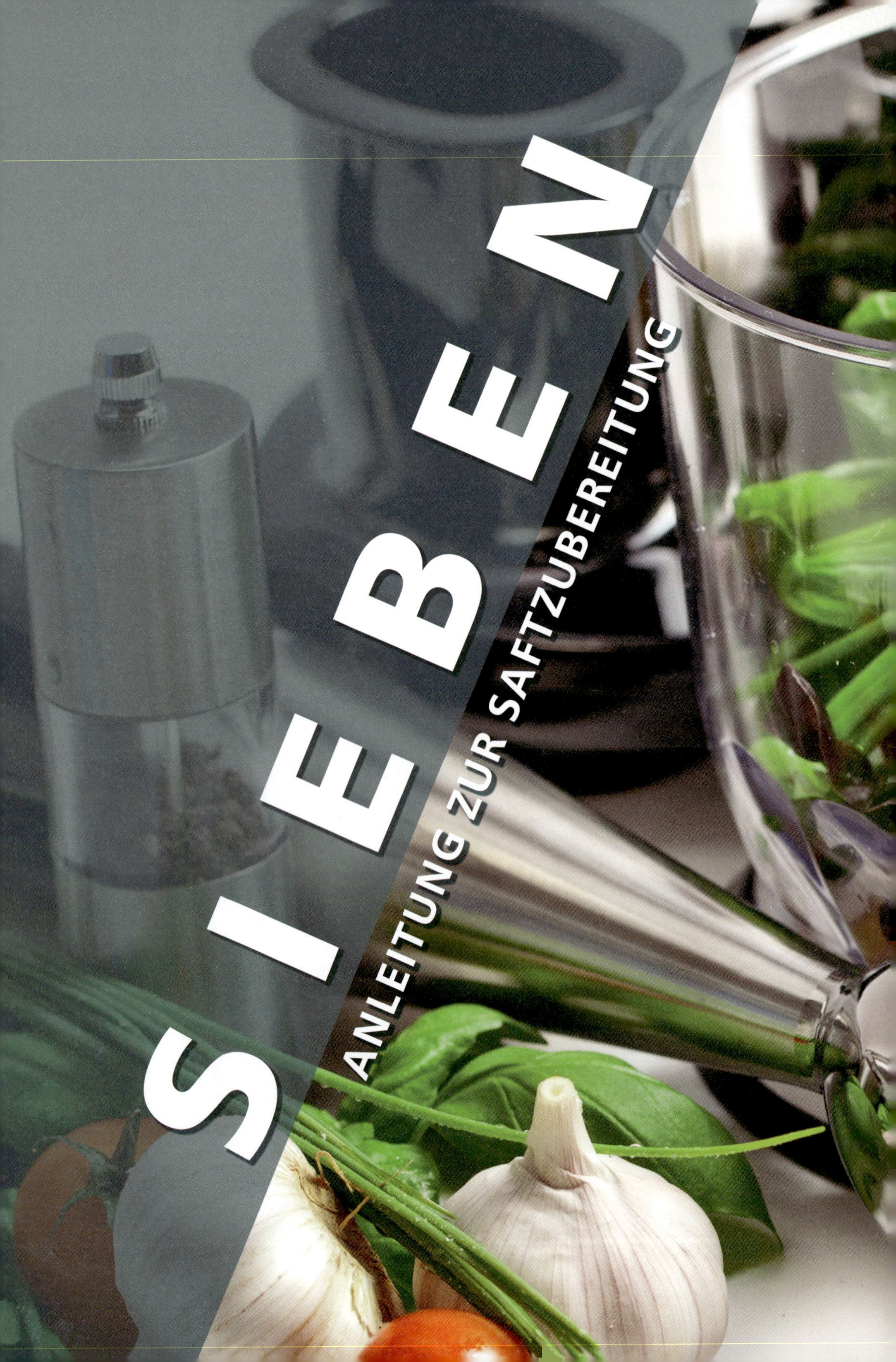
SIEBEN
ANLEITUNG ZUR SAFTZUBEREITUNG

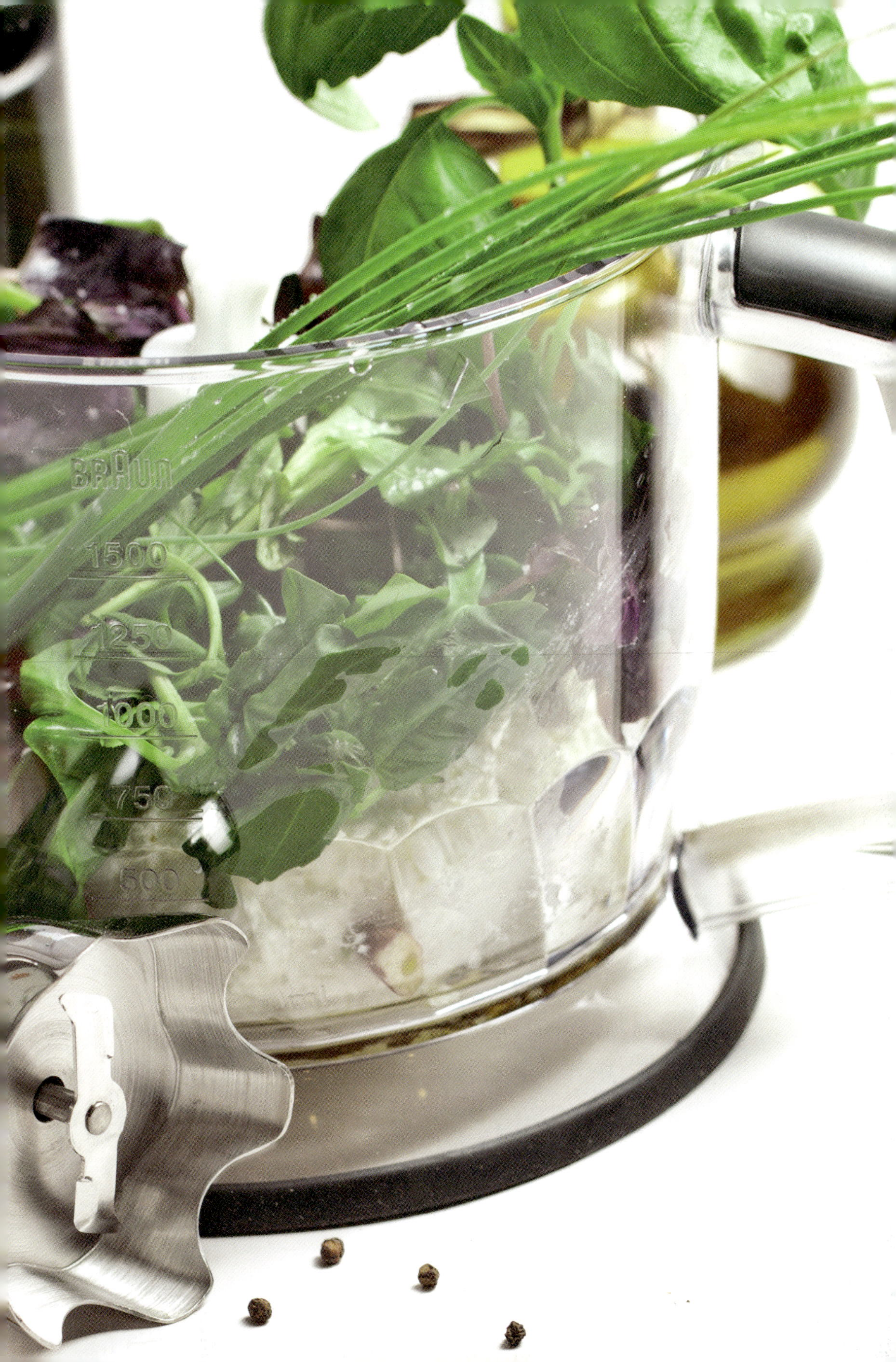
BRAUN
1500
1250
1000
750
500

SIND SIE BEREIT, mit dem Saftfasten loszulegen? Es ist einfach, aber es kostet ein wenig Zeit. Die Tipps und Tricks in diesem Kapitel werden Ihnen dabei helfen, dass alles problemlos klappt und die Saftzubereitung Ihnen Spaß machen wird.

Entscheiden Sie sich für Ihren Entsafter. Schlagen Sie auf Seite 332 nach, wo wir Ihnen Ratschläge dazu geben, worauf Sie beim Kauf Ihres Entsafters achten sollten, damit Sie sich für den Entsafter entscheiden, der für Sie der richtige ist.

Erstellen Sie Ihre Einkaufsliste. Bevor Sie einen Laden aufsuchen oder auf den Markt gehen, sollten Sie eine Liste mit der exakten Menge an Früchten und Gemüsesorten erstellen, die Sie kaufen müssen.

Sparen Sie Zeit. Wenn Sie vorhaben, am Morgen einen Saft zuzubereiten, wählen Sie die benötigten Früchte und Gemüsesorten am Abend zuvor aus, waschen Sie alles gründlich und bewahren Sie es in einem verschlossenen Behältnis im Kühlschrank auf. Da das Gemüse und das Obst bereits ab dem Moment Nährstoffe verlieren, in dem Sie es klein schneiden, zerkleinern Sie es am besten erst, wenn Sie den Saft zubereiten, aber wenn Sie wirklich in Zeitnot sind, können Sie es auch im Voraus tun. Stellen Sie Ihren Entsafter auf Ihrer Küchenarbeitsfläche bereit, damit Sie sofort loslegen können. Wenn Sie eine doppelte Portion zubereiten, können Sie die eine sofort zu sich nehmen und die andere für einen späteren Zeitpunkt am selben Tag aufbewahren (siehe Aufbewahrungshinweise weiter hinten). Auf diese Weise trinken Sie zumindest zu einer Mahlzeit einen Saft, der das höchstmögliche Maß an Nährstoffen enthält.

Wie bereitet man Saft zu?

Waschen Sie die Zutaten gründlich. Ungewaschenes Obst und Gemüse kann von Bakterien befallen sein, deshalb ist das Waschen der Zutaten ein wichtiger Schritt bei der Saftzubereitung.

Legen Sie den Tresterbehälter Ihres Entsafters mit einer Plastiktüte aus. Wenn Sie einen Entsafter mit einem Tresterbehälter haben, legen Sie diesen mit einer Plastiktüte aus, das vereinfacht die Reinigung. Verwenden Sie biologisch abbaubare Tüten, die Sie zusammen mit dem Trester direkt in den Kompost werfen können. Denken Sie daran, dass der Trester auch zur Zubereitung von Brühe und zur Steigerung der Nährwerte und des Ballaststoffgehalts bestimmter Rezepte verwendet werden kann (siehe Seite 183).

Schneiden oder zerrupfen Sie die Zutaten, bis sie die richtige Größe haben. Sie müssen in den Füllschacht Ihres Entsafters passen, zerkleinern Sie also alle Produkte, die zu groß sind. Denken Sie daran, dass Sie dies am besten erst unmittelbar vor der Saftzubereitung tun sollten.

Geben Sie die Produkte in den Füllschacht Ihres Entsafters. Falls Ihr Gerät über mehr als eine Geschwindigkeitsstufe verfügt, vergessen Sie nicht, bei weichen Früchten auf die niedrigere Geschwindigkeitsstufe herunterzuschalten (Informationen über die Geschwindigkeitsstufen sollten Sie in der Gebrauchsanweisung zu Ihrem Entsafter finden). Normalerweise werden harte Produkte wie Äpfel und Rote Beten auf einer hohen Geschwindigkeitsstufe entsaftet und weiche wie Spinat und Kohl auf einer niedrigen.

Entsaften Sie den Trester ebenfalls. Sobald Ihre Zutaten den Entsafter durchlaufen haben, prüfen Sie, ob der Trester noch feucht ist. Falls dies der Fall ist, geben Sie ihn ebenfalls in den Einführschacht. Auf diese Weise können Sie den Saftertrag erhöhen. Auf unserer Webseite www.unimedica.de/rebootwithjoe.php finden Sie weitere Tipps, was sie mit Ihrem Trester machen können – vom Kompostieren bis hin zur Zubereitung von Brühe und Muffins.

Trinken Sie. Wenn Sie alle vorherigen Anweisungen befolgt haben, sollten Sie einen frischen, trinkfertigen Saft vor sich stehen haben. Wenn Sie Ihren Saft gern gekühlt trinken, geben Sie Eis hinzu, aber wie auch immer Sie ihn bevorzugen – trinken Sie ihn so schnell wie möglich, denn sobald die Produkte entsaftet sind, beginnt der Saft Nährwerte zu verlieren. Wenn Sie Ihre Säfte richtig lagern, können Sie sie 2-3 Tage aufbewahren, aber vergessen Sie nicht, dass frische Säfte keine Konservierungsstoffe enthalten (deshalb lieben wir sie ja) und deshalb schnell verderben können.

Jetzt ist es an der Zeit, Ihren Entsafter zu reinigen. Spülen Sie die zu reinigenden Teile vorsichtig mit warmem Wasser und Spülmittel ab, und legen Sie sie zum Trocknen auf eine Unterlage. Wenn die abnehmbaren Teile Ihres Entsafters spülmaschinentauglich sind (sehen Sie in der Gebrauchsanweisung nach), ist die Reinigung noch einfacher.

Aufbewahrungstipps für Ihren Saft

Bewahren Sie den Saft in luftdicht verschlossenen Behältern auf. Glas ist ideal, aber BPA-freie Plastikbehälter sind auch in Ordnung.

Füllen Sie den Behälter komplett. So vermeiden Sie, dass Sauerstoff hineingelangt, der einen Abbau der Nährstoffe in Ihrem Saft verursachen kann.

Bewahren Sie den Saft 2-3 Tage im Kühlschrank auf (die empfohlene maximale Aufbewahrungszeit beträgt 72 Stunden). Auf Reisen sollten Sie Ihren Saft in einer Kühlbox transportieren. Verwenden Sie keine Thermos- oder Isolierflaschen aus Metall, da das Metall mit dem Saft reagieren kann.

Frieren Sie Ihren Saft bis zu 10 Tage lang ein. Wenn Sie nicht vorhaben, den Saft innerhalb von 48 Stunden zu trinken, frieren Sie ihn am besten sofort ein. Tauen Sie ihn im Kühlschrank auf. Achten Sie darauf, die gesamte Saftmenge innerhalb von 10 Tagen nach dem Einfrieren zu verbrauchen.

Anleitung zur Zubereitung der Produkte

Sie sind sich nicht sicher, was Sie mit all den Früchten, den verschiedenen Gemüsesorten und Gewürzen machen müssen, bevor Sie sie in Ihren Entsafter geben? Nachfolgend finden Sie eine Liste, in der erklärt wird, wie die am häufigsten verwendeten Zutaten vor dem Entsaften vorbereitet werden. Sobald Sie mit der Zubereitung der in diesem Buch vorgeschlagenen Säfte vertraut sind, werden Sie kreativ! Legen Sie los und experimentieren Sie mit Ihren eigenen Kombinationen.

GEMÜSE	WIE MAN ES ZUBEREITET
Aubergine 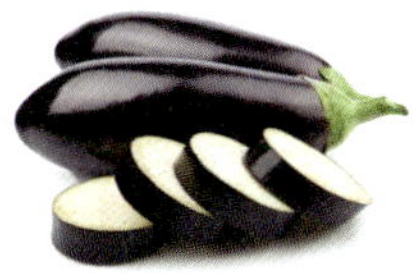	Ich habe noch nie eine Aubergine entsaftet und werde es wohl auch nie tun. Meiner Meinung nach sollte man sie besser essen.
Brokkoli 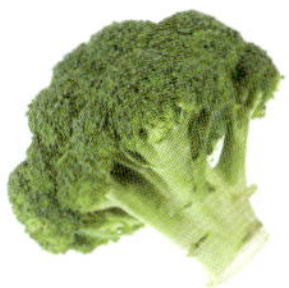	Nach dem Waschen alle Teile entsaften.
Fenchel 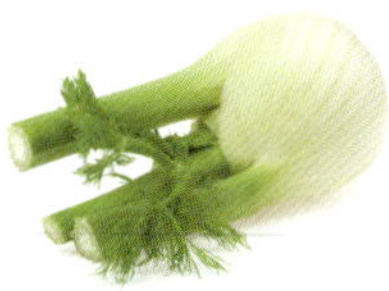	Waschen und die Knolle so zurechtschneiden, dass Sie in den Einfüllschacht Ihres Entsafters passt. Sie können auch das Kraut mit entsaften, um den Nährstoffertrag zu erhöhen. Fenchel hat einen leichten Anisgeschmack, der mich an Lakritz erinnert.
Blattkohl 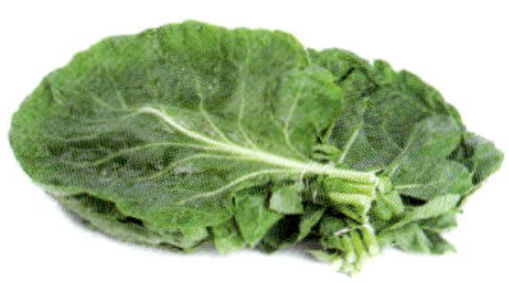	Die Blätter waschen. Die Stiele brauchen nicht entfernt zu werden. Die Blätter zusammenrollen und in den Füllschacht geben. Nach jeder Ladung Blätter sollten Sie härtere Früchte oder Gemüsesorten wie Äpfel, Sellerie oder Gurke hinzugeben, damit die Blätter besser hindurchgehen.
Frühlingszwiebeln 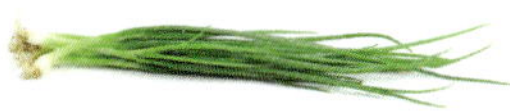	Einfach nur waschen und entsaften. Es besteht keine Notwendigkeit, die Wurzeln oder die dunkelgrünen Teile zu entfernen, denn auch diese können entsaftet werden. Frühlingszwiebeln haben, genau wie andere Zwiebeln, einen starken Eigengeschmack, verwenden Sie also zunächst kleine Mengen.
Gurken 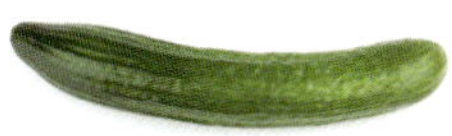	In zwei Hälften schneiden. Schälen ist nicht erforderlich.
Knollensellerie 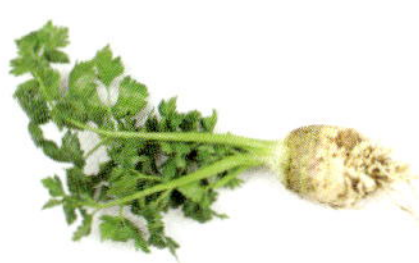	Die Knolle gründlich waschen, da in den Ritzen Sand und Erde haften können. Wenn Sie den erdigen Geschmack nicht mögen, können Sie die Knolle (wie die Rote Bete) zuerst schälen. Passend zurechtschneiden, sodass sie in den Einfüllschacht Ihres Entsafters passt.

Kohl (Weißkohl und Rotkohl)

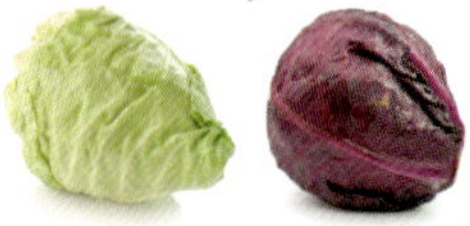

Der Kohlkopf sollte fest sein und knackige Blätter haben. Vierteln oder gegebenenfalls in kleinere Stücke schneiden, sodass er in den Einfüllschacht Ihres Entsafters passt.

Kohlrabi

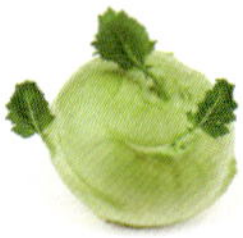

Sie können sowohl die Blätter als auch die Knolle entsaften, aber Kohlrabi hat einen starken Geschmack (wie auch Brokkoli), weshalb Ihr Saft nicht mehr als 25 Prozent Kohlrabi enthalten sollte.

Kopfsalat

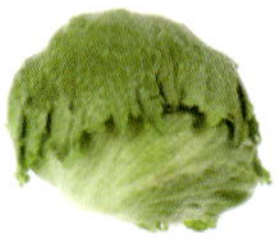

Die Blätter einzeln waschen und prüfen, ob noch Erde oder Sand an ihnen haftet. Die Stiele brauchen nicht entfernt zu werden. Die Blätter zusammenrollen und in den Einfüllschacht Ihres Entsafters geben. Nach jeder Ladung Blätter sollten Sie härtere Früchte oder Gemüsesorten wie Äpfel, Sellerie oder Gurke hinzugeben, damit die Blätter besser hindurchgehen.

Kürbis

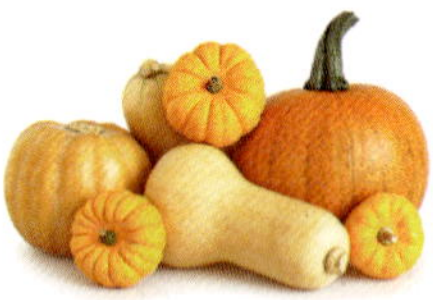

Den Stiel entfernen und die Schale abschrubben. Falls die Schale sehr hart und dick ist, sollten Sie den Kürbis vielleicht lieber schälen. Ansonsten können Sie ihn einfach nur zerteilen und mitsamt den Kernen (diese versorgen Sie mit zusätzlichen krebsbekämpfenden Chemikalien) in den Einfüllschacht Ihres Entsafters geben.

Lauch

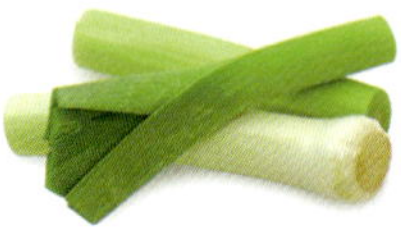

Das holzige Ende entfernen und die grünen und weißen Teile der Länge nach durchschneiden. Die einzelnen Schichten vorsichtig auseinanderziehen und dazwischen Sand- und Erdreste abspülen.

Löwenzahn

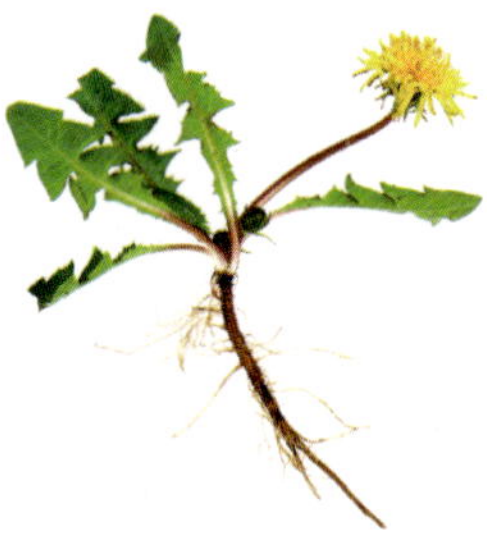

Die Blätter waschen. Die Stiele brauchen nicht entfernt zu werden. Die Blätter zusammenrollen und in den Einfüllschacht Ihres Entsafters geben. Nach jeder Ladung Blätter sollten Sie härtere Früchte oder Gemüsesorten wie Äpfel, Sellerie oder Gurke hinzugeben, damit die Blätter besser hindurchgehen. Löwenzahnblätter sind etwas bitter, verwenden Sie sie also sparsam oder mildern Sie den Geschmack durch Zugabe einer süßen und saftigen Frucht wie zum Beispiel einer Ananas.

Mangold

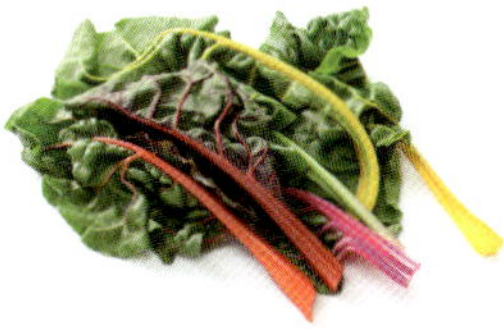

Die Blätter einzeln abwaschen, um Erd- oder Sandreste zu entfernen. Die Stiele brauchen nicht entfernt zu werden. Die Blätter zusammenrollen und in den Einfüllschacht Ihres Entsafters geben. Nach jeder Ladung Blätter sollten Sie härtere Früchte oder Gemüsesorten wie Äpfel, Sellerie oder Gurke hinzugeben, damit die Blätter besser hindurchgehen.

Möhren

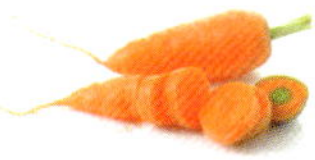

Vor dem Entsaften gründlich waschen. Sie brauchen die Möhren weder zu schälen noch müssen Sie das Grün entfernen.

Pak Choi

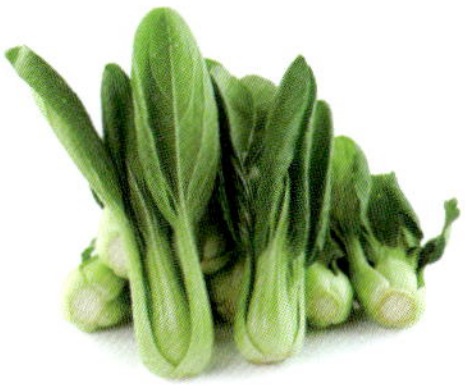

Verwenden Sie die Blätter nur in kleinen Mengen, denn sie haben einen starken Geschmack und heizen Ihr Inneres buchstäblich auf. Die Blätter waschen. Die Stiele brauchen nicht entfernt zu werden. Die Blätter zusammenrollen und in den Einfüllschacht Ihres Entsafters geben. Nach jeder Ladung Blätter sollten Sie härtere Früchte oder Gemüsesorten wie Äpfel, Sellerie oder Gurke hinzugeben, damit die Blätter besser hindurchgehen.

Palmkohl

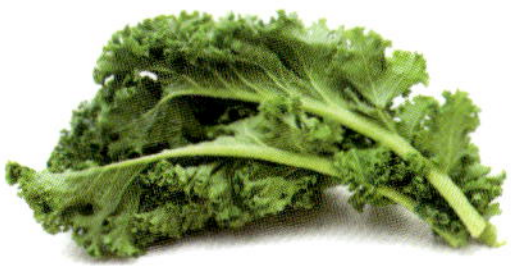

Verwenden Sie alle Sorten – roten (Russischen Roten Blattkohl), grünen (Grünkohl) und violetten (Lila Grünkohl). Die Blätter waschen, jeweils 3-4 von ihnen zusammenrollen und in den Einfüllschacht Ihres Entsafters geben. Nach jeder Ladung Blätter sollten Sie härtere Früchte oder Gemüsesorten wie Äpfel, Sellerie oder Gurke hinzugeben, damit die Blätter besser hindurchgehen.

Paprika

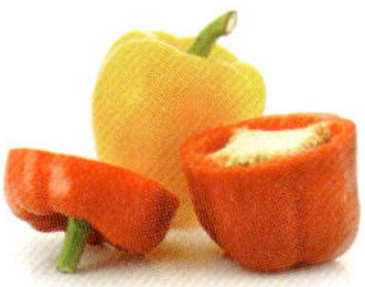

Die Paprikaschoten waschen und das Gehäuse entfernen – die Kerne können Sie ruhig verwenden. Passend zurechtschneiden, sodass sie in den Einfüllschacht Ihres Entsafters passen und entsaften.

Pastinaken

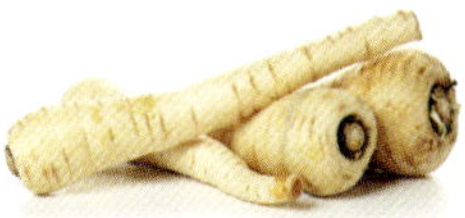

Gründlich waschen, bevor Sie sie in den Entsafter geben. Sie brauchen nicht geschält zu werden. Gegebenenfalls müssen große Pastinaken zunächst der Länge nach halbiert werden. Sie können auch verwendet werden, um im Anschluss an Blattgemüse in den Einfüllschacht gegeben zu werden, damit die Blätter besser hindurchgehen.

Radieschen

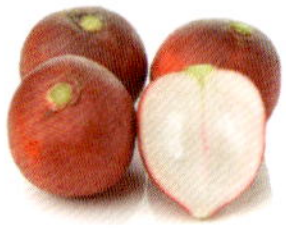

Gegebenenfalls die Blätter entfernen, nicht aber Wurzel und Stiel. Waschen und entsaften. Achtung – Radieschen können Ihrem Saft im Nu sehr viel Würze und Schärfe verleihen, geben Sie also nur kleine Mengen hinzu. Falls Ihnen kalt sein sollte, können Sie sich durch die Zugabe von Radieschen schnell aufwärmen.

Romanasalat

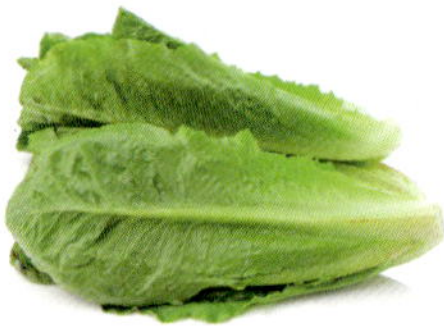

Die Blätter einzeln waschen und Erd- und Sandreste entfernen. Die Stiele brauchen nicht entfernt zu werden. Die Blätter zusammenrollen und in den Einfüllschacht Ihres Entsafters geben. Nach jeder Ladung Blätter sollten Sie härtere Früchte oder Gemüsesorten wie Äpfel, Sellerie oder Gurke hinzugeben, damit die Blätter besser hindurchgehen.

Rote Bete

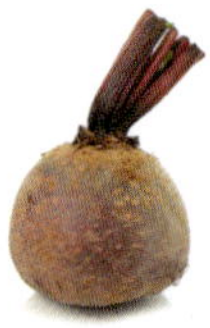

Schälen Sie sie, wenn Sie den »erdigen« Geschmack vermeiden möchten, den viele Menschen nicht mögen. Passend zurechtschneiden, sodass sie in den Einfüllschacht Ihres Entsafters passt. Verwenden Sie auch die Blätter.

Rüben

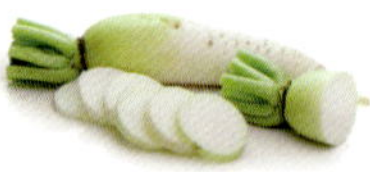

Siehe Rote Bete

Steckrüben

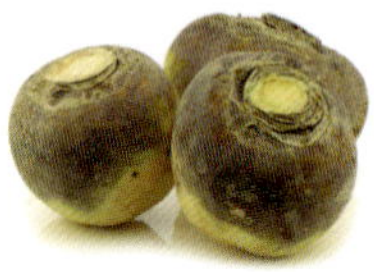

Waschen und passend zurechtschneiden, sodass sie in den Einfüllschacht Ihres Entsafters passen. Eine gute Saftbeigabe bei kaltem Wetter.

Spargel

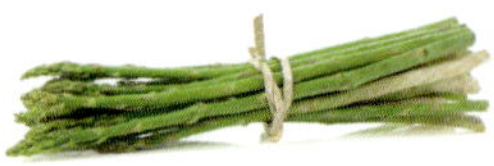

Die Spargelstangen gründlich waschen und mit dem unteren Ende zuerst in den Einfüllschacht Ihres Entsafters schieben.

Spinat

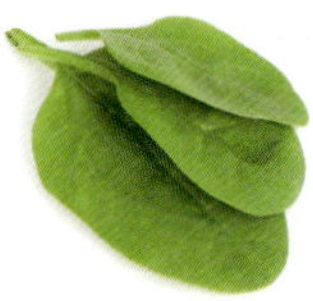

Gründlich waschen – einige Bunde können mit ziemlich viel Erde behaftet sein. Die Stiele brauchen nicht entfernt zu werden. Die Blätter zusammenrollen und in den Einfüllschacht Ihres Entsafters geben. Nach jeder Ladung Blätter sollten Sie härtere Früchte oder Gemüsesorten wie Äpfel, Sellerie oder Gurke hinzugeben, damit die Blätter besser hindurchgehen.

Stangensellerie

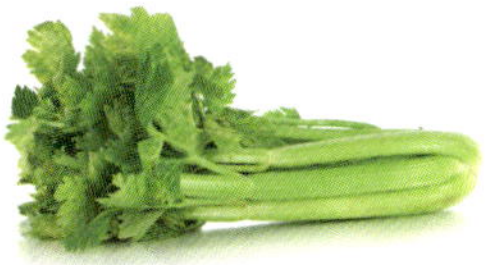

Die Stangen gründlich waschen und unzerkleinert mitsamt den Blättern in den Einfüllschacht Ihres Entsafters geben.

Süßkartoffeln

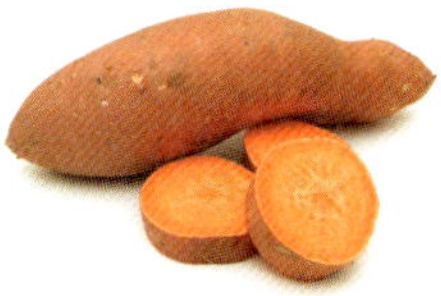

Gründlich abschrubben und in Stücke schneiden. In Kombination mit Pfirsichen, Birnen und/oder Äpfeln ergeben sie einen leckeren Saft zum Nachtisch.

Tomaten

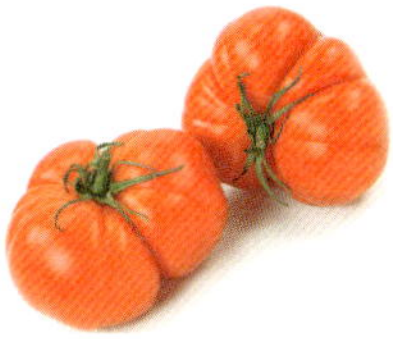

Waschen, den Stiel entfernen und, falls vorhanden, auch die Blätter. Verwenden Sie auch die Kerne. Falls die Tomaten groß sind, passend zurechtschneiden, sodass sie in den Einfüllschacht Ihres Entsafters passen. Frischer Tomatensaft unterscheidet sich um Längen von konserviertem.

Weizengras

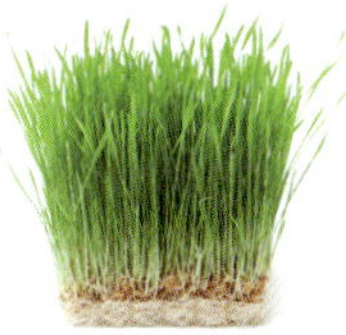

Einige Entsafter werden mit Weizengras besser fertig als andere. Wenn Sie aber nur eine kleine Menge hinzufügen, sollte jede Art Entsafter Weizengras verarbeiten können. Das Weizengras waschen, zu einem Ball drehen oder rollen und zusammen mit etwas Saftigem und Festem, zum Beispiel Äpfeln, in den Einfüllschacht Ihres Entsafters geben. Durch die Zugabe von Weizengras verleihen Sie dem Saft einen starken Grüngeschmack und bereichern ihn mit jeder Menge großartiger Chlorophyll-Energie.

Yambohne

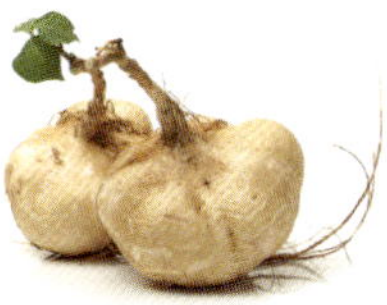

Waschen und schneiden, aber nicht schälen. Der Saft wird Nährstoffe der Yambohne enthalten, die sich in der Nähe der Schale befunden haben, auch wenn die Schale selbst im Trester landet.

Zucchini

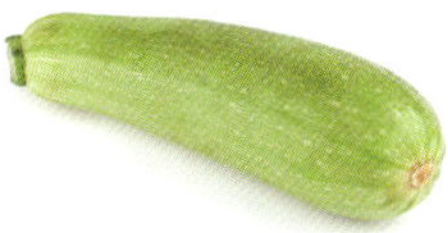

Gut abschrubben und den Stiel entfernen, jedoch nicht das abgerundete Ende. Zucchini eignen sich gut, um im Anschluss an Blattgemüse in den Einfüllschacht gegeben zu werden, damit die Blätter besser hindurchgehen.

Zuckerschoten

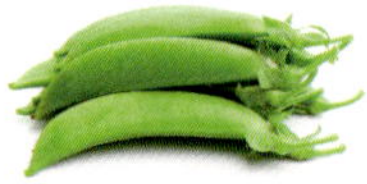

Waschen und entsaften. Zuckerschoten haben keinen hohen Wassergehalt, sie liefern also keine große Menge Saft. Entsaften Sie sie am besten zusammen mit Möhren.

Zwiebeln

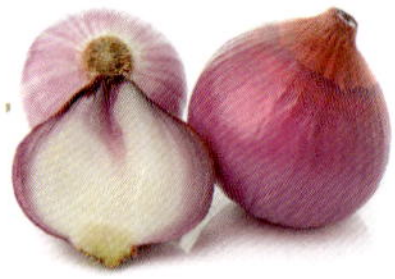

Verwenden Sie Zwiebeln sparsam, denn Sie verleihen Ihren Säften einen sehr starken Geschmack. Einige Safttrinker ziehen es vor, gar keine Zwiebeln zu verwenden, vor allem nicht, wenn rohe Zwiebeln ihnen Magenbeschwerden bereiten. Die papierähnliche Haut abschälen und die Zwiebel passend zurechtschneiden, sodass sie in den Einfüllschacht Ihres Entsafters passt. Fügen Sie die Zwiebel nach und nach hinzu, probieren Sie den Saft zwischendurch und geben Sie gegebenenfalls mehr hinzu, wenn Sie mögen.

FRÜCHTE — WIE MAN SIE ZUBEREITET

Ananas

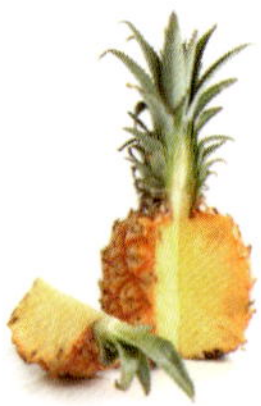

Je schwerer die Ananas ist, desto reifer ist sie. Am oberen Ende fest zupacken und den Blattschopf abdrehen (eventuell sollten Sie dabei Handschuhe tragen). Die Ananas vierteln, schälen, das holzige Innere herausschneiden, und das Fruchtfleisch in den Einfüllschacht Ihres Entsafters geben.

Äpfel

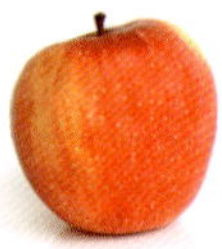

Das Kerngehäuse und die Kerne entfernen, bevor die Äpfel in den Entsafter gegeben werden.

Apfelsinen

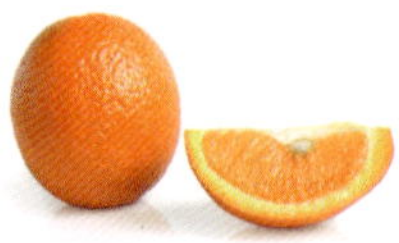

Dünn abschälen und darauf achten, so viel wie möglich von der weißen Innenhaut zu behalten (sie enthält Nährstoffe, die dem Körper helfen, das Vitamin C und hervorragende Antioxidantien zu absorbieren, die in Zitrusfrüchten enthalten sind). Passend zurechtschneiden, sodass die Frucht in den Einfüllschacht Ihres Entsafters passt, und die Kerne entfernen. Wenn Sie einen Zentrifugalentsafter verwenden, brauchen Sie die Kerne nicht zu entfernen. Sie enthalten ebenfalls wertvolle Nährstoffe.

Aprikosen

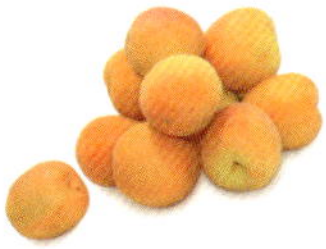

Waschen, halbieren und den Kern entfernen.

Avocados

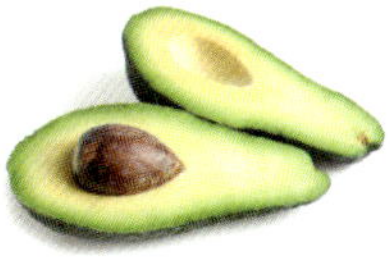

Schälen und den Kern entfernen. Er lässt sich leicht mit einem Löffel herausheben. Das Fleisch der Avocado eignet sich gut, um Säfte in einem Mixer anzudicken, aber Sie sollten eine Avocado nie entsaften.

Bananen

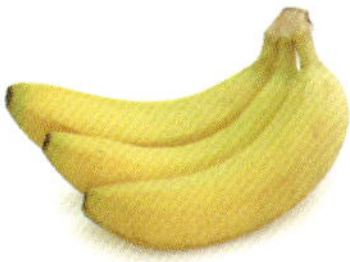

Schälen, aber nicht entsaften. Bananen eignen sich wie Avocados zum Andicken von Säften im Mixer.

Birnen

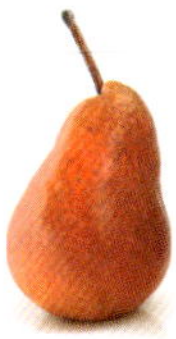

Den Stiel entfernen, Birnen waschen und komplett entsaften. Passend zurechtschneiden, falls sie nicht in den Einfüllschacht Ihres Entsafters passen.

Blaubeeren

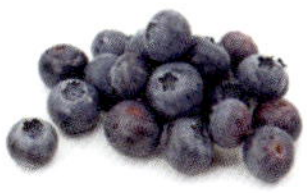

In einem Sieb abspülen.

Brombeeren

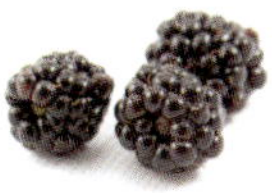

In einem Sieb abspülen. Brombeeren halten sich nach dem Abspülen nicht lange, waschen Sie sie also erst an dem Tag, an dem Sie sie entsaften möchten.

Chayoten

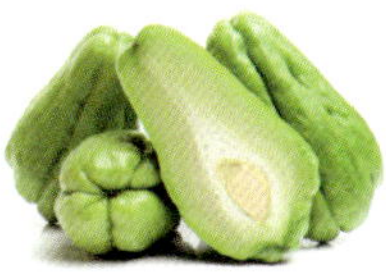

Waschen und passend zurechtschneiden. Sie brauchen weder geschält noch entkernt zu werden.

Cranberrys

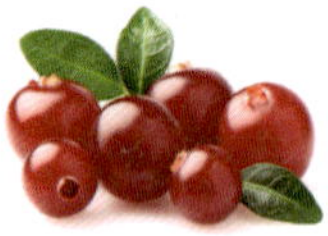

Waschen und in den Entsafter geben. Achten Sie darauf, sie zusammen mit einer süßen Frucht zu entsaften, denn Cranberrys verleihen dem Saft einen sehr herben Geschmack, nicht zu vergleichen mit Saft, den Sie fertig kaufen.

Erdbeeren

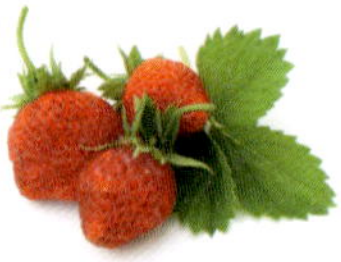

Da Erdbeeren einen kräftigen Geschmack haben, wenn sie entsaftet werden, mische ich sie gern mit anderen Beeren oder eventuell mit ein oder zwei anderen Früchten. Nur waschen, die grünen Blättchen entfernen und direkt in den Entsafter geben.

Feigenkaktus

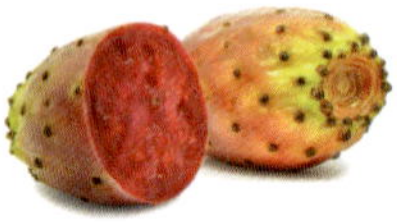

Ziehen Sie sich Handschuhe an, wenn Sie Früchte verwenden, bei denen die Stacheln noch nicht entfernt sind. Schälen und gegebenenfalls passend zurechtschneiden.

Granatapfel

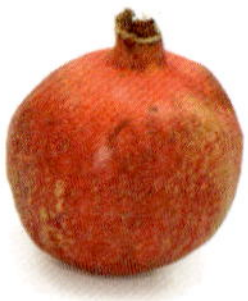

Ich kenne einen guten Trick, wie man mit dieser Frucht verfährt: Füllen Sie eine Schüssel mit Wasser, halbieren Sie den Granatapfel, aber lassen Sie die beiden Hälften aufeinander. Tauchen Sie sie ins Wasser, und brechen Sie den Granatapfel im Wasser auseinander – auf diese Weise bespritzen Sie nicht alles mit Saft. Lassen Sie ihn im Wasser, brechen Sie ihn jetzt in kleinere Stücke und pulen Sie die Kerne heraus. Die weißen Teile und die Haut schwimmen oben, die Kerne sinken auf den Grund. Entfernen Sie die Haut und die weißen Teile von der Wasseroberfläche und heben Sie die Kerne mit einem Schaumlöffel heraus. Entsaften Sie sie komplett.

Grapefruit

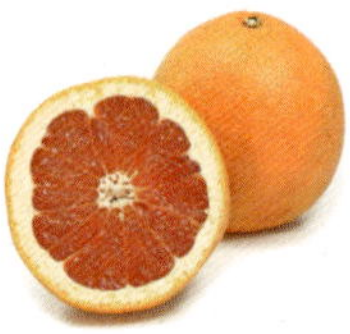

Dünn abschälen und darauf achten, so viel wie möglich von der weißen Innenhaut zu behalten (sie enthält Nährstoffe, die dem Körper helfen, das Vitamin C und hervorragende Antioxidantien zu absorbieren, die in Zitrusfrüchten enthalten sind). Passend zurechtschneiden, sodass die Frucht in den Einfüllschacht Ihres Entsafters passt, und die Kerne entfernen. Wenn Sie einen Zentrifugalentsafter verwenden, brauchen Sie die Kerne nicht zu entfernen. Sie enthalten ebenfalls wertvolle Nährstoffe.

Himbeeren

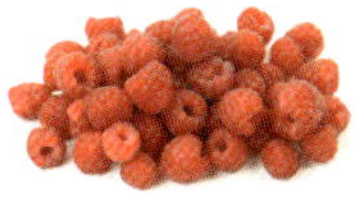

Waschen und entsaften. Ich füge einem Saft aus Himbeeren gern ein wenig Zitrone hinzu oder kombiniere ihn mit frischen Pfirsichen zu einem Pfirsich-Melba-Saft.

Kirschen

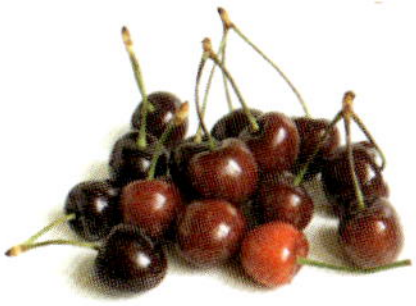

Die Stiele entfernen und die Kirschen waschen. Vor dem Entsaften mit einem kleinen Schälmesser die Kerne entfernen.

Kiwis

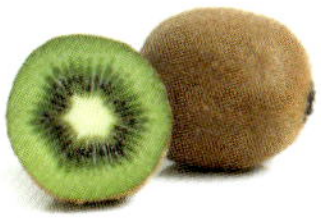

Schälen und mitsamt Kernen in den Entsafter geben.

Limetten

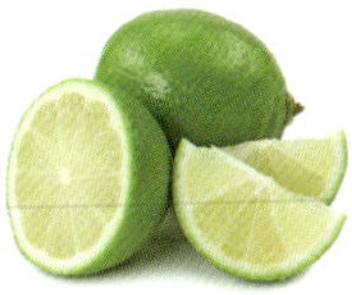

Dünn abschälen und darauf achten, so viel wie möglich von der weißen Innenhaut zu behalten (sie enthält Nährstoffe, die dem Körper helfen, das Vitamin C und hervorragende Antioxidantien zu absorbieren, die in Zitrusfrüchten enthalten sind). Passend zurechtschneiden, sodass die Frucht in den Einfüllschacht Ihres Entsafters passt, und die Kerne entfernen. Wenn Sie einen Zentrifugalentsafter verwenden, brauchen Sie die Kerne nicht zu entfernen. Sie enthalten ebenfalls wertvolle Nährstoffe.

Mandarinen

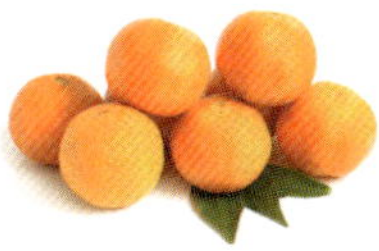

Dünn abschälen und darauf achten, so viel wie möglich von der weißen Innenhaut zu behalten (sie enthält Nährstoffe, die dem Körper helfen, das Vitamin C und hervorragende Antioxidantien zu absorbieren, die in Zitrusfrüchten enthalten sind). Passend zurechtschneiden, sodass die Frucht in den Einfüllschacht Ihres Entsafters passt, und die Kerne entfernen. Wenn Sie einen Zentrifugalentsafter verwenden, brauchen Sie die Kerne nicht zu entfernen. Sie enthalten ebenfalls wertvolle Nährstoffe.

Mangos

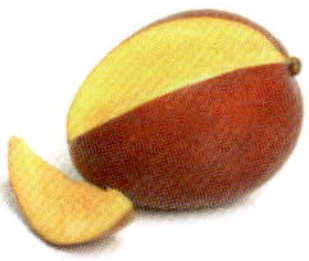

Schälen und längliche Fruchtstücke herausschneiden, indem Sie an dem großen flachen Kern entlangschneiden, der sich in der Mitte der Frucht befindet. Ergibt zusammen mit Ananas einen köstlichen tropischen Saft. Außerdem verleihen Mangos dem Saft eine gute cremige Konsistenz.

Melonen

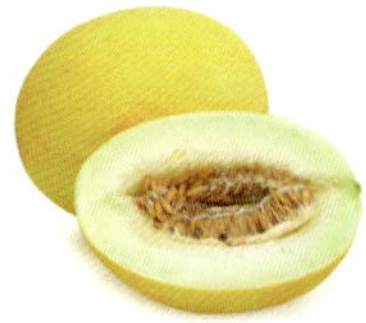

Die Cantaloupe-Melone hat orangefarbenes Fleisch, das in Keile geschnitten, geschält und entkernt werden sollte, bevor es in den Entsafter gegeben wird. Andere Melonenarten, z.B. die Galiamelone, die Charentaismelone und die Honigmelone, können mitsamt Kernen entsaftet werden.

Papayas

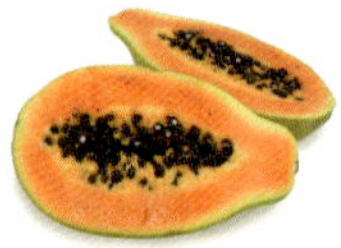

Halbieren und die Haut abschälen. Die Kerne können zusammen mit dem Fruchtfleisch entsaftet werden.

Pfirsiche

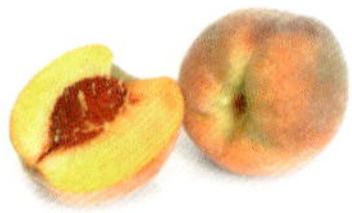

Halbieren, den Kern entfernen und in den Entsafter geben.

Pflaumen

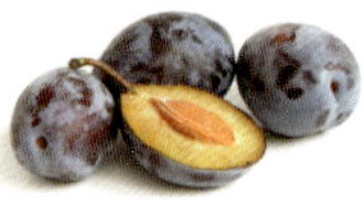

Waschen, halbieren und den Kern entfernen. Ich experimentiere gerne mit verschiedenen Pflaumensorten – es gibt jede Menge. Pflaumen verleihen Ihrem Saft eine tolle Farbe und peppen ihn mit Antioxidantien auf.

Wassermelone

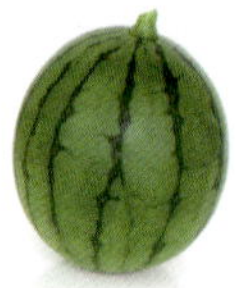

Mit Wassermelone lassen sich erstaunlich erfrischende Säfte zubereiten, vor allem bei heißem Wetter. In Keile schneiden und das Fruchtfleisch komplett mitsamt Schale und Kernen entsaften.

Weintrauben

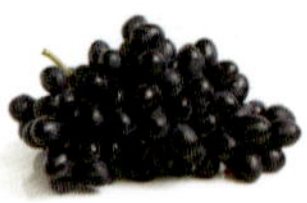

Die Weintrauben waschen, von den Stielen abpflücken und in den Entsafter geben. Experimentieren Sie mit verschiedenen Farben, denn sie unterscheiden sich im Geschmack.

Zitronen

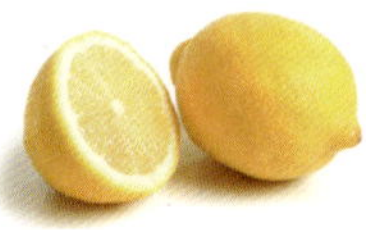

Dünn abschälen und darauf achten, so viel wie möglich von der weißen Innenhaut zu behalten (sie enthält Nährstoffe, die dem Körper helfen, das Vitamin C und hervorragende Antioxidantien zu absorbieren, die in Zitrusfrüchten enthalten sind). Passend zurechtschneiden, sodass die Frucht in den Einfüllschacht Ihres Entsafters passt, und die Kerne entfernen. Wenn Sie einen Zentrifugalentsafter verwenden, brauchen Sie die Kerne nicht zu entfernen. Sie enthalten ebenfalls wertvolle Nährstoffe.

KRÄUTER UND GEWÜRZE	WIE MAN SIE ZUBEREITET
Basilikum 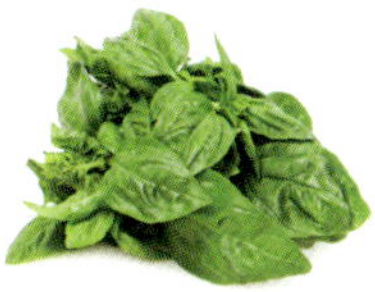	Gründlich waschen, das Büschel in eine mit kaltem Wasser gefüllte Schale halten und hin und her schütteln, falls es stark mit Erde behaftet ist. Die Blätter von den Stängeln pflücken, zusammenrollen, in den Entsafter geben und anschließend härtere Früchte oder Gemüsesorten hinzugeben, damit die Blätter besser hindurchgehen.
Chilischoten 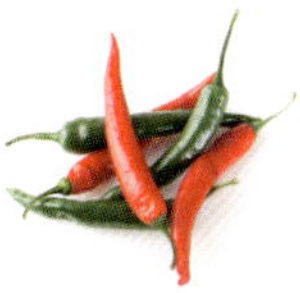	Den Stiel entfernen, die Chilischote waschen und entsaften. Chilischoten sind sehr scharf, verwenden Sie sie also mit Vorsicht. Falls Sie es milder mögen, entfernen Sie die weißen Kerne.
Chinesisches Fünf-Gewürze-Pulver	Geben Sie dieses Gewürz nicht in den Entsafter. Besprenkeln Sie damit nur Ihren Saft.
Dill 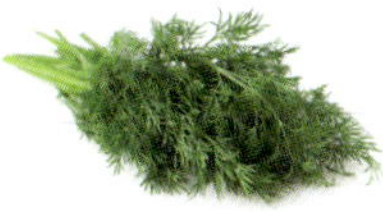	Abspülen, das zarte Kraut von den Stielen zupfen und entsaften.
Estragon 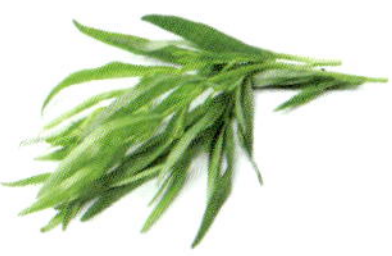	Estragon verleiht Ihren Gemüsesäften einen leichten Anisgeschmack. Waschen, die Blätter von den holzigen Stielen zupfen und in den Entsafter geben.
Ingwer 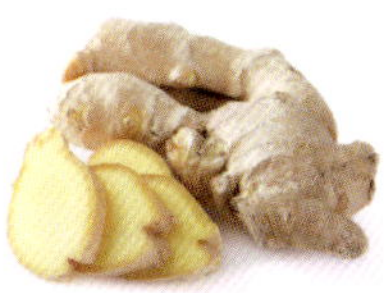	Schneiden Sie so viel von der Wurzel ab, wie Sie für Ihren Saft benötigen, und entfernen Sie die Schale mit einem Löffel (das geht nach meinem Empfinden besser als mit einem Messer). Ingwer ergibt nicht viel Saft, verleiht diesem jedoch einen ausgeprägten Geschmack, verwenden Sie also nicht zu viel.
Knoblauch 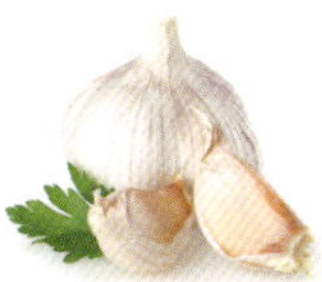	Der Geschmack von Knoblauch ist sehr intensiv, und das Gleiche gilt für seine positiven Eigenschaften für die Gesundheit – zu viele, um sie hier aufführen zu können –, aber glauben Sie mir: Knoblauch ist ein Wundernahrungsmittel. Verwenden Sie frischen Knoblauch und schälen Sie ihn, bevor Sie ihn in den Entsafter geben. Beginnen Sie mit einer kleinen Menge und probieren Sie Ihren Saft, bevor Sie mehr hinzugeben.

Koriander

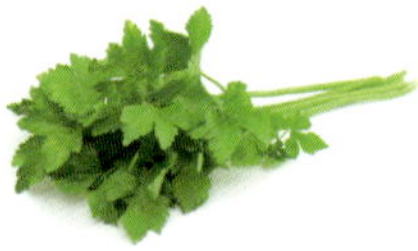

Gründlich waschen und die Blätter mitsamt Stielen entsaften.

Minze

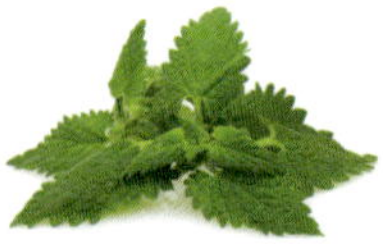

Gründlich waschen und nur die Blätter entsaften. Der Geschmack passt gut zu Weintrauben, Ananas, Erdbeeren und Wassermelone.

Petersilie

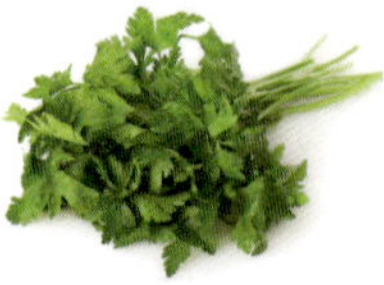

Gründlich waschen und den ganzen Bund in Wasser hin und her schütteln, falls die Petersilie sehr stark mit Erde behaftet ist. Die Blätter von den Stielen zupfen, zusammenrollen, in den Entsafter geben und anschließend härtere Früchte oder Gemüsesorten hinzugeben, damit die Blätter besser hindurchgehen.

Zimt, gemahlen

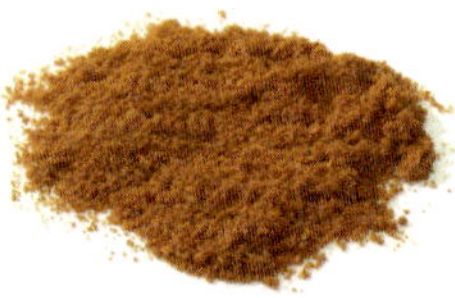

Geben Sie Zimt nicht in den Entsafter. Bestreuen Sie damit Ihre Säfte, z.B. welche aus Äpfeln, Birnen oder Süßkartoffeln.

Wegweiser für die Ersetzung bestimmter Saftzutaten durch andere

Produkt	Alternativen
Ananas	Grapefruit, Mango, Apfelsine, Granatapfel
Apfel	Brombeeren, Kirschen, Weintrauben, Honigmelone, Mango, Pfirsich, Birne, Ananas
Apfelsine	Clementine, Grapefruit, Kiwi, Zitrone, Limette, Mango, Papaya, Mandarine
Basilikum	Koriander, Minze, Petersilie
Birne	Apfel, Knollensellerie, Pfirsich, Pflaume
Blattkohl	Rote-Bete-Blätter, Mangold, Weißkohl, Palmkohl, Indischer Senf (Kai Choi), Rucola, Romanasalat, Spinat, Frühkohl, Brunnenkresse
Blaubeeren	Brombeeren, Kirschen, Himbeeren, Erdbeeren
Brokkoliröschen	Blumenkohl, Weißkohl
Brokkolistiele	Spargel, Sellerie, Gurke, Blumenkohl
Butternusskürbis	Siehe Winterkürbis
Cantaloupe-Melone	Honigmelone, Mango, Papaya, Pfirsich
Chilischoten (Jalapeño)	Serrano-Chili, gelbe oder grüne Paprikaschoten
Cranberrys	Brombeeren, Kirschen, Himbeeren
Erdbeeren	Brombeeren, Kirschen, Himbeeren
Fenchel	Knollensellerie, Yambohne (Jícama), Kohlrabi
Frühlingszwiebel	Knoblauch, Zwiebel, Schalotte
Gelbe Paprikaschoten	Grüne oder rote Paprikaschoten, gelbe Tomate, Ananas
Granatapfel	Kirschen, Ananas, Erdbeeren
Grapefruit	Blutorange, Clementine, Apfelsine, Sternfrucht, Mandarine

Grüne Paprikaschoten	Weißkohl, rote oder gelbe Paprikaschoten
Gurke	Sellerie, Zucchini, Yambohne (Jícama)
Himbeeren	Brombeeren, Blaubeeren, Kirschen, Erdbeeren
Honigmelone	Apfel, Cantaloupe-Melone, Weintrauben
Ingwer	Zitrone, Limone
Jalapeño	Siehe Chilischoten
Kai Choi	Siehe Indischer Senf
Kirschen	Brombeeren, Blaubeeren, Himbeeren, Erdbeeren
Kiwis	Limette, Mango, Apfelsine, Mandarine
Knoblauch	Schalotten, Frühlingszwiebeln
Kohl (grün)	Palmkohl, Rotkohl, Rucola, grüne Paprikaschoten, Brunnenkresse
Kohl (rot)	Brokkoli, Blumenkohl, Weißkohl, Radicchio, Radieschen, Tomate
Koriander	Basilikum, Minze, Petersilie
Kürbis	Siehe Winterkürbis
Lauch	Knoblauch, Zwiebel, Schalotte
Limone	Clementine, Ingwer, Zitrone, Apfelsine, Mandarine
Löwenzahnblätter	Rote-Bete-Blätter, Blattkohl, Palmkohl, Indischer Senf (Kai Choi), Frühkohl
Mandarinen	Grapefruit, Zitrone, Apfelsine
Mangos	Kiwi, Apfelsine, Papaya, Ananas
Mangold	Rote-Bete-Blätter, Blattkohl, Weißkohl, Palmkohl, Indischer Senf (Kai Choi), Rucola, Romanasalat, Spinat, Frühkohl, Brunnenkresse
Minze	Basilikum, Koriander, Ingwer
Möhre	Butternusskürbis, Pastinaken, Süßkartoffel
Oregano	Salbei

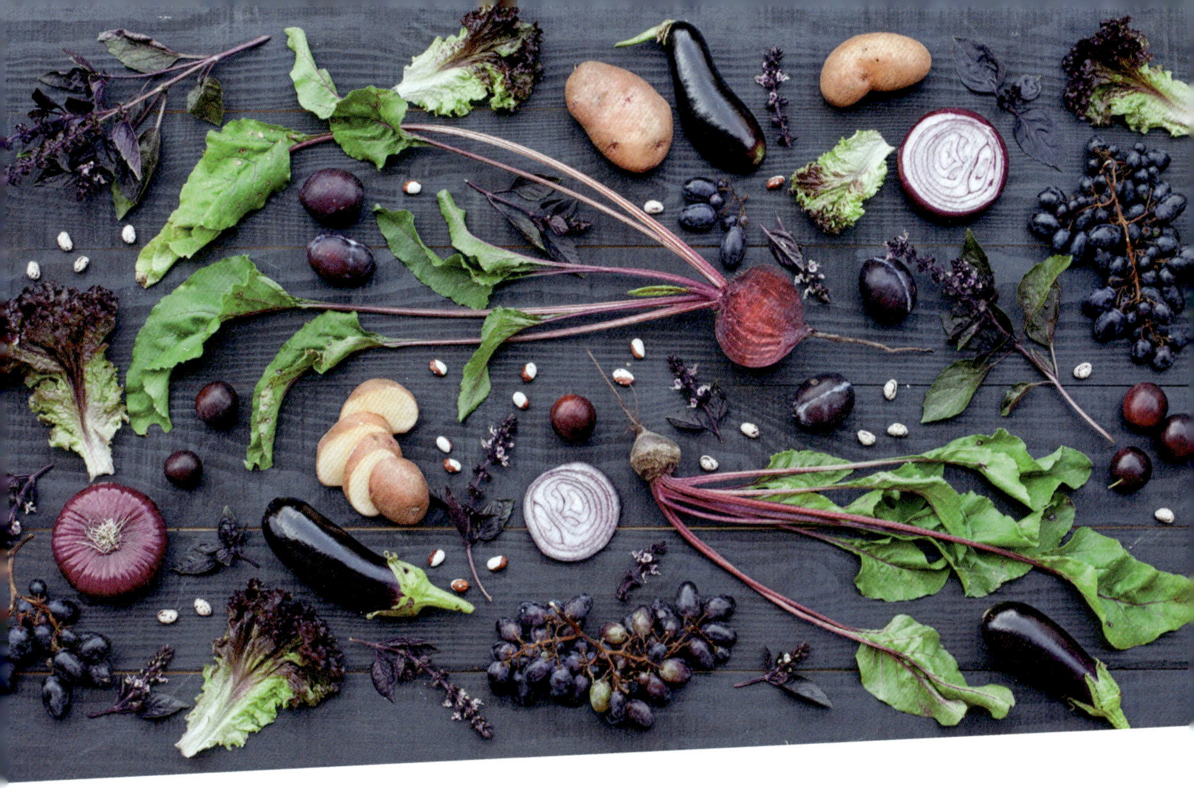

Palmkohl	Rote-Bete-Blätter, Mangold, Blattkohl, Weißkohl, Indischer Senf (Kai Choi), Rucola, Spinat, Frühkohl, Brunnenkresse
Pastinake	Knollensellerie, Süßkartoffel, Rübe, Winterkürbis
Petersilie	Basilikum, Koriander, Palmkohl, Rucola
Pfirsich	Apfel, Apfelsine, Birne, Pflaume
Radieschen	Rote Bete, Rotkohl, rote Paprikaschote, Tomate
Romanasalat	Kopfsalat, grüner oder roter Blattsalat, Radicchio
Rote Bete	Gelbe Bete, Radieschen, Rotkohl, Tomate
Rote Paprikaschoten	Radieschen, gelbe oder grüne Paprikaschoten, Tomate, Wassermelone
Rote-Bete-Blätter	Blattkohl, Löwenzahnblätter, Palmkohl, Indischer Senf (Kai Choi), Rucola, Spinat, Frühkohl, Brunnenkresse
Rucola	Rote-Bete-Blätter, Mangold, Blattkohl, Löwenzahnblätter, Weißkohl, Palmkohl, Petersilie, Spinat, Frühkohl, Brunnenkresse

Schalotte	Knoblauch, Zwiebel, Frühlingszwiebel
Sellerie (Knollensellerie)	Stangensellerie, Yambohne (Jícama), Kohlrabi, Rübe
Sellerie (Stangensellerie)	Zucchini, Gurke, Yambohne (Jícama)
Sommerkürbis	Zucchini, Gurke
Sonnenblumensprossen	Brokkoli, Blumenkohl
Spargel	Brokkolistiele, grüne Bohnen
Spinat	Rote-Bete-Blätter, Mangold, Blattkohl, Löwenzahnblätter, Palmkohl, Indischer Senf (Kai Choi), Romanasalat, Frühkohl
Süßkartoffel	Butternusskürbis, Möhre, Pastinake
Tomate	Radieschen, Rotkohl, rote Paprikaschote, Wassermelone
Wassermelone	Cantaloupe-Melone, Grapefruit, Honigmelone
Weintrauben	Apfel, Honigmelone
Winterkürbis	Möhre, Pastinake, Süßkartoffel
Zitrone	Clementine, Ingwer, Limette, Apfelsine, Mandarine
Zucchini	Sellerie, Gurke, Sommerkürbis
Zwiebel	Knoblauch, Lauch, Schalotte

Einkaufs- und Aufbewahrungstipps

Befolgen Sie unseren einfachen Leitfaden, damit Ihr nächster Einkauf im Obst- und Gemüsegeschäft zu einer schnellen, einfachen und erschwinglichen Angelegenheit wird. Es ist wichtig, gut vorbereitet zu sein, zu wissen, wonach Sie beim Einkaufen Ausschau halten und was Sie mit all den herrlichen Produkten tun müssen, wenn Sie nach Hause kommen. Frohes Einkaufen!

Auf dem Markt oder im Laden

Kräftige Farbe ist am besten. Wählen Sie immer die Früchte und das Gemüse mit der kräftigsten Farbe aus, außer im Fall von Avocados, die dunkel werden, wenn sie reifen und sich beim Anfassen leicht fest anfühlen. Wenn etwas gräulich wird oder sich verfärbt, deutet dies darauf hin, dass es welk wird und dabei ist zu verderben.

Glatt und makellos ist ein gutes Zeichen. Runzlige Stellen, Druckstellen und Risse können ein Hinweis darauf sein, dass das Produkt dabei ist zu verderben, allerdings muss das nicht gezwungenermaßen so sein. Produkte, die derartige Stellen aufweisen, können noch verwendet werden, vor allem in einem Smoothie oder für Saft, aber letztendlich unterliegt das Ihrem Urteil. Wenn etwas nicht so aussieht, wie es eigentlich aussehen sollte, lassen Sie es liegen.

Kaufen Sie saisonale Produkte. Versuchen Sie immer Produkte der Saison zu kaufen, denn sie sind in der Regel die billigsten und reifsten und haben auch viel mehr Geschmack als das Zeug aus Treib- und Kühlhäusern. Wenn Sie auf einem Bauernmarkt einkaufen, werden Sie wahrscheinlich nur saisonale Produkte vorfinden, also wird Ihnen die Auswahl dort leichtfallen.

Prüfen Sie, ob es frisch riecht. Unser Geruchsinn kann der beste Indikator dafür sein, ob etwas frisch ist. Wenn etwas schlecht riecht, legen Sie es wieder weg.

Vermeiden Sie Plastiktüten. Wir wissen, dass dies nicht immer einfach ist, aber wenn möglich, kaufen Sie nichts, das in Plastiktüten oder -verpackungen verkauft wird, es sei denn, es stammt direkt von einem Bauernhof. Selbst wenn Sie lose Äpfel in einem Gemüseladen oder in einem Supermarkt kaufen, brauchen Sie sie nicht in eine Plastiktüte zu packen – legen Sie sie einfach in Ihren Einkaufswagen oder in Ihre wiederverwendbare Einkaufstasche.

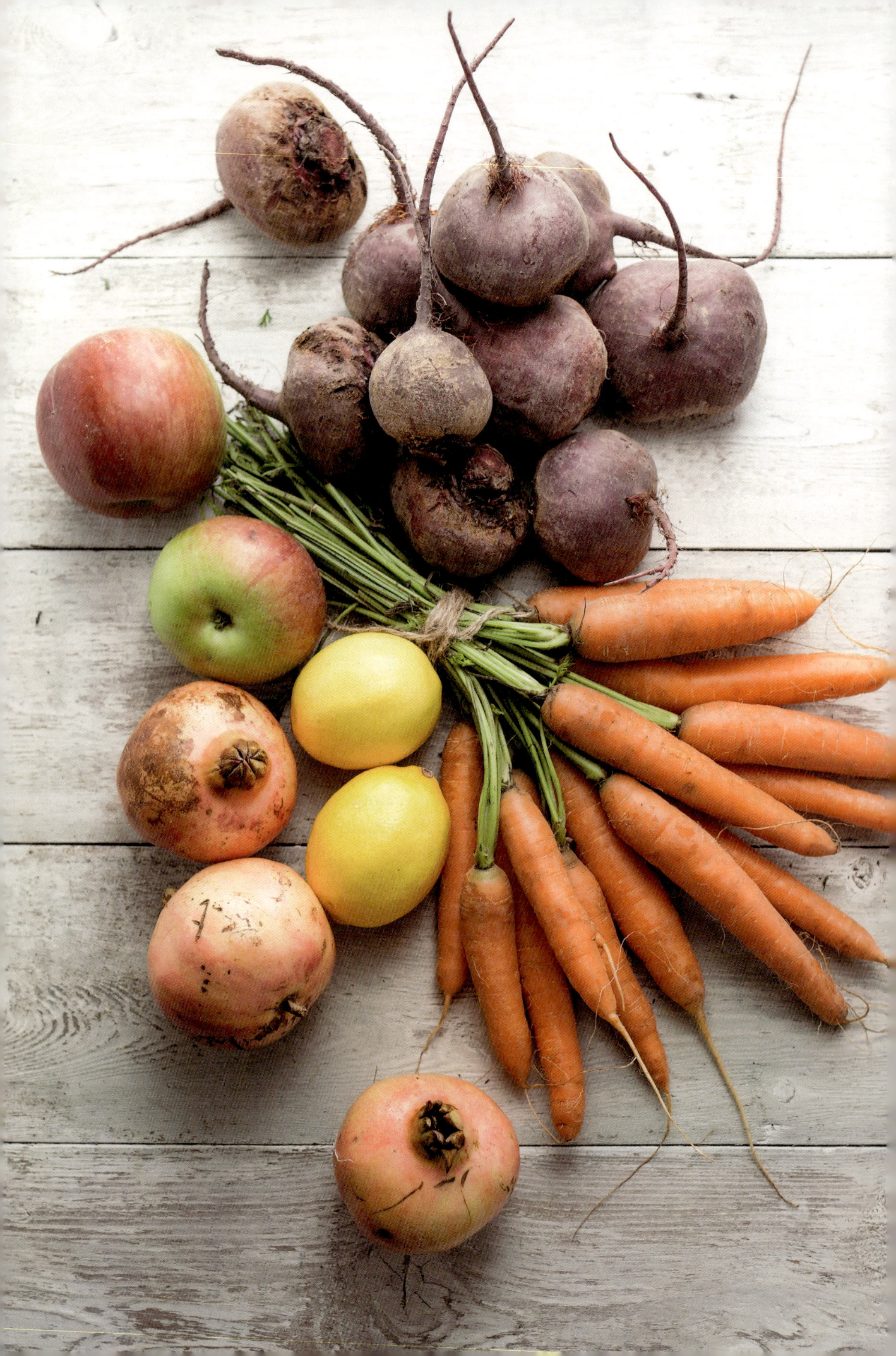

Kaufen Sie nicht zu viel. Bestimmte Dinge wie Weintrauben und Bananen werden oft bereits abgewogen verkauft, aber denken Sie daran, dass Sie nicht dazu verpflichtet sind, die komplette Menge zu kaufen. Kaufen Sie nur, was Sie wirklich brauchen.

Reste von Erde sind ein gutes Zeichen. Wenn ein Produkt direkt vom Bauernhof kommt, sieht es nicht immer perfekt aus. An ihm haften vielleicht noch Reste von Erde, oder es ist eigenartig geformt, doch in dem Fall können Sie sicher sein, dass es frisch und nährstoffreich ist.

Kaufen Sie günstig ein. Achten Sie auf den Preis: Wird pro Kilo oder pro Stück berechnet? Wenn pro Stück berechnet wird, nehmen Sie das größte und schwerste. Wenn nach Gewicht berechnet wird, kaufen Sie die Menge, die Sie benötigen und die Sie sich leisten können.

Bevorzugen Sie Bio-Produkte. Die US-amerikanische Umweltorganisation Environmental Working Group hat die Pestizidbelastung von frischem Obst und Gemüse untersucht und eine Liste von Produkten, »The Dirty Dozen« – »Das dreckige Dutzend«, – erstellt, die Sie laut der Empfehlung dieser Organisation immer als Bio-Produkte kaufen sollten: Äpfel, Blaubeeren, Sellerie, Kirschen, Weintrauben (importierte), Blattgemüse (Spinat, Grünkohl, Palmkohl und Blattkohl), Blattsalat, Nektarinen, Pfirsiche, Kartoffeln, Erdbeeren, Paprikaschoten. Eine weitere Liste, »The Clean 15« – »Die sauberen 15« –, führt Nicht-Bio-Produkte auf, die eine relativ niedrige Pestizidbelastung aufweisen und die Sie, wenn Sie Ihren Geldbeutel schonen wollen, im Gang mit den Bio-Produkten liegen lassen können: Auberginen, Avocados, Spargel, Brokkoli, Kohlköpfe, Kiwis, Mangos, Zwiebeln, Papayas, Ananas, Zuckererbsen, Zuckermais, Süßkartoffeln, Tomaten und Wassermelonen.

Kaufen Sie kleine Mengen und kaufen Sie oft. Um zu garantieren, dass Ihre Produkte möglichst frisch sind und möglichst viele Nährstoffe enthalten, kaufen Sie nicht gleich eine komplette Wochenration an Obst und Gemüse auf einen Schlag. Kaufen Sie, wenn möglich, alle drei Tage ein.

Lagerung der Produkte zu Hause

Bestimmen Sie für jedes Produkt den besten Aufbewahrungsort. Im Kühlschrank oder auf der Arbeitsfläche? Wenn Sie nicht wissen, was in den Kühlschrank gehört und was Sie besser bei Zimmertemperatur lagern, achten Sie darauf, wie das jeweilige Produkt im Laden präsentiert wird. Wenn dort etwas bei Zimmertemperatur ausgelegt ist, sollten Sie es auch bei Zimmertemperatur aufbewahren. Wenn Sie auf einem Markt einkaufen, fragen Sie einfach.

Lernen Sie Ihre Früchte besser kennen. Wenn Sie Früchte im Kühlschrank lagern, benutzen Sie die Obst- oder Gemüseschublade. Früchte, die Ethylen ausscheiden, wie zum Beispiel Äpfel, Cantaloupe-Melonen, Honigmelonen, Tomaten oder Bananen, sollten nicht zusammen mit anderen Obst- und Gemüsesorten aufbewahrt werden. Früchte, die bei Zimmertemperatur auf der Arbeitsfläche gelagert werden, sollten in großen, nicht zugedeckten Körben oder Schüsseln aufbewahrt werden und weder dem Sonnenlicht noch Hitze ausgesetzt sein.

Lernen Sie Ihre Gemüsesorten besser kennen. Wenn Sie Gemüse im Kühlschrank lagern, legen Sie es ins Gemüsefach. Bestimmte Gemüsesorten, wie zum Beispiel Brokkoli, Möhren, Blumenkohl, Blattgemüse, Zwiebeln, Radieschen und Kürbisse werden am besten ungewaschen in speziellen Aufbewahrungsbehältnissen (vorzugsweise BPA-freien Plastikbehältern) gelagert. Um frische Kräuter aufzubewahren, schneiden Sie einfach die Enden der Stängel ab, stellen sie in ein Behältnis mit kaltem Wasser und bedecken den oberen Bereich mit den Blättern mit einer Plastiktüte.

Warten Sie mit dem Waschen. Waschen Sie Ihr Obst und Ihr Gemüse nicht, bevor Sie es im Kühlschrank aufbewahren. Jegliches zusätzliche Wasser trägt dazu bei, dass Ihre Produkte leichter verderben.

Beugen Sie dem Verderben Ihrer Produkte vor. Wenn Produkte, die bei Zimmertemperatur gelagert werden, anfangen braun oder übermäßig weich zu werden, legen Sie sie in den Kühlschrank. Die niedrigere Temperatur wird den Reifungsprozess verlangsamen. Alternativ können Sie diese Produkte auch sofort in einem Saft oder einem Smoothie verbrauchen, damit sie nicht im Müll landen.

Das Reinigen von Produkten

Ich wasche normalerweise alle Produkte, inklusive derjenigen, die geschält werden, mit Wasser. Doch wenn Sie die Befürchtung haben, dass Ihr Produkt mit Pestiziden und/oder mit Bakterien belastet sein könnte, die durch Früchte übertragbar sind, waschen Sie es mit folgender Rezeptur, die sich als ein großartiges natürliches Desinfektionsmittel eignet.

Produktwäsche

- 250 ml Wasser
- 50 ml klarer Essig
- 1 Teelöffel Natron
- ½ Zitrone

1. Geben Sie die Zutaten in eine große Schüssel und warten Sie die heftige chemische Reaktion zwischen dem Essig und dem Natron ab. Wenn die Reaktion beendet ist, geben Sie die Flüssigkeit in eine Sprühflasche.
2. Sprühen Sie Ihr Obst oder Gemüse ein (bei festen Produkten können Sie eine Scheuerbürste zur Hilfe nehmen), und waschen Sie es gründlich.

ACHT

GRUNDLEGENDE HINWEISE ZUM REBOOT

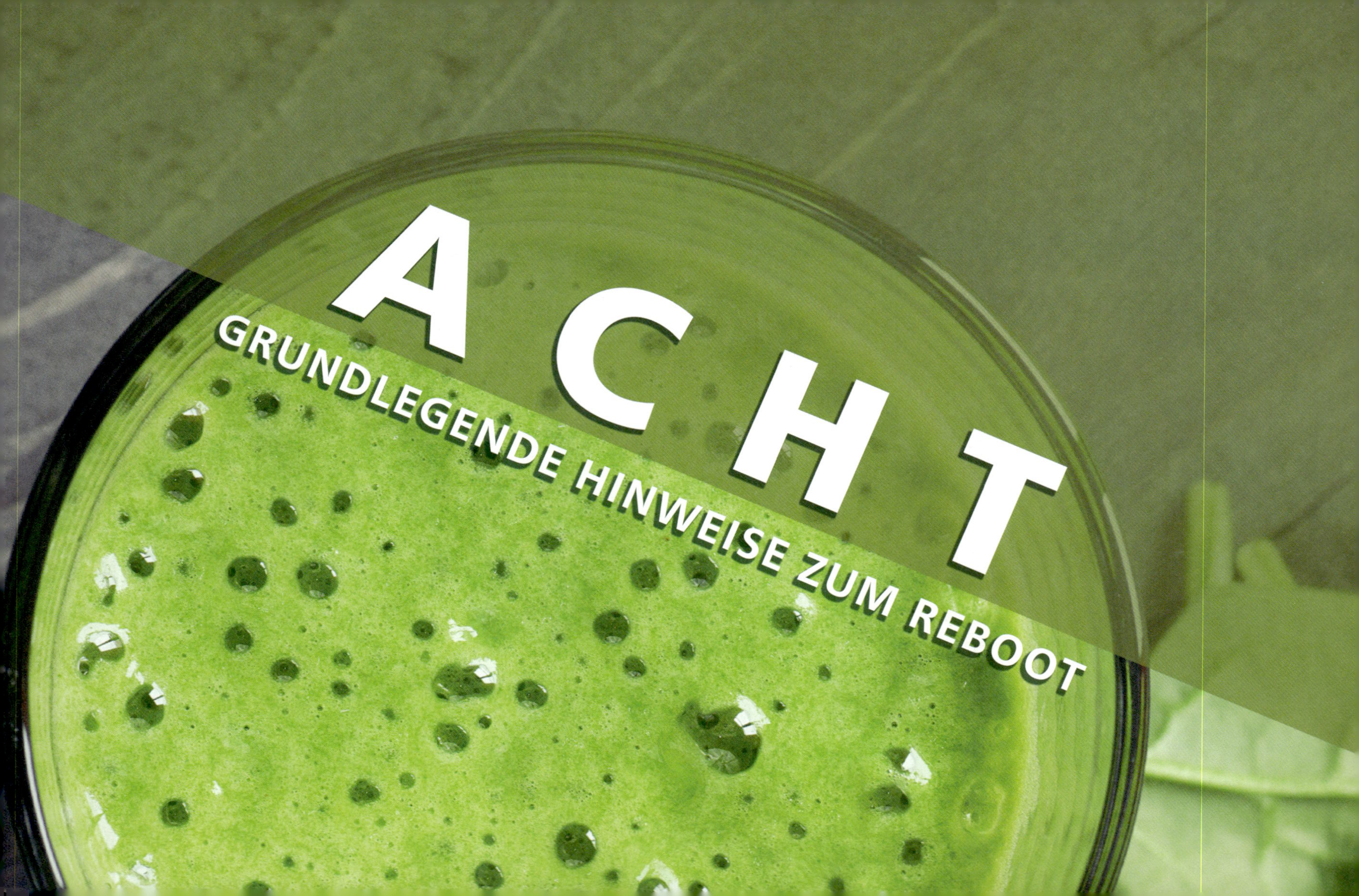

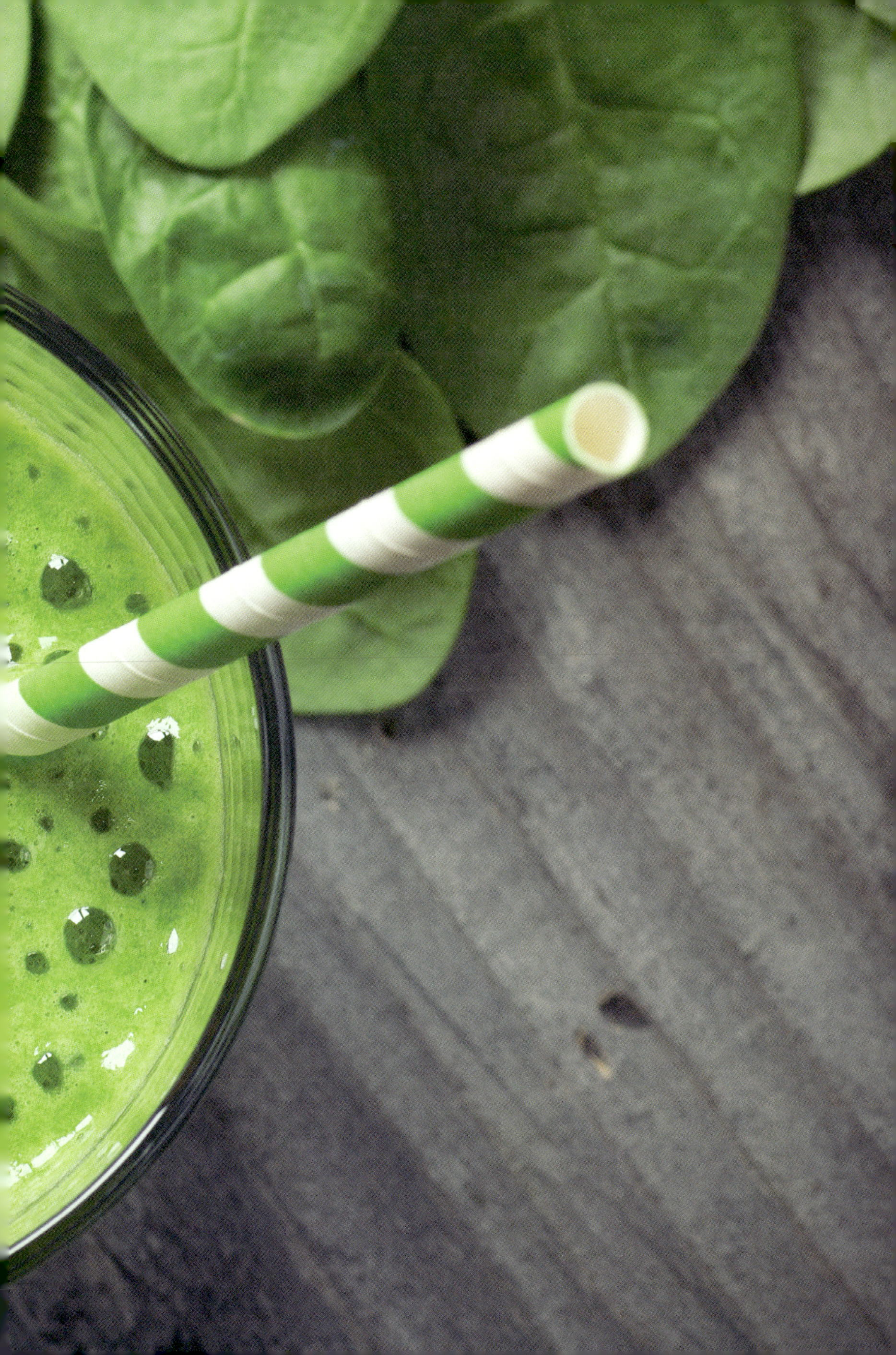

NACHDEM SIE SICH NUN für einen Plan entschieden haben, lassen Sie uns jetzt über all die anderen entscheidenden Komponenten eines Reboots reden, die Sie beachten müssen, damit Sie erfolgreich sein werden. Es ist eine Sache, die grundlegenden Dinge, die Sie tun müssen, verstanden zu haben, aber Antworten auf wirklich alle Fragen erhalten zu haben und sich zu fühlen wie der Kapitän Ihres eigenen Schiffes, ist noch etwas ganz anderes. In diesem Kapitel werden wir all die grundlegenden Dinge klären, die Sie über einen Reboot wissen müssen, und häufig gestellte Fragen beantworten.

Für viele der in diesem Kapitel aufgeführten Informationen bin ich den Reboot-Ernährungsberaterinnen Stacy Kennedy (Master of Public Health, lizensierte Ernährungsberaterin, Spezialistin für die Ernährung von Krebspatienten, lizensierte Diät-Ernährungsberaterin) und Claire Georgiou (Bachelor Gesundheitswissenschaften, Naturheilpraktikerin) zu Dank verpflichtet. Die Informationen wurden aus der Fülle all des Wissenswerten zusammengestellt, mit dem sie die Rebootwithjoe-Gemeinschaft versorgt haben, sowie aus den Antworten auf die zahlreichen Fragen, die in den Diskussionsforen der Gemeinschaft auf unserer Webseite www.rebootwithjoe.com (nur Englisch)aufgeworfen wurden. Wir haben uns bemüht, umfassend auf alles einzugehen, aber wenn Sie nach dem Lesen dieses Kapitels immer noch Fragen haben – auf unserer Gemeinschaftsseite finden Sie Rebooter, die Ihnen Antworten geben werden.

Eine oft gestellte Frage lautet: »Wie halte ich meine Motivation aufrecht?« Was mir bei meinem 60-Tage-Reboot geholfen hat, war die Tatsache, dass ich das Ganze gefilmt habe. Dass die Kamera immer auf mich gerichtet war, hat bestimmt dazu beigetragen, dass ich mich verpflichtet gefühlt habe, meine Ziele zu erreichen. Wenn Sie einen zusätzlichen Ansporn benötigen, spricht nichts dagegen, es ebenfalls auszuprobieren. Es muss ja kein groß angelegtes Projekt sein: Richten Sie einfach eine Kamera auf sich und legen Sie los. Das könnte Sie dazu animieren, ein Video-Tagebuch zu führen und es auf YouTube, der von Ihnen genutzten Social-Media-Website oder in Ihrem Blog zu posten oder auf unsere Webseite www.unimedica.de/rebootwithjoe.php zu stellen (schicken Sie uns dazu einfach einen Link). Ich freue mich auf Ihre Geschichten, also kontaktieren Sie mich auf Twitter (@rebootwithjoe) oder auf Facebook (Fat, Sick & Nearly Dead). Lassen Sie Ihre Freunde an Ihren Hochs und Tiefs teilhaben und begeistern Sie Ihr Umfeld für das, was Sie vorhaben. Es gibt keine bessere Methode, sich davon abzuhalten, bei der Arbeit zum Mittag ein Sandwich oder ein Stück Pizza zu essen, als seinen Kollegen mitzuteilen, dass man gerade einen Reboot durchführt. Mir selber fiel es zu Beginn meines Reboots am schwersten, meine Motivation aufrechtzuerhalten, aber als die Kilos zu purzeln anfingen und ich mich zusehends energiegeladen und gesund fühlte, wuchs sie von ganz alleine – und bei Ihnen wird es genauso sein.

Gewichtsverlust

Die meisten Menschen begrüßen es, dass das Abnehmen ein typischer Nebeneffekt eines Reboots ist, da sie ganz froh sind, ein wenig von ihrer in Form von Fett eingelagerten Energie zu verlieren. Dass Sie bei einem Reboot abnehmen, liegt zum einen daran, dass Sie weniger Kalorien als üblich zu sich nehmen, aber abhängig davon, wie lange Sie rebooten, kann es auch sein, dass Ihr Körper auf Ihre Protein- und Fettvorräte zurückgreift, um seine normalen Funktionen aufrechtzuerhalten.

Menschen, die nicht rebooten, weil sie übergewichtig sind, sondern um andere gesundheitliche Probleme in den Griff zu bekommen, befürchten oft, zu stark abzunehmen. Unserer Erfahrung nach nehmen Menschen, die zu Beginn des Reboots bereits schlank sind, ohnehin nicht so stark ab, aber Sie sollten darauf achten, ausreichend Saft und Nährstoffe zu sich zu nehmen, damit Ihr Körper gesund bleibt und Sie Ihr Gewicht so stabil wie möglich halten.

Wenn Sie an einem Punkt angelangt sind, an dem Ihre Waage über Tage hinweg keine Veränderung mehr anzeigt, hat Ihr Körper sich vielleicht bei seinem optimalen Gewicht eingependelt. Vielleicht nehmen Sie aber auch nicht ausreichend Kalorien und Nährstoffe zu sich. Manchmal sind Menschen, die einen Reboot durchführen, versucht, statt Saft Wasser zu trinken, weil sie glauben, auf diese Weise schneller abnehmen zu können. Aber so funktioniert es nicht (siehe »Kalorien zählen« ab Seite 285). Denken Sie auch daran sicherzustellen, ausreichend Gemüse und eine Vielfalt an pflanzlichen Produkten in Ihren Säften zu sich zu nehmen und die 80-Prozent-Gemüse/20-Prozent-Obst-Regel zu befolgen.

Es ist normal, wenn Sie nach dem Reboot wieder ein wenig zunehmen, selbst wenn Sie dazu übergehen, sich auch danach weiterhin gesund und mikronährstoffreich zu ernähren. Lassen Sie sich davon nicht entmutigen! Ich hatte mein Tiefstgewicht mit 100 Kilogramm erreicht und habe dann gut viereinhalb Kilo wieder zugelegt. Seitdem wiege ich konstant um die 104 bis 105 Kilogramm. Aber vergessen Sie nicht, dass ich vor meinem ersten Reboot 145 Kilogramm auf die Waage gebracht habe, eine Zunahme von viereinhalb Kilogramm ist also wirklich nicht so viel. Von den meisten Ihrer während des Reboots verlorenen Kilos können Sie sich dauerhaft verabschieden und Ihre neugewonnene Gesundheit komplett erhalten, wenn Sie weiterhin mikronährstoffreiche Kost zu sich nehmen und körperlich aktiv bleiben.

Hunger und Heisshunger

Es ist wichtig, sich den Unterschied zwischen Hunger und Heißhunger zu vergegenwärtigen. Richtiger Hunger ist eine durch den Mangel an Nahrung verursachte unangenehme körperliche Empfindung oder ein Gefühl von Schwäche, verbunden mit dem Wunsch zu essen. Die meisten in der westlichen Welt lebenden Menschen haben noch nie richtigen Hunger verspürt. Ein Magenknurren oder das, was wir für Hungerattacken halten, hat in Wahrheit mehr mit dem Verlangen nach bestimmten Speisen zu tun. Ein Beispiel: Ich könnte mich an einem Sonntagabend nach einem tollen Wochenende hinsetzen, den Fernseher einschalten, um mir die neuesten Sportnachrichten anzusehen, und plötzlich einen Werbespot für Pizza sehen. Im nächsten Moment lechze ich nach einem Stück Pizza. Das ist kein Hunger.

Wollen Sie mal testen, ob Sie wirklich hungrig sind? Hier eine Methode, mit der Sie es ausprobieren können. Das nächste Mal, wenn Sie glauben, hungrig zu sein, trinken Sie ein Glas Wasser oder machen Sie einen Spaziergang. Lenken Sie sich irgendwie ab, und warten Sie ab, ob Sie nach einer halben Stunde immer noch Hunger haben. Ich kann Ihnen ziemlich sicher prophezeien, dass dies nicht der Fall sein wird oder Ihr Hunger zumindest nicht mehr so stark sein wird. Dieser Trick funktioniert im Übrigen auch großartig, wenn Sie während eines Reboots von Heißhungerattacken befallen werden.

Koffein

Viele von uns können sich nicht vorstellen, den Tag ohne ihre heißgeliebte Tasse Kaffee zu beginnen oder einen Nachmittag ohne eine Coca Cola zu überstehen. Und vielleicht werden Sie sich dabei wiederfinden, wie Sie sich fragen: »Würde es wirklich schaden, wenn ich während meines Reboots ein kleines bisschen Kaffee trinke?« Nehmen wir uns also einen Moment Zeit und reden wir über Koffein.

Ist Koffein ungesund?

Das ist ein heiß diskutiertes Thema. Dafür, dass Koffein ungesund ist, spricht, dass es süchtig machen und die Aufnahme großer Mengen dazu führen kann, dass dem Körper Kalzium entzogen wird oder ein Grundtremor sich verschlimmert. Außerdem kann Koffeinkonsum Hungergefühle während des Tages unterdrücken, was zur Folge haben kann, dass man abends zu viel isst, und innere Unruhe, Schlaflosigkeit oder Herzrasen hervorrufen. Im Übermaß konsumiert und ohne ausreichende Wasseraufnahme, kann Koffein auch dehydrierend wirken.

Dafür, dass Koffein gesund ist, spricht, dass Kaffee Antioxidantien enthält. Moderater Kaffeekonsum wurde auch mit einem geringeren Risiko in Verbindung gebracht, an bestimmten Krebsarten zu erkranken, er kann Migränesymptome lindern, die Leistungsfähigkeit der Herzkranzgefäße erhöhen, die Stimmung heben und auf die Parkinson-Krankheit zurückzuführende motorische Defizite lindern.[6]

Warum soll man während eines Reboots auf Koffein verzichten?

Ein Reboot zielt vor allem darauf ab, Ihrem Körper eine Pause von einem Großteil seiner täglichen Pflichten zu gönnen, die darin bestehen, die Bestandteile verarbeiten zu müssen, die in den Speisen und Getränken enthalten sind, die wir normalerweise zu uns nehmen. Koffein ist eine Substanz, die in der Leber verstoffwechselt wird. Das bedeutet, dass die Leber zusätzliche Arbeit verrichten muss, um die Bestandteile des Koffeins sicher zu »verpacken« und aus unserem Körper auszuscheiden. Wenn Sie Koffein zu sich nehmen, wird dies Ihrem Körper also zusätzliche Arbeit verschaffen, die er bewältigen muss, und das könnte die Wirksamkeit des Reboots insgesamt mindern.

Während eines Reboots trinken Sie sowieso schon eine große Menge Flüssigkeiten. Wenn Sie weiter Kaffee trinken, könnte dies dazu führen, dass Sie weniger Wasser und Saft zu sich nehmen, was die Wirksamkeit Ihres Reboots beeinträchtigt, weil Sie weniger Nährstoffe zu sich nehmen. Anstatt Ihren Körper mit Nährstoffen zu fluten, würden Sie ihn mit Koffein fluten.

Ich empfehle Ihnen, sich schon vor dem Beginn Ihres Reboots nach und nach vom Koffein zu entwöhnen, indem Sie Ihren üblichen Kaffee zunächst durch koffeinfreien Kaffee ersetzen oder erst von Kaffee auf grünen Tee umsteigen und dann auf Kräutertee.

Denjenigen von Ihnen, die glauben, auf ein wenig Koffein nicht verzichten zu können, sage ich: »Nur zu, genehmigen Sie sich während Ihres Reboots am Morgen eine Tasse grünen Tee oder eine kleine Tasse schwarzen Kaffee.« Normalerweise passiert dann Folgendes: Nach ein paar Tagen verlangt Ihr Körper nicht mehr nach Koffein, und am Ende Ihres Reboots sind Sie koffeinfrei.

Protein

Protein ist ein wichtiger Makronährstoff für unsere Muskeln, unser Immunsystem und unsere Blutzellen. Viele pflanzliche Produkte – Avocados, Rote-Bete-Blätter, Brokkoli und Palmkohl, um nur einige wenige zu nennen – enthalten einen erstaunlich hohen Anteil an Protein. An einigen Tagen sehen die Reboot-Pläne für Saftfasten unter Einbezug fester Nahrung eine Proteinaufnahme von mehr als 30 Gramm vor, was für einige Menschen 50 Prozent der empfohlenen Tagesmenge entspricht. Sie werden diesen wichtigen Makronährstoff während eines Reboots also nicht weglassen. Aber davon abgesehen ist es höchst unwahrscheinlich, dass ein gesunder Mensch während eines kurzen Reboots Symptome entwickelt, die auf Proteinmangel zurückzuführen sind. Doch wenn Sie einen längeren Reboot durchführen oder intensiv Sport treiben, empfehle ich Ihnen, Ihren Säften einmal am Tag ein pflanzenbasiertes (aus Erbsen, Naturreis oder Hanf hergestelltes) Proteinpulver hinzuzugeben. Geben Sie einen Löffel davon in Ihren Mittags- oder Frühstückssaft.

Fasern

Es ist allgemein bekannt, dass Fasern ein wichtiger Bestandteil einer umfassenden gesunden Ernährung sind, und Obst und Gemüse enthalten jede Menge Fasern in löslicher und unlöslicher Form. Beim Entsaften werden die unlöslichen Faserstoffe extrahiert, und der Saft, den Sie erhalten, enthält nur noch die löslichen Fasern. Dies führt dazu, dass die in den löslichen Fasern enthaltenen gesundheitsfördernden Phytonährstoffe und Enzyme viel besser von Ihrem Körper aufgenommen werden können. Indem wir die unlöslichen Fasern entfernen und das Obst und Gemüse in flüssiger Form zu uns nehmen, stellen wir unserem Körper sozusagen ein System der direkten Nährstoff-

Zustellung zur Verfügung. Dies ermöglicht es Menschen, die Probleme damit haben, Obst und Gemüse in fester Form zu sich zu nehmen, ebenfalls von den zahlreichen Vorzügen pflanzlicher Produkte zu profitieren.

Bewegung

Ist es nicht komisch, dass wir uns heutzutage Zeit nehmen müssen, um uns körperlich zu betätigen? Die physische Anstrengung, die bei unseren Vorfahren den Alltag prägte – sei es, um zu jagen, Nahrung zu sammeln, Wasser zu holen oder Feuer zu machen –, gehört längst vergangenen Zeiten an. Heute ist unsere Lebensweise derart vom Sitzen geprägt, dass wir uns tatsächlich Zeit nehmen müssen, um uns zu bewegen. Als Kind war ich ziemlich sportlich, doch als ich älter wurde, habe ich immer mehr Zeit damit verbracht zu arbeiten und an meinem Schreibtisch zu hocken, als mich sportlich zu betätigen. Wenn Sie *Fat, Sick and Nearly Dead* gesehen haben, erinnern Sie sich vielleicht an die Szene, in der ich am Strand von Sidney entlangjogge. Es war eine großartige Erfahrung: Als ich gesünder wurde, verlangte es mich regelrecht danach, meinen Körper wieder mehr zu bewegen. Ich kann Ihnen gar nicht sagen, wie viel mehr es mich danach drängt, Sport zu treiben, wenn ich reboote oder gerade einen Reboot beendet habe. Inzwischen habe ich sogar das Gefühl, einen Reboot zu benötigen, wenn ich ein paar Wochen lang keinen Sport getrieben habe.

Während eines Reboots ist es wichtig, sich sportlich zu betätigen. Wenn Sie nicht sowieso schon regelmäßig Sport treiben, nehmen Sie sich vor, dies zu tun. Nach den ersten Tagen empfehle ich sanften Sport wie spazieren gehen, leichtes Yoga, Tai Chi, Pilates oder Schwimmen. Wenn Sie sich während Ihres Reboots sportlich betätigen, hat dies den Vorteil, dass Sie Ihren Körper arbeiten lassen und ihn dazu bringen, die mit der Kraft der Pflanzen gespeisten, nährstoffreichen Säfte zu nutzen, um Ihr Immunsystem zu stärken, eine gesunde Darmtätigkeit zu fördern, das Abnehmen zu beschleunigen und Muskelmasse zu bewahren, während Sie gleichzeitig weniger Kalorien aufnehmen. Außerdem trägt sportliche Betätigung dazu bei, Ihre Stimmung zu heben und Sie sogar von Heißhungerattacken abzulenken.

Wenn Sie bereits regelmäßig Sport treiben, sollten Sie vielleicht in Erwägung ziehen, die Intensität und die Dauer Ihres Trainings während Ihres Reboots zu reduzieren, vor allem während der ersten Tage. Sie sollten vielleicht Energie aufsparen, um Ihrem Körper dabei zu helfen, sich zu erholen und Ihr Immunsystem stark zu halten. Da Sie weniger Kalorien und weniger Makronährstoffe wie Protein und Kohlenhydrate aufnehmen, sollten Sie Ihr Trainingspensum vielleicht entsprechend herunterfahren.

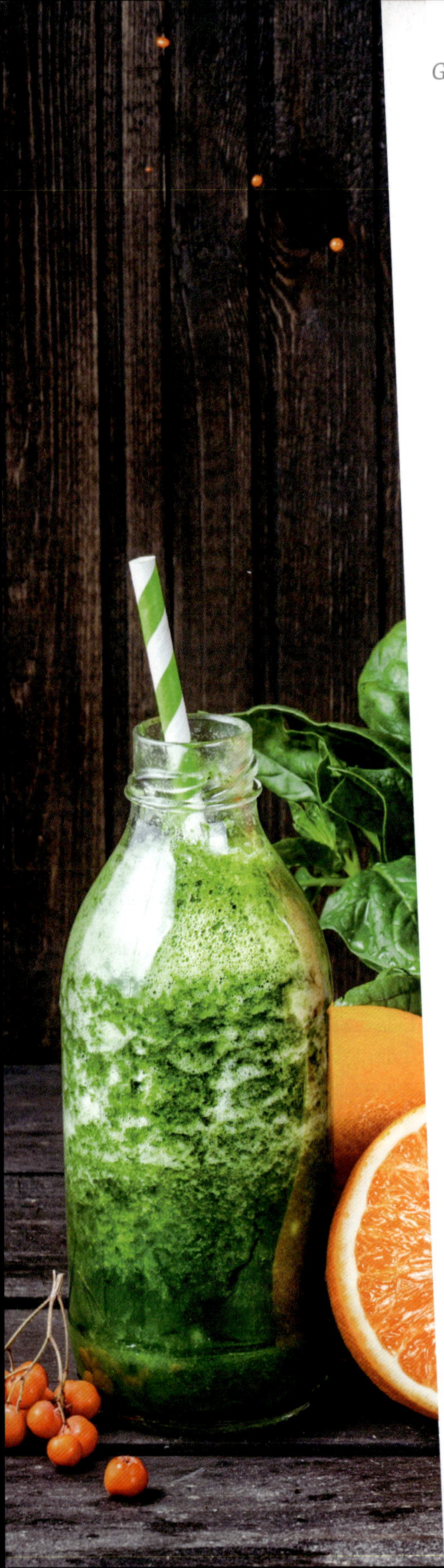

Auf jeden Fall ist es sehr wichtig, während des Reboots immer ausreichend hydriert zu sein, achten Sie also darauf, viel zu trinken, wenn Sie Sport treiben, vor allem elektrolytreiche Getränke wie Kokoswasser. Und natürlich Säfte!

Ich habe mit dem Fitness-Experten Radan Sturm zusammengearbeitet und mit seiner Hilfe die Reboot Movement Method entwickelt, die auf einfachen Prinzipien basiert, die jedem Mitglied der Reboot-Gemeinschaft dabei helfen sollen, auf dem Weg zu Gesundheit und Wohlbefinden voranzukommen. Diese Methode beruht weder auf anstrengenden noch hochintensiven oder bootcampmäßigen Trainingseinlagen, um zu Ergebnissen zu führen. Egal, ob Sie einen Reboot durchführen oder einfach nur eine gesündere Lebensweise praktizieren wollen – ich glaube, alles, was Sie neben einer gesunden Kost dazu brauchen, ist ein wenig Cardio-Training, verbunden mit etwas Krafttraining ohne Geräte.

Selbst wenn die Vorstellung, sich sportlich zu betätigen, Ihnen völlig fremd ist oder Sie seit Jahren nichts getan haben, um Ihre Pulsfrequenz zu beschleunigen – die Reboot-Trainingseinheiten bestehen aus verträglichen und natürlichen Übungen, die Ihnen die Energie und das Selbstvertrauen verschaffen werden, um Ihre Ziele zu erreichen. Die Reboot Movement Method basiert auf niedrig- und hochintensiven Cardiotrainingseinheiten (Gehen und Joggen) und niedrig- und hochintensiven Krafttrainingseinheiten, bei denen Ihr eigenes Körpergewicht zum Einsatz kommt, um Ihre Muskeln aufzubauen.

Hydriert bleiben

Obwohl Sie während der Saftphase des Reboots am Tag zwischen 2 und 3,5 Litern frisch gepressten Saft trinken, werden Sie je nach ihrem persönlichen Hydrationsbedarf zusätzlich weitere Flüssigkeit zu sich nehmen müssen. Die meisten Getränke, die weder Koffein, noch Zucker noch Alkohol enthalten, sind hydrierend: Kräutertees, Ingwertee mit Zitrone, Kokoswasser oder einfaches gefiltertes Leitungswasser sind ein paar gute Beispiele. Wenn Sie unter Verstopfung leiden, sich sehr erschöpft fühlen, sich in einem heißen Klima oder in größerer Höhe aufhalten, sich körperlich stark anstrengen, eine Sauna besuchen, Bikram-Yoga praktizieren, schwerer oder größer als der Durchschnitt sind oder es gewohnt sind, 2,75 bis 3,5 Liter Wasser am Tag zu trinken, könnten Sie ein höheres Flüssigkeitsbedürfnis haben und sollten deshalb besonders darauf achten, dass Sie hydriert bleiben. Aber vergessen Sie bei Ihren Bemühungen, hydriert zu bleiben, nicht so wichtige elektrolythaltige Getränke wie Kokoswasser. Indem Sie täglich eine 500-ml-Ration Wasser oder andere Flüssigkeiten (außer Saft) durch Kokoswasser ersetzen, beugen Sie Muskelkrämpfen, Schwindel, Kopfschmerzen und Lethargie vor.

Schlaf

Es ist sehr wichtig für Ihren Reboot, dass Sie ausreichend schlafen, weil Ihnen das dabei hilft abzunehmen. Viele Menschen fühlen sich während eines Reboots erschöpft, vor allem während der ersten Tage, und denken dann, dass sie nicht ausreichend Kalorien

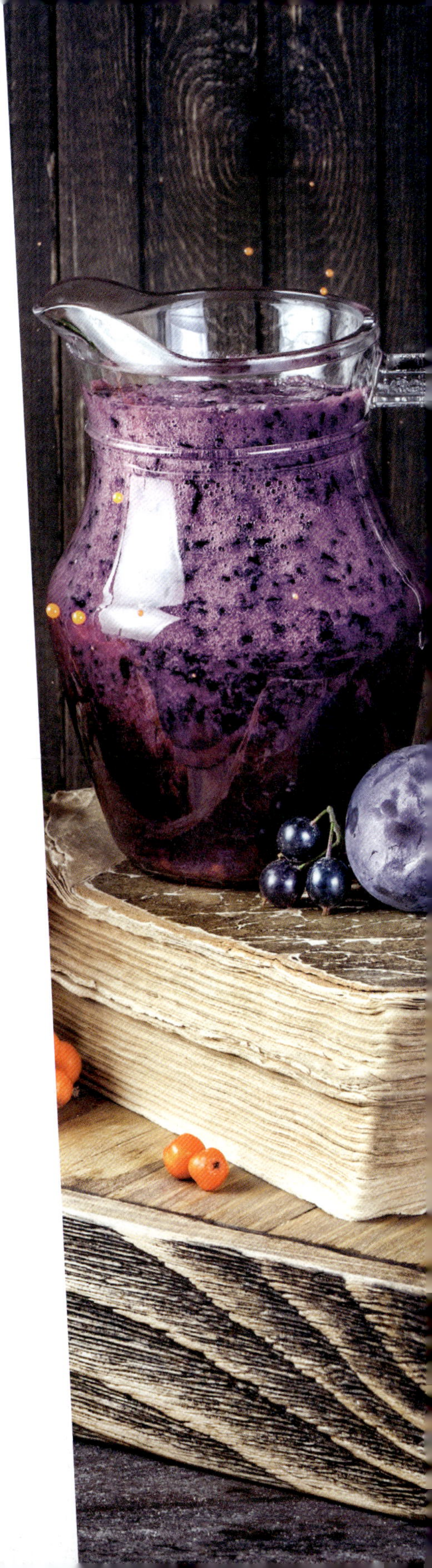

oder Protein zu sich nehmen, wohingegen sie in Wahrheit einfach nur nicht genug schlafen. Versuchen Sie während Ihres Reboots mindestens acht Stunden zu schlafen. Verwöhnen Sie sich und gehen Sie früh ins Bett, wenn Sie müde sind. Nach den ersten Tagen werden Sie wahrscheinlich auch feststellen, dass Sie so gut schlafen wie schon seit Jahren nicht mehr.

Obst versus Gemüse in Ihren Säften

Wenn Sie von den Reboot-Plänen abweichen und, was die Rezepte Ihrer Säfte angeht, Ihrer eigenen Kreativität freien Raum lassen (wozu ich Sie ausdrücklich ermuntere), achten Sie darauf, dass Ihre Säfte überwiegend aus Gemüse bestehen – ungefähr zu 80 Prozent aus Gemüse und zu 20 Prozent aus Obst. Einem Gemüsesaft ein wenig Frucht beizumengen, ist eine sehr gute Möglichkeit, seinen Geschmack zu verbessern und ihm wichtige Phytonährstoffe hinzuzufügen, aber wenn der Fruchtanteil zu groß ist, lassen Sie sich die Fülle an Mikronährstoffen entgehen, die in Gemüse enthalten sind. Zu viel Fruchtsaft zu trinken, kann zudem zu einer schnellen Zuckeraufnahme, einem darauf folgenden Energieabfall und einem Hochschießen des Insulinspiegels führen (Insulin ist ein entzündungsförderndes Hormon, das der Körper benötigt, um Zucker zu verstoffwechseln), was die Effektivität ihres Reboots beeinträchtigen kann.

Bio-Produkte versus Produkte aus konventionellem Anbau

Die Frage, ob man ausschließlich auf Bio-Produkte zurückgreifen soll, ist innerhalb der Reboot-Gemeinschaft ein heiß diskutiertes Thema. Was ist, wenn Ihr Budget nicht ausreicht, dass Sie sich Bio-Produkte leisten können – sollten Sie das Safttrinken dann gleich ganz lassen?

Die Frage, ob Bio-Produkte nährstoffhaltiger sind als konventionell erzeugte Produkte, liefert auch der Wissenschaft Stoff für eine anhaltende Debatte. Einige Studien, wie zum Beispiel eine, die im Jahr 2010 von der Washington State University durchgeführt wurde, hat ergeben, dass Bio-Erdbeeren mehr Vitamin C und mehr Antioxidantien enthalten als Erdbeeren aus konventionellem Anbau.[7] Eine im Jahr 2012 durchgeführte Studie der University of Stanford, bei der eine umfassende Auswahl an Produkten untersucht wurde, kam hingegen zu dem Schluss, dass hinsichtlich der

Nährwertqualität keine signifikanten Unterschiede zwischen Bio-Produkten und Produkten aus konventionellem Anbau nachgewiesen werden konnten.[8] Und es gibt andere wichtigere Faktoren, die den Nährwert eines Produktes beeinflussen. Generell kann man sagen: Je reifer eine Frucht oder ein Gemüse ist, und je schneller das Produkt nach der Ernte verzehrt wird, desto höher ist der Gehalt der in ihm enthaltenen Nährstoffe. Deshalb kaufe ich am liebsten auf meinem Bauernmarkt vor Ort ein, wo immer ausschließlich frische Produkte der Saison angeboten werden, die natürlich gereift und voller Nährstoffe sind.

Ich bin der Meinung, dass man auf jeden Fall mehr Obst- und Gemüseprodukte – egal ob aus biologischem Anbau oder nicht – verzehren und diese gut waschen sollte. Untersuchungen zeigen, dass die Vorzüge des Verzehrs von frischem Obst und Gemüse die Risiken, die von Pestizidrückständen herrühren, überwiegen. Wenn Sie sich den Kauf von Bioprodukten nicht leisten können oder an Ihrem Wohnort keine erhältlich sind, halten Sie sich an die Richtschnur der Environmental Working Group über »The Dirty Dozen Plus« – »Das Dreckige Dutzend Plus« und »The Clean 15« – »Die sauberen 15«(siehe Seite 267) Auf den Listen sind jeweils die Produkte aufgeführt, die man am besten als Bio-Produkte kauft, sowie die Produkte aus konventionellem Anbau, die gar nicht so schlecht sind. Generell gilt: Konventionell angebaute Produkte mit einer dicken Schale wie zum Beispiel Ananas und Avocados sind eher unbedenklich, da wir die Schale nicht essen. Achten Sie aber darauf, auch Produkte mit dicker Schale vor der Verarbeitung gründlich zu waschen, um zu verhindern, dass das Fruchtfleisch von außen mit Pestizidrückständen verunreinigt wird.

Wenn Sie Nicht-Bio-Produkte kaufen, empfehle ich Zitrusfrüchte wie Zitronen und Limonen vor dem Entsaften zu schälen, selbst wenn Sie den Geschmack der Schale der Früchte in Ihrem Saft gerne mögen.

Darmbeschwerden

Ich weiß, dass niemand gerne über seinen Stuhlgang redet, aber im gleichen Maße, in dem Sie viel eingehender darauf achten, was Sie zu sich nehmen, müssen Sie auch dem mehr Beachtung schenken, was wieder aus Ihnen herauskommt. Es ist nicht ungewöhnlich, während eines Reboots an Verstopfung oder Durchfall zu leiden. Wenn diese Symptome bei Ihnen jedoch anhalten oder ein besorgniserregendes Ausmaß annehmen, konsultieren Sie bitte Ihren Arzt.

Verstopfung

Mit Schwierigkeiten verbundener, unvollständiger oder seltener Stuhlgang sind allesamt Anzeichen für eine Verstopfung. Bei einigen Menschen kann eine drastische Umstellung ihrer Ernährungsgewohnheiten dazu führen, dass der Verdauungsvorgang gebremst wird. Mögliche Auslöser einer Verstopfung während eines Reboots können sein:

- Mangelnde Hydrierung
- Rasche Erhöhung der Aufnahme von Fasern
- Verminderte sportliche Betätigung
- Neigung zur Verstopfung
- Reizdarmsyndrom

Erhöhen Sie nach und nach die Menge an Fasern, die Sie aufnehmen, indem Sie die Empfehlungen zur Vorbereitung auf Ihren Reboot befolgen (siehe ab Seite 32). Achten Sie außerdem darauf, während Ihrer Vorbereitungsphase mehr Wasser zu trinken.

Wenn Sie unter Verstopfung leiden, versuchen Sie es damit, mehr Wasser zu trinken und längere Spaziergänge zu machen. Wenn das nicht hilft, probieren Sie die folgenden Mittel aus:

- Trinken Sie am Morgen zwei Tassen heißen Kräutertee oder heißes Wasser mit Zitrone, jeweils 250 ml; achten Sie darauf, jeweils 1 bis 2 Scheiben frische geschälte Ingwerwurzel hinzuzugeben. Lassen Sie zwischen dem Trinken der ersten und zweiten Tasse 30 bis 45 Minuten verstreichen und trinken Sie langsam.
- Achten Sie darauf, 4 bis 6 Säfte am Tag zu trinken, jeweils 500 bis 600 ml.
- Geben Sie Ihrem Saft ein- oder zweimal am Tag 1 bis 2 mittelgroße Rote Beten hinzu.
- Trinken Sie ein- oder zweimal am Tag eine Tasse heißen, auf Sennesblättern basierenden Tee wie zum Beispiel Smooth Move.
- Geben Sie Ihrem Saft Brokkoli, Kohl, Blumenkohl, Zwiebel oder Knoblauch hinzu. Denken Sie bei diesen Gemüsesorten daran, dass kleine Mengen ausreichen.
- Erhöhen Sie Ihre tägliche Flüssigkeitszufuhr.
- Trinken Sie am Morgen 175 ml warmen reinen Pflaumensaft. Nach Belieben können Sie etwas Zitrone hinzugeben.
- Wenn Sie sich in der Phase Ihres Reboots befinden, in der Sie auch feste Nahrung zu sich nehmen, nehmen Sie ein warmes Frühstück ein, zum Beispiel einen Beeren-Apfel-Zimt-Auflauf (s. S. 169).

- Nehmen Sie Ihre Mahlzeiten und Ihre Säfte jeden Tag zur gleichen Zeit zu sich, auch an den Wochenenden.
- Geben Sie Ihren Säften und Ihren Fruchtspeisen Papaya hinzu. Papayas enthalten ein natürliches Verdauungsenzym, das Ihnen vielleicht hilft, wenn Sie unter Verstopfung leiden. Versuchen Sie es damit, gleich morgens Papaya zu essen oder als Saft zu trinken. Wenn Sie ernsthafte Probleme mit Verstopfung haben, sollten Sie selbst während der Saftphase Ihres Reboots morgens auf leeren Magen ein paar Stücke frische Papaya essen.
- Versuchen Sie es mit Weizengrassaft.
- Erhöhen Sie sowohl an den reinen Safttagen als auch an den Tagen, an denen Sie auch feste Nahrung zu sich nehmen, Ihre tägliche Ration an magnesiumreichen Gemüsesorten (zum Beispiel Spinat, Mangold, Rote-Bete-Blätter oder Avocados).
- Ergänzen Sie Ihre Kost an den Tagen Ihres Reboots, an denen Sie feste Nahrung zu sich nehmen, um faserreiche Früchte und Gemüsesorten, das sind zum Beispiel Äpfel, Artischocken, Avocados, Möhren, getrocknete Feigen, frische Erbsen, Birnen, gedünstete Pflaumen mit Zitrone, Spinat oder Winterkürbis.
- Lassen Sie sich zu Hause ausreichend Zeit, um sich ein wenig zu bewegen und sich auf den Tag vorzubereiten, bevor Sie das Haus verlassen. Sorgen Sie für eine tägliche Morgenroutine. Gehen Sie zwei- oder dreimal am Tag spazieren (es können kurze Spaziergänge sein).
- Versuchen Sie jeden Tag regelmäßig Yoga, Tai-Chi oder Qigong zu betreiben.

Wenn Sie trotz Befolgung dieser Ratschläge immer noch Probleme mit Verstopfung haben, versuchen Sie die folgende Rezeptur, die unverarbeitete Kleie enthält (erhältlich in Reformhäusern oder online):

Apfel-Pflaumenmus

- 25 g unverarbeitete Kleie
- 75 g Apfelmus
- 75 g zerdrückte gedünstete Pflaumen

1. Geben Sie alle Zutaten zusammen und mixen Sie sie. Geben Sie das Mus dann in ein verschließbares Glasgefäß und bewahren Sie es im Kühlschrank auf.
2. Nehmen Sie vor dem Schlafengehen 1 bis 2 Esslöffel von dem Mus und trinken Sie anschließend mindestens 250 ml Wasser. Trinken Sie das Wasser auf jeden Fall, sonst wirkt das Mittel nicht.

Wenn all diese Mittel nicht ausreichen, um ihren Darm in Schwung zu bringen, nehmen Sie an Ihren Safttagen bitte einen zusätzlichen Smoothie zu sich, vorzugsweise mittags. Bereiten Sie den Smoothie aus ganzen Früchten und Gemüse zu, sodass Sie zusätzliche Fasern aufnehmen, die dazu beitragen, Verstopfung zu lindern.

Durchfall

Eine einfache Definition von Durchfall lautet, dass man häufiger Stuhlgang hat, als man es in einem Zeitraum von 24 Stunden normalerweise haben würde. Außerdem ist der Stuhl öfter weich, locker oder wässrig.

Durchfall während eines Reboots kann folgende Ursachen haben:

- eine durch die Ernährungsumstellung bedingte abrupte Erhöhung der Aufnahme von Fasern
- die Aufnahme von Verdauungsenzymen, die beim Saftfasten während des Entsaftungsprozesses freigesetzt werden
- eine Veranlagung zu Durchfall und häufigem Stuhlgang
- ein bereits bestehendes Reizdarmleiden.

Im Folgenden sind ein paar Tipps aufgeführt, die dazu beitragen sollen, Ihr Verdauungssystem zu beruhigen und Ihren Darm dazu zu bringen, wieder in einem für Sie angenehmen Tempo zu arbeiten:

- Nehmen Sie viel Flüssigkeit zu sich, aber trinken Sie nicht nur reines Wasser. Durchfall kann die Flüssigkeits- und Salzvorräte Ihres Körpers reduzieren, trinken Sie also statt Wasser auch elektrolytreiche Getränke, unter anderem Gemüsebrühe und Kokoswasser ohne Zusätze.
- Verdünnen Sie frischen Saft mit gefiltertem klarem Wasser oder, besser noch, mit ungesüßtem Kokoswasser (versuchen Sie es zunächst mit einem Verhältnis von 25 Prozent Wasser und 75 Prozent Saft und erhöhen Sie den Wasseranteil auf 50 Prozent, wenn das erstgenannte Mischungsverhältnis nicht wirkt).
- Trinken Sie während der Phasen Ihres Reboots, in denen Sie feste Nahrung zu sich nehmen, den Großteil Ihrer Getränke zwischen den Mahlzeiten anstatt zu ihnen.
- Meiden Sie sehr heiße oder sehr kalte Speisen und Getränke; bevorzugen Sie stattdessen welche mit Zimmertemperatur.
- Führen Sie Tagebuch und notieren Sie, welche Speisen (welche Früchte, welche Gemüsesorten oder welche Kombinationen) Ihnen Probleme be-

reiten oder durchfallartigen Stuhl auszulösen scheinen. Das kann Ihnen dabei helfen diese Produkte zu meiden.

- Reduzieren Sie Gas produzierende Gemüsesorten als Zutaten zu Ihren Säften (Brokkoli, Blumenkohl, Kohl) und in Ihren Speisen (Pak Choi, Zwiebeln, Knoblauch).
- Essen Sie eine Banane, auch wenn Sie gerade in der Saftphase sind. Durchfall führt dazu, dass viele der zusätzlichen Nährstoffe, aufgrund derer Sie all den Aufwand des Entsaftens betreiben, mangelhaft absorbiert werden. Wenn Sie also eine Banane essen, um den Durchfall zu stoppen, heißt das nicht, dass Sie einen Reboot mit ausschließlich Saft beeinträchtigen, sondern Sie passen ihn Ihren Bedürfnissen an, um die positiven Effekte Ihres Reboots mit ausschließlich Saft zu optimieren.

Beeturia

Sie haben zum ersten Mal ein Glas Rote-Bete-Saft getrunken, müssen auf die Toilette und was aus Ihnen herauskommt, ist rot. Dieses Phänomen hat einen Namen – Beeturia – und betrifft ungefähr 10 bis 15 Prozent der Bevölkerung. Normalerweise ist Beeturia harmlos, trinken Sie also weiter Ihre Säfte.

Darmspülungen und Einläufe

Ich werde oft gefragt, was ich davon halte, während eines Reboots als zusätzliche Maßnahme zur Reinigung von abgelagerten Toxinen Darmspülungen und Einläufe durchzuführen. Ich denke, im Hinblick auf diese Frage sind grundsätzlich zwei Sichtweisen möglich. Die eine hält diese Maßnahmen für hilfreich; die andere geht davon aus, dass der Körper alleine klarkommt. Was ich damit sagen will, ist, dass diese Maßnahmen im Rahmen unserer Reboot-Pläne weder nötig noch empfehlenswert sind. Auch wenn Sie beschließen, eine Darmspülung oder einen Einlauf durchzuführen, müssen Sie, wie in Kapitel 4 beschrieben, jede Menge faserreiche pflanzliche Kost zu sich nehmen, bevor Sie mit einem Reboot beginnen, damit Sie Ihren Körper aufs Erfolgsgleis setzen. Außerdem sollten Sie vor einer solchen Maßnahme Ihren Arzt konsultieren.

Kalorien zählen

Wenn ich einen Reboot durchführe, zähle ich keine Kalorien. Warum nicht? Weil es mein Ziel ist, meinen Körper mit Nährstoffen zu fluten, und nicht, ihm etwas zu entziehen. Ich kenne jede Menge Leute – mich eingeschlossen –, die es mit dem Zählen von Kalorien versucht haben, und es hat nicht funktioniert. Wenn ich Kalorien gezählt habe, war ich darauf fixiert, was ich *nicht* aß, und habe mein Augenmerk nicht auf die Qualität dessen gerichtet, was ich gegessen *habe*. Kalorien zu zählen setzt eine aufs Reduzieren gerichtete Denkweise in Gang. Und wenn Sie Ihre Aufnahme an Kalorien und Nährstoffen zu stark reduzieren, kann Ihr Körper darauf reagieren, indem er weniger Kalorien verbrennt und ein Hungergefühl in Ihnen auslöst.

Die Reboot-Speisepläne (siehe ab Seite 70) sind darauf angelegt, 1200 bis 1800 Kalorien am Tag zu liefern, was für die meisten Menschen, die abnehmen wollen, einem gesunden Maß an täglicher Energieaufnahme entspricht.

Es ist schwer, eine exakte Kalorienangabe pro Saft zu machen, weil die Kalorien, abhängig von der Größe der Produkte, die Sie verwenden, und von der Effizienz Ihres Entsafters, variieren. Sie werden mindestens viermal am Tag 500 bis 600 ml Saft trinken. Es gibt keine Höchstgrenze, allerdings habe ich noch niemanden getroffen, der in der Lage ist, mehr als sieben dieser Säfte am Tag zu sich zu nehmen. Unsere Empfehlung lautet, 4 bis 6 Säfte am Tag in der angegebenen Menge zu trinken.

Außerdem richten wir unser Augenmerk nicht gerne auf die Kalorien, da Kalorien auf unterschiedliche Weise zur Verfügung gestellt werden. Ich hätte zum Beispiel eine 1300-Kalorien-am-Tag-Cheeseburger-Diät machen können, statt einen Reboot durchzuführen. Das hätte mir erlaubt, mir jeden Tag zwei große Cheeseburger zu genehmigen. Mithilfe beider Ernährungspläne hätte ich abgenommen, aber bei der Befolgung eines der Pläne (können Sie erraten welcher das ist?) bezweifele ich, dass ich meine Medikation auch nur um einen Deut hätte reduzieren können.

Das Augenmerk eines Reboots liegt nicht auf den Kalorien, sondern auf der Beschaffenheit der Nahrung, die Sie zu sich nehmen – und die ausschließlich aus Obst und Gemüse besteht, begleitet von einigen Kräutern und Gewürzen, und bei der jede einzelne Zutat vollgepackt ist mit kraftvollen Phytonährstoffen.

Sobald Sie mit Ihrem Reboot begonnen haben, können Sie sich auf Ihren Körper einstellen und auf ihn hören, um herauszufinden, welche Menge für Sie jeden Tag die richtige ist. Sie werden sich Ihre inneren Signale zunutze machen, die Ihr Körper Ihnen sendet, um Ihnen mitzuteilen, wann er hungrig und wann er satt ist, und lernen, wie sich Ihr Essbedürfnis quasi von allein reguliert. Wenn Sie Hunger oder Kopfschmerzen haben oder Ihnen schwindelig ist, rate ich Ihnen dringend, mehr Saft zu trinken und mehr Kalorien zu sich zu nehmen, da die Nährstoffe ihre magische Wirkung entfalten werden.

Warum Sie keine Kalorien zählen sollten

- Wie bereits erwähnt, ziehen Sie beim Kalorienzählen normalerweise nicht die Qualität der Speisen in Betracht, die Sie zu sich nehmen. Ebenso wenig unterscheiden Sie zwischen industriell verarbeiteten und nicht verarbeiteten, natürlichen Produkten, noch berücksichtigen Sie deren Zusammensetzung, also die Fettarten, Proteine, Kohlenhydrate, Vitamine, Mineralien, Antioxidantien und Phytonährstoffe, die sie enthalten.
- Kalorienzählen kann Sie dazu verleiten, natürliche kalorienreiche Produkte zu meiden, die gut für Sie sind, zum Beispiel Nüsse, Samen und Avocados. Diese Produkte enthalten wichtige Fettsäuren und fettlösliche Vitamine, die einen gesunden Stoffwechsel und das Erreichen und/oder Halten eines gesunden Gewichts fördern.
- Häufige intensive Hungergefühle können eher darauf hinweisen, dass Sie die falsche Art von Kost zu sich nehmen, als dass Sie mehr Kalorien zu sich nehmen müssen. Wenn Sie Ihre Ernährung umstellen und gesunde Kost wie zum Beispiel unverarbeitete Vollwertprodukte zu sich nehmen, werden Sie sich energiegeladener und konzentrierter fühlen und seltener von Heißhungerattacken befallen werden, da Sie sich nach Ihren Mahlzeiten gesättigter fühlen werden, und das für eine längere Zeit.
- Nährstoffe und Energie aus natürlichen Vollwertprodukten werden vom Körper eher für die Aufrechterhaltung seiner grundlegenden Funktionen verwendet als diejenigen aus industriell verarbeiteten Lebensmitteln. Ein glasierter Donut zum Beispiel mag genau so viele Kalorien haben wie eine Portion Obst-Gemüsesaft, aber er dürfte im Körper ziemlich anders wirken. Anerkannte Institutionen wie die Harvard School of Public Health und die American Heart Association kommen übereinstimmend zu dem Schluss, dass Lebensmittel mit einem hohen Gehalt an Zucker, Transfettsäuren und gesättigten Fettsäuren krankheits- und entzündungsfördernd und schlecht für den Stoffwechsel, die Leberfunktion und die Verdauung sind, wohingegen Saft dazu beiträgt, die Heilungs- und Reparaturprozesse Ihres Körpers zu fördern, eher für einen Energieschub sorgt, anstatt einen Energieentzug zu verursachen, Ihre Hirnzellen schützt, Ihr Immunsystem stärkt und dazu beiträgt, Ihren Stoffwechsel anzuregen, anstatt ihn zu bremsen.[9]

Der Reboot zielt darauf ab, Ihre Essgelüste sozusagen auf Null zu stellen, Ihren Körper so zu justieren, dass es Sie nach dem verlangt, was ihn tatsächlich befriedigt, und es ihm auf diese Weise zu ermöglichen, mit pflanzenbasierten Phytonährstoffen gespeist zu werden und sich gesättigt zu fühlen. Eine bessere, gesündere Ernährung wird Ihnen dabei helfen, dieses natürliche Empfinden für das Verlangen nach bestimmten Nahrungsmitteln und für das Sättigungsgefühl wieder neu einzustellen, und im Ergebnis werden Sie sich zufrieden und wohl fühlen. Kurz gesagt: Indem Sie meine grundlegenden Vorgaben befolgen und sich an die empfohlenen Mengenangaben halten, können Sie abnehmen und wieder gesund werden ohne Kalorien zu zählen, also sparen Sie sich den Aufwand.

Wenn Sie mit Ihrem Arzt reden

Wenn Sie einen längeren Reboot planen oder unter einer Krankheit leiden, sollten Sie Ihren Arzt konsultieren, erst recht, wenn Sie, wie ich, gut 45 Kilo zu viel auf den Rippen mit sich herumschleppen. Ihr gesundheitlicher Zustand kann während Ihres Reboots begleitend kontrolliert werden, und vielleicht glaubt Ihr Arzt sogar an die Kraft der Pflanzen. Auch wenn Sie einen kurzen Reboot planen, könnten Sie Gründe haben, Ihr Vorhaben mit Ihrem Arzt oder Ihrer Ärztin zu besprechen, und ich möchte sicher sein, dass Sie über alle Informationen verfügen, die Sie bei einem solchen Gespräch benötigen, um ihm oder ihr korrekt darzulegen, was Sie zu tun beabsichtigen. Hier sind die Infos:

Nicht jeder Arzt wird einem Reboot aufgeschlossen gegenüberstehen. Die meisten haben während ihrer Ausbildung gelernt, jede Art von Saftfastenkur mit skeptischen Augen zu betrachten und sie als eine Diät anzusehen, die darauf abzielt, schnell abzunehmen, und die Ihnen Nährstoffe entziehen wird. Ihr Arzt könnte denken, dass Sie vorhaben, eine »Entgiftungs- oder Reinigungsdiät« durchzuführen, der die Verfechter einer solchen Diät das Potenzial zuschreiben, das Immunsystem zu stärken, Energie abzubauen und dazu beizutragen, chronische Krankheiten zu bekämpfen, indem sie den Körper von giftigen Rückständen befreit. Es gibt keinen wirklichen Nachweis dafür, dass Entgiftungsdiäten irgendetwas von alldem tatsächlich bewirken oder die gesundheitliche Verfassung insgesamt verbessern. Ärzte wissen, wie der Körper funktioniert, und dass Ihre Organe, insbesondere die Leber, bereits dazu geschaffen sind, Ihr System täglich zu entgiften. Gifte werden auf natürliche Weise in nichtgiftige Substanzen umgewandelt, und Ihr Körper scheidet sie aus. Darüber hinaus könnte das Konzept, sich von Säften zu ernähren, Ihren Arzt irritieren und zu der Frage verleiten: »Warum trinken Sie Ihr Gemüse, wenn Sie es genauso gut essen können?«

Ich nenne einen Reboot nicht eine Entgiftungs- oder Reinigungsdiät, weil ein Reboot keine auf kurze Zeit angelegte Diät ist und auch nicht darauf abzielt, Ihren Körper von Giften zu reinigen. Er ist dazu bestimmt, den Teufelskreis Ihrer Essgewohnheiten zu durchbrechen, Ihren Körper neu einzustellen und mit Nährstoffen zu fluten und gleichzeitig Ihr Verhältnis zu Nahrungsmitteln

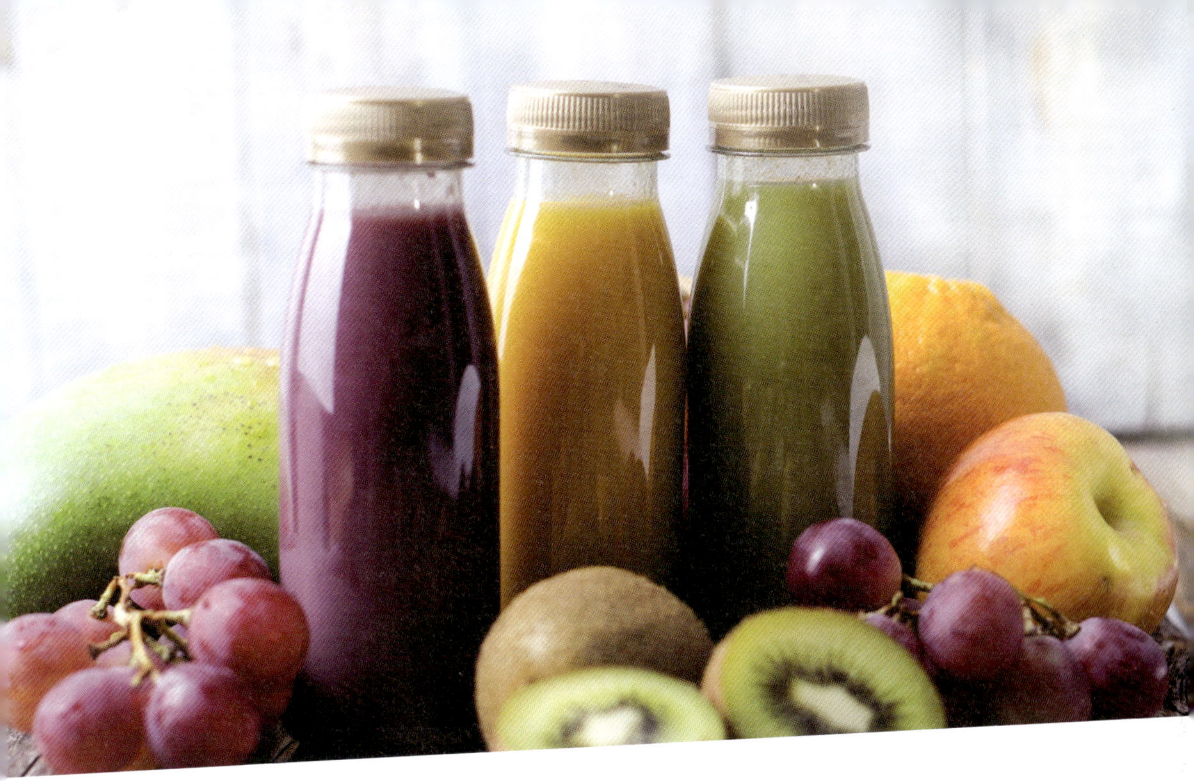

neu zu justieren. Ihrem Arzt ist sicher klar, wie wichtig Obst und Gemüse für Ihre Gesundheit sind. Während eines Reboots nehmen Sie Ihre Nahrung zu 100 Prozent in Form von Obst und Gemüse zu sich. In frischem Saft stecken hoch konzentrierte Mengen an Nährstoffen, Enzymen und Antioxidantien, die leicht zu verdauen sind und Ihr ganzes System mit Sicherheit auf Hochtouren bringen werden.

Ich ermuntere Sie, offen mit Ihrem Arzt oder Ihrer Ärztin zu reden und ihm oder ihr nahezulegen, sich *Fat, Sick and Nearly Dead* anzusehen. Viele Ärzte wurden von dem Film inspiriert und ermuntern ihre Patienten nun einen Reboot durchzuführen, oder sie haben es sogar selber ausprobiert. Im Anhang dieses Buches in dem Kapitel Quellen und Informationen (s. S. 330) finden Sie einen Leitfaden für ein Gespräch mit Ihrem Arzt, den der medizinische Beraterkreis unseres Reboot-Teams erstellt hat.

Abgefüllte Säfte

Viele Menschen fragen sich, ob sie abgefüllte Säfte trinken können. Meine Antwort lautet, dass die meisten abgefüllten Säfte pasteurisiert sind, was normalerweise bedeutet, dass sie hitzebehandelt wurden, um Bakterien abzutöten. Leider werden bei diesem Verfahren gleichzeitig viele der in dem Saft enthaltenen Enzyme und Phytonährstoffe getötet.

Es gibt jedoch ein neueres, HPP – Hochdruckpasteurisierung – genanntes Verfahren. Bei diesem Verfahren wird der Saft sehr hohem Druck ausgesetzt, wodurch die Bakterien ebenfalls abgetötet werden, nicht jedoch die Enzyme und Phytonährstoffe. Sie können also während eines Reboots abgefüllte Säfte trinken, vorausgesetzt, sie sind als hochdruckpasteurisierte Säfte gekennzeichnet.

Überwinden von Hürden während eines Reboots

Im Folgenden sind einige der häufigsten Probleme aufgeführt, mit denen Sie während eines Reboots zu tun bekommen könnten, und dazu meine Tipps, wie Sie sie überwinden können.

Ich habe Hunger

Wenn Sie Hunger haben, könnte das ein Hinweis darauf sein, dass Sie nicht ausreichend Nährstoffe, Flüssigkeiten oder Kalorien zu sich nehmen. Trinken Sie mehr Saft und mehr Wasser. Wenn Sie nach den ersten Tagen immer noch Hunger haben und täglich mindestens sechs 500-ml-Rationen Saft trinken, sollten Sie vielleicht ein wenig Obst oder Gemüse essen. Einige Rebooter haben die Erfahrung gemacht, dass die Zugabe einer pürierten Avocado oder Banane zu ihrem Saft ihnen geholfen hat, ihre auftretenden Hungerattacken zu lindern.

Es fällt mir schwer, beim Safttrinken zu bleiben, während ich gleichzeitig für meine Familie koche

Einen Reboot durchzuführen und gleichzeitig die Familie zu bekochen, kann schwer sein. Wenn Sie wie gewohnt für alle das Essen zubereiten, könnten Sie versucht sein zu naschen, und außerdem brauchen Sie zusätzlich zu der Zeit, die Sie sowieso schon täglich in der Küche verbringen, noch die Zeit, um Ihre Säfte zuzubereiten. Wenn Zeit ein Faktor ist, sollten Sie Ihre Säfte für den ganzen Tag vielleicht immer allesamt am Vorabend zubereiten oder die komplette Wochenration am Sonntag und die Säfte im Gefrierschrank aufbewahren. Wenn Sie versucht sind zu essen, versuchen Sie Ihre Familie zu überzeugen, auf eine gesunde Kost umzusteigen, damit Sie nicht von industriell verarbeiteten Lebensmitteln und Fleisch umgeben sind. An den Tagen, an denen Sie feste Nahrung zu sich nehmen, bereiten Sie so viel zu, dass es für die ganze Familie reicht, und geben Sie etwas

Proteinhaltiges hinzu, zum Beispiel Burger aus Quinoa und schwarzen Bohnen (s. S. 216) oder antibiotikafreies Hähnchenfleisch. Einige Rebooter finden es einfacher, bis zum Abendessen nur Säfte zu trinken und dann die Gemüseration der Familienmahlzeit zu sich zu nehmen, die sie ohnehin zubereitet haben.

Ich verliere die Motivation

Was mir bei meinem 60-Tage-Reboot geholfen hat, war die Tatsache, dass ich das Ganze gefilmt habe. Dass die Kamera immer auf mich gerichtet war, hat bestimmt dazu beigetragen, dass ich mich verpflichtet gefühlt habe, meine Ziele zu erreichen. Wenn *Sie* einen zusätzlichen Ansporn benötigen, spricht nichts dagegen, ebenfalls eine Kamera auf sich zu richten. Sie können ein Video-Tagebuch führen und es auf YouTube, der von Ihnen genutzten Social-Media-Webseite oder in Ihrem Blog posten oder auf unsere Webseite www.unimedica.de/rebootwithjoe.php zu stellen (schicken Sie uns dazu einfach einen Link). Ich freue mich auf Ihre Geschichten. Lassen Sie Ihre Freunde teilhaben und begeistern Sie Ihr Umfeld für das, was Sie tun. Denken Sie daran: Ein Reboot ist normalerweise in den ersten Tagen am schwersten. Wenn die Nebenwirkungen nachlassen und Sie anfangen Ergebnisse zu sehen, werden Sie von allein motiviert sein weiterzumachen.

Ich habe Kopfschmerzen

Die Kopfschmerzen, die die ersten Tage eines Reboots häufig begleiten, können durch eine Vielzahl von Faktoren ausgelöst werden, unter anderem auch durch Koffeinentzug. In den meisten Fällen hilft es schon, mehr Flüssigkeiten zu sich zu nehmen, um Abhilfe zu schaffen oder die Heftigkeit dieser häufigen und normalen Nebenwirkung zumindest zu lindern. Versuchen Sie es mit einem Glas Wasser – wenn Sie danach immer noch Kopfschmerzen haben, trinken Sie ein Glas Kokoswasser. Haben Sie immer noch Kopfschmerzen? Trinken Sie einen zusätzlichen Saft. Vergessen Sie nicht, wie hilfreich ein Spaziergang bei Kopfschmerzen sein kann, oder früh ins Bett zu gehen, um eine zusätzliche Portion Schlaf zu bekommen.

Ich muss an einem gesellschaftlichen Ereignis teilnehmen

Gesellschaftliche Ereignisse können einen auf eine harte Probe stellen. Mein bester Rat lautet, dass Sie Ihren Reboot am besten während eines Zeitraums durchführen, in dem Sie an keinem gesellschaftlichen Ereignis teilnehmen müssen. Wenn Sie jedoch einen langen Reboot durchführen, können Sie nicht einfach nicht mehr ausgehen, also müssen Sie lernen, gesellschaftlichen Umgang zu pflegen *und* an Ihren Zielen festzuhalten. Erstens gilt: Planen Sie im Voraus. Wenn Sie gerade in einer Phase sind, in der Sie nur Saft trinken, füllen Sie ein großes Glas oder eine Flasche mit Ihrem Saft und nehmen Sie ihn mit zu der Veranstaltung. Mischen Sie sich dort unter die Leute und reden Sie viel (und verbringen Sie möglichst wenig Zeit in der Nähe der Speisen und Getränke). Vielleicht nehmen Sie sogar ein Glas und etwas zusätzlichen Saft mit, um andere davon kosten zu lassen, denn bei einem gesellschaftlichen Ereignis mit einem Glas Saft in der Hand herumzustehen bietet einem einen hervorragenden Anlass, ein Gespräch zu beginnen.

Gehen Sie niemals hungrig zu einer gesellschaftlichen Veranstaltung oder einem Firmen-Event. Trinken Sie im Laufe der Stunde vor der Veranstaltung einen Saft und vergessen Sie nicht weiteren Saft mitzunehmen.

Findet die Veranstaltung in einem Restaurant statt? Erkunden Sie, was es an gesunden, rebootfreundlichen Speisen gibt. Können Sie vielleicht einfach nur Gemüsebeilagen bestellen? Oder darum bitten, den auf dem Salat vorgesehenen Käse wegzulassen?

Wenn Sie selber eine Zusammenkunft planen, versuchen Sie sie so zu gestalten, dass das Essen nicht im Mittelpunkt steht, sondern dass es mehr darum geht, eine nette Zeit miteinander zu verbringen, und bieten Sie eine gesunde, rebootfreundliche Verköstigung an. Wenn Sie sich mit einem Freund oder einer Freundin treffen, um zu zweit etwas zu unternehmen, machen Sie einen Spaziergang oder nehmen Sie gemeinsam eine Tanzstunde, anstatt sich in einem Restaurant zu treffen. Wenn Sie bei solchen Anlässen nicht das Essen in den Mittelpunkt stellen, können Sie trotzdem Ihren Spaß haben und sich an einer guten Unterhaltung erfreuen, ohne den Drang zu verspüren, dabei ausgiebig schlemmen zu müssen.

Und wenn es wirklich ein großes Ereignis ist, genehmigen Sie sich einen »Schummel-Abend«. Gehen Sie mit einem festen Vorsatz hin, was zu essen und zu trinken Sie sich erlauben werden, und halten Sie sich daran. Vielleicht fühlen Sie sich am nächsten Tag nicht so toll, aber Sie werden nicht das Gefühl haben, gescheitert zu sein.

Ich habe gegessen – ich bin gescheitert!

Ich hoffe, Sie haben inzwischen begriffen, dass der Verzehr von Obst oder Gemüse *kein* Scheitern bedeutet, auch wenn Sie sich vorgenommen haben, nur Säfte zu trinken. Es ist absolut in Ordnung, während eines Reboots einen Salat, gegartes Blattgemüse, eine gebackene Süßkartoffel oder ein Stück Obst zu essen. Sie haben sich vielleicht vorgenommen, nur Säfte zu trinken, aber wenn Sie wirklich Hunger haben oder danach lechzen etwas zu kauen, verurteilen Sie

Ihren Reboot nicht zum Scheitern, indem Sie etwas essen. Tatsächlich könnte es Ihnen sogar helfen, bei der Stange zu bleiben.

Aber vielleicht haben Sie sich ein Stück Knoblauchbrot vom Tisch stibitzt und in den Mund geschoben oder gedacht, Sie gönnen sich ein kleines Stück Pizza, und dann sind es drei geworden, oder Sie haben Ihre Kumpels an der Theke getroffen, sind weich geworden und haben sich ein Bier und ein paar Chicken Wings genehmigt. In dem Fall werden Sie sich vermutlich weder physisch noch emotional besonders gut fühlen. Aber Sie sind nur gescheitert, wenn Sie diesen kleinen Fehltritt als Ausrede benutzen um aufzugeben. Finden Sie sich damit ab, steigen Sie wieder in den Saftzug ein und rebooten Sie weiter. Betrachten Sie es als kleinen Rückschlag und nehmen Sie in Kauf, dass Sie nun eben vielleicht ein wenig länger brauchen, um Ihr Ziel zu erreichen, aber denken Sie daran: Ihr Reboot ist nicht gescheitert.

Ich nehme nicht ab

Wie viel Saft trinken Sie? Denken Sie daran, dass Sie mindestens viermal am Tag 500 bis 600 ml überwiegend aus Gemüse bestehenden Saft trinken sollten. Den Saft durch Wasser zu ersetzen oder die Anzahl der pro Tag konsumierten Säfte zu reduzieren, trägt nicht dazu bei, schneller abzunehmen. Wenn Sie übergewichtig sind und nicht abnehmen, trinken Sie vermutlich zu wenig Saft. Wenn Sie mehr Saft trinken und immer noch nicht abnehmen, versuchen Sie sich mehr zu bewegen und mehr Sport zu treiben. Wenn das auch nicht hilft, sollten Sie sich vielleicht mit unserer Gemeinschaft in Verbindung setzen und an einem betreuten Reboot teilnehmen, bei dem Sie von unseren Ernährungsberatern angeleitet werden. Wenn Sie nicht abnehmen und unter einer Erkrankung leiden oder Medikamente nehmen, sollten Sie Ihren Arzt konsultieren.

Das ständige Entsaften und Safttrinken wird mir zu eintönig

Es kann während eines Reboots gewiss passieren, dass es einem zu eintönig wird. Wenn Sie sich dabei ertappen, dass Ihnen Ihre Saftrezepte zu langweilig werden, ist es vielleicht an der Zeit zu variieren und kreativ zu werden. Vergessen Sie nicht, Kräuter und Gewürze hinzuzugeben. Koriander, Petersilie, Minze und Basilikum sind einige meiner Favoriten, und zwar sowohl wegen ihres Geschmacks als auch wegen der in ihnen enthaltenen Nährstoffe. Wenn Sie scharfe Speisen vermissen, geben Sie Ihren Säften die passende Würze, indem Sie Cayennepfeffer oder Chilipulver hinzugeben.

Häufig gestellte Fragen

Auf den folgenden n versuche ich nahezu jede Frage zu beantworten, die bezüglich eines Reboots je an mich herangetragen wurde. Haben Sie eine Frage? Sehen Sie sich die Liste an. Wenn Sie die Antwort nicht finden, klicken Sie auf der Webseite www.rebootwithjoe.com (nur Englisch) die Gemeinschaftsseite an, auf der Sie einen erfahrenen Rebooter finden werden, der Ihnen gerne helfen wird.

Frage: Ich würde gerne aus gesundheitlichen Gründen einen Reboot durchführen, aber ich habe bereits Normalgewicht. Sollte ich mir Gedanken darum machen, womöglich zu viel abzunehmen?
Antwort: Meiner Erfahrung nach tendieren Menschen, die überflüssige Pfunde auf den Rippen haben, dazu, stärker abzunehmen. In Ihrem Fall würde ich sagen: Versuchen Sie es mit einem Reboot, und wenn Sie zu stark abnehmen, gehen Sie lieber dazu über, Säfte zum Bestandteil einer gesunden, pflanzenbasierten Kost zu machen, als strikt einen bestimmten Reboot-Plan zu befolgen.

Frage: Kann ich während des Saftfastens Kaugummi kauen?
Antwort: Ja, das ist absolut kein Problem, aber halten Sie Ausschau nach natürlichem Kaugummi ohne zugesetzte künstliche Süßstoffe.

Frage: Warum kann ich während einer Saftfastenkur nicht rauchen?
Antwort: Rauchen führt Ihrem Körper Gifte zu, was den Zielen einer Saftfastenkur zuwiderläuft. Das Ziel ist vielmehr, dass Sie Ihre Aufnahme von in Pflanzen und pflanzlichen Produkten enthaltenen Phytonährstoffen steigern.

Frage: Kann ich einen Reboot durchführen, wenn ich schwanger bin oder stille?
Antwort: Nein. Da der Körper während der Schwangerschaft und der Stillzeit im Hinblick auf diverse Nährstoffe spezielle Bedürfnisse hat, ist ein Reboot während dieser Zeiten nicht zu empfehlen.

Frage: Soll man Schale und Stängel wegwerfen oder entsaften?
Antwort: Stängel – entsaften! Das ergibt mehr Flüssigkeit. Was die Schalen angeht, hängt dies von der persönlichen Vorliebe ab. Die Schale enthält wichtige Phytonährstoffe, verleiht dem Saft aber einen bitteren Geschmack. Wenn Sie die Schale mit entsaften, verwenden Sie Bio-Produkte und waschen Sie sie gut.

Frage: Wie viel Saft sollte ich während eines Reboots trinken?
Antwort: Die Saftmenge, die Sie trinken sollten, variiert, abhängig von Ihren persönlichen Bedürfnissen, aber streben Sie an, am Tag 4 bis 6 Säfte mit jeweils 500 bis 600 ml zu trinken.

Frage: Warum habe ich ein unangenehmes Gefühl im Mund?
Antwort: Einen Belag im Mund zu verspüren, kann eine unangenehme Nebenwirkung einer Saftfastenkur sein, aber dieses Gefühl verschwindet normalerweise nach ein paar Tagen. Versuchen Sie mehr Wasser zu trinken und sich häufiger die Zähne zu putzen.

Frage: Kann ich in meinen Säften Sojamilch, Reismilch oder Mandelmilch verwenden?
Antwort: Ich rate davon ab, diese Produkte während einer Saftfastenkur zu sich zu nehmen. Auch wenn diese Milchsorten eine gesunde Wahl sein mögen, ist es besser, wenn Sie bis nach Ihrem Reboot damit warten.

Frage: Was ist der Unterschied zwischen Wassergewicht und realem Gewicht? Nehme ich während des Saftfastens nur Wassergewicht ab?
Antwort: Ihr Gewichtsverlust wird wahrscheinlich auf eine Kombination aus einem Abbau von Fett, Muskelmasse und Wasser zurückzuführen sein, aber Sport zu treiben und ausreichend Saft und Wasser zu trinken, trägt dazu bei, Muskelmasse zu bewahren und den Abbau von verhältnismäßig mehr Fett zu begünstigen. Mein Gewichtsverlust ging zum Beispiel zu 70 Prozent auf das Konto von abgebautem Fett und zu 30 Prozent auf das Konto von abgebauter Muskelmasse. Nach dem Reboot können Sie eine erneute Gewichtzunahme minimieren, indem Sie unsere Ratschläge zur Umstellung auf eine gesunde Ernährung befolgen, weiterhin Sport treiben und viel Wasser trinken.

Frage: Warum ist mir während meines Reboots kalt, und was kann ich dagegen tun?
Antwort: Es ist nicht ungewöhnlich, dass man während eines Reboots friert, vor allem bei kaltem Wetter. Aber das muss nicht unbedingt ein schlechtes Zeichen sein, da es manchmal auf die reduzierte Kalorienzufuhr zurückzuführen ist, die zur Folge haben kann, dass Ihre Körpertemperatur sinkt. Die gute Nachricht ist, dass dies nicht nur bedeutet, dass Sie sich in einem idealen Zustand befinden um abzunehmen, sondern auch in einem Zustand, in dem der Alterungsprozess verlangsamt ist, Alterungserscheinungen reduziert werden, Ihr Körper geschützt wird und Ihr Risiko, an Krebs zu erkranken, sinkt.[10] Die beste Maßnahme gegen das Kältegefühl ist, sich warm einzupacken und heißes Wasser mit Zitrone und Ingwer zu trinken. Außerdem können Sie sich aus Ihrem Safttrester Brühen zubereiten, wenn Sie sich gerade in der Essphase befinden, das Augenmerk auf Suppen richten und Kräutertee trinken (Rezepte finden Sie im Kapitel 6). Manchmal kann ein Abfall der Körpertemperatur auch mit einer Fehlfunktion der Schilddrüse zu tun haben. Wenn Sie unter einer Erkrankung leiden oder Medikamente nehmen, konsultieren Sie bitte Ihren Arzt.

Frage: Werde ich Probleme mit überschüssiger Haut bekommen, wenn ich während meines Reboots und danach sehr viel abnehme?
Antwort: Ich hatte keine überschüssige Haut, aber viele Leute, die extrem stark abnehmen, haben Probleme damit. Es hängt davon ab, wie viel man abnimmt, und wie die Pfunde, die man zu viel auf den Rippen hat, verteilt sind. Es gibt chirurgische und nicht-chirurgische Möglichkeiten, um Probleme mit überschüssiger Haut zu behandeln. Und denken Sie daran: Spanx-Formunterwäsche kann Wunder bewirken!

Frage: Sollte ich Nahrungsmittelergänzungsprodukte oder Vitaminpräparate einnehmen?
Antwort: Ich empfehle Ihnen, die Einnahme aller nicht verschriebenen Nahrungsmittelergänzungsprodukte und Vitaminpräparate während Ihres Reboots einzustellen und sich ausschließlich Nährstoffe aus Obst und Gemüse zuzuführen. Vitamin D und Vitamin B_{12} dürfen Sie jedoch weiter einnehmen. Wenn Sie dazu weitere Fragen haben, konsultieren Sie bitte ihren Arzt.

Frage: Was ist, wenn ich eine Lebensmittelallergie habe?
Antwort: Während Ihres Reboots nehmen Sie naturgemäß keines der verbreiteten Allergene wie Milchprodukte, Soja, Weizen oder Gluten zu sich. Wenn Sie auf irgendwelche Obst- oder Gemüsesorten allergisch reagieren oder glauben, dies möglicherweise zu tun, konsumieren Sie diese Produkte während Ihres Reboots bitte nicht. Konsultieren Sie den Wegweiser für die Ersetzung bestimmter Zutaten durch andere Produkte ab Seite 261, um Anregungen für mögliche Alternativen zu erhalten.

Frage: Was ist, wenn ich verschriebene Medikamente einnehme?
Antwort: Bitte nehmen Sie Ihre Medikamente wie verschrieben weiter ein und konsultieren Sie Ihren Arzt, um zu erfahren, ob Sie irgendwelche Dosierungsänderungen vornehmen müssen. Wer Satine einnimmt, um den Cholesterinspiegel zu senken, sollte bitte auf Grapefruits verzichten und den Wegweiser für die Ersetzung bestimmter Zutaten durch andere Produkte ab Seite 261, konsultieren, um Anregungen für mögliche Alternativen zu erhalten. Wer Medikamente zur Behandlung von Schilddrüsenfunktionsstörungen einnimmt, sollte bitte keine großen Mengen an rohen Kreuzblütengewächsen wie Brokkoli, Kohl, Blumenkohl, Palmkohl und Radieschen essen oder in Form von Saft zu sich nehmen, da einige der in diesen Produkten enthaltenen Nährstoffe die Wirkung der Medikamente beeinträchtigen können. (Es spricht nichts dagegen, diese Produkte gekocht zu verzehren.) Konsultieren Sie den Wegweiser für die Ersetzung bestimmter Zutaten durch andere Produkte ab Seite 261, um Anregungen für mögliche Alternativen zu erhalten.

Konsultieren Sie außerdem bitte Ihren Arzt oder Apotheker im Hinblick auf jegliche Wechselwirkungen zwischen Medikamenten und Nahrungsmitteln, über die Sie Bescheid wissen sollten.

Frage: Die in den Ernährungsplänen angegebenen Portionen sind für mich zu klein/zu groß. Wie viel sollte ich essen?
Antwort: Essen Sie nur so viel, wie es Ihrem Sättigungsgefühl entspricht. Hören Sie auf, wenn Sie satt sind. Trinken Sie einen zusätzlichen Saft, wenn Sie noch Hunger haben. Während der Ess-Phasen müssen Sie sich nicht gezwungen fühlen, alles zu essen, was in den Plänen aufgeführt ist. Und wenn Sie alles essen und anschließend noch hungrig sind, genehmigen Sie sich noch etwas Obst oder rohes Gemüse ... ein Saft geht natürlich auch.

Frage: Wie oft kann ich rebooten?
Antwort: Viele Rebooter haben es sich zur Regel gemacht, jedes Vierteljahr einen Reboot durchzuführen, und ich halte es genauso. Einen 5-Tage-Reboot kann man alle zwei Monate oder alle acht Wochen durchführen, aber legen Sie nach einem 15-Tage-Reboot eine zwölfwöchige oder dreimonatige Pause ein.

Frage: Ich mag kein Kokoswasser. Was kann ich stattdessen trinken?
Antwort: Kokoswasser ist eine erstklassige Elektrolyt-Quelle, und die Einnahme von Elektrolyten ist für Ihren Reboot wichtig. Wenn Sie den Geschmack nicht mögen, geben Sie etwas Zitronen-, Limonen- oder Orangensaft hinzu. Wenn Sie das Kokoswasser einfach nicht vertragen, ermuntern wir Sie, einen anderen elektrolytreichen Saft zu trinken, zum Beispiel Rote-Bete-Saft, Cantaloupemelonen-Saft, Selleriesaft oder Wassermelonensaft.

Frage: Kann ich abgefüllte Säfte trinken? Wenn ja, welche?
Antwort: Frisch zubereitete Säfte sind grundsätzlich am besten. Wenn Sie sich Ihre Säfte also nicht selber machen können, gehen Sie in eine Saftbar. Wenn das auch nicht möglich ist, können Sie abgefüllte Säfte trinken, die mittels HPP-Verfahren hochdruckpasteurisiert wurden (siehe Seite 290). Trinken Sie so oft wie möglich Säfte mit hohem Gemüseanteil.

Frage: Wie lange hält sich frischer Saft?
Antwort: In einem luftdichten Gefäß und gekühlt kann frischer Saft bis zu 72 Stunden aufbewahrt werden. Ich bewahre meine Säfte in Einmachgläsern auf, aber jedes Glasbehältnis mit Verschluss oder jeder BPA-freie Plastikbehälter mit Deckel sollte es genauso tun. Verwenden Sie keine Metallflaschen, da der Saft mit dem Metall reagieren kann. Idealerweise verbrauchen Sie Ihren frischen Saft innerhalb von 24 Stunden.

Frage: Kann ich meinen Saft einfrieren?
Antwort: Ja, aber er muss sofort nach dem Entsaften eingefroren werden. Eingefrorener Saft kann 7 bis 10 Tage lang aufgehoben werden. Wenn Sie ihn in einem Einmachglas einfrieren, lassen Sie oben ein wenig Platz, weil der Saft sich beim Einfrieren ausdehnt.

Frage: Was mache ich mit dem Trester?
Antwort: Sie haben eine Menge Trester übrig und wollen ihn nicht wegwerfen? Verwenden Sie ihn, um damit rebootfreundliche Suppen, Brühen, Muffins, Veggie-Burger und andere leckere Speisen zuzubereiten (siehe Kapitel 6). Trester eignet sich auch hervorragend für den Komposthaufen im Garten. Wenn Sie selber keinen Garten haben, geben Sie den Trester jemandem, der einen hat, oder bringen Sie ihn zu einem Recyclinghof mit Kompostierungsanlage.

Frage: Kann ich tiefgefrorenes Obst und Gemüse verwenden?
Antwort: Ja, aber ich empfehle, nur frisches zu nehmen. Wenn Sie das Obst oder Gemüse, das Sie entsaften wollen, zu einer bestimmten Jahreszeit nicht auftreiben können, können Sie tiefgefrorenes verwenden, aber nehmen Sie Bio-Produkte. Vergessen Sie nicht, die Produkte aufzutauen, bevor Sie sie entsaften.

Frage: Was für eine Art von Tee sollte ich trinken?
Antwort: Während eines Reboots empfehlen wir entkoffeinierten Kräutertee zu trinken, möglichst naturreinen Bio-Tee.

Frage: Wie hoch ist der normale und unbedenkliche Gewichtsverlust während eines Reboots?
Antwort: Jeder nimmt unterschiedlich schnell oder langsam ab, aber der durchschnittliche Gewichtsverlust während eines Reboots mit ausschließlich Saft kann in der ersten Woche gut 2 bis 3 Kilogramm betragen. Die Höhe des Gewichtsverlusts variiert, abhängig davon, wie viele Pfunde Sie zu verlieren haben. Wer sehr übergewichtig ist, kann sehr viel stärker abnehmen als der Durchschnitt, wohingegen jemand, der nicht allzu viel auf den Rippen hat, vielleicht feststellt, dass sein Gewichtsverlust unter dem Durchschnitt liegt.

Frage: Ich fühle mich benommen und schwindelig. Was soll ich tun?
Antwort: Wenn Sie sich benommen, schwindlig oder schwach fühlen, nehmen Sie vielleicht nicht ausreichend Kalorien oder Elektrolyte zu sich. Trinken Sie Kokoswasser oder Saft, wenn Ihnen schwindlig wird, und trinken Sie regelmäßig den ganzen Tag etwas davon und zusätzlich auch noch Wasser. Wenn Sie sich Sorgen machen, konsultieren Sie Ihren Arzt.

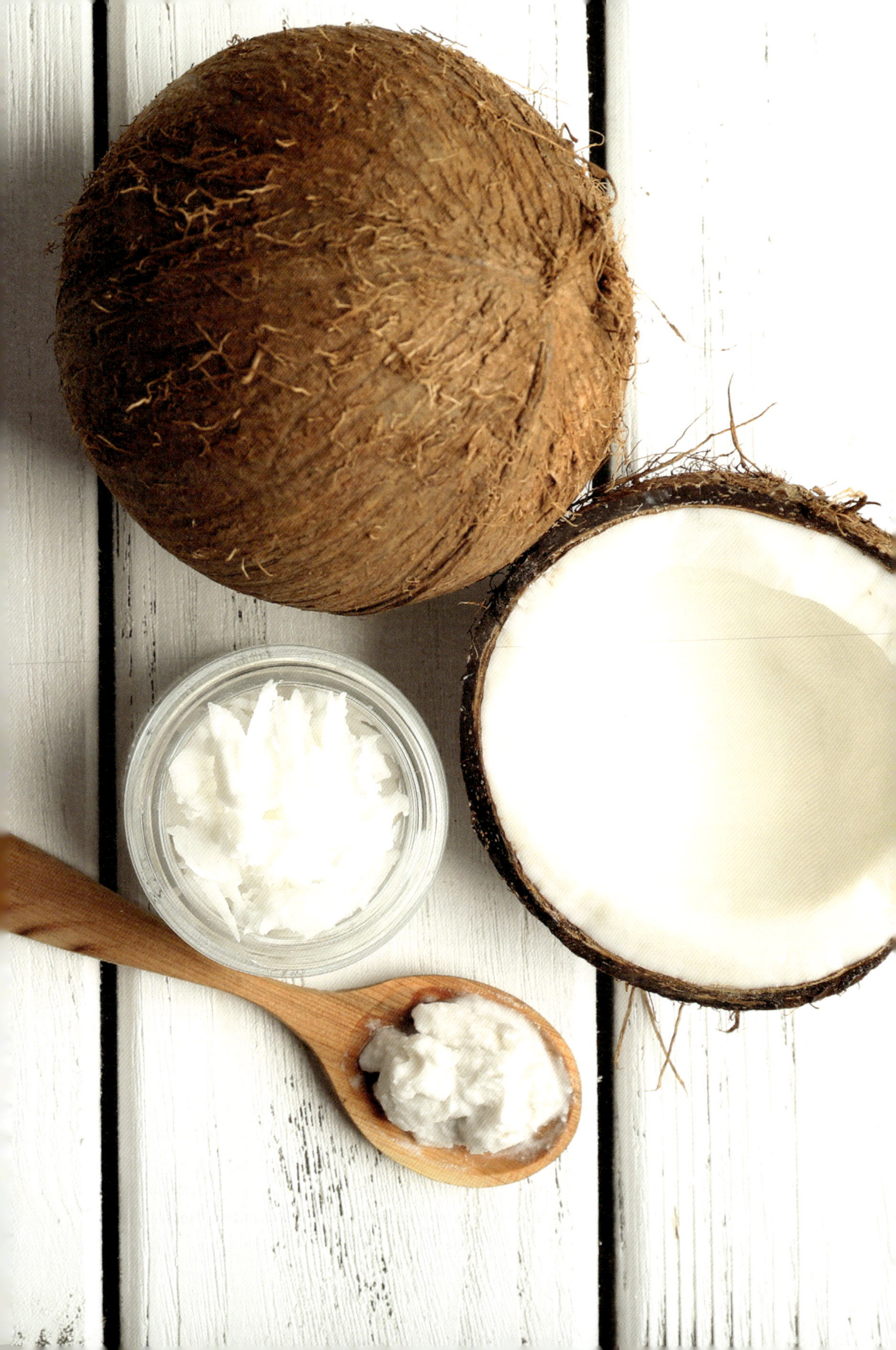

Frage: Ist es möglich, zu viel Saft zu trinken oder zu viel Obst und Gemüse zu verzehren?
Antwort: Es ist wirklich schwer, zu viel Obst und Gemüse zu sich zu nehmen, aber denken Sie daran, auf Ihren Körper zu hören. Wenn Sie hungrig sind, trinken Sie mehr Saft. Wenn Sie satt sind, lassen Sie den Saft erst einmal stehen und heben Sie ihn für später auf.

Frage: Ich habe Waden-/Muskelkrämpfe. Was soll ich tun?
Antwort: Wadenkrämpfe sind ein verbreitetes Symptom, das bei einem Reboot auftreten kann. Wenn Sie welche bekommen, erhöhen Sie Ihre Elektrolytaufnahme und Ihren Verzehr von dunkelgrünem Blattgemüse, um Ihren Magnesiumspiegel und Ihren Kalziumspiegel zu steigern. Achten Sie außerdem darauf, gut hydriert zu sein.

Frage: Mein Stuhl ist grün. Was ist los?
Antwort: Die Farbe Ihres Stuhls kann von Natur aus zwischen grün und braun changieren, abhängig davon, was Sie essen. Da Sie vermehrt grünes Gemüse essen und in Form von Saft zu sich nehmen, nimmt Ihr Stuhl naturgemäß einen grüneren Ton an.

Frage: Mir fallen die Haare aus! Was kann ich tun?
Antwort: Ein kleiner Anteil der Menschen, die eine längere Saftfastenkur durchführen – normalerweise 30 Tage oder länger – kann unter verstärktem Haarausfall leiden. Andere hingegen berichten von dichterem Haarwuchs. Wenn Sie unter Haarausfall leiden, stellen Sie sicher, dass Sie genügend Protein und essenzielle Fettsäuren zu sich nehmen und Ihr Körper ausreichend mit Mineralien wie Zink versorgt wird. Grüne Säfte sind besonders proteinreich, weshalb ich Sie ermuntere, diese Säfte zu einem Eckpfeiler Ihres Reboot-Programms zu machen. Wenn Sie einen Reboot durchführen, der länger als 15 Tage dauert, empfehle ich zudem, dass Sie Ihren Säften pflanzenbasierte Proteinzusätze beimengen. Viele aus Erbsen hergestellte Proteinpulver sind zusätzlich mit Mineralien wie Zink angereichert und liefern wichtige Aminosäurebausteine für Protein.

Frage: Meine Haut ist sehr trocken. Was sollte ich tun?
Antwort: Es kann sein, dass Sie unter trockener Haut leiden, wenn Ihr Körper während Ihres Reboots mehr gesunde Fettsäuren benötigt. Geben Sie Ihrem Saft ein wenig natives Olivenöl, Flachsöl, Kokosöl oder sogar einen Schuss Kokosmilch hinzu. Beginnen Sie mit einem Teelöffel Öl pro Saft und erhöhen Sie diese Menge nach Belieben. Außerdem können Sie Kokosöl auf Ihre Haut auftragen.

Frage: Ich habe während meines ausgedehnten Reboots seltener Stuhlgang, und ich scheide auch weniger aus. Ist das normal?
Antwort: Ja, das ist ganz normal. Eine Erklärung ist: Wenn weniger hineinkommt, kommt auch weniger heraus. Wir nehmen zwar eine Menge Flüssigkeiten zu uns, aber wir haben auch sehr viele unlösliche Fasern (Trester), die wir normalerweise verzehren, aus unserer Kost entfernt, also haben wir seltener Stuhlgang und wir scheiden auch weniger aus.

Wenn Sie jedoch länger als zwei oder drei Tage keinen Stuhlgang haben, leiden Sie möglicherweise an Verstopfung, gegen die Sie besser früher als später etwas unternehmen sollten (siehe ab Seite 282).

Frage: Gibt es im Hinblick auf einen Reboot irgendwelche Altersbeschränkungen?
Antwort: Wir sind zwar davon überzeugt, dass jeder, egal wie alt er ist, so viel Obst und Gemüse verzehren sollte wie nur irgend möglich, aber für unter 21-jährige sind die Reboot-Ernährungspläne nicht vorgesehen. Wenn Sie unter 21 sind und glauben, dass ein Reboot oder ein modifizierter Reboot vielleicht das Richtige für Sie sein könnte, konsultieren Sie bitte Ihren Arzt.

Frage: Mein Menstruationszyklus ist unregelmäßig geworden. Stimmt etwas nicht?
Antwort: Eine drastische Umstellung der Ernährung kann immer dazu führen, dass der Menstruationszyklus gestört wird. Er sollte sich jedoch von alleine wieder normalisieren. Wenn das nicht der Fall ist, konsultieren Sie bitte Ihren Arzt.

Frage: Jedes Mal, wenn ich mit dem Saftfasten beginne, verspüre ich die gleichen Symptome wie bei einer Erkältung. Warum ist das so?
Antwort: Viele chronische Gesundheitsbeschwerden wie Kopfschmerzen, Müdigkeit, Durchfall, Verstopfung, Blähungen, Stimmungsschwankungen, andere Schmerzen und Leiden, Schlafstörungen, Körpergeruch, Zahnprobleme, Grippesymptome, Hautprobleme, Abwehrschwäche, Gefühl von Benebeltsein, Asthma, belegte Zunge und Wassereinlagerungen können sich zunächst verschlimmern, wenn Sie mit einem Reboot mit ausschließlich Säften beginnen. Doch bei einem fortdauernd gesunden Lebensstil flauen diese Verschlimmerungen normalerweise wieder ab, und wahrscheinlich verschwinden die Leiden komplett. Viel Wasser zu trinken, ausreichend Ruhe zu bekommen und sich idealerweise mit einer gesunden pflanzenbasierten Kost auf den Reboot vorzubereiten (siehe ab Seite 32), kann diese Symptome minimieren. Und halten Sie sich vor Augen, dass nicht jeder unter diesen Symptomen leidet.

Frage: Ich leide unter Übelkeit/Magenschmerzen/Sodbrennen. Was sollte ich tun?
Antwort: Bei manchen Menschen, die zusätzlich zu Ihrer normalen Kost anfangen, frisch gepresste Säfte zu trinken oder einen Reboot durchführen, kann es zu diversen Verdauungsstörungen und Veränderungen ihrer gewohnten Verdauung kommen. Um diese Symptome zu lindern, achten Sie darauf, über den ganzen Tag verteilt reichlich Wasser in kleinen Mengen zu trinken. Wenn es irgendwelche Zutaten gibt, die Ihnen mehr zu schaffen zu machen scheinen als andere, lassen Sie diese weg und ersetzen Sie sie bei Ihrem nächsten Saft durch andere oder welche, von denen Sie wissen, dass sie Ihnen bekommen. Es kann auch helfen, Gas produzierende Gemüsesorten wie Brokkoli, Rosenkohl, Kohl, Blumenkohl, Knoblauch, Zwiebeln und scharfe Paprikaschoten wegzulassen oder zu reduzieren. Versuchen Sie es damit, Ihren Saft über den ganzen Tag verteilt in kleineren Rationen zu trinken, und verdünnen Sie ihn gegebenenfalls mit 25 Prozent Wasser.

Wenn Sie unter Übelkeit leiden, trinken Sie mehr heißes Ingwer-Zitronen-Wasser. Gegen Magenprobleme und Verdauungsstörungen hilft auch leichte körperliche Betätigung wie Spazierengehen, Yoga oder das Durchführen von Streck- und Dehnübungen.

Frage: Ist es normal, sich zu erbrechen?
Antwort: Wenn Sie sich erbrechen müssen, kann dies entweder eine extreme Begleiterscheinung einer Magenverstimmung sein, oder Sie haben sich vielleicht einen Virus eingefangen oder leiden unter einem Magen-Darm-Infekt. Sie können diese Symptome lindern, indem Sie Bio-Gemüsebrühe (keine natriumarme) zu sich nehmen, Ihre Säfte mit Wasser verdünnen und den ganzen Tag über mehr Wasser und elektrolytreiche Getränke (z. B. Kokoswasser) trinken. Sie können auch heißes Wasser mit frischem Ingwer und Zitrone trinken, um Ihren Magen zu beruhigen. Wenn Sie sich weiterhin erbrechen müssen oder sich deswegen Sorgen machen, konsultieren Sie Ihren Arzt.

Frage: Ich fühle mich schwach und habe nur wenig Energie. Was sollte ich tun?
Antwort: Erhöhen Sie Ihre Elektrolytaufnahme, um die Müdigkeit, das Gefühl des Benebeltseins und die Kopfschmerzen zu lindern. Kokoswasser ist eine exzellente Quelle für Elektrolyte.

Frage: Warum bin ich aufgebläht und nehme zu?
Antwort: Wassereinlagerungen sind eine weitere häufig anzutreffende Begleiterscheinung, die in den ersten Tagen eines Reboots auftreten kann. Um dieses Symptom zu lindern, achten Sie darauf, über den ganzen Tag hinweg reichlich Flüssigkeit zu sich zu nehmen (also ausreichend Saft und Kokoswas-

ser für die Zufuhr von Elektrolyten und nicht zu viel einfaches Wasser), und versuchen Sie viel Ruhe zu bekommen. Spazieren zu gehen kann auch helfen. Wenn Sie Medikamente nehmen, reden Sie mit Ihrem Arzt, da es erforderlich sein könnte, die Dosierung zu ändern.

Frage: Ich muss auf Reisen gehen. Wie kann ich weiter rebooten?
Antwort: Sind Sie mit dem Auto unterwegs? Dann bereiten Sie die Säfte im Voraus zu, frieren Sie sie ein und nehmen Sie sie in einer Kühlbox mit. Erkunden Sie, ob es in den Orten, in denen Sie sich aufhalten werden, Saftbars gibt. Kaufen Sie nach dem HPP-Verfahren hochdruckpasteurisierte Säfte (siehe Seite 289) oder lassen Sie sich Säfte an Ihr Reiseziel liefern (recherchieren Sie im Internet nach Möglichkeiten, sich frisch gepresste Säfte liefern zu lassen, dort finden Sie eine Auswahl). Notfalls essen Sie einen Salat, bereiten sich einen Snack aus Möhren und Sellerie zu oder essen einen Apfel oder eine Banane.

Erfolgsgeschichte

ZWANZIG JAHRE LANG versuchte der inzwischen 28-jährige Steven Sallis abzunehmen. Seit der dritten Klasse machte ihm sein »Bierbauch« zu schaffen, den er natürlich nicht dem Biertrinken verdankte, sondern den er sich angefressen hatte. Er war nicht unbedingt krank und musste auch keine Medikamente nehmen, aber er fühlte sich lahm und erschöpft und hatte es satt, dass seine Wampe ihn runterzog. Bei seinen Versuchen, sie loszuwerden, hatte er jede nur erdenkliche Abnehmpille genommen, die er auftreiben konnte, und jede bekannte Diät ausprobiert, aber nichts hatte funktioniert.

Inspiriert von einem Kollegen, der sich mitten in seinem 30-Tage-Reboot befand, sah Steven sich *Fat, Sick and Nearly Dead* an. Tatsächlich sah er sich den ganzen Dokumentarfilm gleich während der Arbeit auf seinem Smartphone an. Als der Abspann begann, wusste er, dass er einen Reboot ausprobieren musste. Und er wollte meinem Beispiel folgen – und einen kompletten 60-Tage-Reboot durchführen.

Er warf einen Blick auf den Kalender, um zu sehen, in welche Zeit sein 60-Tage-Reboot fallen würde, und wie es der Zufall wollte, war der 61. Tag, also der erste Tag, an dem er wieder feste Nahrung zu sich nehmen würde, der Jahrestag des Todestages seines Vaters. Das gab ihm einen zusätzlichen Motivationsschub. Steven begann mit dem Reboot und nach nur einer Woche war sein »Bierbauch« bereits geschrumpft. Steven war total perplex, wie schnell die Pfunde purzelten. Die ersten drei Tage fielen ihm schwer, doch von da an fühlte er sich großartig. Er räumt ein, sich während der zweiten Woche ziemlich matt gefühlt zu haben, aber er hatte nie Hunger und war entschlossen weiterzumachen.

Am schwersten fiel ihm während der 60 Tage das Kochen für seinen kleinen Sohn und seine Frau, die bei ihren einsfünfundsiebzig nicht einmal 55 Kilogramm auf die Waage brachte. Noch schwerer fiel es ihm, die beiden in all die erlesenen Restaurants von Dallas zum Essen auszuführen. Sie aßen, wonach auch immer ihnen der Sinn stand, während er standhaft beim Saft blieb. Manchmal empfand er es zwar als reine Folter, aber es stärkte zugleich

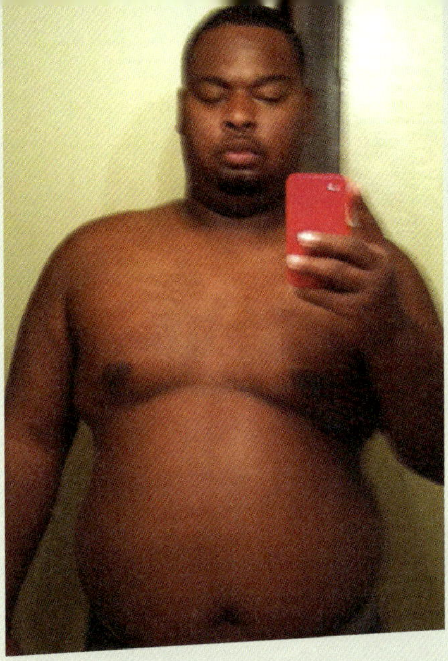

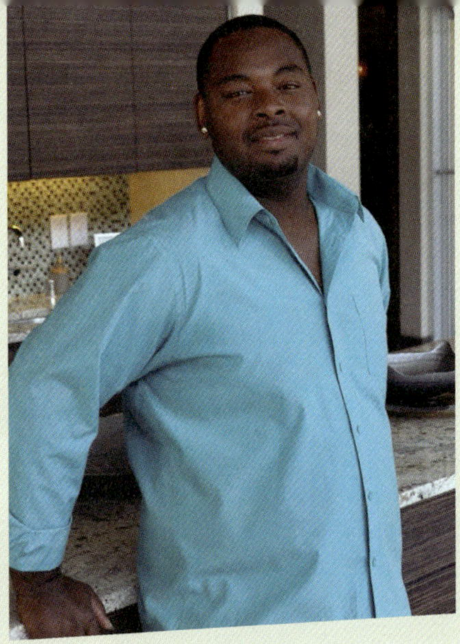

seine Willenskraft, und jedes Mal, wenn er sah, wie sie ihr Mahl beendeten, während er seinen Saft austrank, wurde er stärker.

Als sein 60-Tage-Reboot beendet war, hatte er fast 29 Kilogramm abgenommen und keinen »Bierbauch« mehr. Er sah nicht nur ganz anders aus und hatte jede Menge neue Energie, sondern er hatte auch viel über sich selber gelernt. Er hatte gelernt, dass er im wahrsten Sinne des Wortes süchtig nach Essen ist und dass es bestimmte Dinge gibt, die er in seinem Alltag einfach nicht haben kann. Frisch gepressten Saft zu trinken und mehr Obst und Gemüse zu essen, hilft ihm dabei, das Ganze unter Kontrolle zu behalten. Er nimmt weiterhin mindestens eine Mahlzeit am Tag in Form eines frisch gepressten Saftes zu sich. Außerdem hat er mehr als 50 Menschen aus seinem Umfeld dazu animiert, einen Reboot auszuprobieren. Alle haben erfolgreich abgenommen, und einige sind sogar Vegetarier geworden, weil es ihnen so gutgetan hat, nur Obst und Gemüse zu essen.

Steven ist der festen Überzeugung, dass jeder, egal wie jung, alt, dick oder dünn er oder sie auch sein mag, einen Reboot ausprobieren sollte.

NEUN

NACH DEM REBOOT

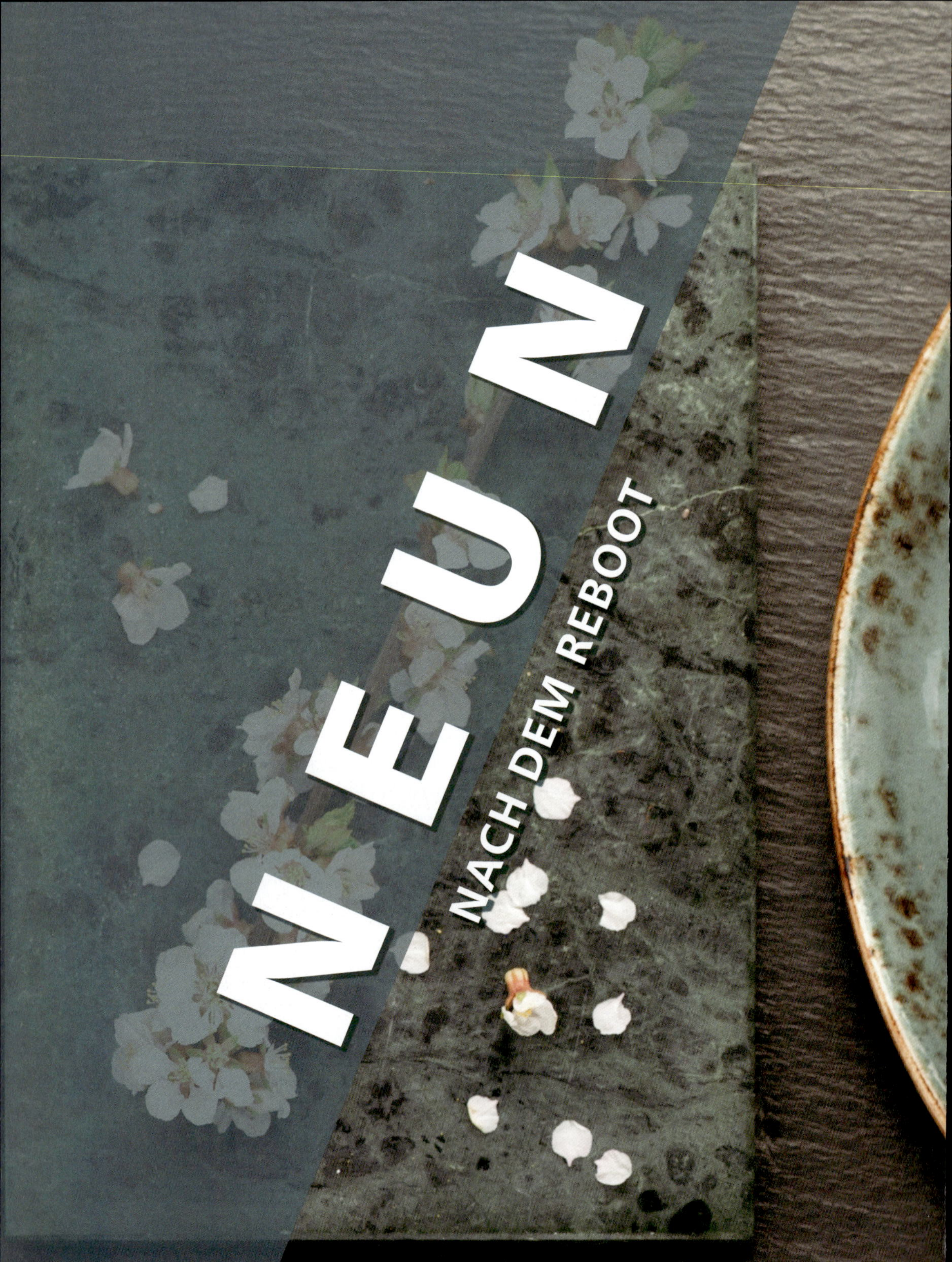

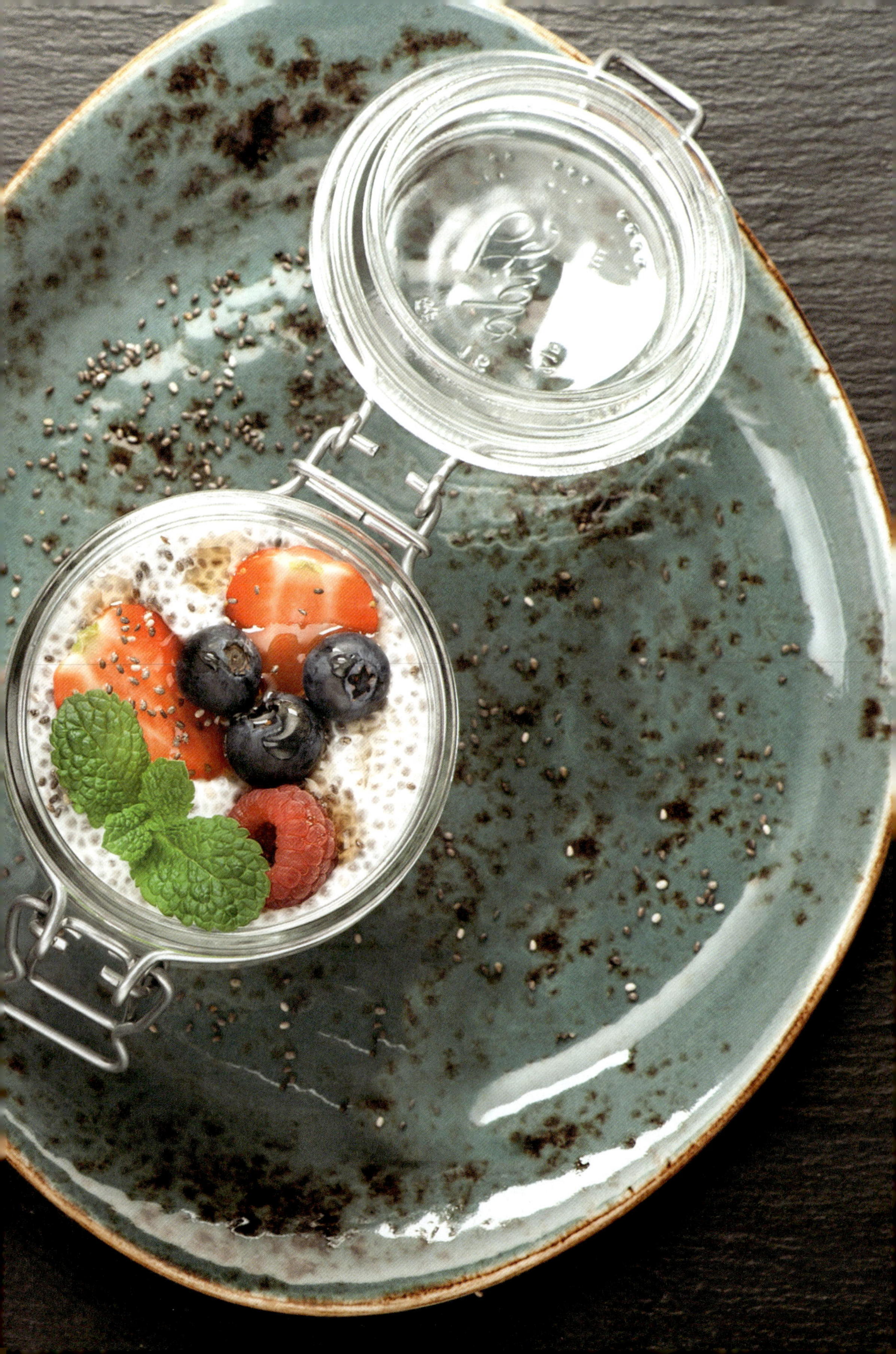

NACH 60 TAGEN UND 60 NÄCHTEN, in denen ich ausschließlich frische Obst- und Gemüsesäfte zu mir genommen hatte, und nachdem ich quer durch die USA von Küste zu Küste getourt war, kehrte ich bewusst in das gleiche Hotel in San Diego zurück, in dem diese Reise 1999 begonnen hatte. Ich war zurück an dem Ort, an dem ich damals zum ersten Mal von meiner Krankheit heimgesucht worden war. Es war meine Art zu versuchen, zum Ausgangspunkt zurückzukehren. Am Abend davor war ich rausgegangen und hatte eine Runde Golf gespielt, um mal auszuprobieren, wie der Druck des Schlägers beim Schlagen des Balls sich auf meine Hände auswirken würde. Die Kurzantwort lautet: nicht gut. Meine Hände schwollen an, und ich wurde zum ersten Mal seit 45 Tagen an die Schmerzen und Beschwerden dieser elenden Krankheit erinnert, unter der ich acht lange Jahre gelitten hatte. Doch ich blieb trotzdem guten Mutes und rief mir in Erinnerung, dass ich meinen Körper ungefähr 20 Jahre lang geschädigt hatte und es somit unrealistisch war zu erwarten, dass ich das alles in 60 Tagen wiedergutmachen können würde.

Ob Sie es jedoch glauben oder nicht, ich ging an jenem Abend mit einem Lächeln auf den Lippen ins Bett. Stolz auf das, was ich geschafft hatte, ging ich ins Bett. Ich ging mit der Zuversicht ins Bett, auf dem richtigen Weg zu sein. Vor allem aber ging ich mit einem Gefühl von großer Dankbarkeit ins Bett. Wofür war ich dankbar? Ich war all den großartigen Menschen dankbar, denen ich auf meinen Reisen begegnet war – auf die Art, in der sie mir ihr Herz ausgeschüttet und mir Ihre Leiden und ihre Ideen anvertraut hatten. Ich war meinem Filmteam dankbar, das mich unterstützt hatte und einem Typen, der nicht den blassesten Schimmer vom Filmemachen hatte, eine enorme Geduld entgegengebracht hatte. Ich war meinen Eltern und meinen engen Freunden dankbar. Sie standen alle auf meiner Seite. Sie hatten mich angefeuert. Und vor allem war ich Mutter Natur dankbar. Sie hatte ihre Arme ausgebreitet und mich wieder willkommen geheißen. Und angefangen, mich zu ernähren und meinen Körper zu reparieren.

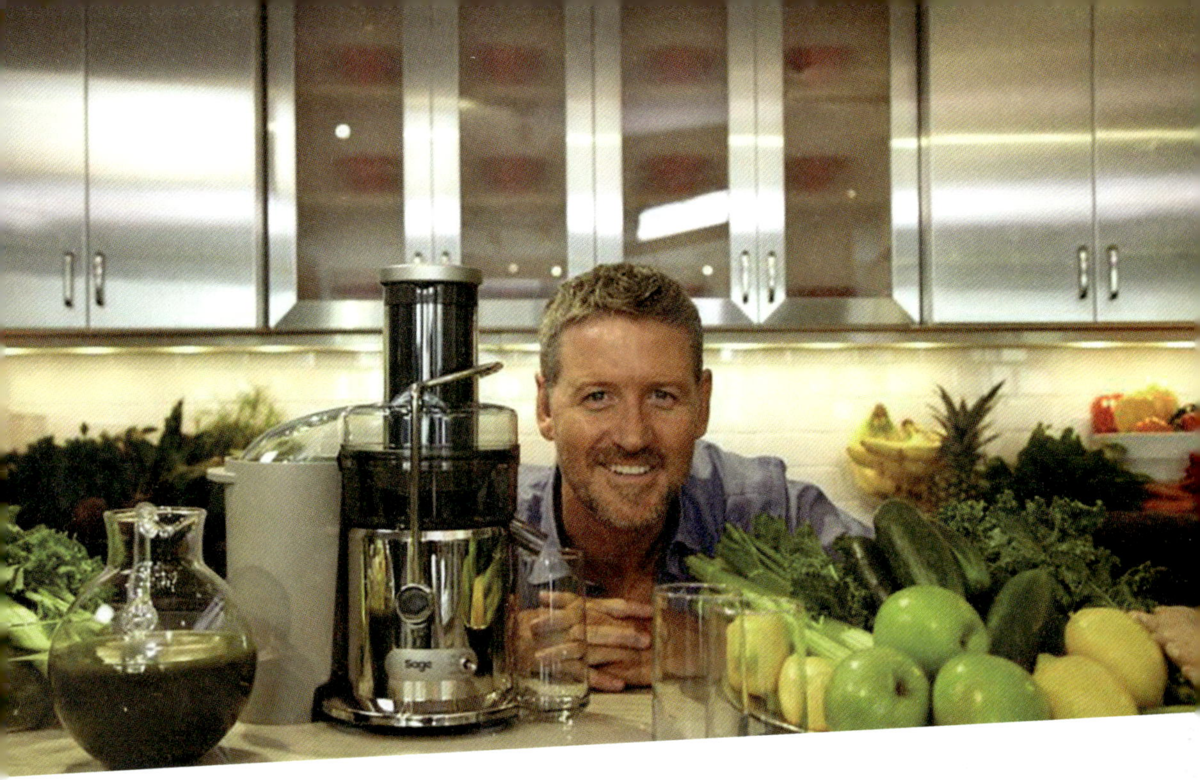

Am Morgen des 61sten Tages wachte ich auf, und es war an der Zeit für mich etwas Festes zu essen. Ich entschied mich für einen Apfel. Warum weiß ich nicht – aus keinem speziellen Grund. Es war eine Frucht, die man problemlos mit sich herumtragen konnte. Eine, mit der ich während meiner Reise jeden Tag zu tun gehabt hatte. Es fühlte sich einfach richtig an, einen Apfel zu nehmen. Es war ein herrlicher frischer Morgen, und ich hatte beschlossen, meinen Erfolg hoch über der Erde in einem Heißluftballon zu feiern. Warum in einem Ballon? Nun ja, ich drehte einen Film und wollte eine schöne Einstellung davon haben, wie die Sonne am herrlichen Horizont Kaliforniens aufgeht, während ich meinen ersten Bissen zu mir nahm. Aber es klappte nicht so, wie ich es mir vorgestellt hatte. Jeder, der sich mit dem Drehen von Filmen auskennt, weiß, dass die Dinge nie so laufen wie geplant. Wir standen alle früh auf und fuhren durch die Dunkelheit, schafften es aber nicht, alles rechtzeitig hinzubekommen, um im entscheidenden Moment in der Luft zu sein. Wir stiegen trotzdem auf, und ich muss wirklich sagen, dass ich von einem Hochgefühl erfasst wurde. Nicht nur der Blick von da oben war atemberaubend, ich konnte auch so klar denken wie noch nie zuvor in meinem Leben. Nach gerade einmal 60 Tagen hatte ich das Gefühl, den Gipfel eines Berges erklommen zu haben. Ich hatte 37 Kilogramm abgenommen, war von meiner 20-mg-Tagesdosis Prednison runter auf 2,5 mg und hatte mehr Energie als je zuvor. Hoch oben über der Erde war mir klar, dass noch ein gutes Stück Arbeit vor mir lag. Ich wusste nur nicht, wie viel länger ich noch daran festhalten musste, mich ausschließlich von pflanzlicher Kost zu ernähren, um ganz gesund zu werden und komplett von meinen Medikamenten loszukommen.

Eines, was ich mit meinem Film einfach nicht transportieren konnte, war der Denkprozess, der ganz am Beginn meiner Reise stattgefunden hat. Deshalb bin ich dankbar, dass ich das in diesem Buch nun nachholen kann. Als ich anfing, war ich verzweifelt und hatte vor, zwei Jahre lang ausschließlich pflanzenbasierte Kost zu mir zu nehmen, um herauszufinden, ob ich zu jenem 70-Prozent-Lager von Menschen gehörte, deren Krankheit durch ihren Lebensstil ausgelöst wird. Davon ausgehend lagen noch 22 weitere Monate vor mir, in denen ich nur Obst, Gemüse, Nüsse, Bohnen, Samen und Vollkorn zu mir nehmen würde. Es lag also noch ein ziemlich weiter Weg vor mir.

In den folgenden Tagen bereitete ich mir weiterhin jeden Tag frische Säfte zu und aß nur geringe Mengen Obst oder Gemüse. Dann fügte ich meiner Kost nach und nach Nüsse, Bohnen und Samen hinzu. Meine allererste gekochte Mahlzeit war gedünsteter Spargel mit geröstetem Knoblauch – eine der köstlichsten Speisen meines ganzen bisherigen Lebens! Nachdem ich mich von meinem Filmteam verabschiedet hatte, flog ich zurück nach Australien. Ich kam mitten im Dezember in Sydney an, dann ist bei uns Sommer. Ich freute mich riesig, meine Eltern und meine Freunde wiederzusehen. Meine Mum und mein Dad konnten nicht glauben, wie ich mich verändert hatte. Meine Mutter fing an zu weinen, und es war alles sehr emotional. Nach all den Tränen und Umarmungen berichtete ich ihnen von meiner Absicht weiterzumachen, und sie bestärkten und unterstützten mich sehr.

Sportliche Betätigung wurde zu einem wichtigen Teil meines Alltags – jede Menge Cardio- und Krafttraining. Meine neue Lebensweise verlangte mir ab, sehr gut organisiert zu sein. Wenn Freunde mich zum Essen einluden, musste ich sie anrufen und ihnen erklären, dass ich einen ganz speziellen Ernährungsplan befolgte. Auf Flugreisen musste ich mein eigenes Essen mitbringen. Ich musste Veränderungen in meinem alltäglichen Dasein vornehmen, die nicht immer einfach waren. Doch nach ein paar Patzern ging mir das Ganze in Fleisch und Blut über, und ich gewöhnte mir eine gewisse Routine an. Während dieser ganzen Zeit aß ich nicht nur meine pflanzenbasierte Kost, sondern ich trank auch weiter frische Säfte – mindestens zwei volle Gläser am Tag.

Nach zwei Monaten, in denen ich diesen neuen Lebensstil konsequent fortgeführt hatte, konnte ich meine Prednison-Dosis auf 1 mg am Tag senken. Die Sache sah wirklich gut aus, und ich fing an zu glauben, dass ich nicht die ganzen zwei Jahre würde durchhalten müssen. Ich machte weiter und war, was meine Selbstdisziplin anging, absolut gewissenhaft. Ich geriet nie ins Schwanken. Ein weiterer Monat ging ins Land, und unter ärztlicher Aufsicht tat ich den gewaltigen Schritt, morgens aufzuwachen und zum ersten Mal seit acht Jahren keine einzige Tablette zu nehmen. Ich überstand den ganzen

Tag und die ganze folgende Nacht ohne eine einzige Hautrötung und ohne jegliches Symptom. Ich beschloss, erst einmal eine ganze Woche ohne Medikamente zu überstehen, bevor ich es der Welt verkünden wollte. Als ich nach einer Woche immer noch keinerlei Anzeichen irgendeiner Krankheit verspürte, sprang ich in meinen Jeep und fuhr runter nach Bondi Beach, wo mein damaliger persönlicher Assistent, Alex Horder, meine Kamera nahm und mich draußen im Meer hinter der Brandung dabei filmte, wie ich der Welt diese unglaubliche Nachricht verkündete! Nach gerade einmal fünf Monaten, nachdem ich 60 Tage lang nur Saft getrunken und 90 Tage lang ausschließlich pflanzenbasierte Kost getrunken und gegessen hatte, war ich frei. Ich war frei von Medikamenten und hatte 45 Kilogramm abgenommen. Ich hatte bewiesen, dass ich in der Tat ein Mitglied des 70-Prozent-Clubs war. Die ganze Zeit war mein Lebenswandel die Ursache meiner Krankheit gewesen. Ich kam mir so bescheuert vor, dass ich das nicht früher herausgefunden hatte und war so hochgradig erfreut, dass ich der Wurzel des Übels schließlich doch auf die Spur gekommen war. Sie können sich gar nicht vorstellen, wie es war, an diesem Tag den Sandstrand entlangzujoggen, ohne dass mir die Füße entsetzlich wehtaten oder meine Knöchel und Zehen massiv anschwollen. Es war für mich ein persönliches Wunder, und ich hatte es gefilmt.

Auf dem Bondi Beach zu stehen, war für mich so wie auf dem Gipfel eines Berges zu stehen. Ich schwelgte im ersten Freudenrausch, weil ich mich wieder gesund und stark fühlte. Ich hatte keine Ahnung, was noch kommen würde. Mir war nicht bewusst, dass es immer noch Zeiten geben würde, in denen ich von jenem Gipfel abrutschen und es mir als ziemlich anstrengend erscheinen würde, ihn erneut zu erklimmen. Ich hatte keine Ahnung, dass ich einen Anruf von einem LKW-Fahrer namens Phil erhalten und quasi das ganze folgende Jahr damit verbringen würde, ihm zu helfen und den Rücken zu stärken und das Ganze gleichzeitig auf Film festzuhalten. Ich hatte keinen Schimmer, dass die Welt von einer Wirtschaftskrise heimgesucht werden würde und viele meiner Kapitalanlagen davon betroffen sein würden. Ich hatte keine Ahnung, dass der Schnitt und der Versuch, die 400 Stunden Filmmaterial so zusammenzufügen, dass das Ganze irgendeinen Sinn ergab, sich als noch anstrengender erweisen würden als das Filmen selbst. Ja, das Leben hielt eine Menge Herausforderungen für mich bereit, und Captain Stress war mein unmittelbarer Begleiter.

Sie müssen sich vor Augen führen, dass viele meiner Freunde zu jenem Zeitpunkt dachten, ich hätte die Peilung verloren. Da hockte ich wie eingebunkert in einem Schnittstudio im West Village in New York und gab Millionen von Dollar dafür aus, einen Film zu erstellen, was unterm Strich über drei Jahre dauerte, während der Aktienmarkt zusammenbrach und der australische Dollar abschmierte. Ich bezahlte alles mit australischen Dollars, somit hatten sich meine Kosten wie aus heiterem Himmel praktisch über Nacht verdoppelt. Ich erzähle Ihnen das, weil ich unter maximalem Stress stand. Ich dachte, ich hätte etwas Besonderes auf dem Film festgehalten, und der gleichen Meinung war auch mein eingeschworenes Team, mit dem ich zusammenarbeitete. Aber es gab viele, viele Nächte, in denen ich wach im Bett lag, an all das Geld dachte, das ich verpulvert hatte, und mich fragte, ob ich verrückt war.

In der Vergangenheit hätten so ein anhaltender Druck und Stress leicht dazu geführt, dass ich viele Pfunde zugelegt hätte. Ich hätte mich hilfesuchend an meinen alten Freund Zucker gewandt, um bei ihm Beistand zu finden. Diesmal nicht. Ich blieb standhaft. Mein Gewicht pendelte sich bei 104 Kilogramm ein. Dank all dem Wissen, das ich mir angeeignet hatte, und dank meiner neu entdeckten Leidenschaft für das Essen und Trinken von jeder Menge Obst und Gemüse schaffte ich es, der Premiere meines Films im April 2011 mit diesem Gewicht beizuwohnen. Aber, was noch wichtiger war, ich hatte keine einzige Tablette mehr genommen und trotzdem absolut keine Symptome meiner Autoimmunkrankheit verspürt.

Die vergangenen zwei Jahre haben mich vor noch größere Herausforderungen gestellt, da ich nun seit zweieinhalb Jahren unentwegt unterwegs gewesen bin. Ich lebe aus dem Koffer. Ich bin auf der ganzen Welt herumgereist – in Australien, Neuseeland, Indonesien, auf den Philippinen, in Frankreich, Irland, Hongkong, im Vereinigten Königreich, Kanada, und natürlich in den USA. Ich habe mehr Flugmeilen zurückgelegt als irgendjemand, den ich kenne. Ich glaube, ich war an keinem Ort länger als drei Wochen, spätestens dann stieg ich erneut in ein Flugzeug. Das war wirklich anstrengend. Das Anstrengendste an so einem Leben ist, dass man nicht immer in der Lage ist, konsequent eine bestimmte Alltagsroutine aufrechtzuerhalten. Meinen Sport muss ich gleich morgens nach dem Aufstehen machen. So bin ich nun mal. Aber das ist nicht immer möglich, wenn die Zeit begrenzt ist. Ich habe mein Bestes versucht, aber manchmal habe ich mich dabei wiedergefunden, von diesem Berggipfel herunterzurutschen. Ich bin nie ganz bis zum Fuß des Berges hinuntergerutscht, zurück bis dahin, wo ich am Anfang gestanden habe, aber ein wenig bin ich hinabgerutscht. Ich habe viereinhalb Kilogramm zugenommen, doch diesmal war es anders. Er war nicht stressig und hat sich auch nicht so angefühlt, als würde ich die Kontrolle verlieren. Ich hatte die erforderlichen Mittel und einen Plan, um den Gipfel erneut erklimmen und diesen Blick von da oben erneut genießen zu können.

Ich werde oft gefragt, wie ich mich heute ernähre und was ich heute esse und trinke. Ich trinke keinen Alkohol mehr. Der Hauptgrund dafür ist, dass ich mich nach diesen ersten fünf Monaten, in denen ich nur pflanzenbasierte Kost zu mir genommen habe, so gut gefühlt habe, dass ich gar keine Lust auf einen Drink hatte. Außerdem war mir nur allzu bewusst, wie es mir ging und was ich tat, wenn ich einen Kater hatte. Wie Sie wissen, enthalten die meisten Softdrinks fruchtzuckerreichen Maissirup, der in Wahrheit nichts anderes ist als flüssiger Zucker, den ich (wie nicht anders zu erwarten) so gut wie möglich zu vermeiden versuche. Hin und wieder genehmige ich mir als eine ganz besondere Gaumenfreude vielleicht mal ein Ginger Ale, aber ich verzichte komplett auf Softdrinks, die Koffein enthalten (egal ob es sich um die Light-Versionen oder was auch immer handelt). Ich wünschte, ich könnte mir hin und wieder eine Cola genehmigen, aber ich stehe einfach zu sehr auf das Zeug und weiß, dass es nicht bei einer bleiben würde. Ich wünschte, ich könnte mich beherrschen, damit es bei einer bliebe. Ich denke, im Grunde ist an Coca Cola nichts auszusetzen. Wenn Sie sie in Maßen trinken können, ist das schön für Sie. Und vielleicht bringe ich eines Tages die nötige Disziplin und Selbstkontrolle auf, um sie ebenfalls in Maßen trinken zu können.

Ich glaube, in der Nachbereitungsphase nach dem Reboot ist es von essenzieller Bedeutung, dass Sie Ihre Schwächen kennen und wissen, welche den Damm brechen können. Meiner Erfahrung nach ist das, was Sie während des Reboots am meisten vermissen, oft das, wonach es Sie am meisten verlangt, das, wovon Sie am häufigsten träumen und vielleicht das, was für Sie am schädlichsten ist. Das ist der potenzielle Dammbrecher.

Ich werde oft gefragt, ob ich Kaffee trinke. Um die Wahrheit zu sagen: Ich habe noch nie in meinem Leben eine Tasse Kaffee getrunken. Aber, wie ich an anderer Stelle bereits gesagt habe, habe ich mit meinen Softdrinks eine gewaltige Menge Koffein zu mir genommen. Softdrinks habe ich komplett gestrichen. Ich trinke auch keinen Tee – nicht weil er schlecht für mich ist, sondern weil ich grundsätzlich nicht auf Heißgetränke stehe. Allerdings liebe ich heiße Schokolade, vor allem, wenn sie aus Nussmilch und rohen Kakaobohnen zubereitet ist. Außerdem esse ich sehr gerne Brot, das ist eine meiner großen Schwächen. Ich durchlaufe Phasen, in denen ich entweder welches esse oder ganz darauf verzichte, und ich ringe darum, das richtige Maß zu finden. Auf eines bin ich sehr stolz: Ich habe seit meinem ersten Reboot nie mehr Fast Food gegessen. Und erst in den vergangenen zwei Jahren bin ich dazu übergegangen, meinem Speiseplan auch wieder Fleisch hinzuzufügen. Was die Qualität und die Herkunft des Fleisches angeht, das ich esse, bin ich sehr pingelig, und es kommt bei mir auch nicht jeden Tag auf den Tisch; vielleicht ein- oder zweimal die Woche. Ich esse immer noch lieber Fisch.

Die größte Veränderung in meinem Leben besteht, wie nicht anders zu erwarten, darin, dass ich sehr viel mehr pflanzliche Produkte zu mir nehme als früher. Ich trinke sie, mixe sie und kaue sie. Es gibt nur äußerst selten Tage, an denen ich keinen frischen Obst-Gemüse-Saft trinke. Und wie Sie sich vorstellen können, geht es, wo auch immer ich bin, ständig ums Saftmachen und Safttrinken. Ich liebe meine Smoothies. Und eine Mahlzeit ohne Salat oder

Gemüse hat bei mir absoluten Seltenheitswert. Was das Rebooten angeht – ich reboote zwei- oder dreimal im Jahr, manchmal 5, manchmal 15 Tage lang. Mein längster Reboot hat – abgesehen von meinem ersten – 20 Tage gedauert. Ich halte es für eine großartige Methode, wieder in die Spur zu kommen, wenn ich erschöpft und gestresst bin und mich so fühle, als wäre ich nicht oben auf dem Gipfel dieses Berges.

Das reale Leben nach dem Reboot in den Griff bekommen

Ich kann gar nicht genug betonen, dass der Reboot nur der Anfang ist. Es ist ein ziemlich einschneidendes Unterfangen, aber eins mit einem Anfang und einem Ende, das Sie aus Ihrer gewohnten Routine herausreißt und auf so einfachen Prinzipien beruht, dass es für die meisten Menschen durchführbar ist. Aber das Kapitel Ihres Lebens nach dem Reboot – mit anderen Worten, das reale Leben – ist nicht so klar umrissen. Ihre Sichtweise hat sich verändert, aber für alles andere in Ihrem Leben trifft das wahrscheinlich nicht zu. Sie gehen nach wie vor zur Arbeit, fahren Ihre Kinder hierhin und dahin, machen Urlaub und gehen auf Feiern und Grillpartys. Der Duft nach Pizza und frisch gebackenem Brot, der auf Sie einströmt, wenn Sie die Straße entlanggehen, ist nicht verschwunden. Sie werden nach wie vor ständig mit Versuchungen konfrontiert werden, Kellner werden Ihnen ein zweites und drittes Bier aufdrängen oder einen weiteren Korb Brot auf den Tisch stellen. Aber die Frage ist, wie Sie das Rüstzeug nutzen, das Sie sich im Laufe Ihres Reboots zugelegt haben, um auf diese Verlockungen und indirekten Aufforderungen anders zu reagieren. Was werden Sie sich im Vergnügungsviertel der Stadt genehmigen können, ohne gleich wieder voll und ganz allen Verlockungen zu erliegen und sich diesen hinzugeben? Wenn Sie eine Tasse Kaffee trinken, werden Sie sofort dazu übergehen, wieder drei oder vier zu trinken? Wenn Sie sich vornehmen, nur einen Cheeseburger pro Woche zu essen, wird daraus schnell einer am Tag? Wenn Sie sich ein- oder zweimal in der Woche einen Nachtisch gestatten, werden Sie bald wieder so weit sein, sich jeden Abend vor dem Zubettgehen ein Schälchen Eis einzuverleiben?

Lernen Sie Ihre Grenzen und Ihre schwachen Punkte kennen. Sie wissen jetzt, wie Sie sich wappnen, um Ihrem Körper optimale Gesundheit zu gewähren. Finden Sie heraus, welche Speisen oder Getränke Sie dazu bringen schwach zu werden und zu kapitulieren, und machen Sie sich bewusst, dass Sie diese Speisen und Getränke vielleicht eine Zeit lang komplett meiden sollten, bis Sie ausreichend Selbstvertrauen und ein neues Gefühl für das richtige Maß gewonnen haben, um damit klarzukommen. Oder vielleicht gibt es bei Ihnen Dinge wie bei mir das Bier und die Softdrinks, die Sie auf die Tabuliste setzen und grundsätzlich meiden sollten. Es ist nicht ideal, aber wenn die Wahl darin bestünde, entweder das zu tun oder wieder da zu landen, wo ich früher war, kann ich Ihnen sagen, was ich bevorzugen würde.

Die Post-Reboot-Phase zu planen ist ungeheuer wichtig. Gibt es bestimmte Zeiten am Tag, zu denen Sie anfälliger dafür sind, zu ungesunden Speisen oder Getränken zu greifen? Trinken Sie zu diesen Zeiten einen frischen Saft, bereiten Sie sich einen Apfel mit Mandelbutter zu oder ein paar Möhren mit Hummus, um Ihre Ess- oder Trinkgelüste zu befriedigen. Gibt es bestimmte Situationen, in denen es Ihnen besonders schwerfällt, der Versuchung zu widerstehen? Vielleicht gibt es bei Ihnen um die Ecke einen Pub, den Sie wie auf Autopilot ansteuern und in dem Sie drei Gläser Guinness in sich hineingekippt und eine Portion Fish and Chips verputzt haben, ohne sich auch nur dessen bewusst zu sein, was Sie tun. Wenn Sie diesen Pub nicht komplett meiden wollen, versuchen Sie eine neue Gewohnheit zu etablieren. Suchen Sie sich auf der Speisekarte etwas Gesünderes aus – vielleicht gibt es gegrillten Fisch oder ein Gemüsegericht –, und versuchen Sie fortan immer das als Ihr neues Stammgericht zu bestellen.

Vielleicht ist Freitagabend der Zeitpunkt der Woche, wenn Sie gerne Dampf ablassen. Es war eine anstrengende Woche voller Arbeit, Sie haben jeden Tag die Kinder zur Schule und zu irgendwelchen Freizeitaktivitäten gebracht und abgeholt, und Sie wollen einfach nur mal an gar nichts mehr denken müssen. Wenn dies der Fall ist, erklären Sie den Freitagabend zu dem Abend, an dem Sie sich keine allzu großen Gedanken um ihre Essenswahl machen. Das ist Ihr Abend im Vergnügungsviertel der Stadt. Aber achten Sie am nächsten Morgen darauf, sich als Ausgleich dafür eine extra große Portion von Joes Gemeinem Grünem zuzubereiten. Wie Ihr neues normales Leben aussehen wird, ist eine Sache des Experimentierens, des Ausprobierens, des Herausfindens. Sie suchen nach einer Routine, die zum einen gesund ist, aber zum anderen auch so funktioniert, dass Sie dauerhaft damit leben können.

Die Reboot-Essphilosophie

Ich habe vor Kurzem in Kalifornien Freunde getroffen, die sich zu Hause vegan ernähren, aber wenn sie auswärts essen gehen, essen sie Fleisch. Diese flexible Herangehensweise gefällt mir. Solange Sie mehr Obst und Gemüse verzehren und, falls Sie vorhaben, auch tierische Produkte zu essen, ein paar Richtlinien beachten, können Sie beschließen, sich vegan, nur noch von Rohkost oder glutenfrei zu ernähren oder auch nicht. Tun Sie, was auch immer Ihrem Körper guttut. Ihre »normale« Ernährungsweise muss darauf ausgerichtet sein, dass Sie sie für den Rest Ihres Lebens befolgen können und sich dabei wohlfühlen.

All die Speisen und Getränke, die Ihnen vor Ihrem Reboot so viel Freude bereitet haben, sind nach wie vor da und werden Ihnen überall begegnen, versuchen Sie sich also rechtzeitig darüber klar zu werden, wie Sie mit ihnen verfahren wollen. Vielleicht haben Sie inzwischen gemerkt, dass auch der Verzehr von Gemüse Freude bereitet. Viele Rebooter werden kreativ, was die Zusammenstellung von Salaten angeht, und geben überraschende Zutaten wie Erdbeeren, Nüsse oder Mangos dazu – Sie haben sicher verstanden, worum es geht: Bringen Sie Farbe in Ihr Leben. Sie lieben die Herausforderung, neue Saftvariationen zu kreieren und die Welt der Nüsse, glutenfreien Nudelgerichte und Körner zu erkunden. Vielleicht werden das Vergnügungsviertel und der für Ihr Funktionieren unentbehrliche Teil der Stadt für Sie nicht mehr ganz so sehr zwei komplett verschiedene Welten sein, und das ist großartig. Wenn es Ihnen Freude bereitet, hin und wieder einen Burger oder ein Cupcake zu essen, tun Sie es. Nach Ihrem Reboot werden Sie vielleicht sogar feststellen, dass bestimmte Dinge, die Sie wieder zu sich nehmen, ziemlich anders schmecken als vorher. Sie sind vielleicht gar nicht mehr so lecker, wie Sie sie in Erinnerung hatten. Bei mir trifft das insbesondere auf industriell verarbeitete Nahrungsmittel zu – ich finde heute, dass sie künstlich und zu stark gesalzen schmecken. Vielleicht machen Sie ja die gleiche Erfahrung.

Viele Menschen stellen fest, dass ihnen Obst und Gemüse nach einem Reboot besser schmecken, und sie trinken weiterhin regelmäßig frische Säfte. Eine dauerhafte und anhaltende Veränderung Ihrer Ernährung stellt sich dadurch ein, dass Sie sich Tag für Tag gesund ernähren.

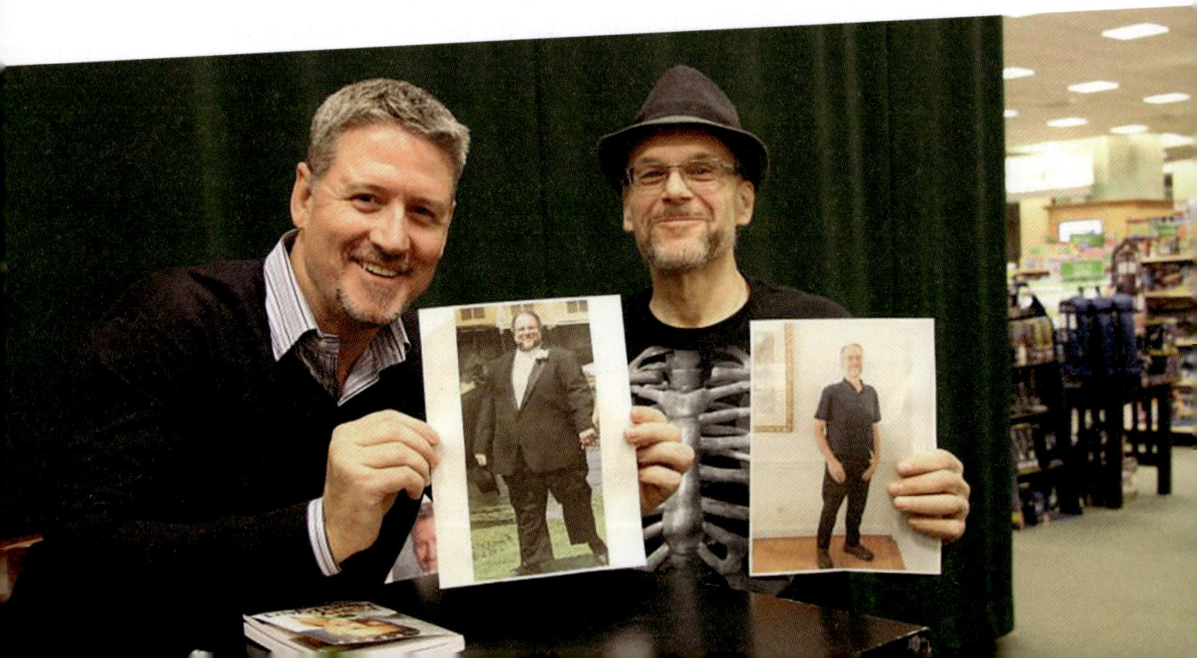

Den Anteil auf der Skala verändern

Während Sie das hier lesen, baut sich in Ihnen vielleicht eine leichte Nervosität auf. Werden Sie in Ihre alten Ernährungsmuster zurückfallen? Werden Sie es, wenn Sie zu Ihrer normalen Ernährungsweise zurückkehren, schaffen, Ihrem Körper weiterhin so viele Mikronährstoffe zuzuführen wie während Ihres Reboots? Wie Sie wissen, beziehen Bewohner der westlichen Hemisphäre weniger als 10 Prozent ihrer Energie aus pflanzlicher Nahrung. Während Ihres Reboots waren Sie auf 100 Prozent. Selbst wenn Sie Ihren Anteil im Vergleich zu vor dem Reboot um 25 oder 30 Prozent steigern und dies über einen gewissen Zeitraum aufrechterhalten, ist das eine unglaubliche Verbesserung. Sie werden sich großartig fühlen. Sie haben den Anteil pflanzlicher Kost auf der Skala verändert und Ihr System neu eingestellt.

Heute setzen sich etwa 40 Prozent meiner Kost aus pflanzlichen Produkten zusammen, und damit fühle ich mich wohl – das ist meine neue Normalkost. Es fällt mir leichter, das große Ganze im Auge zu behalten, als mich im Klein-Klein zu verlieren und mir den Kopf darüber zu zerbrechen, was ich essen kann und was nicht. Wenn ich 40 Prozent pflanzliche Kost zu mir nehme, bin ich sehr gut zu meinem Körper. Das ist der Anteil, bei dem bei mir der Zeiger auf der Skala landen muss.

Wo soll der Zeiger bei Ihnen landen? Bei 30, 40 oder 70 Prozent? Wenn Sie sich auf einfache und amüsante Art vor Augen halten wollen, worauf es ankommt, nehmen Sie sich einfach vor, jeden Tag einen Regenbogen zu sich zu nehmen. Was für ein Regenbogen das ist? Ich rede von dem Obst-Gemüse-Regenbogen mit den herrlichen Farben blau, grün, lila, rot, gelb und orange. Haben Sie sich je gefragt, warum wir Farben unterscheiden können, wohingegen die meisten Tiere nur schwarz-weiß sehen ? Tja, denken Sie mal über die folgende mögliche Erklärung nach: Tiere, die schwarz-weiß sehen, ernähren sich nur von einer Nahrungsquelle. Beim Menschen ist ein Drittel des Gehirns dem Sehen gewidmet, und ich glaube, dass wir aus Überlebensgründen farbig sehen – um in der Lage zu sein, die herrlichen Himbeeren, Äpfel, Bananen und all die anderen farbenprächtigen Nahrungsquellen, die die Natur zu bieten hat, zu erkennen. Sie sind dazu bestimmt, unserem Gehirn attraktiv zu erscheinen, sodass wir sie essen wollen und unser System mit all den kraftvollen Mikronährstoffen belohnen, die sie enthalten.

Wenn ich eines Tages wie Tom Hanks in *Cast Away* auf einer einsamen Insel angeschwemmt werden sollte, und die einzige verfügbare Nahrung dort wären Cheeseburger, würde ich sie natürlich essen. Das wäre besser als zu verhungern. Wenn ich dann irgendwann gerettet werden würde, würde ich vielleicht sogar sagen, dass die Cheeseburger mir das Leben gerettet haben. Früher wäre das wohl sogar eines meiner Lieblingsszenarios gewesen. (He, wir haben alle ein paar abgedrehte Fantasien, oder?) Aber ich habe mich verändert. Wenn ich heute auf einer einsamen Insel angeschwemmt werden würde und die Wahl hätte, würde ich eine Insel bevorzugen, auf der es reichlich heimische Früchte und Gemüsesorten gibt und nur wenige Fast-Food-Optionen. Ich will nicht wieder zurück zu meinem Zustand, in dem ich mich wie ein Junkfood-Süchtiger gefühlt habe. Ich kenne jetzt die Power einer frischen, mikronährstoffreichen Kost. Das wird sich nie mehr ändern.

Orientieren Sie sich beim Essen am Regenbogen

Von jeder Farbe eine Frucht oder Gemüsesorte zu wählen, ist eine gute Methode, die Ihnen dabei helfen kann, Ihre fünf täglichen Rationen zusammenzustellen. Hier einige Vorschläge:

- Rot: Rote Bete, Rotkohl, rote Paprikaschoten, Tomaten, Wassermelone
- Orange/gelb: Möhren, Mango, Apfelsine, Süßkartoffel, Winterkürbis
- Dunkelgrün: Mangold, Blattkohl, Palmkohl, Indischer Senf, Spinat
- Blau/lila: Aubergine, dunkle Trauben, Blaubeeren, Rotkohl
- Weiß: Bananen, Blumenkohl, Daikon-Rettich, Pilze

Die drei Ps und das Z

Brauchen Sie Empfehlungen, wie Sie sich nach dem Reboot ernähren sollten? Ich stelle mir diese Empfehlungen gerne unter vier verschiedenen Überschriften vor: Pflanzen, Protein, Planung und Zubereitung.

1. Pflanzen

Um sich gesund zu ernähren, sollten Sie anstreben, am Tag mindestens fünf Rationen Obst und Gemüse zu sich zu nehmen. Es wird häufig empfohlen, dass diese fünf Rationen mindestens aus drei oder

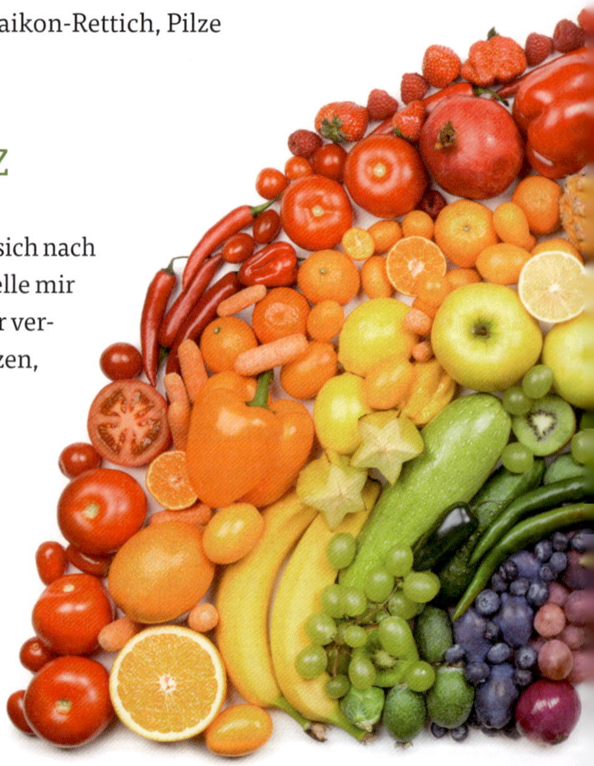

mehr Rationen Gemüse und zwei Rationen Obst bestehen sollten. Sie können auch anstreben, mehr als fünf Rationen am Tag zu sich zu nehmen, was vielleicht nach einer Menge Essen klingen mag, aber das ist gar nicht so. Zum Beispiel:

Salat: Bereiten Sie einen Salat aus 450 g Blattgemüse, 90 g Möhren und der gleichen Menge Gurke, Brokkoli und Paprikaschote zu, und schon haben Sie vier Rationen.

Smoothie: Mixen Sie eine halbe Banane, 150 g Blaubeeren und 150 g Erdbeeren, und schon haben Sie mehr als die Hälfte Ihrer mindestens fünf angestrebten täglichen Rationen.

2. Protein

Der Großteil des Proteins, das Sie zu sich nehmen, sollte aus pflanzlichen Produkten stammen. Hier sind ein paar gute pflanzliche Proteinquellen:

Nüsse und Samen: Mandeln, Cashewnüsse, Erdnüsse, Sojanüsse, Sonnenblumenkerne; einige dieser Nüsse können auch in Form von Nussbutter verzehrt werden (in Reformhäusern erhältlich).

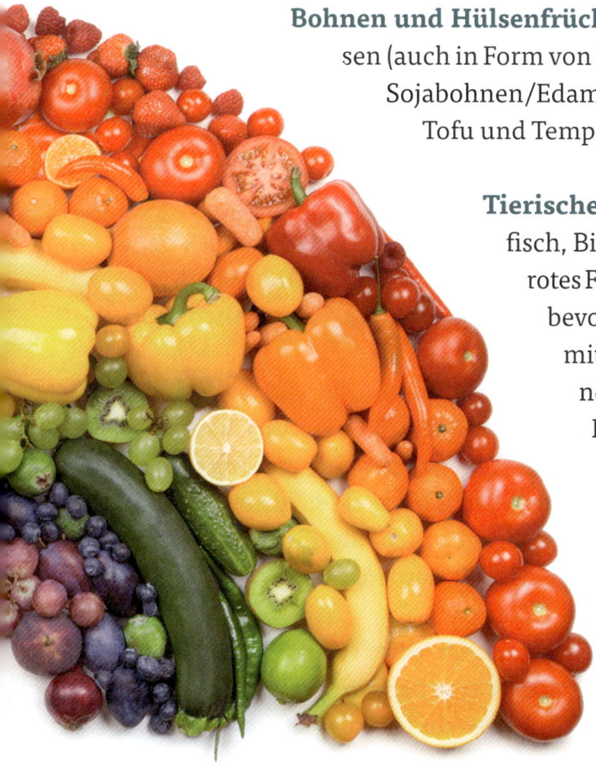

Bohnen und Hülsenfrüchte: Schwarze Bohnen, Kichererbsen (auch in Form von Hummus), Linsen, Kidneybohnen, Sojabohnen/Edamame (auch in Form von Sojamilch, Tofu und Tempeh), weiße Bohnen.

Tierisches Protein: Bevorzugen Sie Wildfisch, Bio-Eier und Bio-Geflügel. Wenn Sie rotes Fleisch essen (Rind, Lamm, Schwein), bevorzugen Sie mageres Biofleisch von mit Gras gefütterten Tieren. Sie können auch ein paar eher unübliche Fleischsorten wie Fleisch vom Bison, Büffel, Känguru, Vogel Strauß oder Reh in Ihren Speiseplan mit einbeziehen. Rotes Fleisch sollte nur in Maßen verzehrt werden, 175 bis 225 g pro Woche.

Milchprodukte: Bevorzugen Sie fettarme Bio-Milchprodukte.

3. Planung

Wenn Sie Ihre Mahlzeiten nach einem bestimmten Muster und Zeitplan zu sich nehmen, wird dies Ihrem System dabei helfen, weiterhin mit einer gesunden, ausgewogenen Kost versorgt zu werden, und ein solcher Plan ist auch der Schlüssel dazu, Ihr Hunger- und Sättigungsgefühl optimal zu steuern. Häufige kleine Mahlzeiten sind entscheidend dafür, dass Ihr Körper von den Vorzügen einer mikronährstoffreichen, gesunden Kost profitiert, doch dies erfordert einiges an Vorausplanung.

- Sehen Sie sich die Speisekarten von Restaurants online an, und checken Sie die Speiseauswahl, bevor Sie auswärts essen gehen.
- Packen Sie sich für unterwegs gut mitzunehmende mikronährstoffreiche Snacks ein.
- Frühstücken Sie zu Hause, bevor Sie sich aufmachen, um den Tag anzugehen.
- Nehmen Sie sich Ihr Mittagessen und einen oder zwei Snacks mit zur Arbeit oder in die Schule.
- Kaufen Sie keine Lebensmittel ein, wenn Sie Hunger haben.
- Bevorzugen Sie beim Einkauf im Supermarkt die äußeren Gänge (wo sich normalerweise die Obst- und Gemüseauslage befindet), um sich mit Mikronährstoffen einzudecken.

4. Zubereitung

Wie bereitet man mikronährstoffreiche Produkte am besten zu? Sehen wir uns ein paar Garmethoden an. Das soll Ihnen dabei helfen, ein paar dauerhafte und gesunde Veränderungen Ihrer Ernährungsweise vorzunehmen.

Backen: Die zu garende Speise wird im Ofen zubereitet, entweder auf einem Backblech, in einer gläsernen Auflaufform mit oder ohne Deckel oder in einem feuerfesten Kochbehältnis, zum Beispiel in einem gusseisernen Topf.

Grillen über Holzkohlen: Bei dieser Methode werden die Produkte auf einem Rost über von unten kommender Hitze gegart. Dabei kann das Gegrillte einen ausgeprägten Kohlegeschmack annehmen, allerdings sollte man verkohltes oder zu lange gegrilltes tierisches Protein tunlichst meiden, da es Karzinogene bilden kann. Bei Gemüse ist dies hingegen nicht der Fall, da es andere Proteinstrukturen hat, die nicht krebserregend werden.

Grillen mit Oberhitze: Bei dieser Methode werden die Produkte mit von oben kommender Hitze gegart. Diese Methode ist eine hervorragende Alternative zum Braten, da sie nur sehr wenig Fett erfordert und den gegarten Speisen ein knuspriges Äußeres verleiht. (Bitte beachten Sie auch die Information über verkohlte Produkte im vorherigen Absatz.)

Rösten: Ähnlich wie Backen, aber bei höherer Temperatur. Wenn Sie Gemüse rösten, legen Sie das Backblech oder den Bräter mit Backpapier aus, um die anschließende Reinigung zu erleichtern.

Dünsten: Verwenden Sie einen Dampfgarer oder einen Dampfkorb über siedender Flüssigkeit in einem Topf. Am besten dünstet man Gemüse nur leicht, sodass es seine Farbe behält und knackig bleibt.

Kurz braten (Chinapfanne): Erhitzen Sie eine kleine Menge Öl in einer antihaftbeschichteten Pfanne (vorzugsweise nicht mit Teflon, da bei Überhitzung Chemikalien freigesetzt werden, die grippeartige Symptome verursachen können[11], oder in einem Wok. Wenn das Öl heiß ist, geben Sie die klein geschnittenen Zutaten hinzu (die alle in etwa die gleiche Größe haben sollten), und rühren Sie sie schnell mit einem Holzlöffel oder einem Pfannenheber um. Das Ziel ist, die Zutaten nur leicht anzubraten, sodass sie ihre natürliche Farbe und Konsistenz behalten. Diese Garmethode ist auch sehr gut für die Zubereitung von Bio-Hühnchenfleisch von freilaufenden Hühnern geeignet.

Das fehlende I

Ist Ihnen etwas aufgefallen, das bei den obigen Aufführungen fehlt? Industriell verarbeitete Lebensmittel. Sie müssen natürlich nicht päpstlicher sein als der Papst und sich sieben Tage die Woche rund um die Uhr ausschließlich von Pflanzenpower-Kost ernähren, aber je weniger industriell verarbeitete Lebensmittel Sie zu sich nehmen, desto besser werden Sie sich fühlen, und eines Tages werden Sie sich ganz von Ihrer Abhängigkeit von diesen Lebensmitteln befreien. Bis es so weit ist, halten Sie sich einfach immer wieder vor Augen, dass industriell verarbeitete Lebensmittel normalerweise viel Zucker und Salz (und wer weiß, was sonst noch alles) enthalten, weshalb ein regelmäßiger Konsum dieser Lebensmittel dazu führen kann, dass man aufschwemmt und zunimmt – und das steht nicht mehr auf dem Speiseplan.

Achten Sie auf sich

Hier kommt eine Liste mit ein paar wichtigen Dingen, die wir unabhängig von der Kost, die wir zu uns nehmen, tun können, um gesund zu bleiben.

Bewegung

Es ist sehr wichtig, nach einem Reboot weiterhin in Bewegung zu bleiben. Sportliche Betätigung hilft Muskelmasse zu bewahren und aufzubauen. Warum sollte Sie das interessieren? Wenn Sie erst einmal zusätzliche Muskelmasse aufgebaut haben, verlieren Sie leichter Fett, und Muskelmasse aufzubauen hilft auch dabei, kein Fett anzusetzen, weil Muskeln mehr Brennstoff verbrauchen als die gleiche Masse an Fett. Das heißt jetzt nicht, dass Sie immer wie verrückt Sport treiben müssen – bemühen Sie sich lieber, sich jeden Tag ein wenig zu bewegen, anstatt sich stundenlange Trainingseinheiten aufzuerlegen, wenn das eigentlich nicht Ihr Ding ist. Hier sind ein paar Anregungen.

- Nehmen Sie bei der Arbeit die Treppe statt den Aufzug.
- Steigen Sie ein paar Stationen vor Ihrem Ziel aus dem Bus oder Zug und gehen Sie das letzte Stück zu Fuß.
- Parken Sie Ihren Wagen ein Stück weit von Ihrem Ziel entfernt und legen Sie das letzte Stück auf Schusters Rappen zurück.
- Nehmen Sie sich jeden Tag eine 20-minütige Auszeit, in der Sie sich dehnen und strecken und ein paar Yogaübungen machen.
- Gehen Sie mehr. Wie man herausgefunden hat, ist Gehen oder moderates Walken ein gutes Mittel gegen Müdigkeit. Außerdem hellt es die Stimmung auf und ist gut fürs Herz. Zudem ist es gratis und verschafft Ihnen 90 Prozent der gesundheitlichen Vorteile eines Marathontrainings.
- Sehen Sie sich die Reboot Movement Method auf unserer Webseite www.unimedica.de/rebootwithjoe.php an. Dort haben wir Übungen zusammengestellt, die Sie ungeachtet Ihres Fitnesslevels problemlos regelmäßig durchführen können.

Schlafen Sie

Ausreichend zu schlafen ist sehr wichtig, wenn Sie eine schlanke Taille behalten, länger leben und Ihr Risiko senken wollen, an einem Herzleiden zu erkranken. Eine Möglichkeit, Ihr Schlafpensum zu erhöhen, ist, mindestens drei- oder viermal in der Woche um zehn Uhr abends ins Bett zu gehen und sich aufs Einschlafen zu konzentrieren – verboten sind jegliche Arbeit oder das Surfen im Internet (was bedeutet: kein Laptop, kein Smartphone und kein Gerät mit einem Bildschirm, also auch kein Fernseher). Sie wollen Ihre Gedanken beruhigen und nicht stimulieren, indem Sie eine Unterhaltungsshow sehen oder einen interessanten Artikel oder ein interessantes Buch lesen. Ohne Ablenkungen schlafen Sie mit Sicherheit schneller ein.

Trinken Sie

Hydrieren Sie sich weiterhin gut. Streben Sie an, acht Gläser Wasser am Tag zu trinken. Beginnen Sie Ihren Morgen mit zwei Gläsern Wasser und geben Sie ein wenig Saft von einer ausgepressten Zitrone oder Limone hinzu, um dem Ganzen etwas Geschmack zu verleihen. Genehmigen Sie sich am Vormittag eine Tasse warmes Wasser oder heißen Kräutertee. Füllen Sie Ihr Glas im Verlauf des Tages immer wieder auf, und achten Sie darauf, wie Sie sich am Nachmittag fühlen. Wenn unser Körper dehydriert ist, neigen wir dazu, nach salzigen oder süßen Speisen zu gieren. Zusätzliches Wasser hilft überschüssigen Speisen auf ihrem Weg durch den Körper. Untersuchungen haben ergeben, dass das Trinken von Wasser dazu führen kann, dass man mehr Kalorien verbrennt.

Trinken Sie weiter Saft

Natürlich sollten Sie weiterhin jeden Tag einen frischen Saft trinken. Wenn Sie so weit gekommen sind, kennen Sie bereits die Vorzüge des Safttrinkens. Es gibt keinen Grund, nach dem Reboot damit aufzuhören.

Das entscheidende Ziel

Hier ist *mein* entscheidendes Ziel: Ich will kein Prednison mehr nehmen müssen und frei von jeglichen Nesselsucht-Symptomen bleiben. Auch wenn es mit meinen Pfunden ein wenig auf und ab geht, möchte ich ein gesundes, für mich passables Gewicht behalten. Wenn ich älter werde, möchte ich weiterhin in der Lage sein, Sport zu treiben, Golf zu spielen, meine Nichten und Neffen hochzuheben, zu schwimmen und meine Zehen zu berühren. Ich will das Leben so lange wie möglich in vollen Zügen genießen. Für mich bedeutet das, dass meine Kost weiterhin mindestens zu 40 Prozent aus pflanzlichen Produkten bestehen muss und ich Junkfood und industriell verarbeitete Lebensmittel nach Möglichkeit meide. Außerdem heißt das für mich: keine Softdrinks und keinen Alkohol. Es bedeutet Mäßigung bei allen möglichen Dingen, vor allem bei Brot, Fleisch und Desserts. Es bedeutet, einen klaren Kopf zu bewahren und das große Ganze im Auge zu behalten, aber es bedeutet auch, mich nicht zu sehr zu geißeln, wenn ich mir mal einen Fehltritt erlaube.

Was ist *Ihr* entscheidendes Ziel? Finden Sie das heraus, dann wird es Ihrem inneren Kompass Orientierung geben. Es wird Sie bei allen Entscheidungen, die Sie bezüglich Ihrer Ernährung zu treffen haben, anleiten, sodass Sie sich im Laufe der Zeit automatisch dafür entscheiden, was Ihrem Wohlbefinden am besten tut. Wenn Sie je krank gewesen sind – wie ich –, wissen Sie tief in Ihrem Innern, dass Gesundheit ein wertvolles Gut ist, das man schätzen, genießen und hegen und pflegen muss.

Erfolgsgeschichte

KELLY PFEIFFER HÄTTE NIE GEDACHT, dass sie einer jener Menschen sein würde, die sich nach der Hochzeit gehen lassen. Doch als sie 31 Jahre alt war und gut 34 Kilogramm schwerer als am Tag ihrer Hochzeit, wurde sie sich dessen bewusst, dass sie es getan hatte – sie hatte sich gehen lassen. Sie hatte es keinesfalls mit Absicht getan, aber sie stellte die Rechnung auf: 100 überschüssige Kalorien am Tag können dazu führen, dass man sich im Jahr 4,5 Kilogramm anfrisst. Das passte in etwa: 7,5 Jahre Ehe × 100 überschüssige Kalorien am Tag = 34 Extra-Kilos.

Jedes Mal, wenn sie ein Foto von sich sah, zuckte sie zusammen, und sie wusste nicht mehr weiter, wie sie es hinbekommen sollte, endlich damit anzufangen, ein glückliches, gesundes Leben zu leben. Noch mehr lag ihr am Herzen, ihrer einjährigen Tochter ein gutes Vorbild abzugeben. Sie war ratlos, bis ihr die Online-Videothek Netflix eines Tages den Film *Fat, Sick and Nearly Dead* empfahl.

Der Dokumentarfilm inspirierte sie derart, dass sie sofort beschloss, einen 15-tägigen Reboot durchzuführen, und zwar nicht nur um abzunehmen, sondern auch um ihre Essgewohnheiten sowie diejenigen ihrer Familie und überhaupt ihr ganzes Leben umzustellen. Während ihres Reboots verlor sie 3,5 Kilogramm – es war das erste Mal seit fünf Jahren, dass der Zeiger ihrer Waage sich nach unten bewegte. Während sie eigentlich gehofft hatte, in den 15 Tagen noch mehr abzunehmen, erfüllte der Reboot ansonsten, was er versprochen hatte – er rebootete ihre Essgewohnheiten, indem er sie von ihrem Verlangen nach Zucker und Süßigkeiten befreite; er half ihr dabei, absolut keinen Kaffee und keine Softdrinks mehr zu trinken; er setzte bei ihr den Prozess des Abnehmens in Gang, auch wenn sie ihren anfänglichen Gewichtsverlust für unzureichend befand, und verlieh ihr den Antrieb, weiter abzunehmen; er verschaffte ihr einen enormen Energieschub und er gab ihr die Hoffnung, ihr Gewicht ein für alle Mal in den Griff zu bekommen und ihr Leben grundlegend ändern zu können.

Kelly hörte nicht nach 15 Tagen auf. Sie trank weiterhin regelmäßig frisch gepresste Säfte, aß mehr Obst und Gemüse und nur noch kleinere Portionen

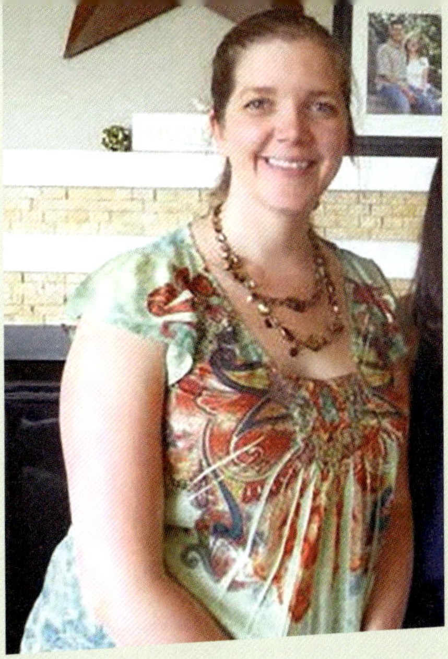

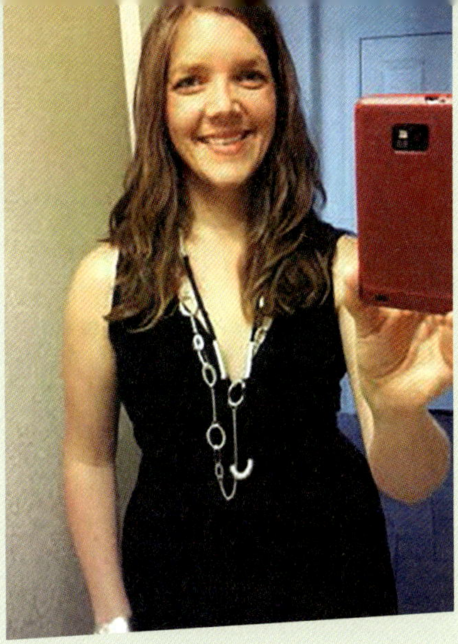

ihrer »normalen« Kost. (Einer ihrer Lieblingstricks war, ihren gewohnten Kaffee durch einen Saft zu ersetzen, wenn sie am Nachmittag einen Energieschub benötigte.) Sie genoss den Verzehr von Obst und Gemüse jetzt in vollen Zügen, anstatt es nur widerwillig zu ertragen. Sie achtete auf die Größe ihrer Portionen und lud sich ihren Teller nicht mehr wie früher bis zum Rand voll.

Kellys Familie hat jetzt einen neuen »normalen« Lebensstil, der nicht mehr von industriell verarbeiteten Lebensmitteln und mikrowellengeeigneten Speisen bestimmt ist. Zu ihrem neuen »normalen« Lebensstil gehört, jeden Tag frisch gepressten Saft zu trinken, sich gesündere Mahlzeiten zuzubereiten, die vor allem aus reichlich frischem Obst und Gemüse sowie magerem Fleisch bestehen, und regelmäßig an die frische Luft zu gehen und sich zum Schwitzen zu bringen. Das Wort »Diät« ist aus Kellys Vokabular verschwunden. Sie richtet ihr Augenmerk darauf, nahrhafte Kost zu sich nehmen, die ihrem Körper und ihrer Familie den Brennstoff verschafft, den sie alle brauchen, um ihren alltäglichen Aktivitäten nachgehen zu können.

Seit ihrem Reboot hat Kelly 25 Kilogramm abgenommen und ist Verfasserin des Blogs www.noshandnourish.com, im dem es ums Abnehmen und um gesunde Ernährung geht. Außerdem steuert sie Rezepte zu »Reboot with Joe« bei und ist eine glückliche und gesunde Ehefrau und Mutter. Auch wenn sie sich für alles andere als perfekt hält, genießt sie das Leben mehr, als sie es je für möglich gehalten hätte, und hat das Ziel vor Augen, im Verlauf ihrer Reise, die ihr neues Leben für sie darstellt, noch einmal 18 Kilogramm zu verlieren.

Schlussbetrachtung

ICH HOFFE, IHR REBOOT HAT IHNEN GEHOLFEN, die Dinge in Ihrem Leben zu ändern, die Sie ändern wollten. Egal, ob Sie es »perfekt« hinbekommen haben oder auch nicht (und Sie wissen ja inzwischen, dass ich nicht an Perfektion glaube) – Sie haben Ihre Gesundheit und Ihre Lebenskraft in die eigene Hand genommen. Sie haben eine neue Phase in Ihrem Leben eingeläutet, und Sie haben es sich verdient, mit Recht stolz auf sich zu sein. Und ich gehe jede Wette ein, dass Sie – auch wenn Sie sich dessen nicht bewusst sind – im Verlauf Ihres Reboots andere inspiriert haben.

Das Rebooten hat mein Leben zum Besseren verändert, aber nicht nur, weil es mich in die Lage versetzt hat, meine Medikamente abzusetzen und ich heute besser schlafe und mich stark und gesund fühle. Es hat mir auch bewusst gemacht, dass wir alle in der Lage sind, einander zu inspirieren und zu helfen. Für mich begann alles damit, dass ich akzeptiert habe, die Tatsache selber verschuldet zu haben, fett, krank und beinahe tot zu sein, doch dazu gehörte auch die Erkenntnis, an dieser Situation etwas ändern zu können. Das

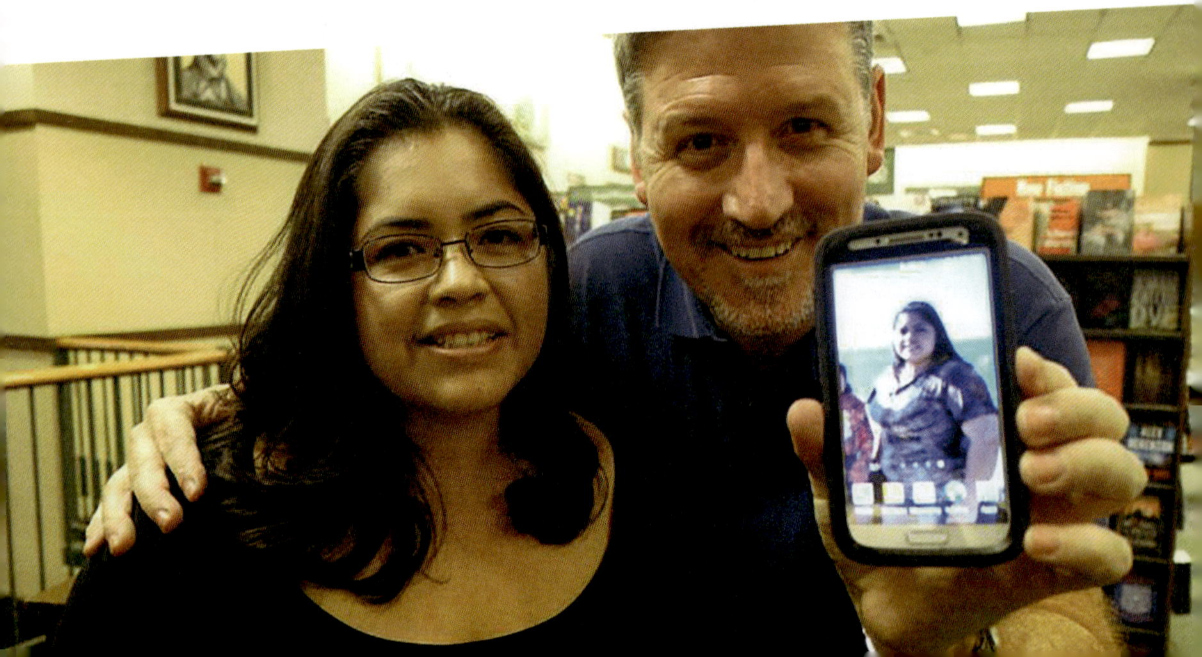

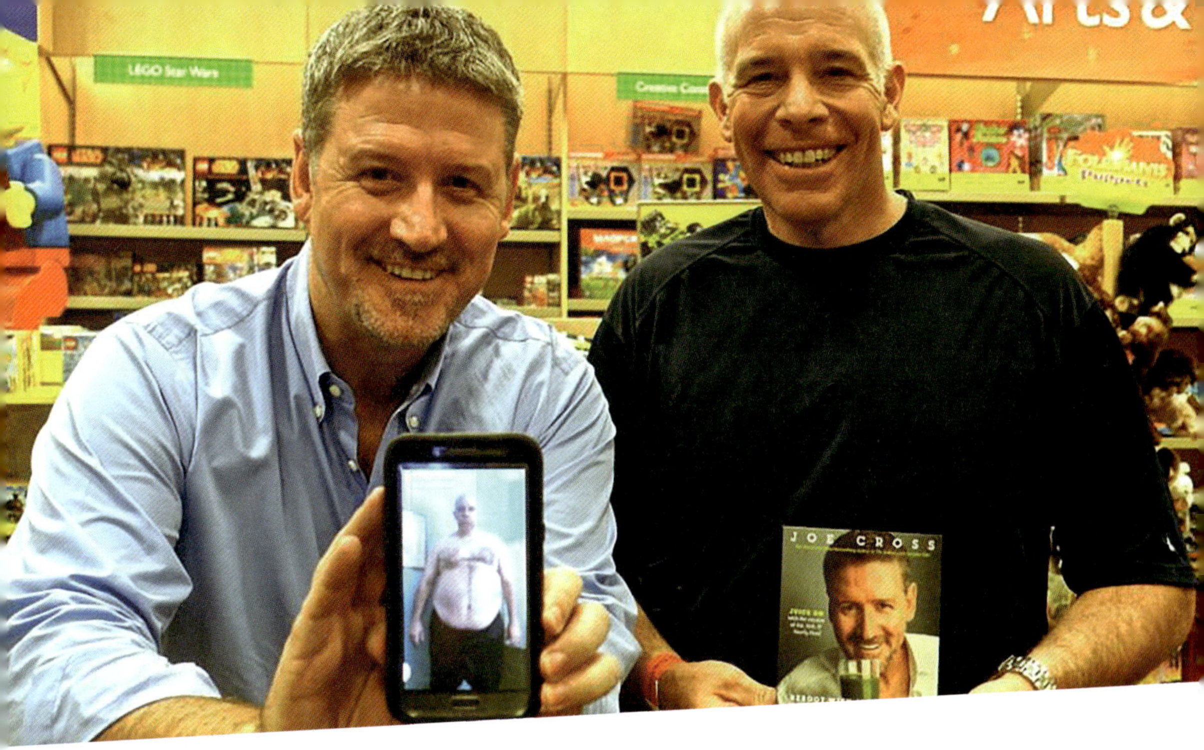

bedeutet, dass auch Sie es jeden Tag selber in der Hand haben, Ihre Wahl zu treffen. An manchen Tagen entscheiden Sie sich vielleicht, einzig und allein auf die Vorzüge der Pflanzenpower-Kost zu setzen. An anderen Tagen mag die vernünftige Entscheidung sein, sich an der Geburtstagsfeier Ihres Kindes zu beteiligen, indem Sie ein Stück Torte essen. Manchmal sendet Ihr Gehirn vielleicht auch widersprüchliche Botschaften aus, und ein Teil von Ihnen sagt »Joes Gemeiner Grüner«, während ein anderer ruft »Heute macht ein Cheeseburger das Rennen«. Das ist auch in Ordnung. Ein Leben besteht aus einer Million einzelner kleiner Entscheidungen. Das Ziel ist nicht, 100 Prozent Konsequenz zu erreichen, sondern sich langfristig unterm Strich im gesunden Bereich zu befinden, in dem man glücklich und zufrieden ist. Und ich weiß, dass Sie dazu voll und ganz in der Lage sind.

Wie Sie setze auch ich meine Reise in Richtung mehr Gesundheit fort, und ich hoffe, Sie und die Gemeinschaft der Rebooter in Zukunft mit neuen Informationen versorgen zu können, wenn ich weitere Mittel und Wege entdecke, die einem dabei helfen, gesund und glücklich zu werden und sich wohlzufühlen. Ich bin kein Orakel und alles andere als perfekt, aber ich bin sehr froh, dass meine Geschichte und viele der anderen Erfolgsgeschichten, von denen Rebooter überall auf der Welt berichten können, andere Menschen dazu inspiriert haben, sich ebenfalls auf diese Reise zu begeben. Ich hoffe, Ihre Geschichte kann den anderen Erfolgsgeschichten bald hinzugefügt werden.

ANHANG

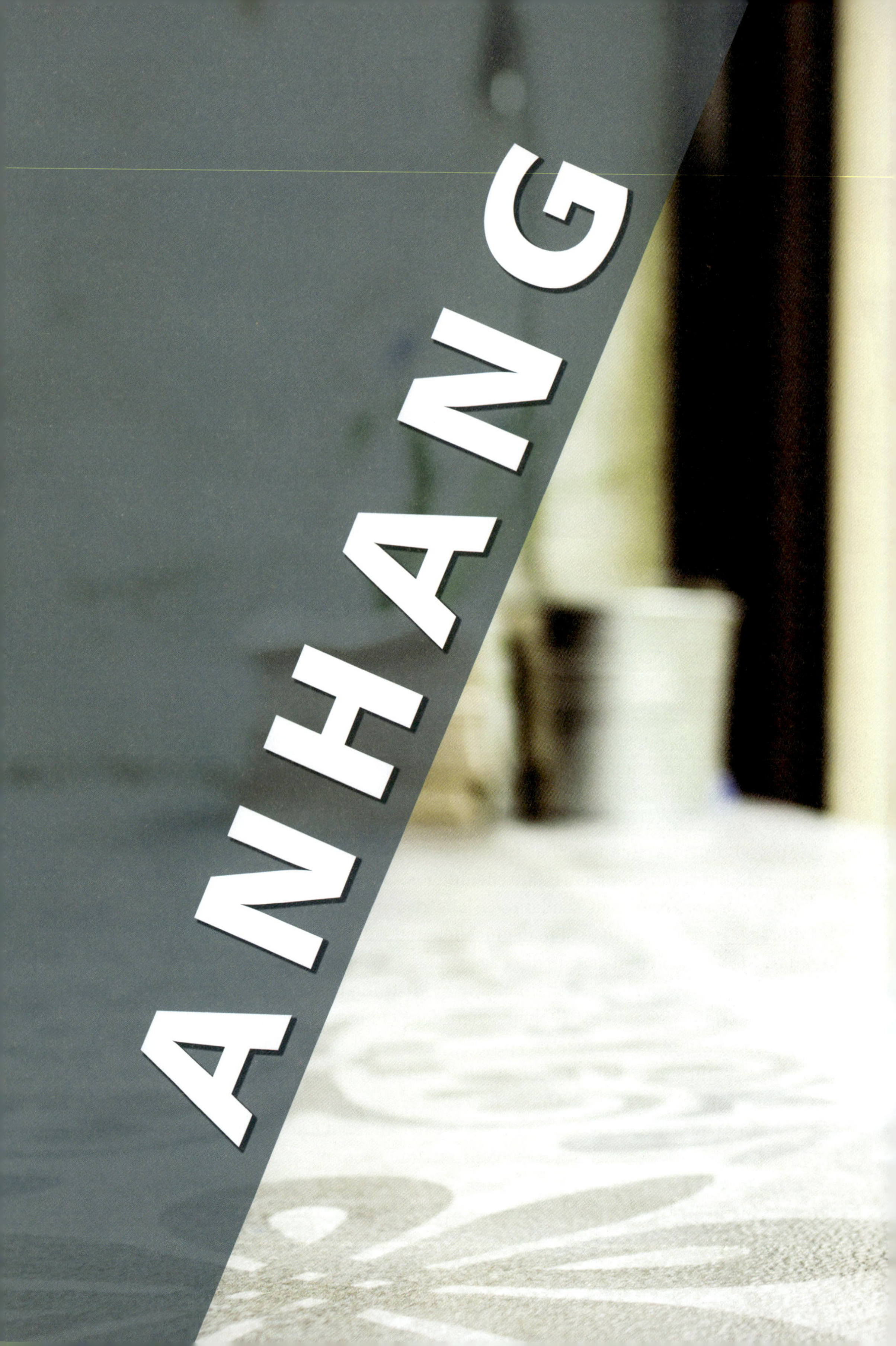

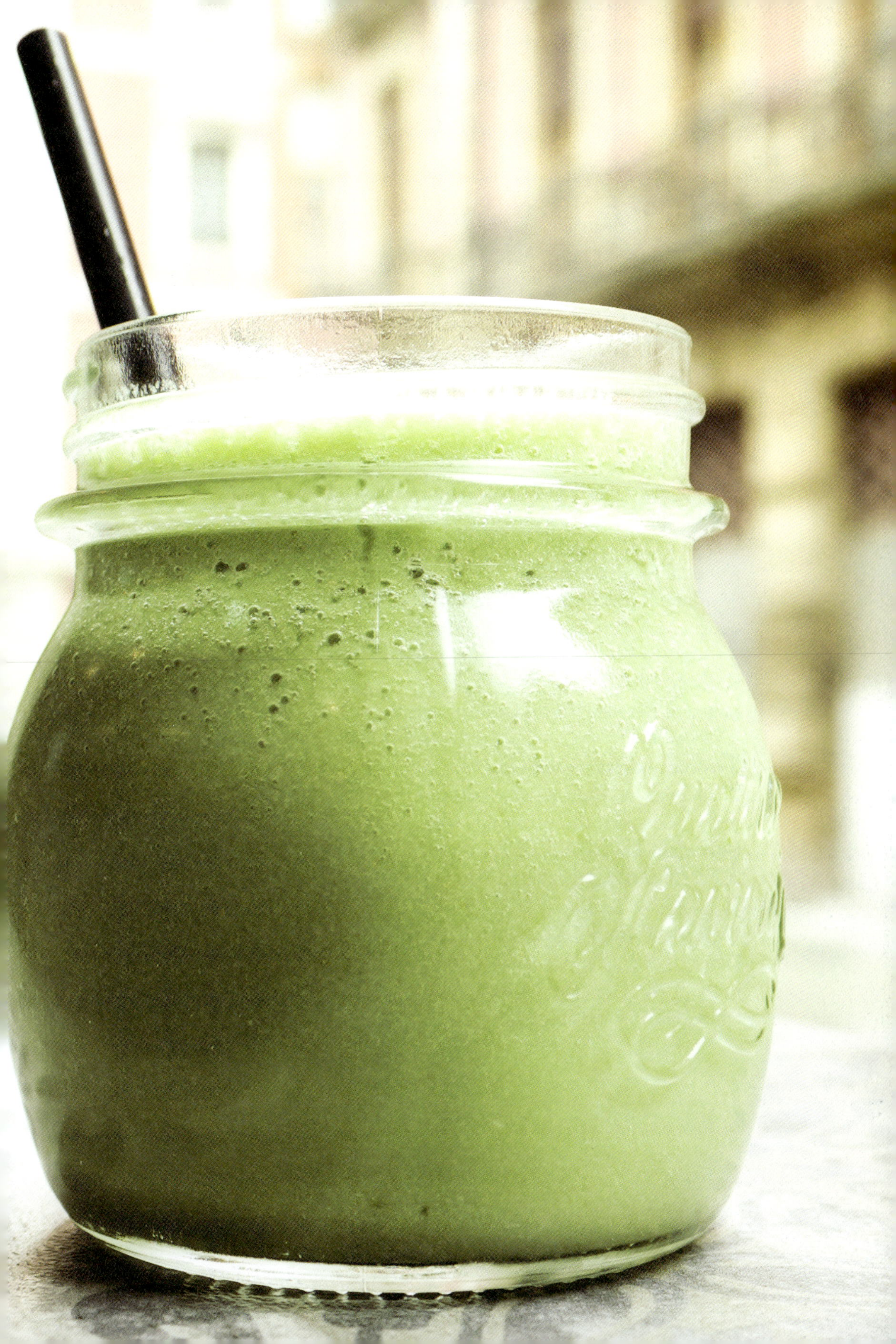

Quellen und Informationen

DIE FOLGENDEN WEBSEITEN bieten nützliche Informationen darüber, wo Sie regionale Produkte finden und wie Sie diese zubereiten. Sie sollen Ihnen dabei helfen, sich jeden Tag gesund zu ernähren.

Webseiten

www.reg.io
Regionale Produkte in der Nähe finden. Mit Informationen über Erzeuger und Erzeugnisse.

www.die-regionalen.de
Seite über Großhändler für Naturkost in der Nähe. Dort kann man auch sehen, wo es in der Nähe Shops/Läden mit diesen Produkten gibt.

www.dge.de
Deutsche Gesellschaft für Ernährung e. V.

www.donnerstag-veggietag.de
Donnerstag ist Veggietag ist eine Aktion, die zu einem fleischfreien Wochentag in Deutschland aufrufen möchte. Mit einem Tag ohne Fleisch und Fisch leistet jeder einen Beitrag für seine persönliche Gesundheit und die anderer, sowie zum Schutz von Umwelt und Tieren.

www.ernährung.de/Lebensmittel
Eine ausgezeichnete Quelle. Auf dieser Webseite können Sie jedes Nahrungsmittelprodukt eingeben und erhalten Informationen über die in ihm enthaltenen Nährstoffe.

Filme

Du bist, was du isst: Food Matters (2008)
Gabel statt Skalpell – Gesünder leben ohne Fleisch (2011)
Fresh (2009)
Hungry for Change (2012)
Fat, Sick and nearly dead

Bücher

Wenn Sie Ihre Kenntnisse über Ernährung, die Lebensmittelindustrie und gesunde Ernährungsweisen vertiefen wollen, empfehlen wir Ihnen die folgenden Bücher und Filme:

Brazier, Brendan. *Vegan in Topfrom - der Ernährungsratgeber* (Unimedica Verlag, Kandern, 2016)

Colin und Thomas Campbell. *China Study: Pflanzenbasierte Ernährung und ihre wissenschaftliche Begründung* (Verlag Systemische Medizin, Bad Kötzting, 2015)

Fuhrman, Joel. *Eat to Live. Das wirkungsvolle, nährstoffreiche Programm für schnelles und nachhaltiges Abnehmen* (Unimedica Verlag, Kandern, 2014)

Kessler, David A., *Das Ende des großen Fressens* (Goldmann, München, 2012)

Nestle, Marion, *What to Eat* (North Point Press, New York, 2007)

Moss, Michael. *Das Salz-Zucker-Fett-Komplott: Wie die Lebensmittelkonzerne uns süchtig machen* (Verlag Ludwig, Kiel, 2014)

Sonnenschmidt, Rosina. *Die Saft-Therapie* (Narayana Verlag, Kandern 2013)

Frischer Saft für unterwegs

Um in Ihrer Nähe eine Saftbar zu finden, konsultieren Sie auf unserer Webseite www.rebootwithjoe.com/find-a-juice-bar-in-your-area/ die Suchmaschine für Saftbars, die frischgepresste Säfte anbieten. *Aktuell gibt es dort leider noch keine eingetragene Saftbar in Deutschland. Man kann aber eine Hinzufügen wenn man möchte. Also los gehts.*
Nach dem HPP-Verfahren hochdruckpasteurisierte kalt gepresste Säfte sind in ganz Deutschland in Naturkostläden und gut sortierten Supermärkten erhältlich.

Entsafter, Proteine und weitere nützliche Hilfsmittel

www.unimedica.de/rebootwithjoe.php
Auf der Webseite finden Sie weitere Tips zum Buch, wie Trainingsvideos, Trester Rezepte und ein Infoblatt für den Arzt.
In unserem Online-Shop www.unimedica.de in der Kategorie „Gesunde Ernährung" finden Sie ein großes Sortiment an Naturkostprodukten, u.a. auch seltene Produkte wie Sacha inchi. Auch die für die Rezepte notwendigen Küchengeräte wie z. B. Hochleistungsmixer, Dörrgeräte und Entsafter sowie die Vega-Produkte und Superfoods sind dort erhältlich.

Welcher Entsafter ist für Sie der richtige?

Angesichts des breiten Angebots an Entsaftern, die heutzutage auf dem Markt angeboten werden, kann es eine ziemliche Herausforderung für Sie darstellen zu entscheiden, welcher Ihren Bedürfnissen am besten entgegenkommt. Deshalb haben wir hier unseren Ratgeber zum Kauf eines Entsafters für Sie, der Ihnen die Auswahl erleichtern soll. Die wichtigsten Kriterien, die Sie in Erwägung ziehen sollten, sind:

Einfache Bedienung: Entscheiden Sie sich für einen Entsafter, der dafür bekannt ist, dass er einfach zu bedienen und zu reinigen ist. In Wahrheit ist gar kein Entsafter wirklich einfach zu reinigen, aber einige sind definitiv einfacher zu reinigen als andere. Wenn die zu reinigenden Bestandteile spülmaschinentauglich sind, ist das ein Pluspunkt. Wenn der Entsafter nach der Reinigung leicht wieder zusammengesetzt werden kann, ist das ein weiterer Pluspunkt.

Preis: Bei Entsaftern bekommen Sie das, wofür Sie bezahlen. Billigere Geräte tendieren dazu, weniger Saft zu liefern, was sie langfristig für Sie teurer macht, da Sie mehr Obst und Gemüse kaufen müssen, um ausreichend Saft in Ihr Glas zu bekommen. Andererseits brauchen Sie auch keine Unsummen auszugeben, um sich einen Luxus-Hochleistungsentsafter zu kaufen. Für die meisten von uns ist ein Gerät der mittleren Leistungs- und Preisklasse (um die 130-270 Euro) völlig ausreichend.

Hoher Saftertrag und trockener Trester: Effizienz ist das Wichtigste. Ein effizienter Entsafter produziert trockenen Trester, was bedeutet, dass ein Großteil des Safts (und all der in ihm enthaltenen Nährstoffe und Enzyme) für Sie zum Trinken ausgepresst wurde. Wenn Ihr Trester feucht und schwer ist, arbeitet Ihr Entsafter nicht gut. Sie können den Trester natürlich auch noch entsaften, indem Sie ihn ebenfalls durch den Entsafter schicken, aber ein gutes Gerät erspart Ihnen diesen zusätzlichen Aufwand.

Tresterauswurf: Einige Entsafter sammeln den Trester in einem in dem Gerät befindlichen Korb, wohingegen andere den Trester in eine Schüssel oder einen speziell auf das Gerät zugeschnittenen Tresterbehälter auswerfen. Wir empfehlen, einen Entsafter zu kaufen, der den Trester auswirft, weil Ihnen dies gestattet, große Mengen an Saft zuzubereiten, ohne das Gerät ausschalten und auseinandernehmen zu müssen, um den Korb zu leeren.

Verschiedene Geschwindigkeiten: Ein Gerät, bei dem man verschiedene Geschwindigkeiten einstellen kann, ermöglicht es Ihnen, aus Ihren jeweiligen Produkten die maximale Saftmenge zu gewinnen. Langsame Geschwindigkeitsstufen sind gut, um weiche Früchte wie Weintrauben zu entsaften, wohingegen hohe Geschwindigkeitsstufen für härtere Produkte wie Möhren und Gurken besser geeignet sind.

Größe des Füllschachts: Reduzieren Sie die Zeit, die Sie mit dem Entsaften verbringen, indem Sie sich für einen Entsafter mit einem breiten Füllschacht entscheiden, sodass Sie die meisten Obst- und Gemüsesorten komplett hineingeben können.

Größe und Länge des Steckerkabels: Halten Sie Ausschau nach einem Modell mit einem langen Kabel, das Ihnen eine größere Flexibilität dabei gestattet, wo Sie das Gerät beim Entsaften hinstellen können. Wenn Sie vorhaben, Ihren Entsafter in einem Küchenschrank aufzubewahren, entscheiden Sie sich für ein kompaktes Modell, und vergewissern Sie sich, dass es auch in den vorgesehenen Schrank passt, da die Geräte ziemlich wuchtig sein können.

Saftbehälter: Halten Sie Ausschau nach einem Modell, das über einen speziell auf das Gerät zugeschnittenen Saftbehälter mit einem Deckel über dem Saftauslauf verfügt. Entsaften kann eine ziemlich spritzende Angelegenheit sein, aber diese Utensilien helfen Ihnen dabei, Spritzer zu vermeiden.

Entsafter-Typen

Es gibt drei Typen von Entsaftern, deren Funktionsweise im Folgenden beschrieben wird.

Zentrifugalentsafter haben einen sich schnell drehenden Korb mit einer scharfen Reibscheibe, die das Obst und Gemüse zerkleinert. Das Zerkleinerte wird durch die Zentrifugalkraft gegen ein feines Sieb geschleudert, durch das der Saft herauspresst wird. Ich finde ein qualitativ hochwertiges Gerät dieses Typs am besten, und es hat den zusätzlichen Vorteil, dass das Entsaften schnell geht.

Press-Schnecken-Entsafter zerdrücken das Produkt in mahlender Weise, zerkleinern und »kauen« es sozusagen und pressen dann den Saft heraus. Diese Entsafter sind auch als Slow Juicer, Masticating Juicer, Kaltpress- oder

Single-Gear-Entsafter bekannt. Sie liefern normalerweise einen höheren Saftertrag und produzieren trockenen Trester. Press-Schnecken-Entsafter können auch Produkte entsaften, die sich mitunter als schwierig erweisen, wie zum Beispiel Weizengras und Cranberries, und sie eignen sich hervorragend, um Nussmilch zuzubereiten. Aber sie heißen nicht umsonst »Slow Juicer«: Mit diesem Entsafter-Typ brauchen Sie länger, um Ihre Produkte zu entsaften, weil der Füllschacht klein ist und Sie somit mehr Zeit für das Kleinschneiden von Obst und Gemüs aufbringen müssen.

Zwillingspresswalzen-Entsafter, auch Twin-Gear-, Dual-Gear- oder »Triturating«-Entsafter genannt, verfügen über zwei ineinandergreifende Presswalzen, die aneinander rotieren und den Saft aus dem Produkt herauspressen. Die Geräte liefern einen hohen Saftertrag und sind vielseitig einsetzbar, jedoch normalerweise ziemlich teuer.

Saft-Qualität

Sie mögen vielleicht gehört haben, dass Press-Schnecken-Entsafter einen qualitativ höherwertigen Saft liefern als andere Entsafter-Typen, weil sie weniger Hitze erzeugen und weniger Oxidation verursachen (die zu einem Verlust an Nährstoffen führt). Das ist nicht korrekt. Ein Zentrifugalentsafter von Sage (in Australien heißt die Marke Breville), also der Marke, die ich verwende, erhitzt den Saft um weniger als 1° C, doch der Saft müsste auf 66° C erhitzt werden, bevor die Zerstörung der Enzyme einsetzt. Was die Oxidation angeht, so hat dies weniger mit dem Gerät zu tun und mehr mit der Frische Ihres Produkts und damit, wie lange der Saft der Luft ausgesetzt ist. Palmkohl zum Beispiel, der schon seit einiger Zeit in Ihrem Kühlschrank lagert, wird einen schaumigeren und nährstoffärmeren Saft ergeben als frischer. Deshalb ist es wichtig, dass Sie frische Produkte verwenden und Ihren Saft sofort trinken oder richtig lagern, um sich das Optimum an Nährstoffen zuzuführen.

Die Marke meiner Wahl

Seitdem ich *Fat, Sick and Nearly Dead* veröffentlicht habe, ist nahezu ein Dutzend Gerätehersteller auf mich zugekommen, die wollten, dass ich ihre Geräte verwende, für sie werbe und ihre Entsafter und Mixer verkaufe. Ich habe jedem von ihnen zugehört und die jeweiligen Produkte ausprobiert, weil ich das

Produkt kennen und für gut befinden musste, bevor ich irgendeine geschäftliche Beziehung einging. (Sie können sich sicher vorstellen, wie lustig es bei uns im Büro zuging, wenn das getestete Gerät nicht hielt, was es versprach – wir mussten erfahren, dass es wirklich schwer ist, Rote-Bete-Saft von der Zimmerdecke zu entfernen!)

Als ich mich vor mehr als fünf Jahren auf meine Reise begeben habe, an deren Ende der Film *Fat, Sick and Nearly Dead* stand, habe ich mich für einen Entsafter von Breville entschieden, und zwar aus dem einfachen Grund, weil die Marke – wie ich – aus Australien stammt. Vermutlich dachte ich, sie würde mir Glück bringen, und das hat sie ja auch. Ich nehme an, die Marke und ihre Produkte hatten bei mir bereits den Eindruck hinterlassen, dass sie gut waren, als ich einfach nur ein fetter Kerl war, der versuchte, sein Leben zu retten. Aber ich freue mich sehr, dass ich heute in einer offiziellen Geschäftsbeziehung zu der Firma stehe, da mir dies dabei hilft, weitere jener Inhalte, Informationen und Mittel zu ersinnen und zu produzieren, die dazu geeignet sind, mehr Menschen wie mich zu erreichen. Breville ist der einzige Entsafter- und Mixerhersteller, dessen Geräte wir verwenden, wenn mein Team Filme dreht, oder wenn ich in TV-Shows mitmache oder persönlich irgendwo in Erscheinung trete, und es ist die Marke, die ich jedem, der auf der Suche nach einem Entsafter ist, guten Gewissens empfehlen kann.

Bedenken Sie, dass die Marken von Land zu Land unterschiedlich heißen. Während die Marke in den USA Breville heißt, heißt sie in Großbritannien Sage by Heston Blumenthal und in Deutschland Gastroback. Aber die Geräte werden allesamt von der gleichen Firma entwickelt und produziert – von der Breville Group, Australien.

Für Ihren Arzt

WENN SIE MÖCHTEN, können Sie sich den folgenden Text als PDF-Datei herunterladen und Ihrem Arzt aushändigen (zu finden unter www.unimedica.de/rebootwithjoe.php).

Die meisten Medizin-Experten stimmen darin überein – und etliche Studien belegen dies –, dass der Konsum von frischem Obst und Gemüse und frisch gepressten Säften geeignet ist, Fettleibigkeit, kardiovaskulären Erkrankungen, chronischen Entzündungen und Krebs vorzubeugen und diese Leiden zu behandeln.

Ihr Patient/Ihre Patientin hat das Interesse bekundet, sich auf den Weg in Richtung einer gesünderen Ernährung zu begeben, indem er/sie an einem Reboot-Programm teilnimmt. Es wird empfohlen, dass jeder Teilnehmer dieses Programms, der unter gesundheitlichen Problemen oder einer Erkrankung leidet, regelmäßig verschreibungspflichtige Medikamente einnimmt oder an einem Programm teilnimmt, das länger als 15 Tage dauert, seinen Arzt konsultiert.

Was ist ein Reboot?

- Ein Reboot ist eine Möglichkeit, den Teufelskreis einer ungesunden Ernährungsweise zu durchbrechen.
- Während eines Reboots nimmt sich derjenige, der ihn durchführt, vor, eine festgelegte Zeit lang ausschließlich Obst und Gemüse zu essen und/oder in Form von Saft zu trinken.
- Ein Reboot ist keine Diät. Ein Reboot ist eine Zeit, in der der Körper und der Geist sich neu einstellen. Während dieser Zeit absorbiert der Körper ein maximales Maß an Mikronährstoffen und Phytonährstoffen und ermöglicht es demjenigen, der den Reboot durchführt, sich auf ein gesünderes, von Vollwertprodukten und pflanzenreicher Kost geprägtes Essverhalten umzustellen.

Warum beinhaltet das Programm Saft?

Wie viele Patienten haben Ihnen gesagt, dass sie ja gerne mehr Gemüse essen würden, es aber einfach nicht mögen? Es in Form von Saft zu sich zu nehmen, ermöglicht es ihnen, diese Hürde zu überwinden. Das Safttrinken bietet etliche köstliche gesundheitliche Vorzüge, unter anderem die Möglichkeit, zahlreiche Rationen diverser Obst- und Gemüsesorten in einem einzigen Glas zu sich zu nehmen, das dann voller das Immunsystem stärkender Nährstoffe und Phytochemikalien ist, die in frisch gepressten Säften natürlich vorkommen. Die meisten zu kaufenden Säfte sind intensiv industriell verarbeitet und im Vergleich zu frisch entsaftetem Obst und Gemüse nährstoffarm.

Grundlegende Informationen über einen Reboot

- Ein Reboot kann zwischen 3 und 60 Tagen dauern.
- Während eines Reboots sind Obst und Gemüse die grundlegenden Bestandteile der Ernährung. Für die Zeit nach dem Reboot gibt es weitere Ratschläge, sich mit gesunder Kost zu ernähren.
- Viele Menschen empfinden es als eine signifikante Verbesserung ihrer Essgewohnheiten, die sich auch auf ihre Gesundheit und ihr Gewicht positiv auswirkt, wenn sie das Frühstück und das Mittagessen durch einen mit Nährstoffen vollgepackten frischen Fruchtsaft oder Smoothie ersetzen und dann noch ein gesundes Abendessen zu sich nehmen.

Protein

Ein Reboot ist kein langfristig angelegter Ernährungsplan. Die Kost, die während eines Reboots eingenommen wird, enthält pflanzenbasiertes Protein. Da es sich um eine kurzfristige Ernährungsumstellung handelt, die darauf angelegt ist, langfristig zu gesünderen Essgewohnheiten zu führen, tritt bei den Teilnehmern des Programms normalerweise kein Proteinmangel auf. Wenn Sie Bedenken hinsichtlich der Proteinaufnahme Ihres Patienten während eines Reboots haben sollten – es gibt diverse pflanzenbasierte Protein-Nahrungsergänzungsmittel, deren Zugabe wir empfehlen.

Medizinische Unterstützung

- Medizinische Entscheidungen bezüglich jedes einzelnen Patienten obliegen in jedem Fall einzig und allein dem behandelnden Arzt.
- Generell sind für gesunde Personen, die sich einem Reboot-Programm unterziehen, das bis zu 15 Tagen dauert, keine begleitenden Laboruntersuchungen erforderlich.
- Obwohl uns kein Fall bekannt ist, in dem Teilnehmer des Programms an Symptomen aufgrund von Elektrolytmangel gelitten haben, empfehlen wir, dass gesunde Personen, die einen Reboot ausschließlich mit Saft durchführen, der länger als 15 Tage dauert, alle 15 Tage von einem Arzt eine Elektrolyt-Bestimmung durchführen lassen.
- Es wird davon abgeraten, länger als 60 Tage einen Reboot ausschließlich mit Saft durchzuführen. Die empfohlene Dauer eines Reboots beruht zum Teil auf dem BMI des jeweiligen Programm-Teilnehmers.
- Gesunde Personen, die Medikamente gegen zu hohen Blutdruck nehmen, haben ebenfalls längere Reboots durchgeführt, aber wir empfehlen, in diesen Fällen alle 10 Tage eine Elektrolyt-Bestimmung vorzunehmen. Viele Bluthochdruckpatienten waren in der Lage, die Dosis ihrer Medikamente während des Reboots zu reduzieren oder diese ganz abzusetzen, da ihr Blutdruck sich normalisiert hat. Es wird empfohlen, den Blutdruck eines Patienten während eines Reboots und danach zu kontrollieren und die Dosierung des Medikaments gegebenenfalls neu einzustellen.
- Patienten, die unter Diabetes leiden, haben ebenfalls erfolgreich Reboots durchgeführt, und zwar sowohl Reboots ausschließlich mit Saft als auch Reboots mit Saft und fester Nahrung, und konnten dabei in einigen Fällen die Dosis ihrer benötigten Medikamente reduzieren oder diese ganz absetzen. Diabetes-Patienten wird davon abgeraten, ohne ärztliche Kontrolle oder die kontrollierende Begleitung durch einen Ernährungsexperten einen Reboot durchzuführen.

Wenn Sie weitere Fragen dazu haben, ob ein Reboot für Ihren Patienten geeignet ist, schicken Sie bitte eine E-mail an info@rebootwithjoe.com, dann werden die Ernährungsexperten und Ärzte des medizinischen Beraterkreises unseres Reboot-Teams sich mit Ihnen in Verbindung setzen. Bitte bedenken Sie, dass dieser Service ausschließlich für Ärzte bestimmt ist; aufgrund der vielen Anfragen, die wir zu bewältigen haben, beantworten wir unter dieser E-Mail-Adresse keine Fragen von Nicht-Ärzten.

Jeder, der daran interessiert ist, einen Reboot durchzuführen, findet auf unserer Webseite www.rebootwithjoe.com gratis Onlinehilfe. (nur Englisch)

Fussnoten

Kapitel 1: Keine Diät, sondern eine Art zu leben

1. »Preventable illness makes up approximately 70 percent of the burden of illness and the associated costs. Well-developed national statistics such as those outlined in Healthy People 2000, Health U.S. 1991, and elsewhere document this central fact clearly.« (»Vermeidbare Krankheiten verursachen ungefähr 70 Prozent der durch Krankheiten entstehenden Kosten und der damit verbundenen Folgekosten. Gut dokumentierte nationale Statistiken wie die in Health People 2000, Health U.S., 1991 aufgeführten, aber auch andere, belegen diese Tatsache eindeutig.«) http://www.nejm.org/doi/full/10.1056/NEJM199307293290506
2. Intensiv verarbeitete Lebensmittel dominieren zusehends das globale Ernährungssystem. C.A. Monteiro, J.-C. Moubarac, G. Cannon, S. W. Ng, B. Popkin. Obesity Reviews, Volume 14, Issue Supplement S2, pages 21-28, November 2013, DOI: 10.1111/obr.12107 http://healthyschoolfood.org/docs/color_pie_chart.pdf ©2009,New York Coalition for Healthy School Food »New York Coalition for Healthy School Food:Source: USDA Economic Research Service, 2009; www.ers.usda.gov/publications/EIB33; www.ers.usda.gov/Data/FoodConsumption/FoodGuideIndex.htm#calories; besonderer Dank an Joel Fuhrman, Dr. med, Autor von »Disease Proof Your Child: Feeding Kids Right«
3. H. Boeing, A. Bechthold, A. Bub, S. Ellinger, D. Haller, A. Kroke, E. Leschik-Bonnet, M. J. Müller, H. Oberritter, M. Schulze, P. Stehle, B. Watzl. Critical review: vegetables and fruit in the prevention of chronic diseases. *European Journal of Nutrition*. 2012, Sept; 51(6): 637-63
4. The Center for Disease Control and Prevention. *The Fourth National Report on Human Exposure to Environmental Chemicals, 2009*, (the *Fourth Report, 2009*) präsentiert Daten zu 212 Chemikalien. Der *Fourth Report* beinhaltet die Befunde von landesweit repräsentativ durchgeführten Erhebungen aus den Jahren 1999-2004. http://www.cdc.gov/exposurereport/

Kapitel 6 – Die Rezepte

5. John P. Reganold, Preston K. Andrews, Jennifer R. Reeve, Lynne Carpenter-Boggs, Christopher W. Schadt, J. Richard Alldredge, Carolyn F. Ross, Dr. Neal M. Frederick S. vom Saal, Dr. John Peterson Myers. Bisphenol A and Risk of Metabolic Disorders, *The Journal of the American Medical Association*, 2008; 300 (11); 1353-1355

Iain A. Lang, Tamara S. Galloway, Alan Scarlett u. a. Association of Urinary Bisphenol A Concentration With Medical Disorders and Laboratory Abnormalities in Adults, *The Journal of the American Medical Association 2008*; 300 (11), 1303-1310

»Our conclusions are consistent with the large number of hazards and adverse effects identified in laboratory animals exposed to low doses of BPA«. (»Unsere Schlussfolgerungen stehen in Übereinstimmung mit den zahlreichen Risiken und negativen Auswirkungen, die bei Versuchstieren nachgewiesen werden konnten, die geringen Dosen von BPA ausgesetzt waren.«) Laura N. Vandenberg, Patricia A. Hunt, John Peterson Myers, Frederic S. vom Saal. Human exposures to bisphenol A: mismatches between data and assumptions. *Reviews on Environmental Health*. 2013; 28 (1): 37-58, 5, Issue 9

Kapitel 8 – Grundlegende Hinweise zum Reboot

6. M. S. Butt, M. T. Sultan. Coffee and its consumption: benefits and risks. *Critical Reviews in Food Science and Nutrition 2011*, Apr;51 (4): 363-73

7. John P. Reganold, K. Andrews Preston, Jennifer R. Reeve, Lynne Carpenter-Boggs, Christopher W. Schadt, J. Richard Alldredge, Carolyn F. Ross, Neal M. Davies und Jizhong Zhou; *Fruit and Soil Quality of Organic and Conventional Strawberry Agroecosystems* Plos ONE, September 2010, Vol. 5, Issue 9

8. Crystal Smith-Spangler, Margaret L. Brandeau, Grace E. Hunter, J. Clay Bavinger, Maren Pearson, Paul J. Eschbach, Vandana Sundaram, Hau Liu, Patricia Schirmer, Christopher Stave, Ingram Olkin, Dena M. Bravata. Are Organic Foods Safer or Healthier Than Conventional Alternatives? A Systematic Review. *Annals of Internal Medicine*. 2012 Sept;157 (5): 348-366

9. D. Mozaffarian, A. Aro, W. C. Willett. Health effects of trans-fatty acids: experimental and observational evidence. *European Journal of Clinical Nutrition*. May 2009; 63 Suppl. 2: S 5-21

S. M. Teegala, W. C. Willett, D. Mozaffarian. Consumption and health effects of trans fatty acids: a review. *Journal of AOAC International*. 2009 Sep-Oct; 92 (5): 1250-1257

A. Astrup, J. Dyerberg, M. Selleck, S. Stender. Nutrition transition and its relationship to the development of obesity and related chronic diseases. *Obesity Reviews, March 2008*; 9 Suppl. 1: 48-52

S. N. Bhupathiraju, N. M. Wedick, A. Pan, J. E. Manson, K. M. Rexrode, W. C. Willett, E. B. Rimm, F. B. Hu. Quantity and variety in fruit and vegetable intake and risk of coronary heart disease. *American Journal of Clinical Nutrition*. (Erstveröffentlichung vor dem Druck als elektronisches Dokument, 2. Oktober 2013, DOI: 10.3945/ajcn.113.066381)

10. E. P. Weiss, L. Fontana. Caloric restriction: powerful protection for the aging heart and vasculature. *American Journal of Physiology. Heart and Circulatory Physiology*. Oct. 2011;301(4): H1205-19

Kapitel 9 – Nach dem Reboot

11. V. M. Vieira, K. Hoffman, H. M. Shin, J. M. Weinberg, T. F. Webster, T. Fletcher. Perfluorooctanoic acid exposure and cancer outcomes in a contaminated community: a geographic analysis. *Environomental Health Perspectives* 2013 Mar; 121 (3): 318-23

ABBILDUNGSVERZEICHNIS

Seite vii, viii, ix, x, 134, 138, 140, 145, 150, 154, 159-160, 164, 166, 168, 173-174, 178, 181-182, 186, 190, 194, 198, 200, 205, 206, 208, 212, 214, 220, 224, 226, 230, 236, 238, 242 : Narayana Verlag, Fotograf Jörg Wilhelm
Seite xx, xxiii, xxvi, xxvii, 16, 30, 47, 55, 305, 309, 316, 325-327: Joe Cross

Shutterstock:
Seite ii: © Linda Hughes
Seite xxviii: © Slobodan Kunevski
Seite 4-5: © Marco Mayer
Seite 11: © Lidante
Seite 18: © Denis Karpenkov
Seite 28: © photoka
Seite 32: © Elena Shashkina
Seite 39: © Ahturner
Seite 44-45: © George Dolgikh
Seite 50, 253 (Stangensellerie), 299: © Africa Studio
Seite 56: © Alena Haurylik
Seite 63: © Anna Pustynnikova
Seite 66-67: © Casanisa
Seite 70: © Chiociolla
Seite 80: © Bitt24
Seite 86: © Anna Subbotina
Seite 93: © Ekaterina Kondratova
Seite 115: © Yeko Photo Studio
Seite 124: © pilipphoto
Seite 128: © Aleksandra Zaitseva
Seite 219: © Brent Hofacker
Seite 244: © Alena Kazlouskaya
Seite 249(Knollensellerie): © Tanuha2001
Seite 249 (Blattkohl): © Jovan Nikolic
Seite 249-253 (Brokkoli, Fenchel, Gurken, Kohlrabi, Kopfsalat, Spinat, Zucchini): © Spaxiax
Seite 249-252, 254 (Frühlingszwiebeln, Kohl, Möhren, Pak Choi, Paprika, Radieschen, Romanasalat, Rote Bete, Rüben, Spargel, Zuckerschoten, Zwiebeln): © SOMMAI
Seite 249 (Aubergine): © Maks Narodenko
Seite 250 (Löwenzahn): © Tom Biegalski
Seite 250 (Kürbis): © Julia Tsokur
Seite 251 (Mangold): © Bonchan
Seite 251 (Palmkohl): © Binh Thanh Bui
Seite 251 (Pastinaken): © Oliver Hoffmann
Seite 252 (Steckrüben): © Peter Zijlstra
Seite 253 (Süßkartoffeln): © Hong Vo
Seite 253 (Weizengras): © Boumen Japet
Seite 253 (Yawbohne), 255 (Chayoten): © Jiang Hongyan
Seite 255 (Brombeeren): © Elena Blokhina
Seite 256 (Feigenkaktus): © Slawomir Zelasko
Seite 256 (Cranberrys): © Dionisvera
Seite 259 (Estragon): © Volosina
Seite 259-260 (Knoblauch, Ingwer, Dill, Chilischoten, Basilikum, Minze, Petersilie): © Valery121283
Seite 260 (Zimt): © Julian Rovagnati
Seite 260 (Koriander): © Mr Suttipon Yakham
Seite 263: © Kateryna Sednieva
Seite 266: © Melica
Seite 270: © Lecic
Seite 278-279: © Pikoso
Seite 289: © Doris Heinrichs
Seite 306: © Marina Shanti
Seite 319: © Viktar Malyshchyts
Seite 328: © Aidart

Seite 250, 255-258 (Lauch, Tomaten, Aprikosen, Bananen, Blaubeeren, Granatapfel, Grapefruit, Himbeeren, Limetten, Melonen, Papayas): Fotolia © Elena Schweitzer
Seite 254-258 (Ananas, Äpfel, Apfelsinen, Erdbeeren, Kirschen, Kiwis, Mandarinen, Mangos, Pfirsiche, Pflaumen, Wassermelone, Weintrauben, Zitronen): Fotolia © Olga Popova

INDEX

A

H

I

J

K

L

N

O

P

Q

R

S

T

U

V

W

Y

Z

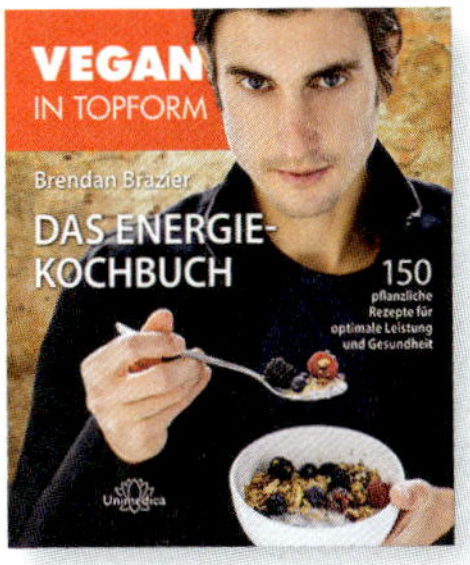

Brendan Brazier

Vegan in Topform – Das Energie-Kochbuch

150 pflanzliche Rezepte für optimale Leistung und Gesundheit

320 S., geb., € 29,–

Brendan Brazier, Autor der Kultserie Vegan in Topform, präsentiert mit seinem Energie-Kochbuch ein weiteres brillantes Werk, das von seiner revolutionären Thrive-Philosophie inspiriert ist. Brendan, der schon Olympiateilnehmer zum Erfolg geführt hat, war selbst Profi-Triathlet und testete an seinem eigenen Körper über 25 Jahre die optimale Ernährung für sportliche Höchstleistungen – die Thrive-Diät.

150 vegane und vollwertige Rezepte mit einer hohen Nährstoffdichte zeigen, wie hochwertiges Essen pure Kraft und Ausdauer verleiht und dabei gleichzeitig köstlich schmeckt. Die Gerichte verzichten auf Weizen, Hefe, Gluten, Soja, raffinierten Zucker und Milchprodukte. Alle Rezepte wurden mit ausgewählten Zutaten und vielen Superfoods zusammengestellt, die spürbar die Leistungsfähigkeit steigern.

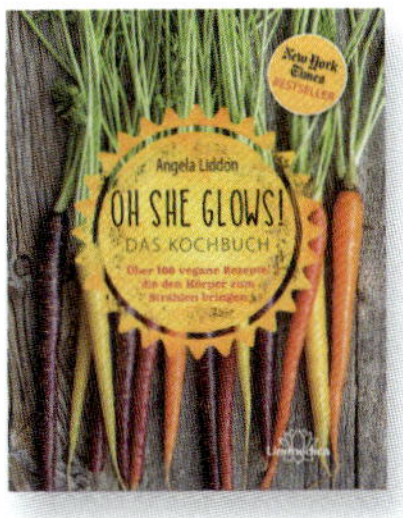

Angela Liddon

Oh She Glows – Das Kochbuch

Über 100 vegane Rezepte, die den Körper zum Strahlen bringen

344 S., geb., € 29,–

Angela Liddon hat ihr kulinarisches Knowhow auf dem Gebiet der rein pflanzlichen Küche über viele Jahre hinweg perfektioniert und dabei innovative und köstliche Rezepte entwickelt, die ihr eine treue Fangemeinde auf der ganzen Welt eingebracht haben.
Sie rief den Blog www.ohsheglows.com ins Leben, der schnell zu einer der beliebtesten Adressen für vegane Rezepte im Internet wurde.

Angela Liddons lang erwartetes erstes Kochbuch verführt mit über 100 unwiderstehlichen und vollwertigen Rezepten und enthält sowohl umgewandelte Klassiker, die sogar Fleischfans lieben werden, als auch unglaublich frische und innovative Gerichte voller purem Geschmack. Darüber hinaus wartet ihr Kochbuch mit vielen Rezepten für Allergiker auf – u. a. mehr als 90 glutenfreien Gerichten und vielen weiteren, die gänzlich auf Soja, Nüsse, Zucker und Getreide verzichten. Dieses Kochbuch ist ein Muss für alle, die gut essen, sich großartig fühlen und einfach strahlen wollen!

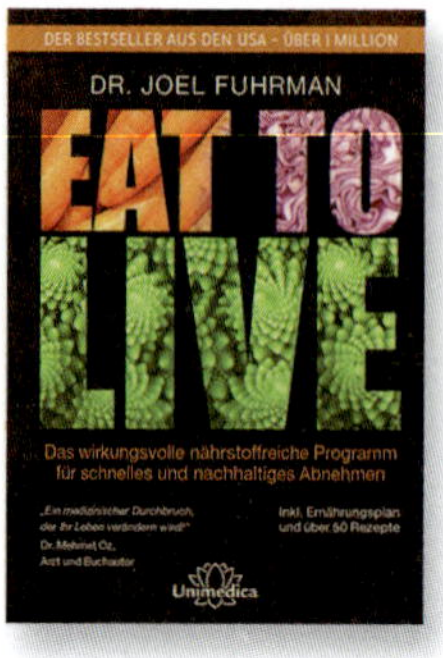

Joel Fuhrman

Eat to Live

Das wirkungsvolle, nährstoffreiche Programm für schnelles und nachhaltiges Abnehmen

432 S., € 24,80

EAT TO LIVE ist das Grundlagenwerk für gesunde Ernährung. Der amerikanische Erfolgsautor und Arzt Dr. Fuhrman stellt damit ein mächtiges Werkzeug zur Verfügung, um dauerhaft Gewicht zu verlieren und die Gesundheit wiederzuerlangen. In den USA ist es ein Dauerbrenner, über 1 Million verkaufte Bücher sprechen für sich.

Joel Fuhrman zeigt, wie allein mit der richtigen Ernährung Bluthochdruck, Diabetes, Autoimmunkrankheiten, Migräne, Asthma und Allergien dauerhaft geheilt werden können.

Mit seinem 6-Wochenplan kann man Heißhungerattacken und Verlangen nach Junkfood hinter sich lassen. Das Geheimnis liegt in der Nährstoffdichte, das bedeutet die Einnahme von viel nährstoffreicher Nahrung. Übergewichtige sind trotz Überernährung meistens damit unterversorgt. Das Buch revolutioniert unser Denken und unsere Essgewohnheiten.

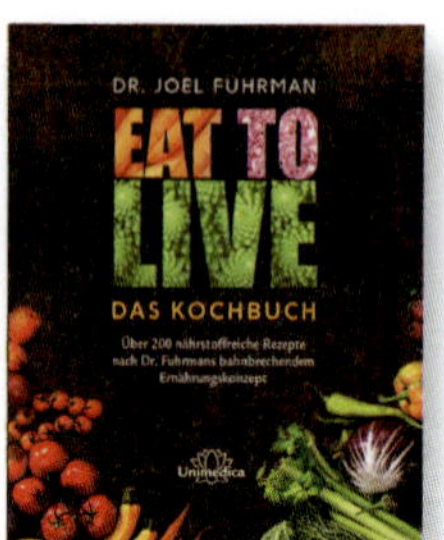

Joel Fuhrman

Eat to Live - Das Kochbuch

Über 200 nährstoffreiche Rezepte nach Dr. Fuhrmans bahnbrechendem Ernährungskonzept

448 S., geb., € 34,–

EAT TO LIVE hat Millionen von Menschen dabei geholfen, abzunehmen und ihr Leben um kostbare und gesunde Jahre zu verlängern. Mit EAT TO LIVE – DAS KOCHBUCH ist eine gesunde Ernährung und ein fantastisches Lebensgefühl nun einfacher als je zuvor.
Der weltweit renommierte Arzt Joel Fuhrman konnte bei über zehntausend Patienten mit seiner nährstoffreichen, vorwiegend pflanzlichen Ernährung eine Vielzahl von chronischen Krankheiten wie Bluthochdruck, Diabetes, Allergien, Asthma und Autoimmunkrankheiten heilen.

„In vielen Fällen sind Krankheiten, die als ›unheilbar‹ gelten, dies in Wirklichkeit NICHT, besonders, wenn Sie nach EAT TO LIVE leben! Versuchen Sie es – Sie können nur gewinnen!"
— Stacey Becker, von einer Autoimmunkrankheit geheilt

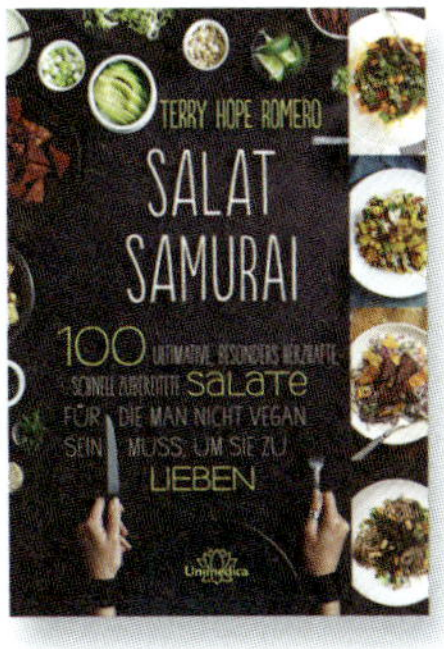

Terry Hope Romero

Salat Samurai

100 ultimative, besonders herzafte, schnell zubereitete Salate, für die man nicht vegan sein muss, um sie zu lieben

192 S., geb., € 19,80

Terry Hope Romero ist Bestseller-Autorin von Kochbüchern aus New York und hat für ihre kulinarischen Meisterleistungen bereits so manchen Preis abgestaubt. Mit Salat Samurai kehrt sie zurück, um Sie in den Weg des Gemüse-Kriegers einzuweisen. Sie befreit den Salat mit mehr als 100 wunderbaren, sättigenden Hauptspeisen von seinem „Beilagen"-Status und Ruf als langweilige Kummerkost. Mit deftigen Grundlagen, pikanten Dressingsund Unmengen an mordsleckeren Toppings geleitet Sie dieses Buch zu einem wahrhaftigen Salat-Krieger.
Die vielseitigen fleisch- und milchfreien Gerichte bedienen sich vollwertiger und saisonaler Zutaten und bilden, nach Jahreszeiten angeordnet, ein ganzes Jahr voller unvergesslicher Speisen (ja, Salat kann auch den tiefsten Winter aufheizen!).

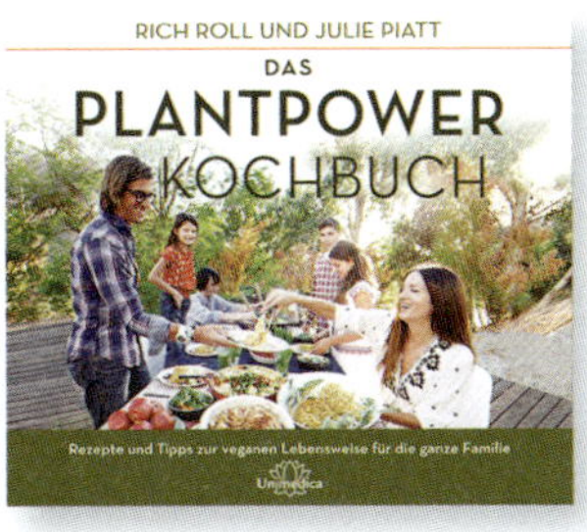

Rich Roll / Julie Piatt

Das Plantpower Kochbuch

120 Rezepte und Tipps zur veganen Lebensweise für die ganze Familie

336 S., geb., € 34,–

Ein Familienkochbuch über die Kraft der veganen Ernährung – mit 120 Rezepten vom berühmten veganen Ultraman-Athleten Rich Roll und seiner Frau Julie Piatt.

Ein Buch voller Inspirationen und praktischen Anleitungen für mehr Lebensfreude und blühende Gesundheit. Die Rezepte sind einfach in der Herstellung – vom herzhaftem Frühstück über schmackhafte Hauptgerichte und ungewöhnliche Desserts bis zu gesunden Smoothies und Säften. Das Buch geht jedoch noch weit über Rezepte hinaus und gibt Impulse, wie eine moderne Familie heute eine vegane Lebensweise umsetzen kann – mit köstlichem Essen und einfachem, nachhaltigem Leben.

„Rich und Julie sind der lebendige Beweis, wie wunderbar eine vegane Ernährung sowohl für Athleten als auch für Familien geeignet ist. Selbst wenn Sie nicht für einen Ultramarathon trainieren, werden Sie das Plantpower-Kochbuch lieben!"
— Brendan Brazier, Bestsellerautor der Vegan in Topform-Reihe

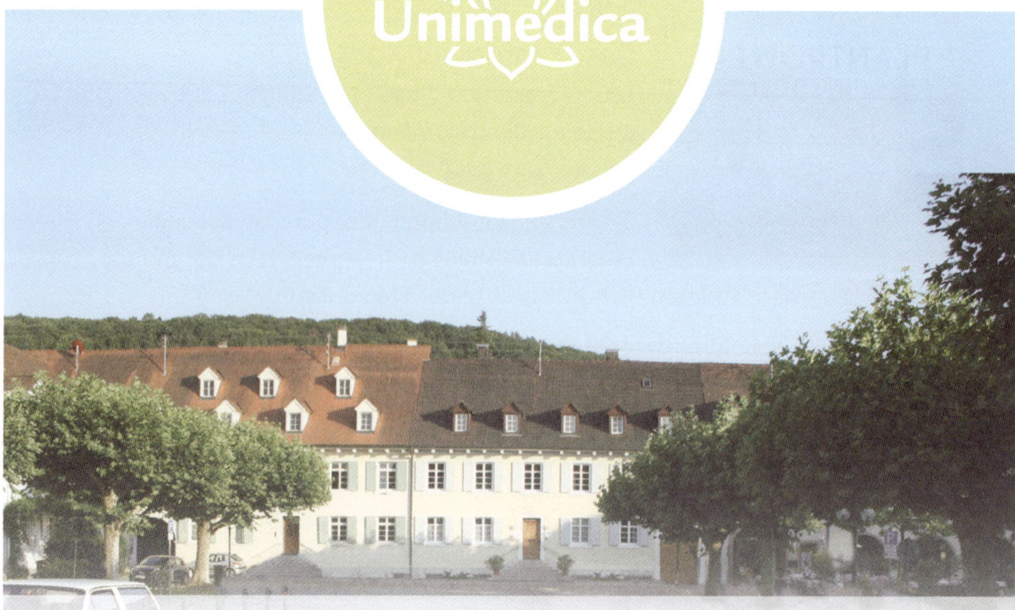